Kohlhammer

Münchner Reihe Palliative Care
Palliativmedizin – Palliativpflege – Hospizarbeit
Band 12

Schriftleitung
Prof. Dr. med. Gian Domenico Borasio (federführend)
Prof. Dr. med. Monika Führer (federführend)
Prof. Dr. rer. biol. hum. Maria Wasner (federführend)
Beate Augustyn, Palliativpflegekraft
PD Dr. med. Johanna Anneser
PD Dipl.-Psych. Dr. rer. biol. hum. Martin Fegg
Bernadette Fittkau-Tönnesmann MPH
PD Dr. med. Dr. phil. Ralf Jox
Prof. Dr. med. Stefan Lorenzl
Dipl. Soz.-Päd. Dipl. Theol. Josef Raischl
Prof. Dr. theol. Traugott Roser

Die Publikationen in der *Münchner Reihe Palliative Care* verfolgen das Ziel einer verbesserten Versorgung und Begleitung schwerstkranker und sterbender Menschen und ihrer Angehörigen. Dem Palliative Care-Prinzip der Multiprofessionalität entsprechend widmen sich die Einzelbände unterschiedlichen Themenkomplexen und Handlungsfeldern aus den Bereichen Palliativmedizin, Palliativpflege und Hospizarbeit. Dazu dienen Beiträge aus medizinischer, pflegerischer, psychosozialer und seelsorglicher sowie aus rechts- und gesellschaftswissenschaftlicher Perspektive. Die Reihe richtet sich an alle an diesen Fragestellungen Interessierten, insbesondere im Gesundheitswesen oder in der ehrenamtlichen Arbeit Tätigen.

Corinna Schmohl

Onkologische Palliativpatienten im Krankenhaus

Seelsorgliche und
psychotherapeutische Begleitung

Verlag W. Kohlhammer

1. Auflage 2015

Alle Rechte vorbehalten
© W. Kohlhammer GmbH, Stuttgart
Gesamtherstellung: W. Kohlhammer GmbH, Stuttgart

Print:
ISBN 978-3-17-026376-5

E-Book-Formate:
pdf: ISBN 978-3-17-026377-2
epub: ISBN 978-3-17-029168-3
mobi: ISBN 978-3-17 -026378-9

Inhalt

Abkürzungsverzeichnis

APA für (engl.) American Psychiatric Association

CHD für (engl.) Coronary Heart Disease

CUP für (engl.) cancer of unknown primary

DGLE Deutsche Gesellschaft für Logotherapie und Existenzanalyse

DKG Deutsche Krebsgesellschaft

DGP Deutsche Gesellschaft für Palliativmedizin

DHPV Deutscher Hospiz- und PalliativVerband

DLT für (engl.) Decisions to Limit Treatment (entspr. TB Therapiebeschränkungen)

EKD Evangelische Kirche in Deutschland

EORTC QLQ-C30 für (engl.) The European Organization for Research and Treatment of Cancer Quality-of-Life Questionnaire: Multidimensionaler Fragebogen zur Erfassung von Lebensqualität

EORTC QLQ-C15-PAL – in der Palliativsituation

G-DRG für (engl.) German Refined Diagnosis Related Groups: Diagnosebezogenes Patientenklassifikationssystem zur Abrechnung stationärer Krankenhausleistungen nach dem Vorbild des australischen DRG-Systems seit dem 01.01.2003

DSM für (engl.) Diagnostic and Statistical Manual of Mental Disorders

FACIT-SWB für (engl.) Functional Assessment of Chronic Illness Therapy – Spiritual Well-Being Scale

HOPE Hospiz- und Palliativerfassung der Deutschen Gesellschaft für Palliativmedizin, der Deutschen Krebsgesellschaft e. V. und des Deutschen Hospiz-und Palliativverbandes

HOPE-Sp HOPE-Modul zur Erfassung von Behandlungsdaten für den Bereich Spiritual Care

HDRS für (engl.) Hamilton Depression Rating Scale

ICD-10 für (engl.) International Statistical Classification of Diseases and Related Health Problems, in der 10. Revision von 1992

IMCP für (engl.) Individual Meaning-Centered Psychotherapy

iQoL für (engl.) individual Quality of Life

MCGP für (engl.) Meaning Centered Group Psychotherapy

MiL für (engl.) Meaning in Life

SAPV Spezialisierte Ambulante Palliative Versorgung

SAPPV Spezialisierte Ambulante Pädiatrische Palliative Versorgung

SCLC für (engl.) Small Cell Lung Cancer (kleinzelliges Lungenkarzinom)

SEIQoL für (engl.) Schedule for the Evaluation of Individual Quality of Life

SEIQoL-DW für (engl.) Schedule for the Evaluation of Individual Quality of Life-Direct Weighting

SFAP für (franz.) Société Française D'Accompagnement Et De Soins Palliatifs

SGP für (engl.) Supportive Group Psychotherapy

SMiLE für (engl.) Schedule for Meaning in Life Evaluation

QoL für (engl.) Quality of Life

WHO für (engl.) World Health Organization

Dankwort

Dieses Buch wäre nicht entstanden ohne die Begegnung mit engagierten und in ihrer Grundhaltung lebensfreundlichen Menschen. Ihnen allen danke ich an dieser Stelle in dem Bewusstsein, dass es zu unserem Leben gehört, immer nur perspektivisch und ausschnittsweise wahrnehmen zu können, was andere für uns getan haben, und auch eine Danksagung wie diese daher immer unvollständig bleiben wird.

Herrn Prof. Dr. Wolfram Kurz danke ich besonders für seine Vorlesungen zur logotherapeutischen Theorie und vielfältige Gespräche, die mich meine Freude an wissenschaftlicher Arbeit wiederentdecken ließen, Frau Dr. Boglarka Hadinger vor allem für die anregende Vermittlung zahlreicher effektiver logotherapeutischer Interventionsmethoden und intensive Supervisionstreffen, ebenso Frau Dr. Renate Mrusek für ihre vertiefende Zusatzausbildung in logotherapeutischer Paarberatung.

Stellvertretend für alle an der Weiterbildung Palliative Care für Seelsorgende Beteiligte an der Ludwig-Maximilians-Universität München, Christophorus Akademie, Klinikum der Universität München, danke ich den damaligen Kursleitern, Herrn Prof. Dr. Traugott Roser und Herrn Dr. Thomas Hagen, für ihre mannigfachen Anregungen.

Ich danke den Patienten, ihren Angehörigen und Nahestehenden sowie allen Mitarbeitenden, die mir Anteil an ihrem Leben gegeben und mir die Augen für das Geschenk des Lebens und seine Zerbrechlichkeit ein wenig mehr geöffnet haben.

Diese Arbeit lag der Evangelisch-Theologischen Fakultät der Rheinischen Friedrich-Wilhelms-Universität Bonn im Sommersemester 2013 als Inauguraldissertation vor unter dem Titel: „Der Schmerz der Endlichkeit. Sinnzentriert-psychotherapeutische und seelsorgliche Perspektiven in der Begleitung onkologischer Palliativpatienten im Krankenhaus".

Sehr herzlich danke ich Herrn Prof. Dr. Reinhard Schmidt-Rost, der sofort bereit war, diese Studie als Doktorvater zu betreuen und zu begleiten, und das Erstgutachten verfasst hat, ebenso Herrn Prof. Dr. Eberhard Hauschildt für das Zweitgutachten. Der Prüfungskommission danke ich für die Annahme der Arbeit im Promotionsverfahren, den Mitgliedern der engeren Prüfungskommission, Herrn Dekan Prof. Dr. Udo Rüterswörden, Herrn Prof. Dr. Michael Wolter, Herrn Prof. Dr. Wolfram Kinzig, Herrn Prof. Dr. Andreas Pangritz und Herrn Prof. Dr. Reinhard Schmidt-Rost überdies für die Gestaltung der Disputation.

Sehr herzlich danke ich außerdem Herrn Prof. Dr. Wilfried Engemann, Sigmund-Freud-Universität Wien, für seinen fachlichen Rat hinsichtlich der Überarbeitung des Werkes für den Druck.

Herrn Dr. Ruprecht Poensgen, Verlagsleiter im Verlag W. Kohlhammer, sowie der Schriftleitung danke ich für die freundliche Aufnahme der Arbeit in die Münchner Reihe Palliative Care.

Der Evangelischen Landeskirche in Württemberg und der Vereinigten Evangelisch-Lutherischen Kirche Deutschlands (VELKD) danke ich für die Förderung der Veröffentlichung.

Der Dank an meinen Ehemann, Stefan Ströle, der aus der Sicht eines Diplom-Ingenieurs wesentliche Anregungen beigetragen hat, lässt sich nicht in Worte fassen.

Stuttgart, im Juli 2015   Corinna Schmohl

Vorbemerkung

Die Verfasserin versteht Praktische Theologie als Deutekunst, die an der Praxis wahrnehmend, reflektierend und gestaltend interessiert ist.[1] Die Thematik soll so dargestellt werden, dass sie auch für interessierte Laien nachvollziehbar wird. Sie will Feldkompetenz bieten und zur Entwicklung eigener kreativer Lösungsansätze in einem Themengebiet Mut machen, von dem wir letztlich alle betroffen sind.

Mit Ausnahme von Rückblicken in die Geschichte[2] und eines abschließend berücksichtigten Internetzugriffs vom 05.02.2013[3] bezieht sich die Arbeit auf Veröffentlichungen zwischen 1946 (Viktor Frankl) und 2012. Die Fallbeispiele entstammen, sofern nicht anders angegeben, (anonymisiert) der beruflichen Praxis der Verfasserin.

Für einige medizinische Fachbegriffe, z. B. „Palliative Care", „Spiritual Care", existiert in der deutschen Sprache kein Äquivalent bzw. sie gelten als fachtypische Ausdrucksweise, wie z. B. die Wendung „State of the Art". Sie wurden in der im Deutschen üblichen Zitierweise „[...]" gesetzt. Wo diese Begriffe als Zitate aus dem Englischen zu verstehen sind, wurde die in der englischen Sprache gebräuchliche Form des Zitierens "[...]" gewählt. Die Anführungszeichen innerhalb von Zitaten wurden wie im Original übernommen, ebenso Hervorhebungen und Auslassungspunkte in Zitaten und Literaturangaben.[4] Ergänzungen in eckigen Klammern, z. B. innerhalb der Literaturangaben,

---

1 Vgl. dazu TRAUGOTT ROSER, Spiritual Care: Ethische, organisationale und spirituelle Aspekte der Krankenhausseelsorge; ein praktisch-theologischer Zugang; mit einem Geleitwort von Eberhard Schockenhoff, Münchner Reihe Palliative Care, Band 3, Stuttgart, Kohlhammer, 2007, 15-27 mit Verweis auf DON S. BROWNING, A Fundamental Practical Theology: Descriptive and Strategic Proposals, Minneapolis, [Fortress Press], 1991.

2 Im Abschnitt „Gespräche über den Tod" Verweise auf Texte von Arthur Schnitzler (1892), im Abschnitt „Der Wandel der Lebenswelten" auf Georg Niege (1592), Ämilie Juliane Gräfin zu Schwarzburg-Rudolstadt (1688) und Wolfgang Amadeus Mozart (1787).

3 DEUTSCHE GESELLSCHAFT FÜR PALLIATIVMEDIZIN, http://www.dgpalliativmedizin.de/wissenschaftliche-arbeitstage.html, Zugriff vom 05.02.2013.

4 Boglarka Hadinger zitiert in ihrer Dissertation grundsätzlich "[...]". Martin Fegg schreibt in seiner Dissertation generell „z. B." ohne Leerzeichen. Die Verfasserin hätte es als schulmeisterlich empfunden, solche und ähnliche Abweichungen durch [sic!] zu kennzeichnen. Gleiches gilt für Abweichungen von den seit dem 01.08.1998 geltenden amtlichen Rechtschreibregeln, die diesen gegenüber an der traditionellen Schreibweise festhalten. Wesentlich erscheint der Verfasserin hier der Inhalt des Zitats, weniger die

erfolgten durch die Verfasserin. Wenn im Text – aus Gründen der Lesbarkeit – männliche und weibliche Form nicht gleichermaßen genannt sind, bezieht sich die Verfasserin stets auf beide Geschlechter.

Insgesamt sind menschliche Irrtümer und Druckfehler nie völlig auszuschließen. Die Verfasserin hat größte Mühe darauf verwandt, dass auch die Angaben von Medikamenten, ihren Dosierungen und Applikationen dem jeweiligen Wissensstand bei Fertigstellung der Arbeit entsprechen. Da die medizinische Wissenschaft ständig im Fluss ist, unterliegen diese Angaben einem laufenden Wandel.

Frage, ob „im Wesentlichen" von den Autoren der Neuregelung entsprechend groß oder klassisch weiterhin klein geschrieben wird.

Einführung

Rein Diagnostisch Betrachtet

ein unspezifischer
raum fordernder prozess
sagt der onkologe
rein diagnostisch betrachtet

im freien fall
der patient
absturz ins bodenlose
alle haltegriffe
stürzen ihrerseits
mit in die Tiefe

eine unspezifische angst
greift um sich
ein raum fordernder prozess
rein diagnostisch betrachtet[5]

Das Thema: eine interdisziplinäre Fragestellung

Eine Krebserkrankung ist eine große Herausforderung – für die Patienten und Patientinnen selbst und ihre Angehörigen, für die medizinischen Arbeitsbereiche, die an Diagnose und Therapie beteiligt sind, und für die Krankenhauspfarrerin, den Klinikseelsorger, die mit Patienten, Angehörigen und Mitarbeitenden in Kontakt stehen. Krankenhauspfarrer sind einerseits mit einer eigenen geistlichen Identität in der Welt der Klinik präsent und unspezialisiert tätig, sie sind aber andererseits gerade in der Onkologie in einem komplexen Arbeitsbereich eingesetzt und benötigen Feldkompetenz.

Die Arbeit reflektiert Erfahrungen, Gespräche und Wahrnehmungen der eigenen Seelsorgepraxis am *Onkologischen Schwerpunkt* einer Klinik der Zentralversorgung. Insgesamt geht es darum, die Lebenswelt krebskranker Patien-

---

5 Bruno Pockrandt, Zwischen Befunden und Befinden. Krankenhauswelten im Fragment, Frankfurt am Main, Hansisches Druck- und Verlagshaus, edition chrismon, 2008, 51.

ten aus der Sicht einer Krankenhauspfarrerin zu beschreiben, die als Seelsorgerin auch mit Methoden der Logotherapie arbeitet. Schon bei den ersten Vorarbeiten war deutlich, dass es dabei wichtig ist, auch die Rahmenbedingungen der seelsorglichen Arbeit sowie die Rolle der Klinikseelsorge im Krankenhaus ausführlicher darzustellen, da diese als Ausgangspunkt vieler Gespräche in der Seelsorge von zentraler Bedeutung sind. Die Reflexion des zunehmend raschen Wandels im Gesundheitswesen insgesamt und damit auch der Arbeitsbedingungen für alle Mitarbeitenden an Kliniken in den letzten Jahren, der Folgen für Patienten und Patientinnen, machte der Verfasserin deutlich, dass auch die Gesprächsbedingungen der Arbeit in der Seelsorge durch diesen Wandel sehr viel stärker beeinflusst werden, als ursprünglich angenommen. Deshalb wurde eine ausführlichere Darstellung dieser Gegebenheiten vorgenommen, inklusive eines Ausblicks auf mögliche weitere Entwicklungen, Grenzen und Chancen des Wandels.

Die Fragen, die zunächst im Zusammenhang dieser Tätigkeit im Vordergrund standen, waren z. B.:

- Wie erleben onkologische Patienten den Klinikalltag?
- Was haben wir als Seelsorgende krebskranken Patienten substantiell zu bieten? Wie geschieht dies?
- Wie geht Seelsorge mit „religiös unmusikalischen" Patienten und Patientinnen um?
- Finden durch die Erkrankung Entwicklungen und Veränderungen statt?
- Hatte die Frage nach dem Sinn im Leben der Patienten vor der Erkrankung eine Bedeutung?
- Gibt es Bedingungen, unter denen die Sinnfrage zur Gottesfrage führt?
- Welche Aspekte sind in der Begleitung sterbender Patienten und ihrer Angehörigen von besonderer Bedeutung?
- Wie definiert die Seelsorge ihre Arbeit im Verhältnis zur Psychoonkologie?
- Welche Bedeutung hat die Logotherapie für die Seelsorge an onkologischen Patienten?
- Welche Bedeutung hat die Seelsorge für die Logotherapie?
- Gibt es eine positive Bedeutung der Logotherapie über die Theologie, der Seelsorge über die Logotherapie hinaus?

Sie erwiesen sich als wichtige Aspekte der Arbeit mit onkologischen Patienten im Krankenhaus.

Zunehmend rückte darüber hinaus aber das Thema „Schmerz" in den Fokus dieser empirischen Arbeit. Die Behandlung physischer Schmerzen nimmt in der Therapie onkologischer Patienten einen breiten Raum ein, insbesondere beim Fortschreiten der Erkrankung. Der Blick der Seelsorgerin richtet sich darüber hinaus auf den oft gleichzeitig oder auch unabhängig von physischen Schmerzen vorhandenen psychosozialen und besonders den spirituellen Schmerz, der das innerste Motiv des Leidens sein kann. Es geht um den Schmerz, der implizit überall da entsteht, wo sich Menschen von ihrer Beziehung zur Welt, zum Leben, zu Gott abgeschnitten erleben, das Innerste verletzt ist, eine vielleicht namenlose innere Überzeugungswelt berührt oder auch erschüttert wird:[6] Es geht um den Schmerz über die Endlichkeit des Lebens, der insbesondere die Patienten und ihre Angehörigen, aber auch die Mitarbeitenden im betreuenden Team (teilweise bewusst, teilweise unbewusst) immer wieder stark beschäftigt: „Der eine Patient kann den Zerfall seines Körpers, der andere seine Schwäche und sein Angewiesensein auf andere, ein dritter seine eingeschränkte Selbstverfügung als wesentliche Verletzung seines Innersten erleben."[7] Es sind jene Lebenssituationen, in denen nicht selten die Frage nach dem Warum, nach dem Sinn, nach Gott aufbricht.

Der Umgang mit dem „Schmerz der Endlichkeit" erwies sich als Leitmotiv in der Suche nach sinnzentriert-psychotherapeutischen und seelsorglichen Perspektiven in der Begleitung onkologischer Patienten im Krankenhaus. Die Frage, ob sich Patienten bereits in einer palliativen Situation oder noch im Bereich der kurativen Therapiemöglichkeiten befinden, wird dabei je nach individueller Sichtweise der Betroffenen und den an der Behandlung Beteiligten immer wieder unterschiedlich beantwortet werden.

Patienten kommen zunehmend vor allem zur genaueren diagnostischen Abklärung, zur Operation, zu Kriseninterventionen im Krankheitsverlauf (z. B. wegen Nebenwirkungen von Chemotherapien, Infektionen, weiterer Tumorsuche, Wechsel der therapeutischen Strategie) und bei Therapiezieländerungen und schwierigen Verläufen in der Palliativsituation zur stationären Aufnahme ins Akutkrankenhaus. Die Liegezeiten verkürzen sich zunehmend weiter durch verstärkt konsequente Umsetzung der G-DRG-Vorgaben, aber auch als Ergebnis frühzeitig eingeleiteter interdisziplinärer Ethikberatung. Angesichts der oft weit fortgeschrittenen Krankheitsstadien, der Vielzahl der Patienten und der gleichzeitigen Stagnation bzw. Kürzungen bei den Personalstellen in der Klinikseelsorge in vielen Landeskirchen und Diözesen, haben sich die Möglichkeiten zu umfangreicher Begleitung auch für die Mitarbeitenden in der Seelsorge deutlich reduziert. Klinikseelsorge hat zunehmend die Aufgabe, punktgenaue Krisenintervention zu leisten. Damit stellt sich die Frage, wie ein Konzept sinnorientrierter Seelsorge speziell für die Arbeit mit diesen schwerstkranken Patienten aussehen müsste und welche Mindestpräsenz notwendig ist, um hier auch interdisziplinär sinnvoll arbeiten zu können.

---

6 Vgl. dazu auch: ERHARD WEIHER, Das Geheimnis des Lebens berühren – Spiritualität bei Krankheit, Sterben, Tod. Eine Grammatik für Helfende, 3., erweiterte und aktualisierte Auflage, Stuttgart, Verlag W. Kohlhammer, 2011, 217.
7 Ebd.

Onkologie und onkologische Erkrankungen

Onkologie ist das Teilgebiet der Inneren Medizin, das sich mit der Entstehung und Behandlung von Tumoren und tumorbedingten Erkrankungen beschäftigt. „Krebs" ist die umgangssprachliche Bezeichnung für maligne (bösartige) Erkrankungen, z. B. Karzinom, Sarkom, Leukämie. Mehr als hundert verschiedene Krebserkrankungen sind derzeit bekannt.[8] Unter dem Stichwort "Cancer" formuliert die *Weltgesundheitsorganisation (WHO)* zur Definition des Begriffs, den Ursachen der Erkrankung und den Therapiemöglichkeiten:

> "Cancer is the uncontrolled growth and spread of cells and arises from a change in one single cell. The change may be started be external agents and inherited genetic factors and can affect almost any part of the body. The transformation from a normal cell into a tumor cell is a multistage process where growths often invade surrounding tissue and can metastasise to distant sites. These changes result from the interaction between a person's genetic factors and three categories of external agents, including: physical carcinogens, such as ultraviolet and ionising radiation or asbestos; chemical carcinogens, such as vinyl chloride, or betnapthylamine[9] [sic!] (both rated by the International Agency for Research into Cancer as carcinogenic) components of tobacco smoke, aflatoxin (a food containment) an arsenic (a drinking-water contaminant); and biological carcinogen, such as infections from certain viruses, bacteria or parasites. Most chemicals to which people are exposed in everyday life have not been tested for their long-term impact on human health. Many cancers can be prevented by avoiding exposure to common risk factors, such as tobacco smoke. In addition, a significant proportion of cancers can be cured, by surgery, radiotherapy or chemotherapy, especially if they are detected early."[10]

Weltweit sind Krebserkrankungen eine der häufigsten Todesursachen.[11] In Europa werden derzeit 20 % der Todesfälle durch Krebs verursacht. Krebserkrankungen stehen mit mehr als 3 Millionen Neuerkrankungen und 1,7 Millionen Sterbefällen pro Jahr an zweiter Stelle der häufigsten Todesursachen nach den cardiovaskulären Erkrankungen.[12]

---

8 Vgl. zur Definition, der Entstehung von Krebserkrankungen und den einzelnen Krankheitstypen: NATIONAL CANCER INSTITUTE AT THE NATIONAL INSTITUTES OF HEALTH, Defining Cancer, Origins of Cancer, Updated: 07/29/2011, http://www.cancer.gov/ cancertopics/cancerlibrary/what-is-cancer, Zugriff vom 27.12.2011, 1-2, 1 und NATIONAL CANCER INSTITUTE AT THE NATIONAL INSTITUTES OF HEALTH, Types of Cancer, http://www.cancer.gov/cancertopics, Zugriff vom 27.12.2011.

9 ß-Naphtylamin gilt als Risiko für die Entstehung eines berufsbedingten Blasenkarzinoms, vgl. www.dr-med-schlicht.de/pdf/Krebsvorsorge.pdf, Zugriff vom 24.10.2011.

10 WORLD HEALTH ORGANIZATION, Regional Office for Europe, Cancer, http://www.euro.who.int/en/what-we-do/health-topics/noncommunicable-diseases/cancer/facts-and-figures, Zugriff vom 28.03.2011.

11 2008 gingen 13 % (7,6 Millionen) aller Todesfälle auf Krebserkrankungen zurück, davon 70 % in Ländern mit niedrigem und mittlerem Einkommen. Im Februar 2011, also vor der Reaktorkatastrophe in Japan, die am 11. März 2011 begann, rechnete die Weltgesundheitsorganisation bis zum Jahr 2030 mit einem weltweiten Anstieg der durch Krebs verursachten Todesfälle auf über 11 Millionen. Vgl. WORLD HEALTH ORGANIZATION, Regional Office for Europe, Cancer, http://www.euro.who.int/en/what-we-do/health-topics/noncommunicable-diseases/cancer, Zugriff vom 28.03.2011.

12 Vgl. ebd.

18

Die Krankheitsverläufe bei onkologischen Erkrankungen sind sehr unterschiedlich. Trotz der in den letzten Jahrzehnten wesentlich verbesserten therapeutischen Möglichkeiten sind erfolgreiche Heilungen oft nicht möglich. Es gibt zwar chronische Verläufe, die über lange Zeit hinweg stabil behandelbar bleiben, in anderen Fällen aber führt die Erkrankung trotz intensiver Therapien innerhalb weniger Monate zum Tod. Alter und Konstitution der Patienten spielen eine Rolle, der Typus der Krebserkrankung, das Stadium, in dem die Krankheit entdeckt wird. Ein eigenes Krankheitsbild wird z. B. dadurch charakterisiert, dass der Primärtumor nicht gefunden werden kann (CUP-Syndrom), was Patienten häufig als besonders belastend erleben.

Insbesondere in der Palliativsituation, dann, wenn eine kurative Behandlung des Krankheitsbildes nicht mehr möglich ist, gilt: „Die große Mehrheit dieser Patienten leidet an Schmerzen, Atemnot und anderen körperlichen Symptomen oder benötigt Unterstützung bei psychosozialen oder spirituellen Problemen, die mit dem Fortschreiten ihrer Erkrankung auftreten können."[13] Eine eher vorsichtige Schätzung geht davon aus, dass mindestens 20 % der onkologischen (und 5 % der nicht onkologischen) Patienten in ihrem letzten Lebensjahr spezialisierte Palliativversorgung benötigen.[14]

Um den betroffenen Patientinnen und Patienten eine verbesserte fachliche und interdisziplinäre Versorgung anbieten zu können, wurden in Deutschland an Kliniken der Maximal- und Zentralversorgung sogenannte Comprehensive Cancer Center (CCC) bzw. (diesen untergeordnet) *Onkologische Zentren* eingerichtet. In Baden-Württemberg wurden als Spezifikum auf Anforderung des

---

13 L. RADBRUCH/S. PAYNE, White Paper on Standards and Norms for Hospice and Palliative Care in Europe: Part 1. Recommendations of the European Association for Palliative Care, übersetzt von D. BUCHE/E. SCHMIDLIN/S. JÜNGER, Standards und Richtlinien für Hospiz- und Palliativversorgung in Europa: Teil 1, Weißbuch zu Empfehlungen der Europäischen Gesellschaft für Palliative Care (EAPC), in: Zeitschrift für Palliativmedizin, 12 (5), Stuttgart/New York, Georg Thieme Verlag, 2011, (DOI http://dx.doi.org/10.1055/s-0031-1276909), 116-227, 224. Vgl. dazu auch die Abschnitte „Klinikseelsorge aus der Sicht des Gesundheitssystems", „Sinn- und Wertfragen in der Palliativmedizin", „Lebensqualität", „Symptomkontrolle", „Die juristische Sicht", „Medizinische Definitionsversuche des Sterbeprozesses und ihre Auswirkungen auf die Versorgung der Patienten am Lebensende", „Was ist Gesundheit?", „Die Frage nach dem „Warum": Konflikte, Verantwortung und Schuld", „Der Krankheit einen Sinn abringen", „Religiöse Rückbindung und Sprachfindung".

14 Vgl. RADBRUCH/PAYNE, White Paper, 224 mit Verweis auf: MINISTERIUM FÜR GESUNDHEIT, SOZIALES, FRAUEN UND FAMILIE DES LANDES NORDRHEIN-WESTFALEN (Hrsg.), Rahmenprogramm zur flächendeckenden Umsetzung der ambulanten palliativmedizinischen und palliativpflegerischen Versorgung in NRW, Kooperatives integriertes Versorgungskonzept, 2005, http://www.mags.nrw.de/08_PDF/002/kon¬zept-palliativ.pdf, Zugriff vom 07.11.2011. Anders EVA RICHTER-KUHLMANN/NORBERT JACHERTZ, Gedenksymposium der Bundesärztekammer, Palliativmedizin heißt zuhören, in: Bundesärztekammer (Arbeitsgemeinschaft der deutschen Ärztekammern) und Kassenärztliche Bundesvereinigung (Hrsg.), Deutsches Ärzteblatt, 109 (27-28), Köln, Deutscher Ärzte-Verlag, 2012, C 1200-1201, C 1201: „Bei den Erwachsenen benötigen nur etwa zehn Prozent der Schwerstkranken und Sterbenden eine spezialisierte ambulante Palliativversorgung (SAPV)."

Landes außerdem sogenannte *Onkologische Schwerpunkte* außerhalb der Universitätskliniken eingerichtet. In allen Fällen liegt die onkologische Qualitätssicherung bei der Deutschen Krebshilfe, nicht in der Landeshoheit. Die Evangelische Landeskirche in Württemberg hat damit begonnen, ihre Dienstaufträge in der Klinikseelsorge entsprechend u. a. auch der Arbeit an solchen Zentren bzw. Schwerpunkten zuzuordnen, betont aber gleichzeitig, dass der Zugang zu seelsorglicher Begleitung allen Menschen gleichermaßen offen stehen muss und nicht von einem bestimmten Krankheitsbild abhängig sein darf.

Seelsorge

Seelsorge im Krankenhaus ist auch im Umfeld einer schwäbischen Industriestadt zunehmend Seelsorge an Konfessionslosen.[15] Die Bindung breiter Bevölkerungsschichten an die traditionellen christlichen Kirchen nimmt ab.[16] Gleichzeitig ist Seelsorge in der Klinik durchaus erwünscht, obwohl drei Viertel derer, die einer Religionsgemeinschaft angehören, keinen oder kaum Kontakt zu ihrer Gemeinschaft haben.[17] Von der Seelsorge wird Hilfe beim Deuten und Verstehen der Erkrankung im Lebenskontext erwartet. Außerdem sind Zuhören, Trost und Hilfe bei Problemen wichtige Anliegen der Patienten an die Seelsorge.[18]

---

15 Vgl. JUTTA RITTWEGER, Hoffnung als existenzielle Frage im seelsorgerlichen und psychotherapeutischen Handeln am Beispiel onkologischer Patienten in der Strahlentherapie, Dissertation, Halle/W., 2004, urn:nbn:de:gbv:3-000007813, Zugriff vom 21.09.2010, 152.

16 Vgl. URS WINTER-PFÄNDLER/CHRISTOPH MORGENTHALER, Rolle und Aufgaben der Klinikseelsorge in den Augen von Stationsleitungen. Eine Untersuchung in der Deutschschweiz, in: Wege zum Menschen, 62, Göttingen, Vandenhoeck & Ruprecht, 2010, 585-597, 593.

17 Vgl. ANKE LUBLEWSKI-ZIENAU/JÖRG KITTEL/MARTHIN KAROFF, Religiosität, Klinikseelsorge und Krankheitsbewältigung: Wie wird Seelsorge von kardiologischen Rehabilitanden angenommen?, in: Wege zum Menschen, 57, Göttingen, Vandenhoeck & Ruprecht, 2005, 283-295, 292.

18 Vgl. a. a. O., 285 und das Kapitel „Klinikseelsorge aus kirchlicher und theologischer Sicht – Seelsorge als kirchlicher Dienst im Krankenhaus".

Die Frage nach dem Sinn

Es ist zu beobachten, dass sich mit dem Erleben und der Erfahrung einer Krebserkrankung nicht selten Lebenskrisen ereignen, in denen sich für Patienten und Angehörige existenziell die Frage nach dem Sinn stellt: „Seelsorger/innen in der säkularen Institution Krankenhaus berichten immer wieder mit Erstaunen darüber, mit welchem Vertrauen sie von Menschen, die der Kirche entfremdet oder gar aus ihr ausgetreten sind, empfangen werden."[19] In der Sprache eines Patienten könnte die Formulierung z. B. lauten: „Wenn die Pfarrerin kommt, kommt der liebe Gott zu Besuch!"

> „Vermutlich besteht bei diesen Menschen noch eine Ahnung davon, daß Glaube (aus welcher Quelle er sich auch immer speist) Wege aufzeigt, auf denen wir Sinn für unser Leben finden oder diesen Sinn aufrechterhalten. Und sie sehen in dem Seelsorger einen Fachmann, und in der Seelsorgerin eine Fachfrau für eben dies Gebiet. Schwere Krankheit, die eine Einweisung in das Krankenhaus notwendig macht, provoziert ja die Frage nach dem Sinn. Der Sinn des Lebens, so wie es bislang gelebt wurde, ist zerbrochen oder droht verlorenzugehen."[20]

Der Eröffnungssatz „„Ich sage es ihnen gleich – ich bin kein Kirchgänger""[21] den Piper/Piper in diesem Zusammenhang zitieren, ist auch nach der Erfahrung der Verfasserin keine Ablehnung des Gesprächsangebotes – Patienten möchten eben nur nicht „angepredigt" werden, sondern vielmehr nach dem Sinn fragen dürfen.[22] Viele Patienten mit einer fortgeschrittenen Erkrankung gehen dem Tod mit Empfindungen von Trost und Sinn entgegen und schildern gleichzeitig Gefühle der Lebensmüdigkeit. Die Frage nach dem Sinn stellt sich nicht nur für die Patienten, sondern für alle, die mit kranken Menschen zu tun haben, oft in großer Intensität, sei es als professionell oder ehrenamtlich Helfende, als Angehörige oder Nahestehende. Dass die Frage nach dem Sinn zur Frage nach Gott führt, ist möglich: „Religiöse Erfahrung im Leiden ist zunächst Verlust-Erfahrung. Lebenssinn geht verloren. Das Verlorengegangene aber muß zur Sprache gebracht werden."[23]

---

19 HANS-CHRISTOPH PIPER/IDA PIPER, Religiöse Erfahrung in einer säkularen Institution, in: MICHAEL KLESSMANN (Hrsg.), Handbuch der Krankenhausseelsorge, 3., überarbeitete und erweiterte Auflage, Göttingen, Vandenhoeck & Ruprecht, 2008, 197-208, 199-200.
20 A. a. O., 200.
21 A. a. O., 199.
22 Vgl. a. a. O., 200.
23 Ebd.

Logotherapie und Seelsorge

Ob der Mensch als Mensch religiös ist, Religiosität ein Strukturelement von Existenz ist, ist umstritten.[24] Wolfram Kurz formuliert: „Wirkliche Begegnung mit objektiver Religion ist gar nicht möglich, sofern der Mensch sich selbst in der Tiefe seiner Selbst noch gar nicht begegnet ist."[25] Demnach kommt in Gestalt der Sinnfrage Gott in jedem Menschenleben vor – als Frage nach dem Gelingen der je eigenen Existenz. In besonderer Weise, so Kurz, ist dies bei schicksalsorientierter Problematik der Fall, da es hier um Lebensfragen geht, von denen nicht alle Menschen gleichermaßen betroffen sind. Die Konfrontation mit der Diagnose einer onkologischen Erkrankung ist eine solche Schicksalsfrage.

Insofern kann Logotherapie Anregung und Impuls für die Seelsorge sein:[26] einerseits für Patienten, sich auf dem Weg der Frage nach dem Sinn auf das Angebot der kirchlichen Seelsorge einzulassen, andererseits für die Seelsorgenden, die aus der Logotherapie für ihre Arbeit Zugangsweisen, Impulse und Gesprächstechniken hinzugewinnen können, um Menschen in Grenzsituationen optimal zu beraten und zu begleiten.

In der sinnzentrierten Psychotherapieform der Logotherapie steht die positive Kategorie „Sinn" im Zentrum. Nach Viktor Frankl (1905-1997), dem Begründer der Logotherapie, ist der Mensch seinem Wesen nach auf der Suche nach Sinn. „Der Wille zum Sinn stellt die zentrale Motivation dar, Leben zu führen und zu gestalten."[27] Aus der Sicht der Logotherapie ist es, auch im Status des Patienten, die vorrangige Intention des Menschen, sein Leben sinnvoll zu führen – so zu gestalten, dass er es selbst als sinnvoll wahrnehmen kann. Zu dieser subjektiven Bedeutsamkeit gehört gleichzeitig die transsubjektive Bedeutsamkeit – die Wahrnehmung, dass das eigene Leben für anderes Leben sinnvoll ist, etwas zur Bereicherung fremden Lebens beiträgt.[28]

Ein positiver Kontakt zur Seelsorgeperson im Einzelgespräch mit therapeutisch-zwischenmenschlichem Schwerpunkt bringt nicht selten eine positive Veränderung der Sichtweise auf die religiös-rituellen Angebote der Kirche mit sich. Damit ist auch eine Chance gegeben, Menschen wieder einen Raum in der institutionalisierten Religion zu eröffnen.[29] Gerade im Krankenhaus besteht ein Be-

---

24 Vgl. zum folgenden Wolfram Kurz, Philosophie für helfende Berufe, Tübingen, Institut für Logotherapie und Existenzanalyse Tübingen/Wien, Verlag Lebenskunst, 2005, 506-515.
25 Kurz, Philosophie für helfende Berufe, 507.
26 Vgl. Wolfgang Schwarzkopf, Logotherapie im seelsorglichen Kontext. Die Existenzanalyse und die Logotherapie Viktor E. Frankls als methodische Hilfe für die begleitende Seelsorge? (Geist und Wort, Schriftenreihe der Professur für Christliche Spiritualität und Homiletik, Hrsg. Prof. Dr. Erwin Möde, Katholische Universität Eichstätt), Hamburg, Verlag Dr. Kova , 2000, 104.
27 Kurz, Philosophie für helfende Berufe, 89.
28 Vgl. a. a. O., 85.
29 Vgl. Lublewski-Zienau/Kittel/Karoff, Religiosität, Klinikseelsorge und Krankheitsbewältigung, 292.

dürfnis nach sakramentalen Handlungen und nach sakralen Räumen – auch von Zeitgenossen, die sich nicht mehr der Institution Kirche verbunden fühlen.[30] Wenn z. B. im Krankenhausgottesdienst Geschichten vom heilenden Handeln Gottes thematisiert und in der Predigt mit dem Leben der Patienten verbunden werden, geschieht diese Unterstützung.[31]

Zum Forschungsstand im Grenzbereich zwischen Logotherapie als sinnzentrierter Psychotherapie und Theologie

Bereits 1974 hatte Böschemeyer[32] die Sinnfrage in der Existenzanalyse und Logotherapie Frankls aus theologischer Sicht dargestellt. Im Bereich der Poimenik gilt aber im Grunde bis heute, was Karl-Heinz Röhlin in der Einleitung zu seiner 1985 erstmals erschienenen Dissertation feststellt: „Das Werk Frankls fand bisher im kontinentalen evangelischen Raum kaum Beachtung, obwohl die Existenzanalyse wie kaum eine andere psychotherapeutische Konzeption offen ist für das Fragen nach der Transzendenz."[33] Es ist das Verdienst seiner Untersuchung, die Existenzanalyse und Logotherapie V. E. Frankls im Vergleich mit den seinerzeit neueren evangelischen Seelsorgekonzeptionen (E. Thurneysen: kerygmatische Seelsorge, J. Scharfenberg und H.-J. Thilo: Seelsorge als tiefenpsychologisch orientiertes Gespräch, D. Stollberg, R. Riss und H.-Chr. Piper: Seelsorge als therapeutische Kommunikation) untersucht und mögliche logotherapeutische Impulse für die kirchliche Seelsorge herausgearbeitet zu haben, wobei die sinnorientierte Seelsorge an Kranken nur einen untergeordneten Teilas-

---

30 Vgl. HANS-GÜNTER HEIMBROCK, Das Unbegreifliche begreifen – Das Heilige in theologischer Perspektive, in: BOGLARKA HADINGER (Hrsg.), Mut in Zeiten der Resignation. Betrachtungen zur Bestimmung des Menschen. Bericht über die Jubiläumstagung und Festschrift zum 60. Geburtstag von Prof. Dr. Wolfram Kurz, Institut für Logotherapie und Existenzanalyse Tübingen/Wien, Verlag Lebenskunst, 2004, 208-233, 209.

31 Vgl. LUBLEWSKI-ZIENAU/KITTEL/KAROFF, Religiosität, Klinikseelsorge und Krankheitsbewältigung, 293.

32 UWE BÖSCHEMEYER, Die Sinnfrage in Psychotherapie und Theologie: Die Existenzanalyse und Logotherapie Viktor E. Frankls aus theologischer Sicht, Berlin/New York, de Gruyter-Verlag, 1977, zugl. Hamburg, Univ., Diss., Die Sinnfrage in der Existenzanalyse und Logotherapie Viktor E. Frankl. Eine Darstellung aus theologischer Sicht, 1974.

33 KARL-HEINZ RÖHLIN, Sinnorientierte Seelsorge: Die Existenzanalyse und Logotherapie V. E. Frankls im Vergleich mit den neueren evangelischen Seelsorgekonzeptionen und als Impuls für die kirchliche Seelsorge, 3., durchges. Aufl./mit einem Geleitwort von Gunther Wenz, Münchner theologische Beiträge; Bd. 9, München, Herbert Utz Verlag, 2004, 7.

pekt der Untersuchung ausmacht.[34] Peek hat später die Ansätze Frankls und Tillichs für Theorie und Praxis der Seelsorge an suizidgefährdeten Menschen untersucht.[35] Anzenberger[36] hat in einer Untersuchung zur Anthropologie Paul Tillichs unter anderem die Korrelation des psychotherapeutischen Menschenbildes nach Frankl mit der Anthropologie Tillichs untersucht. Im Bereich der katholischen Theologie liegen daneben weitere Untersuchungen zu einer ganzen Bandbreite theologischer und logotherapeutischer Fragestellungen vor: Zur theologischen Relevanz der Logotherapie hat Vardidze[37] gearbeitet. Raskob, die eine systematische und kritische Darstellung der Logotherapie verfasst hat, schlägt in der Auseinandersetzung mit Frankls Religionsverständnis ein alternatives „universelles/kosmisches Religionsverständnis"[38] und ein „individualisiertes Religionsverständnis"[39] vor, da sie das Religionsverständnis Frankls aus theologischer Sicht als nicht haltbar ansieht. Für psychotherapeutische Zwecke wird eine fehlende tiefendynamische Dimension angemahnt.[40] Waldosch[41] hat den Umgang mit Leid in der Logotherapie und Existenzanalyse und in der mystischen Theologie untersucht, Zaiser[42] den Begriff des „übernatürlichen Existentials" (Rahner) im Licht der Franklschen These vom unbewussten Gott. Zu philosophischen Aspekten des Franklschen Denkens hatte schon 1988 Zsok gearbeitet und den Sinnbegriff Frankls untersucht,[43] zur ethischen Dimension in Frankls Menschenbild vgl. Leitner-Schweighofer[44].

---

34 Vgl. RÖHLIN, a. a. O., 198-210.
35 STEPHAN PEEK, Suizid und Seelsorge. Die Bedeutung der anthropologischen Ansätze V. E. Frankls und P.Tillichs für Theorie und Praxis der Seelsorge an suizidgefährdeten Menschen, Stuttgart, Calwer Verlag, 1991.
36 HANS ANZENBERGER, Der Mensch im Horizont von Sein und Sinn: Die Anthropologie Paul Tillichs im Dialog mit Humanwissenschaften (Rupert Riedl, Erich Fromm, und Viktor E. Frankl) (Münchener theologische Studien: 2, Systematische Abteilung; 54), (zugl. München, Univ., Diss., 1995/96), St. Ottilien, EOS-Verlag, 1998.
37 VAJA VARDIDZE, Theologische Relevanz der Existenzanalyse und Logotherapie Viktor E. Frankls, Inaugural-Dissertation zur Erlangung der theologischen Doktorwürde am Fachbereich Katholische Theologie der Westfälischen Wilhelm-Universität Münster in Westfalen, ohne Verlagsangabe, 2003.
38 Vgl. HEDWIG RASKOB, Die Logotherapie und Existenzanalyse Viktor Frankls, Wien/New York, Springer Verlag, 2005, zugl. Tübingen, Univ., Diss., Die Logotherapie Viktor E. Frankls: eine systematische und kritische Darstellung mit einer Skizze zu einem alternativen Religionsverständnis, urn:nbn:de:bsz:21-opus-7979, 2003, 549-575.
39 Vgl. RASKOB, Die Logotherapie Viktor E. Frankls, 575-608.
40 A. a. O., 408.
41 KURT WALDOSCH, Der Umgang mit Leid in der Logotherapie und Existenzanalyse Viktor E. Frankls und in der mystischen Theologie. Dissertation, Katholisch-Theologische Fakultät, Eberhard-Karls-Universität Tübingen, 1997.
42 REINHARD ZAISER, Karl Rahners Begriff des „übernatürlichen Existentials" im Lichte von Viktor E. Frankls These vom „unbewussten Gott", (zugl. Bochum, Univ., Diss., 2003), Hamburg, Verlag Dr. Kova, 2004.
43 OTTO ZSOK, Sinn im Sein gegründet. Der Sinnbegriff Viktor E. Frankls und dessen personal-ontologisches Fundament. Philosophische Fakultät S. J., Hochschule für Philosophie, München, 1988.
44 THERESIA-MARIA LEITNER-SCHWEIGHOFER, Frankls moralischer Imperativ. Die ethische Dimension in Viktor Frankls psychotherapeutischem/philosophischem Men-

Die Bedeutung des Sinnbegriffs der Logotherapie für die Medizin hat Firus 1992 bearbeitet.[45] Er beschäftigt sich u. a. mit dem Arzt-Patientenverhältnis: „Die Auseinandersetzung [...] mit dem, was schmerzt, wird immer mehr zur entscheidenden Aufgabe von Arzt und Patient."[46] Er nimmt den Gedanken von Tellenbach auf, dass die Medizin nicht über eine originäre theoretische Begründung verfügt, aus der sie das Wesen von Krankheit und Gesundheit begreifen und sich als Heilkunde entfalten könnte. Sie sei somit von Heilung „im Sinne der Wiederherstellung einer natürlichen Lebenssituation"[47] weit entfernt. Pfeifer[48] hat eine vergleichende Studie über Leben und Werk von Paul Tournier (Médecine de la Personne) und Frankl vorgelegt.

Zur ethischen Erziehung als religionspädagogischer Aufgabe unter logotherapeutischem Aspekt und zur Weiterentwicklung der Logotherapie für die (evangelische) Religionspädagogik hat Wolfram Kurz[49] vielfältig gearbeitet.

---

schenbild, (Europäische Hochschulschriften: Reihe 20, Philosophie, Bd. 723) (zugl. Wien, Univ., Diss., 2006), Frankfurt am Main/Berlin/Bern/Bruxelles/New York NY/ Oxford/Wien, Verlag Peter Lang, 2009.

45 CH. FIRUS, Der Sinnbegriff der Logotherapie und Existenzanalyse und seine Bedeutung für die Medizin, Dissertation, Universität Freiburg i. Br. 1992, Pfaffenweiler, Centaurus-Verlagsgesellschaft, 1993.

46 Vgl. CH. FIRUS, Der Sinnbegriff der Logotherapie und Existenzanalyse und seine Bedeutung für die Medizin, eine Zusammenfassung über dasselbe Thema, in: Bulletin der Gesellschaft für Logotherapie und Existenzanalyse Nr. 10, 1994, http://www4. existential-analysis.org/uploads/media/EA_1994-2_01.pdf, Zugriff vom 09.09.2010, 21-22, 22.

47 HUBERTUS TELLENBACH, Psychiatrie als geistige Medizin, München, Verlag für angewandte Wissenschaften, 1987, 158-59, zitiert nach FIRUS, a. a. O., 21.

48 HANS RUDOLF PFEIFER, Personzentrierte und sinnorientierte existentielle Psychotherapie. Eine vergleichende Studie über Leben und Werk von Paul Tournier (Médecine de la Personne) und Viktor E. Frankl (Logotherapie und Existenzanalyse). Dissertation, Medizinische Fakultät der Universität Basel, 1994.

49 Vgl. vor allem WOLFRAM KURZ, Ethische Erziehung als religionspädagogische Aufgabe: historische und systematische Zusammenhänge unter besonderer Berücksichtigung der Sinnkategorie und der Logotherapie V. E. Frankls, Tübingen, Univ., Habil.-Schr., 1984 bzw. WOLFRAM K. KURZ, Ethische Erziehung als religionspädagogische Aufgabe: Strukturen einer sinnorientierten Konzeption religiöser Erziehung unter besonderer Berücksichtigung der Sinn-Kategorie und der Logotherapie V. E. Frankls, Arbeiten zur Religionspädagogik, Band 3, zugl. Teildruck von: Tübingen, Univ., Habil.-Schr., 1984, Göttingen, Vandenhoeck & Ruprecht, 1987 und WOLFRAM KURZ, Suche nach Sinn, Seelsorgerliche, logotherapeutische, pädagogische Perspektiven. Ausgewählte Aufsätze. (Studien zur Theologie; Herausgegeben von Gottfried Adam. Universität Würzburg, Rainer Lachmann. Universität Bamberg, Band 5), Würzburg, Stephans-Buchhandlung Wolfgang Mittelstädt, 1991, WOLFRAM KURZ, Seelsorge in der Phase der Adoleszenz – Der junge Mensch auf der Suche nach Sinn, in: W. KURZ/F. SEDLAK (Hrsg.), Kompendium der Logotherapie und Existenzanalyse. Bewährte Grundlagen, neue Perspektiven, Tübingen, Verlag Lebenskunst, 1995, http://www.logotherapie. net/texte.html, Zugriff vom 19.05.2010, Kapitel 32, 429-444, WOLFRAM KURZ, Die Bedeutung religiöser Erziehung für die Entwicklung psychischer Gesundheit unter besonderer Berücksichtigung logotherapeutischer Aspekte, in: KURZ/SEDLAK (Hrsg.), Kompendium, Kapitel 39, 528-553, WOLFRAM KURZ, Die sinnorientierte Konzeption religiöser Erziehung, in: KURZ/SEDLAK (Hrsg.), Kompendium, Kapitel 40, 554-567,

Einen kurzen Überblick über Arbeiten, die sich mit möglichen Anwendungs-möglichkeiten der Logotherapie auf dem Gebiet der Seelsorge in neuerer Zeit auseinandersetzen, bietet auch die katholisch-theologische Arbeit von Kreit-meir.[50] Schwarzkopf[51] sieht die Logotherapie als Anregung und Impuls für die Seelsorge.

Umfassende deutschsprachige systematische Werke über die „Dritte Wiener Schule" der Logotherapie und Existenzanalyse gibt es nur wenige: neben dem „Kompendium der Logotherapie und Existenzanalyse" von Kurz und Sedlak, herausgegeben 1995[52], das „Lehrbuch der Logotherapie" von Lukas, erstmals 1998 und in erweiterter Neuausgabe 2002 veröffentlicht.[53] Ebenfalls 2002 erst-mals veröffentlicht, zuletzt 2008, wurde das „Handbuch Existenzanalyse" von Riedel/Deckart/Noyon.[54] 2002 gab auch Zsok das Buch „Logotherapie in Ak-tion" heraus.[55] Riemeyer[56] geht nach einer Abhandlung der klassischen Logo-therapie vor allem auf die Konzepte von E. Lukas, U. Böschemeyer, W. Böck-mann und A. Längle ein.

Vorblick auf die Anlage dieses Buches

In der Grundfrage beschäftigt sich diese Arbeit mit dem Verhältnis der Wissen-schaften zueinander.

Medizin und insbesondere Palliativmedizin haben es unter verschiedenen As-pekten mit dem Thema „Schmerz" zu tun. Häufig steht der körperliche Schmerz der Patienten im Fokus. Dies ist insofern eine sehr positive Entwick-lung, als die individuellen Schmerzempfindungen der Patienten damit ernstge-

Kurz, Wolfram: Die Sinnfrage im Kontext der Erlebnisgesellschaft, in: Kurz/Sed-lak (Hrsg.), Kompendium, Kapitel 42, 627-660.

50 Vgl. Christoph Kreitmeir, Sinnvolle Seelsorge: der existenzanalytisch-logothera-peutische Entwurf Viktor E. Frankls, sein psychologischer Standort und seine Bedeu-tung für die kirchlich-praktische Seelsorge. Mit einer gutachterlichen Stellungnahme von Viktor E. Frankl, St. Ottilien, EOS-Verlag, 1995, 263-271.

51 Vgl. Schwarzkopf, Logotherapie im seelsorglichen Kontext.

52 Kurz/Sedlak (Hrsg.), Kompendium der Logotherapie und Existenzanalyse. Bewährte Grundlagen, neue Perspektiven, Tübingen, Verlag Lebenskunst, 1995.

53 Elisabeth Lukas, Lehrbuch der Logotherapie. Menschenbild und Methoden, erwei-terte Neuausgabe, München, Profil Verlag, 2002.

54 Christoph Riedel/Renate Deckart/Alexander Noyon, Existenzanalyse und Lo-gotherapie: ein Handbuch für Studium und Praxis, 2., durchgesehene Auflage, Darm-stadt, Wissenschaftliche Buchgesellschaft, 2008.

55 Otto Zsok (Hrsg.), Logotherapie in Aktion. Praxisfelder und Wirkungsweisen, München, Kösel Verlag, 2002.

56 Jörg Riemeyer, Die Logotherapie Viktor Frankls und ihre Weiterentwicklungen. Eine Einführung in die sinnorientierte Psychotherapie, (zugl. Bremen, Univ., Diss., 2003), Bern, Verlag Hans Huber, 2007.

nommen werden. Noch wenig im Blick ist allerdings Schmerz als multidimensionales Geschehen, das den ganzen Menschen betrifft, gerade auch in seiner religiösen oder spirituellen Existenz.

Sterben und Tod sind mit großen Emotionen besetzt. Der Gedanke, den Tod mit einer transzendenten Macht in Verbindung zu bringen, die Erwartung eines Lebens nach dem Tod, die Auferstehungshoffnung, finden keine allgemeine Zustimmung mehr.[57] Angst spielt (wenn auch häufig uneingestanden und unausgesprochen) nicht allein bei den Sterbenden und ihren Angehörigen, sondern auch bei den professionell in diesem Bereich Tätigen eine zentrale und immer wieder auch folgenschwere Rolle im Umgang mit jenen Situationen, die sich aus der Diagnose einer lebensbegrenzenden Erkrankung und ihren Folgen ergeben.

Angst und Schmerz gehen Hand in Hand. Der Schmerz über die Endlichkeit des Lebens, das ist die Grundthese dieser Arbeit, ist das übersehene innerste Motiv des Leidens, das der Angst eigentlich und zutiefst zu Grunde liegt. Er ist die eigentliche Ursache für den noch immer häufig anzutreffenden „sinnlosen" Aktionismus im Umgang mit Palliativpatienten. Damit soll nicht in Abrede gestellt werden, dass es daneben ein gesellschaftlich vergessenes Sterben altersgebrechlicher hochbetagter Patienten mit demenziellen Erkrankungen gibt, deren Betreuung in Zukunft eine weitere große Aufgabe sein wird. Auch Patienten mit nichtonkologischen Erkrankungen (neurologischen Erkrankungen, HIV/AIDS, fortgeschrittenen Herz-, Lungen- oder Nierenerkrankungen) können die gleichen palliativen Versorgungsbedürfnisse wie onkologische Patienten haben, dennoch ist für sie der Zugang zu palliativer Versorgung derzeit ungleich schwieriger.

Interdisziplinäre Aspekte, die Frage nach dem Verhältnis von Psychoonkologie und Seelsorge, die Darstellung einiger Aspekte der Situation des Gesundheitswesens in Deutschland und insbesondere Rolle und Aufgaben der Palliativmedizin bilden in dieser Arbeit den Rahmen zur Erörterung der Kernfrage nach sinnzentriert-psychotherapeutischen und seelsorglichen Perspektiven in der Begleitung onkologischer Patienten in der Palliativsituation und zeigen die Gesprächsbedingungen auf. Auch das Thema Spiritualität und die Frage, ob „Spiritual Care" ein zukunftsfähiger Ansatz sein kann, werden in diesem Zusammenhang diskutiert.

Außerdem wird der Frage nachgegangen, wie sich Seelsorge als kirchlicher Dienst im Krankenhaus gegenwärtig versteht und die Frage nach den Möglichkeiten einer interkulturellen Seelsorge angesprochen.

Die Entstehungsgeschichte des gegenwärtigen Systems Krankenhaus wird beleuchtet, um insbesondere die Situation onkologischer Patienten in dieser Struktur in den Blick nehmen zu können. Wesentlich sind hier die Fragen nach dem Erleben der Patienten, der Bedeutung der Kommunikation zwischen Arzt und

---

57 Vgl. REINHARD SCHMIDT-ROST, Tod und Sterben in der modernen Gesellschaft. Humanwissenschaftliche und theologische Überlegungen zur Deutung des Todes und zur Sterbebegleitung, Evangelische Zentralstelle für Weltanschauungsfragen, EZW-Information Nr. 99, Stuttgart, XI/1986, http://www.ekd.de/download/EZWINF99.pdf, Zugriff vom 09.02.2012, 13.

Patient und der Darstellung der komplexen Prozesse, die bei Fragen der Therapieentscheidung eine Rolle spielen, inklusive der nicht selten vorhandenen Divergenz in den Behandlungszielen zwischen Behandlern, Patienten und Angehörigen bzw. den ihnen nahestehenden Menschen.

Die Themen Patientenunmündigkeit bzw. Patientenautonomie werden insbesondere unter dem Aspekt der Aufklärung und Behandlung sterbender Patienten entfaltet, auch unter Berücksichtigung juristischer Aspekte.

Mit der Diagnose einer schweren Erkrankung rückt fast immer die Frage in den Blick, was wir unter Gesundheit verstehen. Die Bedeutung von Gesundheit und Krankheit wird hier unter anderem unter Berücksichtigung der Ergebnisse der Salutogeneseforschung und anhand der Überlegung erörtert, wie viel Krankheitserfahrung zu einem gelingenden Leben dazugehört.

Da die Frage nach der Entstehung von Krebserkrankungen nicht zuletzt für das Krankheitserleben von Patienten und Angehörigen eine bedeutende Rolle spielt, wird die Bedeutung objektiver und subjektiver Kausalätiologien zur Krebsgenese dargestellt und das Konzept der Krebspersönlichkeit diskutiert, zu dem auch die Ergebnisse psychoneuroimmunologischer Forschung gehören.

Unter der Überschrift „Was ist Logotherapie?" werden aus dem Bereich dieser sinnzentrierten Schulrichtung der Psychotherapie die Aspekte der angewandten Anthropologie, das Verhältnis von Logotherapie und Religion, Religion und Sinn und die Behandlung der Themen Vergänglichkeit und Tod in den Werken Viktor Frankls dargestellt. Dieses Kapitel bildet die Grundlage für die anschließenden Überlegungen über die Bedeutung der logotherapeutischen Sinnorientierung für die seelsorgliche Begleitung. Ausführlicher erörtert werden in diesem Zusammenhang die Forschungsergebnisse von William Breitbart zur Umsetzung der Logotherapie im klinischen Alltag. Angedeutet werden die Konsequenzen für eine weiter zu entwickelnde sinnorientierte Seelsorge.

Abschließend wird anhand von Beobachtungen in der Begleitung onkologischer Patienten gezeigt, inwiefern Seelsorge Sinnsorge ist und wie sich spirituelle und religiöse Suche nach Sinn zeigt.

Im Anschluss an eine kurze Darstellung der Seelsorgekonzeption von Wolfram Kurz geht es um die Herausforderung, die spirituelles Leiden und spiritueller Schmerz für das Behandlungsteam bedeuten, und darum, welche theologischen Aspekte in der seelsorglichen Begleitung grundlegend sind. Deshalb wird bei der Behandlung der Frage nach einem Zusammenhang von religiöser Praxis und Gesundheit am Ende des 9. Kapitels noch einmal das Thema der Bedeutung des Rituals aufgegriffen, welches in dieser Arbeit an verschiedenen Stellen berührt wird: Rituale haben auch für die medizinische Praxis Bedeutung. In Ritualen wird etwas vom Sinnhorizont menschlichen Lebens erahnt. Segensrituale sind keine Medikamente, aber auch kein Placebo, und sie erfordern Achtsamkeit und Behutsamkeit. Es wird zunehmend wichtig werden für diejenigen Menschen, die die rituellen Antworten des christlichen Glaubens nicht mehr entziffern können, performative, frei gestaltete Rituale zu entwickeln, die deren individuelle Bilderwelt aufnehmen, und diese durch Symbole und Rituale zu gestalten.

Außerdem wird die Bedeutung des Gottesbildes erörtert. Es ist grundlegend dafür, wie Seelsorgepersonen ihre Praxis verstehen und ausüben, und außerdem entscheidend für die Erwartungen, die Patienten und Patientinnen den Seelsorgenden entgegenbringen; es kann abhängig von der religiösen Sozialisation sowohl stärkend wirken als auch destruktiv sein.

Am Schluss der Ausführungen geht es um die Bedeutung der Hoffnung als affektiver religiöser Grundgesinnung in Krankheitssituationen und Heilungsprozessen. Heilung und Hoffnung hängen sowohl sprachlich-metaphorisch als auch sachlich-medizinisch oftmals eng zusammen.

In einer Quintessenz werden wesentliche Ergebnisse in zehn Punkten zusammengefasst.

Die Darstellung der Gesprächsbedingungen im Krankenhaus nimmt nicht zufällig breiten Raum in dieser Arbeit ein. Auch die professionell Seelsorgenden sind nicht frei vom Sog des Systems. Es lässt sich ein Leiden an den Strukturen des Gesundheitssystems feststellen, das aus Menschen Funktionsträger macht, wodurch Mitarbeitende auf lange Sicht in die Resignation getrieben werden.

Die Zugkraft der Behandlungsmechanismen ist so wirkmächtig, dass es für den einzelnen Patienten, nachdem eine schwere Erkrankung eingetreten ist, überaus herausfordernd und oft auch kaum mehr möglich ist, Ideen dafür zu entwickeln, was ein erfülltes Leben ausmacht oder in der verbleibenden Lebenszeit noch ausmachen könnte. Mindestens ebenso schwierig ist es, sodann wenigstens noch selbstwirksam auf die Rahmenbedingungen des eigenen Sterbens Einfluss zu nehmen. Gleichwohl ist in der Krankheitssituation immer auch die Chance großer Reifungsprozesse gegeben – oft in sehr kurzer Zeit – und dazu hin, aufgrund der Erfahrungen in der Begleitung des Kranken und mit der Krankheit des Patienten, auch die Möglichkeit einer Neuausrichtung des Weiterlebens für Angehörige und Freunde.

Medizin und Psychologie haben die Bedeutung der Spiritualität mit den ihnen eigenen Instrumentarien erkannt. Der Leitgedanke „Spiritual Care" kommt aus dem Gesundheitswesen selbst. Die Fragestellungen, Methoden und Begrifflichkeiten sind andere, als sie in der Theologie gebräuchlich sind. Dies sollte die theologische Arbeit nicht daran hindern, das Thema Spiritualität als Anknüpfungspunkt eines Gedankenaustauschs zwischen Medizin, Psychologie, Theologie und Kirche aufzugreifen und fruchtbar zu machen und die spirituelle Suche insbesondere im Bereich von Krankheit und Therapie als einen auch für christliche Theologie und Seelsorge wichtigen Ort des Dialogs anzusehen.

Wenn Spiritualität als Reaktionsverhalten auf existenzielle Bedrohungen gesehen wird,[58] trägt dies der Erfahrung Rechnung, dass lebensverändernde Erkrankungen sich massiv auf Einstellungen und Werte von Menschen auswirken können.

Insgesamt lässt sich festhalten, dass Religion und Spiritualität einander sich überschneidende Bereiche sind, wobei „Glaube" im Deutschen ein sehr weites und vielen Menschen zugängliches Konzept ist, während „Religiosität" heute

---

58 Vgl. dazu die Ausführungen der Sektion Seelsorge der *Deutschen Gesellschaft für Palliativmedizin*, http://www.dgpalliativmedizin.de/allgemein/herzlich-willkommen.html, Zugriff vom 25.10.2011.

29

eher institutionell organisierte Überzeugungen, Werte und Verhaltensweisen zusammenfasst.

Überraschend modern wirkt hier die Sicht Viktor Frankls:

> „In jedem Glaubensentscheid spricht ebenso viel für die eine Denkmöglichkeit wie für die andere – z. B. ebenso viel für einen letzten Unsinn des Daseins wie für einen letzten Sinn, einen Übersinn[59]. So ist sowohl die Existenz Gottes als auch seine Nichtexistenz je eine Denkmöglichkeit, aber eben nur eine Denkmöglichkeit, nicht etwa eine Denknotwendigkeit. Nur zu einem Wissen kann ich gezwungen sein – zum Glauben nicht. Gerade dort fängt ja der Glaube überhaupt erst an, wo ich frei zu wählen, mich zu entscheiden habe für eine der Möglichkeiten, wo also die Waagschalen des Für und Wider gleich hoch stehen: ebendort wirft der Wählende und Wägende sich selbst, das Gewicht seiner eigenen Existenz, in eine der beiden Waagschalen. Der Glaube ist nicht ein Denken, vermindert um die Realität des Gedachten, sondern ein Denken, vermehrt um die Existentialität des Denkenden [...]."[60]

Mit Frankl geht die Verfasserin davon aus, dass der Mensch als Sinn suchendes Wesen „eine, wenn auch unbewusste, so doch intentionale Beziehung zu Gott"[61] immer schon hat. Es gehört, mit Paul Tillich formuliert,[62] „... zum Wesen des menschlichen Geistes – im Sinne der Selbst-Transzendierung des Lebens – auf etwas Unbedingtes bezogen zu sein.""[63] In Gestalt der Sinnfrage, als Frage nach dem Gelingen der je eigenen Existenz, kommt Gott in jedem Menschenleben vor.

Aus Sicht der Verfasserin ist Spiritualität die lebendige Beziehung eines Menschen zu dem, was sein Leben trägt. Sie umfasst die Frage der Sinnfindung, der Identitätssuche, die Reflexion der existenziellen Lebensfragen, die Verbindung zu den Mitmenschen und zur Natur, (logotherapeutisch gesprochen:) „Wertefühligkeit" und Offenheit für Transzendenz. Sie ist zwar mit ganz persönlichen Erfahrungen und Fragen verbunden,[64] geht aber nicht darin auf. Spiritualität als eine religiöse Form, die nur noch durch Authentizität als Form bestimmt

---

59 „Der Begriff »Übersinn« weist ins Transzendente. Er drückt nicht den Sinn der jeweiligen Situation aus, sondern den Totalsinn des Lebens. Dieser Totalsinn des Lebens kann aber nur aus dem religiösen Glauben heraus erfaßt werden. [...] Frankl hat den »Übersinn« unterschiedlich bezeichnet. Er ist zunächst der »Totalsinn« des Lebens und in »metaphysischer« Begriffsbildung auch der » ‹übermenschliche› Sinn«. [...] »Übersinn« oder der »Sinn des Weltganzen« läßt sich, wenn überhaupt, so dann nur »in der Form eines sogenannten Grenzbegriffes« fassen." KARLHEINZ BILLER, Der Begriff »Übersinn« , in: KURZ/SEDLAK (Hrsg.), Kompendium, Kapitel 9, 158-166, 158-159.

60 VIKTOR E FRANKL, Der leidende Mensch. Anthropologische Grundlagen der Psychotherapie, 3., unveränderte Auflage der erweiterten Auflage 1984 von «Anthropologische Grundlagen der Psychotherapie», Bern, Verlag Hans Huber, 2005, 234. Vgl. auch den Abschnitt „Religion und Sinn".

61 VIKTOR E. FRANKL, Der unbewusste Gott. Psychotherapie und Religion, 7. Auflage, München, Deutscher Taschenbuch Verlag, 2004, [erstm. 1948, als philosophische Dissertation 1949 angenommen], 47. Vgl. dazu den Abschnitt „Religion und Sinn."

62 Vgl. zum Bezug Frankls auf Tillich den Abschnitt „Religion und Sinn."

63 PAUL TILLICH, Systematische Theologie Band III, Das Leben und der Geist. Die Geschichte und das Reich Gottes, Stuttgart, Evangelisches Verlagswerk, 1966, 155, zitiert nach WOLFRAM KURZ, Logotherapie und Seelsorge, http://www.logotherapie-inter-ges.com/lth9.html, Zugriff vom 09.06.2011.

werden kann,[65] ist aus Sicht der Verfasserin keine hinreichende, sondern allenfalls vorläufige Auslegungsform menschlicher Existenz.

Während für Frankl die Erfassung des Aufgabencharakters des Lebens, die Selbsttranszendenz des Menschen nach außen zentral ist,[66] plädiert die Verfasserin zudem für eine nach innen gerichtete Selbsttranszendenz, die durch Meditation als eines wesentlichen Anteils von Spiritualität geschieht.[67] Meditation ermöglicht dem Menschen, völlig gegenwärtig, konzentriert und wach zu sein und sich selbst in der Tiefe seiner Existenz zu begegnen.[68] Selbsttranszendenz nach innen ist Voraussetzung für wirkliche Begegnung mit objektiver Religion. Dass die Frage nach dem Sinn so zur Frage nach Gott führt, ist zwar nicht zwingend, aber möglich.

Sicher ist richtig, dass der Tod in der modernen Gesellschaft insgesamt bagatellisiert und sozial verdrängt wird.[69] Ein wesentlicher Grund für die von Patienten so häufig gefühlte oder auch tatsächliche Leere in ihrem Leben („existenzielles Vakuum" in der Sprache Frankls) liegt in dieser Bagatellisierung des Todes. „Nicht mehr die Bedeutung für das Leben wird diskutiert, sondern die Möglichkeiten zu seiner weiteren Eliminierung."[70] Mit Recht schreibt Michael Stolberg: „Ekel vor körperlichem Verfall und seinen sinnlichen wahrnehmbaren Folgen und deren Tabuisierung selbst innerhalb der Palliativmedizin bleibt eine der großen Herausforderungen für die Zukunft."[71] Wesentlich ist festzuhalten,

---

64 So JÜRGEN KRIZ, Spiritualität in der Psychotherapie, in: Vorstand der Deutschen Gesellschaft für Logotherapie und Existenzanalyse e. V. (Hrsg.), Existenz und Logos – Zeitschrift für sinnzentrierte Therapie Beratung Bildung, Titisee-Neustadt, DGLE-Telehaus, 2011, 8-17, 15. Vgl. dazu den Abschnitt „Psychotherapie".

65 Vgl. ECKHARD FRICK, Spiritual Care und Analytische Psychologie, in: LUTZ MÜLLER (Hrsg.), Jung-Journal, Forum für Analytische Psychologie und Lebenskultur, 12 (Heft 22), Stuttgart, Verlag opus magnum, 2009, http://www.hfph.mwn.de/lehrkoerper/lehrende/frick/frick09_scap.pdf, Zugriff vom 29.12.2011, 61-64, 62. Vgl. dazu den Abschnitt „Bilanz: Konzepte von Religion und Spiritualität in Medizin und Psychotherapie".

66 Vgl. VIKTOR E. FRANKL, Ärztliche Seelsorge: Grundlagen der Logotherapie und Existenzanalyse: Zehn Thesen über die Person, 11., überarbeitete Neuauflage, herausgegeben von ALEXANDER BATTHYANY, Wien, Deuticke im Paul Zsolnay Verlag, 2005, [erstm. 1946, als Habilitationsschrift 1948 anerkannt], 101-108 und in Kapitel 7 des vorliegenden Buches die Abschnitte „Seelsorge" und „Bilanz: Welche Bedeutung hat die Logotherapie für die Seelsorge?".

67 Mit dieser Überlegung greift die Verfasserin Gedanken aus den Vorlesungen in logotherapeutischer Theorie von Prof. Dr. Wolfram Kurz am Institut für Logotherapie und Existenzanalyse Tübingen/Wien in den Jahren 2006-2007 auf. Vgl. auch KURZ, Philosophie für helfende Berufe, 574-587.

68 Vgl. KURZ, Philosophie für helfende Berufe, 574.580.

69 Vgl. REINHARD SCHMIDT-ROST, Sterben, Tod, Trauer. Vom Umgang mit der Grenze des Lebens in der modernen Gesellschaft, Evangelische Zentralstelle für Weltanschauungsfragen, EZW-Information Nr. 127, Berlin, VII/1995 – Nachauflage I/2000, 2.

70 Ebd.

71 MICHAEL STOLBERG, Die Geschichte der Palliativmedizin. Medizinische Sterbebegleitung von 1500 bis heute, Prisma Verlagsdruckerei Saarbrücken, Mabuse-Verlag Frankfurt am Main, 2011, 277. Vgl. dazu auch den Abschnitt „Bilanz: Ent-Sorgung?"

dass es einen Unterschied macht, ob jemand das Leben satt hat, weil es nur noch Leiden bedeutet, oder ob sich ein Patient als „lebenssatt" (vgl. Gen 25,8) empfindet unter dem Eindruck, die Fülle der Tage erreicht zu haben. Es ist dann zu fragen, ob es behandelbare Ursachen der Lebensmüdigkeit gibt, und Aufgabe des Seelsorgehandelns, aktive Teilnahme und passive Teilhabe an einem als sinnvoll erfahrenen Leben in einem umfassenden Sinn zu ermöglichen.[72]

Die Verfasserin sieht weniger die Gefahr, „daß gerade gut funktionierende Hospize die Gesellschaft durch Privatisierung des langsamen Todes »ent-sorgen«."[73] Die Auseinandersetzung mit der Frage, was ein erfülltes Leben ist, gelingt nicht dadurch besser, dass Hilfestellungen in jenen schwierigen Krankheits- und Pflegesituationen, in denen Familiensysteme vielfach rasch die Grenzen ihrer Belastbarkeit erreichen, vorenthalten werden. Ob Hospize als Entsorgungseinrichtungen wahrgenommen werden, hängt auch davon ab, mit welcher Offenheit sie sich in der Gesellschaft präsentieren.

Es wird darauf ankommen, zumindest für die Begleitung palliativer Patienten möglichst flächendeckend ein tragfähiges Konzept ökumenischer Seelsorge zu entwickeln, da im säkularen Kontext konfessionelle Unterschiede in der Regel kaum noch zu vermitteln sind. Die Frage nach den Möglichkeiten interkultureller Seelsorge, ethischer Seelsorge und gesellschaftlicher Seelsorge wird immer deutlicher eine Rolle spielen. „Spiritual Care" ist als ganzheitlicher Ansatz auf diesem Weg ein hilfreicher Entwurf, der allerdings der aufmerksamen Beobachtung bedarf, da die Erfahrung zeigt, dass Versuche zur Harmonisierung von Denktraditionen mit unterschiedlicher Geschichte immer auch die Gefahr einer Niveauabsenkung und somit einer Entprofessionalisierung von Seelsorge in sich tragen.

Die Förderung einer sinn- und wertorientierten Erziehung ist deshalb eine wesentliche religionspädagogische Aufgabe der Zukunft und gleichzeitig eine große Herausforderung in einer Welt, in der immer unklarer ist, welche Werte gelten sollen. Es ist eine weitgehend offene Frage, wie Menschen dazu angeregt werden können, sich auch in allen Lebensphasen des Erwachsenenalters (oder auch erstmals im Erwachsenenalter) der Frage nach dem Lebenssinn, dem Thema des (christlichen) Glaubens (wieder) bewusster zu öffnen – möglichst vor dem Einbruch einer schweren Krankheit oder einer anderen Lebenskrise.

Eine zukunftsfähige Möglichkeit rechtzeitiger Intervention liegt im Ausbau eines „»Blended Learning«" und der Idee selbst gesteuerter Lernpfade[74] nicht nur im Bereich universitärer Ausbildung, sondern auch in der kirchlichen Er-

---

72 Vgl. Traugott Roser, Lebenssättigung als Programm. Praktisch-theologische Überlegungen zu Seelsorge und Liturgie an der Grenze, in: Zeitschrift für Theologie und Kirche, 109 (3), Tübingen, Mohr Siebeck, 2012, 397-414, 403-406.409.
73 Schmidt-Rost, Sterben, Tod, Trauer, 11.
74 Vgl. Alexandra Werdes, Die Edupunks kommen! Noch sind es Außenseiter, die vernetzt lernen und neue Inhalte suchen. Organisationsforscher Ayad al-Ani über die Zukunft des Studierens, Gespräch mit Ayad al-Ani, in: Die Zeit, Nr. 25, 14.06.2012, 69.

wachsenenbildung. Naturwissenschaftliche Forschung nutzt die technischen Möglichkeiten weltweiter Kommunikation längst in großer Intensität. In der Theologie, dies ist eine der Erkenntnisse der Verfasserin während der Recherchen zu dieser Arbeit, scheint das bislang in weitaus geringerem Umfang zu geschehen, was angesichts sprachlich komplexer und vielschichtiger Gedankengänge nachvollziehbar ist. Leider sind damit aber auch die Möglichkeiten reduziert, die Erkenntnisse theologischer Forschung international und interdisziplinär ins Gespräch zu bringen. Die Forschungsaktivität in der Palliativmedizin nimmt national und international derzeit deutlich zu. Forschungsnetzwerke und Unterstützungsstrukturen stehen am Anfang.[75] Es ist die Chance der Theologie, hier im wechselseitig kritischen Diskurs der Wissenschaften ihr Proprium in die multidisziplinäre Zusammenarbeit einzubringen und damit zur Bewältigung kommender Herausforderungen entscheidend beizutragen.[76]

---

75 1. Wissenschaftliche Arbeitstage der Deutschen Gesellschaft für Palliativmedizin und der Arbeitsgruppe Forschung der DGP im April 2013 mit dem Ziel des Aufbaus von nationalen und internationalen Forschungsnetzwerken und Unterstützungsstrukturen zur Bearbeitung der methodischen und ethischen Herausforderungen, vgl. DEUTSCHE GESELLSCHAFT FÜR PALLIATIVMEDIZIN, http://www.dgpalliativmedizin.de/wissenschaftliche-arbeitstage.html, Zugriff vom 05.02.2013.

76 Vgl. zum Evangelium als massenmedialem Phänomen und den dem Evangelium angemessenen Kommunikationsbedingungen REINHARD SCHMIDT-ROST, Massenmedium Evangelium: Das „andere" Programm, Hannover, Vereinigte Evangelisch-Lutherischen Kirche Deutschlands, 2011.

1   Psycho(onko)logie und Klinikseelsorge

1.1   Psychoonkologie

Mitte des letzten Jahrhunderts wurde (parallel zum Betreuungskonzept der Palliativmedizin) die Psychoonkologie als interdisziplinäre Spezialdisziplin im Schnittpunkt von Onkologie, Innerer Medizin, Psychiatrie und Psychosomatik entwickelt, um eine ganzheitliche Versorgung der Patienten in allen Stadien ihrer Erkrankung zu gewährleisten. Sie befasst sich mit der Beratung, Begleitung und Behandlung von Problemen und Verhaltensweisen von Krebspatienten in den verschiedenen Erkrankungsphasen, der Rehabilitation und des Sterbens.[77]

Die Sicht auf Krankheitsbewältigung als individuelles, interaktives und soziales Prozessgeschehen ist speziell das Verdienst der Psychoonkologie. Die Definition des Begriffs Krankheitsbewältigung variiert je nach dem zugrunde liegenden theoretischen Modell und kann die Haltung der Erkrankung gegenüber meinen, die Befindlichkeitsregulation oder Lösung krankheitsbedingter Probleme oder die Anpassung an die durch die Erkrankung veränderte Lebenssituation und die Aufrechterhaltung eines bestimmten Performanzniveaus.[78]

Die supportive Betreuung der Patienten durch den psychoonkologischen Dienst ist in Qualifikation und Aufgabenprofil als Teil des Gesundheitssystems genau definiert. Nach den Leitlinien der Deutschen Krebsgesellschaft richten sich die psychoonkologischen Interventionen auf die Themen: Angst, Depression, Belastungserleben, Krankheitsverarbeitung, gesundheitsbezogene Lebensqualität und funktioneller Status, Körperbild, Selbstkonzept, soziale Beziehungen, Kommunikation, Sexualität, Fatigue, Schmerzen, Behandlungscompliance

---

77 Vgl. Ursula Tirier, Die Bedeutung der Logotherapie für Psychoonkologie und Palliativmedizin, in: Noos, Sonderheft zum Internationalen Logotherapie-Kongress in Wien, Wels, ABILE, Heft 07/2005-03, 28-33, zitiert nach dem Manuskript der Autorin, 1-12, 1.

78 Vgl. Martin Fegg, Krankheitsbewältigung bei malignen Lymphomen. Evaluation und Verlauf von Bewältigungsstrategien, Kausal- und Kontrollattributionen vor und 6 Monate nach Hochdosischemotherapie mit autologer Blutstammzelltransplantation, Dissertation zum Erwerb des Doktorgrades der Humanbiologie an der Medizinischen Fakultät der Ludwig-Maximilians-Universität zu München, 2004, edoc.ub.uni-muenchen.de/1766/1/Fegg_Martin.pdf, Zugriff vom 20.01.2012, 17.

und -adherence sowie neuropsychologische Beeinträchtigungen (Aufmerksamkeit, Gedächtnis, Konzentrationsfähigkeit).[79]

Das zentrale Ziel psychoonkologischer Arbeit ist die psychosoziale Unterstützung der an Krebs Erkrankten und ihrer Angehörigen. Erst seit den 1980er Jahren ist auch die Palliativversorgung von Tumorpatienten Thema der Psychoonkologie.[80] Es bleibt weiterhin die Ausnahme, dass Psychotherapeuten in den letzten Stunden noch Kontakt zu ihren Patienten haben. Üblich ist eher ein gestalteter Abschied einige Wochen vor dem Lebensende. Derzeit werden im Bereich der Onkologie für die Leitlinien Psychoonkologie und Palliativmedizin sowohl organspezifische als auch diagnoseübergreifende Leitlinienthemen entwickelt.[81]

Die im psychologischen Dienst tätigen Psycho(onko)logen arbeiten, sofern sie psychotherapeutisch weitergebildet sind, je nach Ausrichtung der Hochschule in deren Umkreis sie nach dem Studium tätig werden, in der Regel entweder verhaltenstherapeutisch oder tiefenpsychologisch orientiert. Die psychodynamischen wie verhaltenstherapeutischen Richtungen sind in der Psychoonkologie als klassische Therapieverfahren weit verbreitet und von den Kostenträgern anerkannt.[82]

In der klinischen Psychotherapie ist die Auseinandersetzung mit dem Verhältnis von Psychotherapie, Religion und Spiritualität traditionell nicht üblich. Die religiöse Seelsorge wird seitens der Psychotherapie eher als „Konkurrenz" und „Vorläuferin" angesehen.[83] Nicht selten wird von Psychotherapeuten/Psychoonkologen, die in der Klinik Teil des therapeutischen Teams sind, der Anspruch vertreten, es gehe in der Arbeit darum, „objektiv" festzustellen, was „tatsächlich" wirkt, ein Anspruch, den der Viktor-Frankl-Preisträger der Stadt Wien (2005)[84] und inzwischen emeritierter Professor für Psychotherapie und Klinische Psychologie zu Osnabrück, Jürgen Kriz, mit Verweis auf Heisen-

---

79 Vgl. Joachim Weis/Monika Keller/Susanne Singer/Martin Wickert/Andreas Werner/Reinhold Schwarz, Diagnoseübergreifende Leitlinien psychoonkologischer Beratung und Behandlung erwachsener Krebspatienten, in: Deutsche Krebsgesellschaft, Kurzgefasste interdisziplinäre Leitlinien, A5, 2008, http://www.krebsgesellschaft.de/wub_llkurz_2008,78263.html, Zugriff vom 28.03.2011, 10-16, 11.

80 Vgl. zur Rolle der Psychologen und Psychologinnen im Bereich Palliative Care: Martin Fegg/Jan Gramm/Martina Pestinger (Hrsg.), Psychologie und Palliative Care. Aufgaben, Konzepte und Interventionen in der Begleitung von Patienten und Angehörigen, Münchner Reihe Palliative Care, Band 10, Stuttgart, Kohlhammer, 2012.

81 Vgl. Claudia Bausewein/Raymond Voltz/Steffen Simon, S3-Leitlinie Palliativmedizin für krebskranke Patienten, in: Zeitschrift für Palliativmedizin, 13 (1), Stuttgart/New York, Georg Thieme Verlag, 2012, 10-11, 10.

82 Vgl. M. Fegg/U. Mehl, Interventionen, in: A. Sellschopp/M. Fegg/E. Frick/U. Gruber/D. Pouget-Schors/H. Theml/A. Vodermaier/T. Vollmer (Hrsg.), Manual Psychoonkologie, Tumorzentrum München und München/Wien/New York, W. Zuckschwerdt Verlag, 2009, 191-239, 191.

83 Vgl. Alfried Längle, Spiritualität in der Psychotherapie? Zum Verhältnis von Immanenz und Transzendenz am Beispiel der Existenzanalyse, in: Wege zum Menschen, 58, Göttingen, Vandenhoeck & Ruprecht, 2006, 135-148, 135.

84 Vgl. die Homepage von Jürgen Kriz, www.jkriz.de, Zugriff vom 29.11.2011.

berg[85] als „maßlos im Vergleich zur Bescheidenheit moderner Physik" und als „verantwortungslos" [86] kritisiert:

> „[…] wer so spricht, drückt sich um *seine* Verantwortung herum, dass es um *seine* Beziehung zur Psychotherapie, zum Menschen und zur Welt geht, wenn er so tut, als könne er quasi unbeteiligt, objektiv und unschuldig die „Welt", den Menschen oder die Psychotherapie beschreiben."[87]

In der psychoonkologischen Praxis bleibt nach der Erfahrung der Verfasserin auch die Sinn- und Wertfrage, vor allem bei Verhaltenstherapeuten, derzeit in der Regel insbesondere mit Verweis auf die Pflicht zur Neutralität ausgeklammert. Ob Patienten Aspekte von Spiritualität oder Religiosität sowie Sinn- und Wertfragen als sie bewegende Themen in das psychotherapeutische Gespräch einbringen und eine Auseinandersetzung mit diesen Fragen zu einem wichtigen Bestandteil der therapeutischen Arbeit werden kann, dürfte zum Teil auch darauf zurückzuführen sein, ob und wie Therapeuten und Therapeutinnen solche Themen wahrzunehmen und aufzunehmen bereit sind.[88] Der Kontext, in dem die praktisch-psychotherapeutische Arbeit stattfindet (ambulante Praxis oder Klinik) spielt dabei ebenso eine Rolle wie der Sozialraum ([groß-]städtisch, ländlich, vorherrschende weltanschauliche Prägungen) und die Therapierichtung, die der jeweilige Psychotherapeut bzw. Psychoonkologe vertritt.[89]

1.2 Themen psychoonkologischer Forschung

Der Blick auf die psychoonkologische Forschung zeigt ein anderes Bild: Werterleben, Hoffnung und Sinnerleben, Spiritualität und Religiosität sind inzwischen durchaus Themen psychologischer und psychoonkologischer Forschung geworden.[90]

Hoffnung hat aus der Sicht der Psychoonkologie insgesamt einen deutlich funktionalen Charakter. Gerade bei Krebserkrankungen fällt auf, dass seitens der Medizin, aber auch in der Psychoonkologie sprachlich oft Kriegsmetaphern zum Einsatz kommen. Hoffnung wird dann verstanden als Waffe im Kampf gegen die Krankheit. Es besteht auf Seiten der Patienten eine regelrechte Pflicht

---

85 „» Wenn von einem Naturbild der exakten Naturwissenschaften in unserer Zeit gesprochen werden kann, so handelt es sich eigentlich nicht mehr um ein Bild der Natur, sondern um ein Bild unserer Beziehung zur Natur «". WERNER HEISENBERG, Das Naturbild der heutigen Physik, rowohlts deutsche enzyklopädie, 8, Hamburg, Rowohlt, 1955, 21, zitiert nach KRIZ, Spiritualität in der Psychotherapie, 11.

86 Vgl. KRIZ, Spiritualität in der Psychotherapie, 12.

87 Ebd.

88 Vgl. dazu auch den Abschnitt „Gibt es einen Zusammenhang zwischen religiöser Praxis und Gesundheit?".

89 Vgl. auch KRIZ, Spiritualität in der Psychotherapie, 8.

90 Vgl. z. B. MICHAEL UTSCH, Religiöse Fragen in der Psychotherapie: psychologische Zugänge zu Religiosität und Spiritualität, Stuttgart, Kohlhammer, 2005.

zur Hoffnung, verbunden mit dem (unausgesprochenen) Verbot, Angst, Ärger, Sorgen und Traurigkeit zu äußern. Es besteht ein sozialer Druck zur Hoffnung, da Hoffnungsverlust als unerlaubte Waffenniederlegung, als Zustandsverschlechterung ausgelegt wird. Ebenso wird eine Symptomverschlechterung gerne als Niederlage interpretiert.

Der Psychoonkologe Küchler geht darüber hinaus und differenziert:

> „[Hoffnung] ist ein Akt der Selbsttranszendenz und wird im Zusammenhang mit den verschiedenen Phasen der Erkrankung gesehen. Hoffnung richtet sich auf etwas Mögliches. Dies unterscheidet sie von anderen Krankheitsbewältigungsstrategien. Sie wird vorwiegend im Kontext von Spiritualität bzw. Religion thematisiert. Damit ist allerdings implizit die transzendente Dimension der Hoffnung bereits angesprochen."[91]

Die Frage nach dem *Sinn* ist gerade in den Krisensituationen an den Grenzen des Lebens zunehmend auch Gegenstand medizinischer, psychologischer und sozialwissenschaftlicher Forschung. Es wird gesehen, dass Sinn- und Wertfragen in engem Zusammenhang mit religiösen und spirituellen Fragen einerseits und medizinischen Fragen andererseits stehen, wobei die Beantwortung dieser Fragen im Setting der Klinik nicht mehr (ausschließlich) aus theologischer Expertise heraus erwartet wird.[92]

Dieser Wandel hat sich in der psychoonkologischen Forschung niedergeschlagen. Psychoonkologische Untersuchungen der letzten Jahre zeigen, dass sich die Auseinandersetzung mit Sinnfragen auf das Leben von Krebskranken positiv auswirken kann.[93] „Sinnerfahrung scheint mit besserer psychischer *Anpassung an die Erkrankung* einherzugehen"[94]. Beispielhaft sollen einige Entwürfe kurz skizziert werden.

1.2.1 Meaning-based Coping (Susan Folkman und Steven Greer)

Ein bekanntes Modell der Psychoonkologie ist das sogenannte "meaning-based coping", im Jahr 2000 vorgestellt von Folkman und Greer.[95] Bereits in den

---

91 FRANK KÜCHLER, Frau S. und ihr Apfelbaum, in: Wege zum Menschen, 57, Göttingen, Vandenhoeck & Ruprecht, 2005, 503-515, 510.

92 Vgl. JÜRGEN ZIEMER, Weltlichkeit und Spiritualität. Seelsorge unter den Bedingungen der Säkularität, in: Wege zum Menschen, 56, Göttingen, Vandenhoeck & Ruprecht, 2004, 21-37. Außerdem schon FRANZ SCHMATZ, Die Bedeutsamkeit der Logotherapie für den seelsorglichen Sterbebeistand, in: ALFRIED LÄNGLE (Hrsg.), Entscheidung zum Sein, München, Piper Verlag, 1988, 165 – 176, 168.

93 Zum Überblick über den Stand der Forschung vgl. MARTIN FEGG/GIAN DOMENICO BORASIO, Stand der Forschung, in: FEGG/GRAMM/PESTINGER (Hrsg.), Psychologie und Palliative Care, 246-255, zur Frage nach dem Lebenssinn 248-250.

94 A. a. O., 248.

95 SUSAN FOLKMAN/STEVEN GREER, Promoting psychological well-being in the face of serious illness: when theory, research and practice inform each other, in: Psycho-Oncology, Journal of the Psychological, Social and Behavioral Dimensions of Cancer, 9 (1), 2000, http://onelinelibrary.wiley.com/doi/10.1002/(SICI)1099-1611(200001/02) 9:11::AID-PON4243.0.CO;2-Z, 11-19. Das Geburtsjahr der Verfasser konnte nicht recherchiert werden.

1960er Jahren wurde ausgehend von den Ergebnissen der Stressforschung deutlich, dass die subjektive Bewertung ("appraisal") des Individuums einen entscheidenden Einfluss auf die Krankheitsverarbeitung hat.[96] Beim Eintritt eines kritischen Lebensereignisses kommt es zu subjektiven Bewertungsprozessen, die durch individuelle Lebenserfahrung und Persönlichkeitszüge geprägt sind. Das Ereignis kann so z. B. als Bedrohung oder Herausforderung interpretiert werden. Wenn keine Lösung gefunden werden kann, entsteht Stress. Mit dem Prozess des "meaning-based coping" ist die Fähigkeit gemeint, nicht erreichbare Ziele aufzugeben und neue zu formulieren, die nicht mit den ursprünglichen Zielen übereinstimmen, aber nun als erstrebenswert oder erreichbar erscheinen.[97] Nach Martin Fegg, der dieses Modell aufgreift (s. u.), lässt sich dieser Prozess auch beim Übergang von kurativen zu palliativen Behandlungskonzepten beobachten.[98]

1.2.2 Acceptance and Commitment Therapy (ACT) (Steven C. Hayes et al.)

In der Acceptance and Commitment Therapy (ACT) von Steven C. Hayes (*1948)[99] et al. steht "commitment" für Engagement, welches neben Akzeptanz, "mindfulness" und Verhaltensänderung als wesentliche Strategie für die Stärkung der psychischen Flexibilität angesehen wird, die im Zentrum dieses Ansatzes steht. "Psychological flexibility means contacting the present moment fully as a conscious human being, and based on what the situation affords, changing or persisting in behaviour in the service of chosen values."[100] Die Methoden der sogenannten „dritten Welle" der kognitiven und der Verhaltenstherapien werden von Hayes et al. unter dem Stichwort ""contextual cognitive behavioral therapy""[101] zusammengefasst. Christian Albrecht weist darauf hin, dass diese Therapieform inzwischen „mit einigem Erfolg zur Anwendung in der Schmerztherapie kommt."[102]

---

96 Fegg, Krankheitsbewältigung, 21.
97 Die illustrierende Grafik "Figure 1: Theoretical model of appraisal and coping process", in: Folkman/Greer, Promoting psychological well-being, 12, konnte hier nicht abgedruckt werden. Sie ist zugänglich in: Fegg, Krankheitsbewältigung, 23.
98 Vgl. a. a. O., 23.
99 Vgl. Art. Steven C. Hayes, in: Wikipedia®, http://en.wikipedia.org/wiki/Steven_C._Hayes, last modified on 25 June 2012, Zugriff vom 15.09.2012, 1-2, 1.
100 ACBS, Association For Contextual Behavioural Science, Acceptance & Commitment Therapy (ACT), http://contextualpsychology.org/act, Zugriff vom 10.01.2012.
101 Steven C. Hayes/Matthieu Villatte/Michael Levin/Mikaela Hildebrandt, Open, Aware, and Active: Contextual Approaches as an Emerging Trend in the Behavioral and Cognitive Therapies, in: Annual Review of Clinical Psychology, Vol. 7, 2011, 141-168, Abstract, http://www.annualreviews.org/doi/full/101146/annurev-clinpsy-032210-104449, Zugriff vom 07.02.2012.
102 Christian Albrecht, Ethische Aspekte des Schmerzes, Expertenwissen und Subjektivität, in: Wege zum Menschen, 63, Göttingen, Vandenhoeck & Ruprecht, 2011, 69-82, 81.

1.2.3 Dignity Therapy (Harvey Max Chochinov et al.)

Bei der von Harvey Max Chochinov (*1958)[103] entwickelten individualisierten "Dignity Therapy" ("dignity" = Würde) besteht das Konzept aus einem einmaligen Gespräch zur lebensbiographischen Rückschau bei bereits bettlägerigen Patienten.[104] (Erzählen Sie mir ein wenig über Ihre Lebensgeschichte; besonders über die Teile, an die Sie sich entweder am meisten erinnern oder von denen Sie denken, dass sie die wichtigsten sind. Wann haben Sie sich am lebendigsten gefühlt? Gibt es Einzelheiten, von denen Sie wollen, dass Ihre Familie diese über Sie weiß? Gibt es Besonderheiten, von denen Sie möchten, dass Ihre Familie sich daran erinnert? Welche wichtigsten Rollen hatten Sie in ihrem Leben? Warum waren Ihnen diese so wichtig? Was konnten Sie in diesen Rollen erfüllen? Worauf sind Sie am meisten stolz? Gibt es etwas, das Sie Ihren Lieben noch sagen wollen, oder Dinge, für die Sie sich die Zeit nehmen möchten, sie noch einmal zu sagen? Was sind Ihre Hoffnungen und Träume für Ihre Lieben? Was haben Sie über das Leben gelernt, das Sie anderen weitergeben möchten? Gibt es wichtige Worte, vielleicht sogar Richtlinien, die Sie Ihrer Familie gerne anbieten möchten? Gibt es andere Dinge, von denen Sie möchten, dass sie in diese Aufzeichnung aufgenommen werden?)[105]

Das dabei aufgezeichnete Tonbandprotokoll wird abgeschrieben und dem Patienten in einem Nachgespräch als „Lebensbuch" und Vermächtnis überreicht und dient damit auch der Unterstützung der Angehörigen. Hinsichtlich der Wirksamkeit gaben in einer 2005 veröffentlichten Untersuchung 91 % der Patienten an, mit dieser therapeutischen Intervention zufrieden zu sein, 81 % berichteten von eingetretenen bzw. zu erwartenden positiven Effekten für ihre Familie und 67 % von einer Verbesserung hinsichtlich des Lebenssinns, "a heightened sense of meaning"[106]. Eine weitere randomisierte und kontrollierte Studie von Chochinov et al.[107] (veröffentlicht 2011, in Zusammenarbeit mit

103 Vgl. UNIVERSITY OF MANITOBA, Alumni Association, Distinguished Graduates, Art. „Dr. Harvey Max Chochinov OM", © University of Manitoba 2005, http://uma¬ nitoba.ca/honours/index.php?s=gg&pg=ppl&det=99, Zugriff vom 15.09.2012.

104 Vgl. MARTIN FEGG, "[sic!] Dem Sinn des Lebens auf der Spur …", Vortrag beim Qualifizierungskurs Palliative Care für Seelsorgende, Ludwig-Maximilians-Universität München, Klinikum der Universität München, Interdisziplinäres Zentrum für Palliativmedizin, Christophorus Akademie, 16.11.2011, Folien 1-80, Folie 45.

105 Vgl. HARVEY MAX CHOCHINOV, Dignity therapy: final words for final days, Oxford/New York/Auckland/Cape Town/Dar es Salaam/Hong Kong/Karachi/Kuala Lumpur/Madrid/Melbourne/Mexico City/Nairobi/New Delhi/Shanghai/Taipei/Toronto, Oxford University Press, 2012, 71, Übertragung ins Deutsche durch die Verfasserin dieser Arbeit.

106 H. M. CHOCHINOV/T. HACK/ T. HASSARD/L. J. KRISTJANSON/S. McCLEMENT/M. HARLOS, Dignity therapy: a novel psychotherapeutic intervention for patients near the end of life, in: Journal of Clinical Oncology. Official Journal of the American Society of Clinical Oncology, 23 (24), Elsevier, 2005, 5520-5525, Abstract, http:// www.ncbi.nlm.nih.gov/pubmed/16110012, Zugriff vom 10.01.2012.

107 H. M. CHOCHINOV/ L. J. KRISTJANSON/W. BREITBART/S. McCLEMENT/T. F. HACK/ T. HASSARD/M. HARLOS, Effect of dignity therapy on distress and end-of-life expe-

William Breitbart bereits 2002 projektiert[108]) an Patienten mit einer terminalen Prognose (Lebenszeiterwartung 6 Monate, Zuordnung der Patienten zu drei Vergleichsgruppen "dignity therapy", "client-centered care", "standard palliative care" im Verhältnis 1:1:1) kommt zu dem Ergebnis:

> "Dignity therapy was significantly better than client-centered care in improving spiritual wellbeing ((2) = 35 50, p = 0 006), and was significantly better than standard palliative care in terms of lessening sadness or depression ((2) = 9 38; p = 0 0009); significantly more patients who had received dignity therapy reported that the study group had been satisfactory, compared with those who received standard palliative care ((2) = 29 58; p < 0 0001)."[109]

Aus der Befragung von Patienten entwickelte Chochinov sein "Model of Dignity in the Terminally Ill"[110]:

> "This Dignity Model, based entirely on patient data, indicates there are three primary sources of influence that are of concern to patients. Dignity can be affected by **Illness-Related Concerns** – factors that derive most directly from the illness itself, such as physical and psychological responses. Dignity can also be affected by what we labelled the **Dignity-Conserving Repertoire.** This repertoire describes myriad psychological and spiritual factors that can influence a person's sense of dignity. These factors are often embedded within the patient's psychological makeup, personal background, and accumulated life experiences. Finally, while dignity may be internally mediated, it may also be externally influenced. In other words, there are factors within the social environment that affect a person's sense of dignity. We refer to these external factors or challenges as the **Social Dignity Inventory.**"[111]

1.2.4   Therapeutisch-spirituelle Begleitung (Monika Renz)

Dr. phil. Dr. theol. Monika Renz, Leiterin des psychoonkologischen Dienstes am Kantonsspital St. Gallen, arbeitet zum Grenzgebiet von Psychotherapie und Religion und zur therapeutisch-spirituellen Begleitung Sterbender und war während ihres Forschungsprojektes „„Spirituelle Erfahrung in schwerer Krankheit" Ein Projekt zwischen Therapie und Seelsorge"[112] kombiniert mit einem Seelsorgepraktikum auch als Seelsorgerin tätig, begleitete an dieser Klinik Menschen

---

rience in terminally ill patients: a randomised controlled trial, in: The Lancet Oncology, 12 (8), Elsevier, 2011, 753-62, Abstract, http://www.ncbi.nlm.nih.gov/pubmed/21741309, Zugriff vom 10.01.2012, 1-2.

108 Vgl. WILLIAM BREITBART/KAREN S. HELLER, Reframing hope: Meaning-centered care for patients near the end of life. An interview with William Breitbart, in: Innovations in End-of-Life Care, 4 (6), 2002, http://www.edc.org/lastacts, Zugriff vom 24.03.2012, 1-12, 10.

109 A. a. O., 1.

110 CHOCHINOV, Dignity therapy, 8-35.

111 A. a. O., 9. Innerhalb des "Dignity-Conserving Repertoire" unterscheidet Chochinov zwischen "Dignity Conserving Perspectives" (continuity of self, role preservation, generativity/legacy, maintenance of pride, hopefulness, autinimy/Control, acceptance, resilience/fighting spirit) und "Dignity Conserving Practices" (living "in the moment", maintaining normalcy, seeking spiritual comfort), vgl. ebd.

112 MONIKA RENZ, Grenzerfahrung Gott. Spirituelle Erfahrungen in Leid und Krankheit, 3. Auflage, Freiburg im Breisgau, Herder Verlag, 2003, 237.

im Fachbereich Onkologie/Hämatologie mit Palliativstation und protokollierte die Begegnungen. Projektdauer: 2 ½ Jahre, Erfassungszeit: 1 Jahr.[113] Durchschnittsalter: 59 Jahre im Spektrum zwischen 23 und 88 Jahren, 85 Frauen (die Frauen nahmen mehr Unterstützung in Anspruch und konnten besser über ihre inneren Erfahrungen sprechen)[114], 50 Männer, 44 evangelisch, 68 katholisch[115], entsprechend den konfessionellen Verhältnissen im Einzugsgebiet der Klinik.[116] Ihr Ergebnis:

> „Überall dort, wo Menschen das Bedürfnis haben, etwas Spirituell-Erlebtes zu bezeugen und hierzu auch fähig sind von ihrem gesundheitlichen Zustand und Bewusstsein her, sind spirituelle Erfahrungen erfassbar. Man muss also von einer hohen Dunkelziffer ausgehen, da es immer Menschen gibt, die etwas ähnlich Spirituelles erlebt haben, doch dies nicht erzählen können oder mögen. [...] Im vorliegenden Projekt spreche ich nur dort von spiritueller Erfahrung, wo mein diesbezüglicher Eindruck demjenigen der Patienten selbst entsprach. Nur wo wir beide etwas ausdrücklich als spirituell oder „heilig" empfanden, wo Patienten dies auf meine Frage hin zumindest mit Nicken eindeutig bestätigten oder wo eine entsprechende Rückmeldung durch die Angehörigen vorlag, wurde eine Erfahrung überhaupt erfasst. 135 der insgesamt 251 Patienten, die ich während eines Jahres im Kantonsspital St. Gallen betreute, bezeugten einen spirituellen Charakter des Erlebten verbal (106) oder nonverbal (29). Wenn man bedenkt, dass etwas mehr als ein Drittel aller Patienten und Patientinnen auf den mir zugeteilten Stationen meine Betreuung wünschte, so ergibt sich daraus, dass (mindestens) 17–20 % aller eintretenden Patienten eine spirituelle Erfahrung machten. Bei vielen dieser 135 Patienten muss von einem mehrfachen Erleben sich wiederholender oder ergänzender Erfahrungsinhalte ausgegangen werden, weshalb ich die Anzahl gemachter Erfahrungen auf insgesamt 250-300 schätze."[117]

Renz erfasst als eine von fünf Erfahrungsweisen/Inhalten von Spiritualität das, was sie „Gegenübererfahrung"[118] nennt. Demnach brauchen **alle Schwerkranken, die sich selbst, ihre Ohnmacht, ihren Körper und ihr elendes Dasein aushalten [...]** Erfahrung von Antwort und Sinn im Gegenüber eines letzten Bezugspunktes von Wahrheit."[119]

1.2.5 Meaning-Centered-Psychotherapy (William Breitbart et al.)

Der amerikanische Psychiater William Breitbart (*1951)[120] Sohn einer jüdischen Einwandererfamilie von Shoaüberlebenden, arbeitet in New York (New York, USA) international führend auf den Gebieten der psychosomatischen Medizin, Psychoonkologie und Palliative Care. Breitbart bezieht sich in zahlrei-

---

113 Ohne Jahresangabe.Vgl. ebd.
114 Vgl. a. a. O., 270.
115 A. a. O., 247.
116 Vgl. a. a. O., 270.
117 A. a. O., 238.
118 A. a. O., 244.
119 Ebd.
120 Vgl. Art. William Breitbart, in: Wikipedia®, http://en.wikipedia.org/wiki/William_Breitbart, last modified on 20 December 2011, Zugriff vom 26.02.2012, 1-18, 1.

chen Arbeiten auf das Sinnkonzept von Frankl, insbesondere auf dessen Buch "Man's Search for Meaning".[121] Er weist in seiner Sinn-zentrierten Psychotherapie "Meaning-Centered-Psychotherapy" darauf hin, dass das „sinnvolle auf dem Weg sein" für Krebskranke im fortgeschrittenen Stadium wichtiger ist, als das Erreichen eines Zieles, da die Fixierung auf das Erreichen anvisierter Ziele vom intensiven Erleben der verbliebenen Zeit bis zum letzten Augenblick ablenkt. Insbesondere Breitbart et al. konnten zeigen, dass sich die Auseinandersetzung mit Sinnfragen auf das Leben von Krebskranken positiv auswirken kann.

> "The value of existential psychotherapy in end-of-life care is that it encourages patients to seriously explore their past, present, and future in terms of meaningful choices and the experiences that created and continue to generate their story. By challenging the notions of heightened awareness, personal freedom, and responsibility, patients begin to meaningfully reflect upon and take ownership of the lives they have chosen and of the possibilities that are still available until the moment of their death."[122]

> "Positive psychological changes and an improved sense of meaning in life have been associated with cancer. In their work with patients, cancer professionals witness many examples of positive life change and positive reappraisals of the value and meaning of life."[123]

Generell sei es jenseits der Symptomkontrolle in diesem Stadium wesentlich, psychiatrische, psychosoziale, existenzielle und spirituelle Aspekte in die Therapie ("end-of-life-care") mit einzubeziehen.[124]

> "Clearly, patients require more attention to the existential crisis of meaning that serious illness engenders. Unfortunately, we health care providers often view patients as clusters of syndromes and focus our efforts on symptom relief and reduction. Al-

---

121 Vgl. Art. William Breitbart, in: Wikipedia®, 1.4, seine Selbstvorstellung auf der Homepage des Memorial Sloan-Kettering Cancer Center: William S. Breitbart – Physician Profile, http://www.mskcc.org/cancer-care/doctor/william-breitbart, Zugriff vom 22.05.2012, 1-2 sowie WILLIAM BREITBART, Balancing life and death: Hope and despair, in: Palliative & Supportive Care, Volume 3, Issue 01, Cambridge University Press, 2005, (DOI: 10.1017/S1478951505050108), http://journals.cam¬bridge.org.pdf, Zugriff vom 21.02.2012, 57-58, 57. Breitbart reflektiert hier, dass sein Vater im 2. Weltkrieg als Partisan kämpfte, in Auschwitz interniert war und später an Krebs starb. Die Verfasserin hat in den Veröffentlichungen Breitbarts keinen Beleg für eine explizite Reflexion dieser auffälligen lebensgeschichtlichen Nähe seiner Familie zum Leben Viktor Frankls, zu der auch die Zugehörigkeit zur jüdischen Glaubensgemeinschaft gehört, gefunden. Sie hält es aber für denkbar, dass diese Faktoren in seiner Motivation für die Auseinandersetzung mit den Arbeiten Viktor Frankls eine Rolle spielen.
122 WILLIAM BREITBART/CHRISTOPHER GIBSON/SHANNON R. POPPITO/AMY BERG, Psychotherapeutic Interventions at the End of Life: A Focus on Meaning and Spirituality, in: The Canadian Journal of Psychiatry, 49 (6), 2004, http://ww1.cpa-apc.org:8080/Publications/Archives/CJP/2004/june/breitbart.asp, Zugriff vom 08.12.2011, 366-372, 369.
123 A. a. O., 368.
124 A. a. O., 366. Vgl. dazu auch den Abschnitt „Spirituelles Leiden und (spiritueller) Schmerz".

though this approach may be effective on one level, it ignores the human experience of life-threatening illness."[125]

"For cancer patients, the domains of quality care include receiving adequate treatment for pain and symptom control, avoiding inappropriate prolongation of dying, achieving a sense of spiritual peace, relieving burden, and strengthening relationships with loved ones. Clearly, for both patient and physician, spirituality issues are essential elements of quality palliative care."[126]

Studien, so Breitbart, konnten zeigen, dass spirituelles Wohlergehen und Sinn ("meaning") eine zentrale Rolle als Puffer gegen Depression, Hoffnungslosigkeit und dem Wunsch nach Beschleunigung des Sterbeprozesses haben. Mit Verweis auf die Arbeit von Brady et al., die anhand der Skala "Functional Assessment of Chronic Illness Therapy-Spiritual Well-Being Scale" (FACIT-Sp) gezeigt haben, dass spirituelles Wohlergehen das Vorkommen von Depression, Hoffnungslosigkeit und dem Wunsch nach Beschleunigung des Sterbeprozesses senkt, betont Breitbart, dass die Unterkategorie "Meaning-Peace" den signifikantesten Einfluss auf die Auftretenswahrscheinlichkeit von Depression und Hoffnungslosigkeit bei Palliativpatienten hat:[127]

"Brady and colleagues found that cancer patients who reported a high degree of meaning in their lives were able to tolerate severe physical symptoms more than patients who reported lower scores on measures of meaning and peace. Patients with a high sense of meaning reported high satisfaction with their quality of life, despite pain and fatigue, compared with patients with a low sense of meaning."[128]

Breitbart stellt in seinem Sinnkonzept neben dem Werterleben das zeitliche Phänomen der Hoffnung in den Mittelpunkt.[129] Er formuliert (im Blick auf Erkrankungen wie Diabetes, Krebs, Amyotrophe Lateralsklerose): "Simply put, the callenge of life is to learn how to balance hope and despair, to learn how to live with the inevitability of death and suffering."[130] Diese existenzielle Dimension wird mit dem Begriff der „Lebensqualität" wohl nur teilweise erfasst.

---

125 A. a. O., 367.

126 Ebd.

127 A. a. O., 368, mit Verweis auf Brady, Marianne J. et al., vgl. MARIANNE J. BRADY/ AMY H. PETERMAN/GEORGE FITCHETT/MAY MO/DAVID CELLA, A case for including spirituality in quality of life measurement in oncology, in: Psycho-Oncology, Journal of the Psychological, Social and Behavioral Dimensions of Cancer, 8 (5), 1999, (DOI: 10.1002/SIC)1099-1611(199909/10)8:5417::AID-PON3983.0.CO;2-4), 417-428, Abstract, http://www.ncbi.nlm.nih.gov/pubmed/10559801, Zugriff vom 10.12. 2011.

128 BREITBART/GIBSON/POPPITO/BERG, Psychotherapeutic Interventions at the End of Life, 368.

129 Vgl. HERBERT CSEF, Die Frage nach dem Sinn in der Palliativsituation von Krebskranken, in: GESELLSCHAFT FÜR LOGOTHERAPIE UND EXISTENZANALYSE-INTERNATIONAL (Hrsg.), Zeitschrift Existenzanalyse, (Themenschwerpunkte: Palliativarbeit – Sinn und Glück), 26. Jahrgang, 1/2009, Wien, GLE, http://www4.existential-analysis.org/uploads/media/EA_2009-1.pdf, Zugriff vom 22.11.2010, 12-19, 17.

130 BREITBART, Balancing life and death, 57.

1.2.6   Projekt SMiLE-Lebenssinn (Martin Fegg et al.)

In Deutschland hat sich um Martin Fegg (*1973)[131] eine psychoonkologische Forschungsgruppe etabliert und Psychotherapiekonzepte für Krebskranke in der Palliativsituation entwickelt, bei denen, auch unter Bezug auf Viktor Frankl,[132] Sinnfragen in den therapeutischen Prozess integriert werden.

Im Projekt SMiLE-Lebenssinn (SMiLE: The Schedule for Meaning in Life Evaluation) wurde ein Fragebogen zum Lebenssinn in mehreren europäischen Zentren evaluiert und die Ergebnisse wurden in den Jahren 2006 und 2007 veröffentlicht.[133] In dieser Untersuchungsreihe wurde die Verteilung der sinngebenden Bereiche in der Allgemeinbevölkerung für Menschen verschiedener Altersstufen erarbeitet. Die Erhebung zeigt, dass die Zufriedenheit mit dem eigenen Lebenssinn im Alter trotz deutlich geringerer Lebenserwartung wieder auf die gleichen Werte wie in der Jugend steigt. Die Bereiche Altruismus, Natur und Spiritualität treten in den Vordergrund. "In advanced age (70 years and above, psychosocial stage – "Ego Integrity vs. Despair"), spirituality/religion and experience of nature/animals are getting more and more important and support overall MiL satisfaction."[134] Damit scheint sich ein empirischer Nachweis der Thesen von Erik Erikson abzuzeichnen.[135] Auch geschlechtsspezifisch konnten deutliche Unterschiede festgestellt werden:

> "In general, women were more satisfied with their MiL and listed more important areas. Furthermore, they focused on animals/nature, family, and health. Value researchers found that women emphasize expressive-communal values (e.g. creativity,

---

131 Vgl. FEGG, Krankheitsbewältigung, 164.

132 Vgl. MARTIN J. FEGG/MECHTILD KRAMER/SIBYLLE L'HOSTE/GIAN DOMENICO BORASIO, The Schedule for Meaning in Life Evaluation (SMiLE): Validation of a New Instrument for Meaning-in-Life Research, in: RUSSELL K. PORTENOY (Editor): Journal of Pain and Symptom Management, 35 (4), Amsterdam, Elsevier Inc., 2008, 356-364, http://www.jpsmjournal.com/article/S0885-3924(07)00735-X/fulltext, Zugriff vom 20.12.2011, 1-8, 1-2.

133 MARTIN J. FEGG/MECHTILD KRAMER/CLAUDIA BAUSEWEIN/GIAN D. BORASIO, Meaning in Life in the Federal Republic of Germany: results of a representative survey with the Schedule for Meaning in Life Evaluation (SMiLE). Health and Quality of Life Outcomes, 2007, doi: 10.1186/1477-7525-5-59, http://www.hqlo.com/content/5/1/59, Zugriff vom 18.06.2012, 1-9. MARTIN JOHANNES FEGG, Strategic Therapy in Palliative Care, in: European Psychotherapy: Scientific journal for psychotherapeutic research and practice, 6 (1), München, Cip-Medien, 2006, http://palliativmedizin.klinikum.uni-muenchen.de/pu/pu_04.html, Zugriff vom 30.09.2010, 203-240.

134 FEGG/KRAMER/BAUSEWEIN/BORASIO, Meaning in Life in the Federal Republic of Germany, 6. Vgl. GIAN DOMENICO BORASIO, Über das Sterben: was wir wissen, was wir tun können, wie wir uns darauf einstellen, München, Verlag C.H.Beck, 2011, 91.

135 "The Eriksonian approach is life-span oriented: all stages are marked by a specific conflict. The individual has to learn to hold both extremes of the life-stage challenges in tension with one another. Further studies are necessary to enhance empirical evidence of this model and to improve the integration into life-span oriented psychological interventions." FEGG/KRAMER/BAUSEWEIN/BORASIO, Meaning in Life in the Federal Republic of Germany, 6, mit Verweis auf E. H. ERIKSON, Childhood and Society, [New York], W. W. Norton & Company, 1993.

nature experience), while men emphasize instrumental values (e.g. job, achievement, power)."[136]

"Since a consensus in the definition of MiL is still missing, an attempt to define MiL for the idividualized approach may read as follows (paraphrasing O'Boyle): "Meaning in life is what the individual says it is"."[137]

Martin Fegg führte außerdem 2008 eine Untersuchung über die Wertvorstellungen Sterbender durch und verwendete einen Fragebogen, dessen Aussagekraft an über 20 000 Menschen in der ganzen Welt getestet wurde. Erfasst wurden universelle Grundwerte, die sich in beinahe allen Kulturen finden lassen, selbstbezogene Werte (Macht, Genuss, Selbstverwirklichung) und altruistische Werte (Universalismus, Benevolenz) (▶ **Abb. 1**). Die Ergebnisse zeigen, dass sich unabhängig von der Religion oder der Art der Erkrankung bei allen getesteten schwerstkranken Menschen eine Verschiebung der persönlichen Wertvorstellungen hin zum Altruismus beobachten lässt.[138] Palliativpatienten nennen mehr sinnstiftende Bereiche als die „gesunde" Allgemeinbevölkerung. Vor allem der Bereich der Beziehungen gewinnt an Bedeutung (▶ **Abb. 2**). "Patients receiving palliative care appear to seek preservation and enhancement of the welfare of friends, relatives, and all people. Independent thought and action-choosing remain important for some patients, which may indicate a more active coping style."[139] Es zeigte sich außerdem, dass Sinn nicht automatisch mit Religion zu tun haben muss:

"[...] the more highly educated the patients were, the more likely they were to shift towards self-transcendence in the palliative care situation. [...] Thus, the values such as safety, harmony, and stability, as well as the commitment and respect for traditional ideas and religion seem to protect iQol in palliative care patients. It is unclear at present whether self-transcendence values may also contribute to higher iQoL, as self-transcendence was predominant in every patient."[140]

---

136 FEGG/KRAMER/BAUSEWEIN/BORASIO, Meaning in Life in the Federal Republic of Germany, 6 mit Verweis auf E[ETTA] PRINCE-GIBSON/ S[HALOM] H. SCHWARTZ, [THE HEBREW UNIVERSITY OF JERUSALEM],Value priorities and gender, in: Social Psychology Quarterly, [American Sociological Association], 61 (1), 1998, [Article stable URL: http://www.jstor.org./stable/2787057, Zugriff vom 01.06.2012], 49-67.

137 FEGG/KRAMER/BAUSEWEIN/BORASIO, Meaning in Life in the Federal Republic of Germany, 7.

138 Vgl. FEGG/KRAMER/L'HOSTE/BORASIO, The Schedule for Meaning in Life Evaluation (SMiLE), MARTIN J. FEGG/MARIA WASNER/CHRISTIAN NEUDERT/GIAN DOMENICO BORASIO, Personal Values and Individual Quality of Life in Palliative Care Patients, in: PORTENOY (Editor): Journal of Pain and Symptom Management, 30 (2), Amsterdam, Elsevier Inc., 2005, 154-159, http://palliativmedizin.klinikum.uni-muenchen. de/pu/pu_04.html, Zugriff vom 30.09.2010, und www.jpsmjournal.com/article/ S0885-3924(05)00252-6/fulltext, Zugriff vom 20.12.2011, 1-6 und BORASIO, Über das Sterben, 89-90.

139 FEGG/WASNER/NEUDERT/BORASIO, Personal Values and Individual Quality of Life, 158.

140 Ebd.

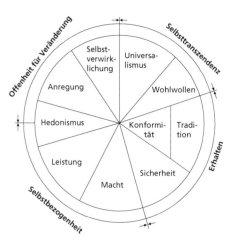

Abb. 1: Theoretisches Strukturmodell menschlicher Werte[141]

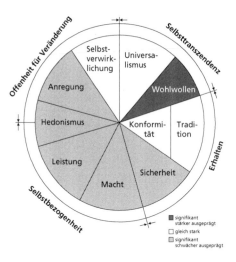

Abb. 2: Wertorientierung von Palliativpatienten im Vergleich zur gesunden Allgemeinbevölkerung[142]

---

141 Die englischsprachige Originalfassung ist zugänglich unter a. a. O., 156, Fig. 1.
Theoretical model of structure of relations among 10 value constructs, reprinted
with permission from S[HALOM H.] SCHWARTZ/G[ILA] MELECH/A[RIELLE] LEH-
MANN/STEVEN BURGESS/MARI HARRIS/VICKI OWENS]: Extending the cross-cultural
validity of the theory of basic human values with a different method of measurement in: Journal of Cross-Cultural Psychology, 32, 2001, 519–542 und www.
jpsmjournal.com/article/S0885-3924(05)00252-6/fulltext, Zugriff vom 20.12.2011,
1-6, 2 (Abbildung), vgl. BORASIO, Über das Sterben, 89-90. Wiedergabe der ins
Deutsche übertragenen Grafik aus: FEGG/BORASIO, Stand der Forschung, 251.
142 Die englischsprachige Originalfassung ist zugänglich unter a. a. O., 158, Fig. 2. Value constructs (Personal Value Questionaire) of palliative patients in comparison

Die Entwicklungen hat Mechtild Kramer in ihrer medizinischen Dissertation dokumentiert[143], misst der Logotherapie aber wenig Bedeutung zu. Sie schreibt mit Verweis auf Frankl und die Methode der Sinnerfassung nach Längle: „Da beide Ansätze jedoch wenig Relevanz im palliativmedizinischen Rahmen besitzen, wird im Folgenden nicht auf diese eingegangen."[144] Andererseits wird der in den 1960er Jahren ausgehend von Frankl entwickelte Purpose in Life Test (PIL) nach Crumbaugh und Naholick 1964 bzw. 1968 als bis heute am häufigsten eingesetztes Messinstrument zur Erfassung von Lebenssinn von ihr genannt[145] und der LOGO-Test von Lukas zumindest kritisch erwähnt.[146] In der Auswertung fordert sie abschließend, „zusätzliche Untersuchungen hinsichtlich der Beziehung der Konstrukte Lebenssinn, Religiosität, Selbsttranszendenz und Spiritualität".[147] Diese Arbeit leistet einen Beitrag dazu.

1.3 Bilanz: Gemeinsamkeiten zwischen Psychoonkologie und Seelsorge?

Formal und inhaltlich gibt es Gemeinsamkeiten zwischen psychoonkologischer und seelsorglicher Arbeit. Ein Hinweis dafür ist die sprachliche Wurzel des Begriffs „Psychotherapie" (ψυχή = Seele, θεραπεύειν = sorgen). Die äußeren Rahmenbedingungen, die Schumacher für die psychoonkologische Arbeit im Akutkrankenhaus beschreibt, dürften im Wesentlichen auch für die Arbeit der Seelsorgenden zutreffend sein:

> „Im Akutkrankenhaus gilt [...] eindeutig das Primat der somatischen Medizin, ihrer Diagnostik und Therapie. Die psychoonkologische Arbeit ist durch die Rahmenbedingungen des Settings und die körperliche Verfassung der Patienten beeinflusst. Psychoonkologische Arbeit im Akutkrankenhaus ist damit nur begrenzt planbar, erfordert ein hohes Maß an Flexibilität und immer wieder das Herstellen von Transparenz. Eine

---

with healthy adults, in: S. SCHWARTZ, Means and standard deviations for the representative German sample, Email communication with M. Fegg, Munich, May 26, 2004, und www.jpsmjournal.com/article/S0885-3924(05)00252-6/fulltext, Zugriff vom 20.12.2011, 1-6, 4 (Abbildung), vgl. BORASIO, Über das Sterben, 89-90. Hervorhebungen in der Grafik in Anlehnung an die Originalfassung, Übersetzung der Legende durch die Autorin.

143 Vgl. MECHTILD KRAMER, Schedule for Meaning in Life Evaluation (SMiLE): Validierung eines neuen Messinstruments zur Erfassung von Lebenssinn, Dissertation, Ludwig-Maximilians-Universität München, Medizinische Fakultät, urn:nbn:de: bvb:19-19-102953, 2009.

144 A. a. O., 20.

145 Vgl. A. a. O., 22.23.

146 „Die Autorin selbst erwähnt, dass der LOGO-Test nicht ausreichend die Objektivitätskriterien erfüllt sowie die durchgeführte Validierung bedenklich ist." A. a. O., 26.

147 A. a. O., 66.

Brücke zum Behandlungsteam zu schlagen, die psychologische Arbeit transparent zu machen, ist ein wichtiger Bestandteil des Arbeitsalltags."[148]

In gleicher Weise gilt für die Arbeit der Seelsorge: Tragfähige Beziehungen zu den Mitarbeitenden der Klinik sind in der Zusammenarbeit entscheidend, für ihr Gelingen wesentlich ist das gegenseitige Wissen um die jeweiligen Aufgaben und Kompetenzen.[149]

Psychotherapie und Seelsorge verfolgen insofern ähnliche Ziele, als sie jeweils versuchen, Menschen bei der Konstruktion bzw. Rekonstruktion von Identität im Zusammenhang ihrer gegenwärtigen Lebensumstände zu helfen.[150] Eine große Studie von Grawe et al. hat gezeigt, dass in der Psychotherapie, unabhängig vom psychotherapeutischen Ansatz, die Problemlösungs-, die Klärungs- und die Beziehungsperspektive wesentlich sind,[151] die auch in der Seelsorge Bedeutung haben. Die „Anerkennung des „verletzten Selbst""[152] der Patienten, die psychoonkologisch zunehmend in den Blickpunkt rückt, ist und war möglicherweise schon immer auch Gegenstand der Seelsorgegespräche: Wie gehen die Patienten mit den Belastungen, Lebenseinschränkungen und Verletzungen durch die Erkrankung um? Was bedeutet es für die Patienten, eigene Wünsche und Lebenspläne zurückzustellen, Einschränkungen der eigenen Attraktivität, Zerstörung der eigenen Vitalität hinnehmen zu müssen?[153]

Rittweger hat in ihrer theologischen Dissertation das Thema Hoffnung als existenzielle Frage im seelsorglichen und psychotherapeutischen Handeln am Beispiel onkologischer Patienten in der Strahlentherapie untersucht. Ihr Ergebnis: Seelsorger und Psychotherapeuten nennen im Blick auf die eigene Person die Hoffnung auf Lebenssinn und Gerechtigkeit als oberste Werte und Ziele. An dritter Stelle stehen für Psychotherapeuten Berufsziele und sinnerfüllte Arbeit, für Seelsorgende steht die Gottesbeziehung auf Platz drei, die für Psychotherapeuten keine Rolle spielt.[154]

Viele Patienten nehmen ihr zufolge sowohl psychologische als auch seelsorgliche Unterstützung in Anspruch, wenn die personellen Voraussetzungen dafür gegeben sind. In jeder von ihr untersuchten Diagnosegruppe gibt es ein grundsätzliches spirituelles Bedürfnis und eine Suche nach psychischer Unterstüt-

---

148 ANDREA SCHUMACHER, Psychologische Unterstützung von Krebspatienten, in: Wege zum Menschen, 57, Göttingen, Vandenhoeck & Ruprecht, 2005, 496-502, 501.
149 Vgl. WINTER-PFÄNDLER/MORGENTHALER, Rolle und Aufgaben der Krankenhausseelsorge, 586.
150 Vgl. LUBLEWSKI-ZIENAU/KITTEL/KAROFF, Religiosität, Klinikseelsorge und Krankheitsbewältigung, 294.295.
151 Vgl. KLAUS GRAWE/RUTH DONATI/FRIEDERIKE BERNAUER, Psychotherapie im Wandel. Von der Konfession zur Profession, 3. Auflage, Göttingen/Bern/Toronto/Seattle, Hogrefe-Verlag, 1994 und FEGG/MEHL, Interventionen, 193.
152 M. FEGG/E. FRICK, Nach der Abkehr vom Konzept der Krebspersönlichkeit: Die therapeutische Anerkennung des verletzten Selbst, in: A. SELLSCHOPP/M. FEGG/E. FRICK/U. GRUBER/D. POUGET-SCHORS/H. THEML/A. VODERMAIER/T. VOLLMER (Hrsg.), Manual Psychoonkologie, Tumorzentrum München und München/Wien/New York, W. Zuckschwerdt Verlag, 2002, 18-22, 21.
153 Ebd.
154 RITTWEGER, Hoffnung als existenzielle Frage, 168.

zung. Insbesondere für Patientinnen mit Mamma- und Zervixkarzinom spielen Psychotherapie/Seelsorge eine große Rolle. Auch Rektum- und Glioblastompatienten nehmen häufig die Seelsorge in Anspruch. Rittweger erfasst unter „Spirituellen Alternativtherapien" sowohl Psychotherapie wie auch Seelsorge, Meditation, Glaube an Gott, Gebet und Glaube an eine höhere Schutzmacht.[155]

Gleichzeitig zu den Ergebnissen von Rittweger lässt sich andererseits feststellen, dass Patienten im Akutkrankenhaus häufig kein Bedürfnis nach psychoonkologischer Betreuung äußern, da sie eine Destabilisierung und zu starke Konfrontation mit der Krankheit befürchten, auch wenn der Bedarf nach Einschätzung durch das medizinische Personal gegeben wäre.[156] Es mag hinzutreten, was der Psychoonkologe Künzler[157] für die Situation in der Schweiz beschreibt:

„Nach wie vor werden psychologische und psychiatrische Dienste von grossen[158] Teilen der Bevölkerung als stigmatisierend wahrgenommen. Selbst in einer außerordentlichen Belastungssituation, wie sie eine Krebsdiagnose darstellt, ist die Hemmschwelle hoch, psychologische Unterstützung in Anspruch zu nehmen. Für Männer ist sie im Allgemeinen höher als für Frauen. Sie sinkt, wenn psychoonkologische Dienste eng in das medizinische Umfeld eingebunden sind."[159]

Mit dem Angebot zu seelsorglicher Begleitung dürfte es sich (zumindest hinsichtlich der Befürchtung, destabilisiert und zu stark mit der Krankheit konfrontiert zu werden) ähnlich verhalten. Allerdings wird nach der Erfahrung der Verfasserin Seelsorge im Vergleich zur psychoonkologischen Begleitung in der Regel als das niedrigschwelligere Angebot empfunden.

Möglicherweise spüren Patienten mancherorts auch eine gewisse Zurückhaltung der Kliniker: "Clinicians frequently underestimate the potential benefits of psychotherapy for seriously medically ill patients, especially in patients who are months away from death."[160] Diese Einschätzung von Breitbart et al. für die Psychotherapie gilt teilweise auch für die Sicht der somatischen Medizin auf die Arbeit der Seelsorge im Akutkrankenhaus. Die wenigen deutschsprachigen Studien, in denen Patienten zur Seelsorge befragt wurden, legen ihren Schwerpunkt auf die Erfassung von Bedürfnissen und Erwartungen.[161] Meinungsumfragen in

---

155 A. a. O., 133-134 und Anhang, Teil A, Tabelle 5, 8 und Tabelle 6, 9.

156 Vgl. JÜRGEN M. GIESLER/JOACHIM WEIS, Psycho-Onkologie. Gegenstand, Entwicklungen und aktueller Forschungsstand, in: Wege zum Menschen, 57, Göttingen, Vandenhoeck & Ruprecht, 2005, 482-495, 485.

157 Vgl. ALFRED KÜNZLER/ HANSJÖRG ZNOJ/MARIO BARGETZI, Krebspatienten sind anders. Was häufig auffällt und manchmal schwierig ist, in: Schweizerisches Medizin-Forum, Muttenz, EMH Schweizerischer Ärzte Verlag AG, 10 (19-20), 2010, 344-347, http://www.medicalforum.ch/docs/smf/archiv/de/2010/2010-19-2010-19-154.PDF, Zugriff vom 23.12.2011.

158 In der Schweiz bleibt es bei der durchgängigen Schreibung mit „ss" auch dort, wo in Deutschland und Österreich „ß" steht.

159 KÜNZLER/ZNOJ/BARGETZI, Krebspatienten sind anders, 346.

160 BREITBART/GIBSON/POPPITO/BERG, Psychotherapeutic Interventions at the End of Life, 369.

161 Vgl. URS WINTER-PFÄNDLER/CHRISTOPH MORGENTHALER, Wie zufrieden sind Patientinnen und Patienten mit der Krankenhausseelsorge? Entwicklung eines Fragebo-

Deutschland belegen, dass die Menschen mit Kirche seelsorgliches Engagement verbinden und zwar dort, wo sie wohnen, in den Gemeinden, besonders aber auch an den Orten, wo sie unfreiwillig leben müssen, z. B. im Krankenhaus (oder im Gefängnis). Hinter der Erwartung steht die Hoffnung, ohne Vorleistung und Bedingung angehört und verstanden zu werden, unabhängig von der eigenen Beziehung zur Kirche Entlastung zu erhalten und Antworten auf Lebensfragen.[162]

Gelegentlich kann eine besondere Chance darin liegen, dass Krankenhauspfarrer und -pfarrerinnen, die auch noch einen Dienstauftrag außerhalb der Klinik wahrnehmen, für die Patienten ein Stück der Normalität der Außenwelt repräsentieren, „Kontaktfenster zum Leben draußen"[163] sein können. Die Kontaktaufnahme erfolgt vorwiegend aufgrund des proaktiven Aufsuchens der Patienten im Zimmer oder durch spontane Begegnungen auf dem Klinikgelände. Nur ein kleiner Teil der Patienten verlangt von sich aus nach der Krankenhausseelsorge. Im Unterschied zu den Ergebnissen der Deutschschweiz ist im Arbeitsbereich der Verfasserin der Kontakt, der durch Angehörige oder Personal vermittelt wird, deutlich höher als die Anforderung durch die Patienten selbst.

Es lässt sich insgesamt eine deutliche Schnittmenge zwischen Psychoonkologie und Seelsorge feststellen und sowohl ein psychologisches Handeln als Teil der seelsorglichen Arbeit (z. B. „implizite Seelsorgediagnostik") wie auch ein seelsorgliches Handeln in der Psychotherapie (z. B. Psychoonkologen als Anwälte der Patienten im Medizinsystem).

Trotz der festgestellten Parallelen ist es gleichzeitig wichtig festzuhalten, dass es sich bei Psychotherapie bzw. Psychoonkologie (oder besser: Onkopsychologie) und Seelsorge um unterschiedliche Sprachwelten handelt (und sich dessen bewusst zu sein, dass es an Grenzen regelmäßig zu Sprachproblemen kommt). Beide Systeme erzeugen gegenseitige Resonanz. Es besteht die Gefahr, verschiedene Vorgehensweisen vorschnell unter einem Begriff zu subsummieren, häufig mit einer Tendenz der Rechtfertigung seitens der Seelsorge. „Gott mitbringen" und eine psychotherapeutische Intervention wie z. B. eine Phantasiereise sind aber nicht identisch und sollten auch nicht unter dem Begriff der Ressourcenorientierung subsumiert werden.[164]

---

gens und erste Resultate einer Untersuchung in der Deutschschweiz, in: Wege zum Menschen, 62, Göttingen, Vandenhoeck & Ruprecht, 2010, 570-584, 571 mit Verweis auf Lublewski-Zienau/Kittel/Karoff, Religiosität, Klinikseelsorge und Krankheitsbewältigung, 283-295.

162 Vgl. Peter Bertram/Siegfried Kneissl/Thomas Hagen, Krankenhausseelsorge – Qualität im Kontext von „spiritual care", krankenhausseelsorge.pdf, http://www. krankenhausseelsorge-muenchen.de/krankenpastoral/dokumente/, Zugriff vom 15. 06.2010, 1-10, 2.

163 Isolde Karle, Perspektiven der Krankenhausseelsorge. Eine Auseinandersetzung mit dem Konzept des *Spiritual Care*, in: Wege zum Menschen, 62, Göttingen, Vandenhoeck & Ruprecht, 2010, 537-555, 541.

164 Vgl. dazu auch den Abschnitt „Klinikseelsorge aus kirchlicher und theologischer Sicht – Seelsorge als kirchlicher Dienst im Krankenhaus".

2 Klinikseelsorge aus der Sicht des Gesundheitssystems

Die Rechtsstellung der Klinikseelsorge ist klar: Das Grundgesetz der Bundesrepublik Deutschland garantiert die Seelsorge im Krankenhaus.[165] Es besteht sowohl positive wie auch negative Religionsfreiheit, d.h. Patienten haben das Recht, seelsorgliche Begleitung in Anspruch zu nehmen, werden aber andererseits vor religiösen Übergriffen oder Zwangsmaßnahmen geschützt.[166]

Allgemein gültige Anforderungskriterien an die Arbeit der Klinikseelsorge aus der Sicht des Gesundheitssystems gibt es derzeit (noch) nicht. Von der naturwissenschaftlich-technischen Binnenlogik des Krankenhauses her ist dies einsichtig. Seelsorge ist strukturell nicht vorgesehen, sie ist insofern systemfremd.[167] Klessmann spricht von struktureller Bedeutungslosigkeit der Seelsorge im Krankenhaus trotz grundgesetzlich gesicherter Rechtsstellung.[168] Dazu mag der soziologische Befund passen, dass der Rückgang von Priestern und Pfarrern mit einer Zunahme von Ärzten und Therapeuten korreliert.[169] Ein weiterer wichtiger Grund dürfte in der Technisierung der Medizin – besonders ab der zweiten Hälfte des 20. Jahrhunderts – liegen. Ein ganzheitlicher Ansatz der Medizin, wie er in der Definition der Palliativmedizin von 2002 (wieder) zum Tragen kommt (s. u.), spielte in der neueren Geschichte der Medizin keine Rolle mehr.[170] Diese Tatsache hatte ihre – auch seitens der Medizin beobach-

---

165 Vgl. zur Rechtstellung: Grundgesetz der Bundesrepublik Deutschland, http://www.gesetze-im-internet.de/gg/BJN000010949.html, Zugriff vom 26.10.2010: GG Art. 4 Abs. 1 (Grundrecht auf freie Ausübung der Religion) und GG Art. 140 (Würde der Person) in Verbindung mit Art. 141 der Weimarer Reichsverfassung und GG Art. 19 Abs. 3 sowie EVANGELISCHER OBERKIRCHENRAT IN STUTTGART (Hrsg.), Vertrag des Landes Baden-Württemberg mit der Evangelischen Landeskirche in Baden und mit der Evangelischen Landeskirche in Württemberg (Evangelischer Kirchenvertrag Baden-Württemberg – EvKiVBW) vom 17. Oktober 2007, Art. 15 und 16 in: Amtsblatt der Evangelischen Landeskirche in Württemberg, Bd. 62, Nr. 24, 31.12.2007, 620.

166 Vgl. MICHAEL KLESSMANN, Einleitung: Seelsorge in der Institution „Krankenhaus", in: KLESSMANN (Hrsg.), Handbuch der Krankenhausseelsorge, 13-27, 16.

167 Vgl. MICHAEL KLESSMANN, Die Rolle der Seelsorge im System Krankenhaus, http://www.ekir.de/krankenhausseelsorge/Downloads/anhang_b.pdf, ohne Jahresangabe im Titel (2002), Zugriff vom 03.03.2011, [1-13, Seitenzahlen ergänzt durch die Verfasserin dieser Arbeit], 3.

168 Vgl. KLESSMANN, Einleitung, 16.

169 Vgl. HERBERT KAPPAUF, Medizin zwischen Heilskultur und Heilkunst, in: Praktische Theologie, Zeitschrift für Praxis in Kirche, Gesellschaft und Kultur, 46 (1), Gütersloh, Gütersloher Verlagshaus, 2011, 13-16, 14.

170 Vgl. BORASIO, Über das Sterben, 87.

teten und bis in die Gegenwart reichenden – Auswirkungen auf das Verhältnis zwischen Krankenhausärzten und Klinikseelsorgenden.

> „Sie wurden von den Ärzten meist kaum beachtet, eine Kommunikation zwischen den Seelsorgern und dem medizinischen Team fand so gut wie nicht statt. Oft beschränkte sich die Rolle der Seelsorger auf die Durchführung bestimmter Rituale, vor allem bei Sterbenden oder Verstorbenen. Der Job war so unattraktiv, dass die Kirchen zum Teil ihre schlechtesten Seelsorger in die Krankenhäuser regelrecht »strafversetzten«.“[171]

Diesen Mangel an Kommunikation haben noch 1990 Gerta Scharffenorth und A. M. Klaus Müller aus der Sicht eines Chefarztes dokumentiert, der neben (beidseitig) fehlender Dialogfähigkeit zugleich den Mangel an Feldkompetenz der Seelsorgenden aus der Perspektive der Medizin kritisiert:

> „Ich gehe von der Vermutung aus, daß Krankenhausseelsorger auf ein medizinisches Krankheitsverständnis keinen Wert legen, und daß sie für ihre Arbeit mit einem laienhaften Krankheitsverständnis auskommen. *Welchen Stellenwert hat die medizinische Krankheitslehre in der Ausbildung zum Krankenhausseelsorger?* Wenn ich davon ausgehen darf, daß das klassische *Erkenntnisinteresse des Arztes*, das sich auf *Anamnese*, *Diagnose* und *Prognose* bezieht, für den Krankenhausseelsorger belanglos ist, dann müßte man eine Entfremdung zwischen Medizin und Seelsorge konstatieren, der man tatsächlich an die Wurzeln gehen müsste. Die Schuld könnte ja auch bei der Medizin liegen.“[172]

Er fordert aus dieser Wahrnehmung heraus ein dialogfähiges Krankheitsverständnis aus theologischer Sicht, etwa eine Leidenskunde, die eine theologische Empirie zur Voraussetzung hätte und fragt, ob Krankenhausseelsorge etwa das Ziel einer „geistlichen Rehabilitation" haben könnte.[173]

Auch diese Äußerung mag als Beleg für die zunehmende Erkenntnis gelten, dass soziale, psychische und religiöse Faktoren im Blick auf die Heilung des Körpers nicht zu ignorieren sind.[174] Diese Erkenntnis hat sich auch in den Anforderungsprofilen der *Deutschen Krebsgesellschaft* zur Zertifizierung niedergeschlagen, wenn auch in einer gewissen Uneindeutigkeit. So ist in deren Erhebungsbögen einerseits formuliert, dass die Wahrnehmung psychoonkologischer Aufgaben durch die Seelsorge nicht als ausreichend anzusehen ist. Andererseits wird Seelsorge aber unter den Aspekten von Patientenbeteiligung, Selbsthilfe, psychosozialer und supportiver Versorgung sowie bei Metastasierung und in Palliativsituationen ausdrücklich genannt und dadurch mit zum Qualitätskriterium in der Zertifizierung eines Krankenhauses.[175]

---

171 Borasio, Über das Sterben, 88.
172 Gerta Scharffenorth/A. M. Klaus Müller (Hrsg.), Patienten-Orientierung als Aufgabe. Kritische Analyse der Krankenhaussituation und notwendige Neuorientierungen, Texte und Materialien der Forschungsstätte der Evangelischen Studiengemeinschaft, Reihe A, Nr. 31, Heidelberg, Heidelberger Reprographie A. Grosch, 1990, 313.
173 Vgl. a. a. O., 314.
174 Vgl. Klessmann, Die Rolle der Seelsorge, 7.
175 Vgl. www.krebsgesellschaft.de/wub_zertifizierte_zentren_uebersicht,77511.html, Zugriff vom 12.06.2010, am Beispiel der Brust- bzw. Darmzentren: fab-erhebungsbogen_brust-c1_090119.doc, Stand 05.01.2009, Zugriff vom 12.06.2010, 9-10.13

Im Rahmen psychomedizinischer Forschung geht man der Frage nach, welche Faktoren zur Gesundung eines Menschen beitragen und welche Bedeutung dabei dem seelischen Wohlbefinden zukommt. Seelsorgliche Begleitung wird an den Kliniken, die unter zunehmendem Spezialisierungsdruck stehen, in der Behandlung und Versorgung krebskranker Patienten während des gesamten Behandlungs- und Krankheitsverlaufs zunehmend eingefordert.

Im Gegensatz zur Psychoonkologie muss Seelsorge (noch) keine Wirksamkeitsnachweise erbringen.[176] Böschemeyer, evangelischer Theologe und Begründer der logotherapeutischen Wertimagination, hält den (zunehmenden) Bestrebungen nach Effizienz ein Zitat von Jörg Zink entgegen:

> „„Es ist eine Erfahrung, die die Menschheit nun seit einigen Jahrtausenden machen konnte: dass die sicheren, lehrbaren Wahrheiten die unwichtigen sind, dass aber, je wichtiger eine Wahrheit ist, sie desto weniger beweisbar sein wird. Das aber hängt unter anderem damit zusammen, dass ein Mensch von allem immer nur so viel sehen wird, wie er dem, was er sieht, entgegenbringt an Bereitschaft, sich von ihm verändern zu lassen."„[177]

Gibt es ein zwischen Medizin und Theologie dialogfähiges Krankheitsverständnis? Die Forderung, die verschiedenen Berufsausbildungen im deutschen Gesundheitswesen zu vernetzen und Interdisziplinarität strukturell zu etablieren sowie interdisziplinäre Forschung zu fördern, gewinnt an Bedeutung.[178] Aus der Sicht der Medizin wird erwartet, dass Krankenhauspfarrer und -pfarrerinnen Feldkompetenz erwerben.

---

und eb_darm-b1_12.03.2009.doc, Stand 12.03.2009, Zugriff vom 12.06.2010, 14.34-36.

176 Es sei dennoch angemerkt, dass die klassische Probst-Studie aus dem Jahr 1992 in ihrer Untersuchung zur Behandlung klinischer Depression bei religiösen Patienten zu dem Ergebnis kommt, dass zwar die nicht-religiösen Therapeuten bei den religiösen Patienten die höchste Wirksamkeit hatten, langfristig gesehen aber die Interventionen der Seelsorger die höhere Wirksamkeit zeigten. Vgl. RENÉ HEFTI/FRANZ FISCHER/MARIA TESCHNER, Quantitative Erhebung von Religiosität und Spiritualität im klinischen Alltag, Anwendungsverfahren, Ergebnisse, Perspektiven, in: INTERNATIONALE GESELLSCHAFT FÜR GESUNDHEIT UND SPIRITUALITÄT E. V. (IGGS) (Hrsg.), Spiritual Care, Zeitschrift für Spiritualität in den Gesundheitsberufen, 1. Jahrgang, Stuttgart, Kohlhammer, 3/2012, 51-67, 65 mit Verweis auf L. R. PROBST/R. OSTROM/P. WATKINS/T. DEAN/D. MASHBURN, Comparative efficacy of religious and nonreligious cognitive-behavior therapy for the treatment of clinical depression in religious individuals, in: Journal of Consulting and Clinical Psychology, 60 [(1)], [Feb] 1992, 94-103, [Abstract: http://www.ncbi.nlm.nih.gov/pubmed/1556292, Zugriff vom 26.09.2012].

177 JÖRG ZINK, Jesus – Funke aus dem Feuer, Freiburg im Breisgau, Kreuz-Verlag, 2001, 16, zitiert nach UWE BÖSCHEMEYER,Gottesleuchten. Begegnungen mit dem unbewussten Gott in unserer Seele, München, Kösel-Verlag, 2007, 30.

178 Vgl. z. B. MARK DOMINIK ALSCHER/ANDREAS BÜSCHER/GERD DIELMANN/MANFRED HOPFELD/ GERHARD IGL/HEIDI HÖPPNER/ADELHEID KUHLMEY/URSULA MATZKE, Memorandum Kooperation der Gesundheitsberufe. Qualität und Sicherung der Gesundheitsversorgung von morgen, Robert-Bosch-Stiftung, 2010, http://www.bosch-stiftung.de/content/language1.html/31490.asp, Zugriff vom 13.02.2011, 1-4.

Das Feld selbst beurteilt Seelsorge in der Regel nach Fachlichkeit, nicht nach Konfession, und vernetzt sich mit Seelsorge.[179] Für die eigene Feldkompetenz (für die Arbeit mit Palliativpatienten: ausreichende medizinische Kenntnisse über die in der Palliativmedizin vorwiegend anzutreffenden Krankheitsbilder und die wichtigsten somatopsychischen Symptome – Schmerz, Schwäche, Fatigue, gastrointestinale Symptome, Dyspnoe, Verwirrtheit, Delir)[180] ist es daher erforderlich, Untersuchungen aufzugreifen, die ihren Schwerpunkt auf medizinisch-therapeutischen Fragestellungen haben, um die medizinisch-pflegerischen Bedingungen der seelsorglichen Begegnung so genau wie möglich einschätzen zu können. Dazu gehört auch, die Einstellungen und Erwartungen zu kennen, die von den anderen Berufsgruppen der Klinik an die Arbeit der Klinikseelsorge herangetragen werden, und die eigenen Eindrücke mit den empirischen Erkenntnissen anderer zu vergleichen.

Die Begriffe „Seelsorge" und „Spiritualität" werden in theologischen, psychologischen und soziologischen Untersuchungen häufig parallel oder synonym gebraucht. Insofern verwundert es nicht, dass erst recht im Qualitätsmanagement hier keine Differenzierung stattfindet: Im Qualitätshandbuch proCum Cert, einem Zertifizierungsverfahren zur Bewertung von Organisationen des Gesundheitswesens, das neben den üblichen Qualitätskriterien auch die Kategorien „Seelsorge im kirchlichen Krankenhaus, Trägerverantwortung und Verantwortung gegenüber der Gesellschaft"[181] beinhaltet, werden die Begriffe „Spiritualität" und „Seelsorge" austauschbar verwendet. Der Begriff der Spiritualität taucht als Qualitätskategorie 7 auf und wird in verschiedenen Dimensionen als Qualitätskriterium der Arbeit im Krankenhaus herangezogen.

Zwar ist positiv zu würdigen, dass die religiöse Orientierung eines Menschen in diesem Zertifizierungsverfahren als wichtiger Bestandteil seines Lebens, als Teil der Widerstandsressourcen gewürdigt und als relevant für Krankheit und Gesundheit gesehen wird, die funktionale Betrachtungsweise birgt aber auch das Risiko, dass dadurch der „Gesundheitswahn", der Anspruch des Einzelnen auf Gesundheit noch mehr gesteigert und die Auseinandersetzung mit Krankheit und Leiden noch weiter an den Rand gedrängt werden.[182]

---

179 Vgl. zur Bedeutung der Feldkompetenz:TRAUGOTT ROSER, Anforderungen zur Feldkompetenz in verschiedenen Seelsorge-Bereichen, in: Seelsorge – Muttersprache der Kirche, Dokumentation eines Workshops der Evangelischen Kirche in Deutschland (Hannover, 16. November 2009), epd-Dokumentation 10/2010, 13-20, 16.

180 Vgl. BARBARA NINNEMANN-OHLIGSCHLÄGER, Somatopsychische Symptome, in: FEGG/GRAMM/PESTINGER (Hrsg.), Psychologie und Palliative Care, 204-213, 204-205.

181 http://www.procumcert.de/pCC-inkl-KTQ.143.0.html, Zugriff vom 24.03.2011.

182 Vgl. KLESSMANN, Die Rolle der Seelsorge, 9-10.

2.1 Seelsorge in der Palliativsituation

Deutliche Kritik an der Arbeit der Seelsorge in der Palliativmedizin und der Rolle der Kirchenleitung in Strukturfragen formuliert die Anästhesistin und Philosophin Thela Wernstedt.[183] Sie beschreibt zunächst „ein wachsendes Theoriedefizit in der Palliativmedizin"[184], mahnt die „Klärung des Verhältnisses zur Psychologie"[185] seitens der Seelsorge an und eine Verständigung darüber, „in welchem Umfang und mit welchen Methoden Seelsorge arbeitet, welche verbindlichen Ausbildungen und Abschlüsse dafür notwendig sind, welche Wirksamkeitsnachweise es gibt und was das Ganze kosten soll"[186], damit die Arbeit der Seelsorgenden für nicht-kirchliche Mitarbeiter anderer Institutionen und andere Berufsgruppen greifbar wird:

> „Mein Eindruck ist inzwischen, dass irgendwie alle alles machen und trotz der anderslautenden Rhetorik sich die Institution Kirche nicht mit Fragen der Qualifikation von Seelsorge beschäftigen möchte. Zu schmerzhaft wäre es zuzugeben, dass Diakone vielleicht doch schlechter qualifiziert sind als Pastoren, Pastoren aus ihrem Studium heraus über gar keine so große Seelsorgequalifikation verfügen, wie gerne behauptet wird, und ehrenamtliche Arbeit zuweilen mehr schadet als nützt."[187]

Hat sie Recht? Offenbar werden in diesem Feld aus Sicht der Medizin derzeit deutlich unterschiedliche Beobachtungen gemacht, die zu divergierenden Einschätzungen der Situation führen. Der Palliativmediziner Gian Domenico Borasio meint, für die letzten Jahre eine positive Entwicklung feststellen zu können:

> „Zum einen haben die Kirchen erkannt, dass die Auseinandersetzung mit den spirituellen Bedürfnissen der Menschen in der Krankheitssituation zu den wichtigsten Betätigungsfeldern in der Seelsorge gehört. Zunehmend werden die begabtesten Seelsorger in die Krankenhäuser geschickt. Ökumenische Kooperationsmodelle erfreuen sich in der Krankenhausseelsorge immer größerer Beliebtheit, obwohl ansonsten die Ökumene eher auf der Stelle tritt. Der Bereich der Krankenhausseelsorge ist mithin von einer eher peripheren Erscheinung zu einem der Schwerpunkte der pastoralen Tätigkeit der großen Religionsgemeinschaften geworden."[188]

Krankenhausseelsorge hat es vielfach zu tun mit der Begleitung von Sterbenden und ihren Angehörigen. Der tatsächliche Beitrag einer seelsorglichen Begleitung gerade im Rahmen der palliativmedizinischen Betreuung ist bislang wenig bekannt. Die in der Seelsorge gebräuchlichen Formen der Dokumentation, z. B. das Führen eines Amtskalenders, sind mit der im klinischen Bereich üblichen Arbeitsweise nicht ohne weiteres kompatibel.[189] Durch fehlende Daten wird ge-

---

183 Thela Wernstedt, Kritik aus Sicht der Palliativmedizin, in: Seelsorge – Muttersprache der Kirche, Dokumentation eines Workshops der Evangelischen Kirche in Deutschland (Hannover, 16. November 2009), epd-Dokumentation 10/2010, 28-30.
184 A. a. O., 28.
185 A. a. O., 29.
186 Ebd.
187 Ebd.
188 Borasio, Über das Sterben, 88.

genüber Kostenträgern im Gesundheitswesen signalisiert, dass es keinen Bedarf an Seelsorge gibt.

Gleichzeitig wird in den Krankenhäusern erwartet, dass die Kirchen ausreichend unentgeltlich Personal zur Verfügung stellen:[190]

> „Es ist nicht mehr so, dass niemand an die Seelsorge denkt, als vielmehr, dass man bei jeglichen Krisen, Konflikten, Schwierigkeiten, Fragen, für die es keine klare Rollenzuteilung gibt, sofort an die Seelsorge denkt und schnell zum Telefon oder Notfallhandy greift."[191]

2.2 „Nicht der Tod macht krank, sondern die Illusion, ihn ausschalten zu können."[192] – Hospizarbeit, Palliativmedizin und Palliative Care

2.2.1 Cicely Saunders

Die Anfänge der Intensivmedizin und der (neueren) Hospizbewegung liegen gleichermaßen in den 60er Jahren des 20. Jahrhunderts. Es ist bemerkenswert,

---

189 Das Kerndokumentationssystem HOPE bietet inzwischen mit dem HOPE-Modul Spiritualität (HOPE-Sp) eine erweiterte Dokumentation, mit der für den Bereich Spiritual Care summativ (einmal pro Patient) erfasst werden kann, wer z. B. spirituelle Begleitung angefordert hat, Indikation, Anzahl und Dauer der Patientenkontakte, durchgeführte Rituale, Qualifikation und Beruf des spirituellen Begleiters, Einbindung des spirituellen Begleiters in das Team. Es besteht auch die Möglichkeit, festzuhalten, dass aus Vertraulichkeitsgründen keine Dokumentation erfolgt. HOPE-Sp bezieht sich auf Spiritualität, nicht auf Seelsorge. „In diesem Bogen soll die spirituelle Begleitung der Patienten – einmal pro Begleitung – [sic!] dokumentiert werden. Der Bogen kann nicht nur vom Seelsorger, sondern auch von anderen Mitgliedern im Behandlungsteam ausgefüllt werden, wenn diese die spirituelle Begleitung übernommen haben." Hospiz- und Palliativverfassung HOPE, http://www.hope-clara.de, HOPE ©2009 Spiritualität, Zugriff vom 19.09.2012, 1-2, 1. Umfangreiche Dokumentationshilfen inklusive einer Anleitung zur Erstellung eines Genogramms bietet die Homepage der Deutschen Gesellschaft für Palliativmedizin, http://www.dgpalliativmedizin.de/category/3-pba-dokumentationshilfen/, Zugriff vom 19.09.2012, 1-2. Vgl. zusammenfassend für den Bereich der psychologischen Dokumentation in Palliative Care: Monika Brandstätter/Sonja Hofmann, Dokumentation, Qualitätssicherung und Abrechnung psychologischer Leistungen in der Palliativversorgung, in: Fegg/Gramm/Pestinger (Hrsg.), Psychologie und Palliative Care, 229-232. Vgl. zu den Stichworten Spiritualität/Spiritual Care: A. a. O., 230, und die Abschnitte „Spiritual Care" und „Kritik am Konzept „Spiritual Care"" in dieser Arbeit.

190 Vgl. Traugott Roser/Gian Domenico Borasio, Der Tod als Rahmenbedingung. Spiritual Care in der Palliativmedizin, in: Praktische Theologie. Zeitschrift für Praxis in Kirche, Gesellschaft und Kultur, 43 (1), Gütersloh, Gütersloher Verlagshaus, 2008, 43-51, 50.

191 Gertraude Kühnle-Hahn, Auftrag und Identität der Krankenhausseelsorge im Zusammenspiel mit den Mitarbeitenden, in: Wege zum Menschen, 62, Göttingen, Vandenhoeck & Ruprecht, 2010, 556-569, 564.

dass damit zeitgleich, wenn auch zunächst in der Öffentlichkeit weit weniger beachtet, mit der Hochleistungsmedizin auch die Endlichkeit des Lebens wieder stärker medizinisch ins Bewusstsein kommt.

1967 eröffnete Cicely Saunders (1918–2005), die als Pionierin der Hospizbewegung gilt, mit dem *St Christopher's Hospice* in London eine moderne stationäre Hospizeinrichtung, in der von Anfang an die Möglichkeit zu klinischer Forschung genutzt wurde.[193] Der Medizinhistoriker Michael Stolberg weist darauf hin, dass sie dabei durchaus auf eine jahrhundertealte Tradition zurückgreifen konnte.[194] Bei Reinhard Schmidt-Rost findet sich der Hinweis, dass der moderne Gebrauch des Wortes „Hospiz" auf Mary Aikenhead, die Begründerin der "Irish Sisters of Charity" im 19. Jahrhundert zurückgeht, die ihr Pflegeheim nach der Raststätte mittelalterlicher Pilgerfahrten zum Heiligen Land so benannte, da sie den Tod als Beginn der letzten Reise verstand.[195]

> „Es war jedoch Cicely Saunders, die durch ihre Veröffentlichungen und Vorträge sowie durch die beispielhafte Arbeit von *St Christopher's* der Überzeugung auf breiter Ebene zum Durchbruch verhalf, Sterbende bräuchten spezielle Einrichtungen, die gleichermaßen bestmögliche Pflege, einfühlsame Betreuung und optimale Symptomkontrolle boten [sic!] und religiöse oder spirituelle Bedürfnisse befriedigten."[196]

Saunders erweiterte die Dimensionen von körperlichem, sozialem und psychischem Schmerz um eine vierte, die spirituelle Dimension.

> „Sie erlebte in ihrer täglichen Arbeit, dass schwer kranke Menschen meist nicht nur unter körperlichen Schmerzen, sondern an der gesamten Situation litten, und prägte den Begriff *„total pain"*, mit dem sie Schmerz nicht nur als Ursache-Wirkungsphänomen versteht, sondern Leid als komplexes Erleben von spirituellen, psycho-sozialen und körperlichen Schmerzen begreift."[197]

Sie unterstrich die emotionalen und spirituellen Bedürfnisse der Todkranken und die Bedeutung intensiver persönlicher Zuwendung.[198] Saunders, die zunächst Krankenschwester, dann Sozialarbeiterin war und nach ihrem Medizinstudium eine wissenschaftliche Arbeit über Morphin verfasste, bezeichnete die Betreuung ihrer Patienten als *"hospice medicine"*[199]. Sie deckte mit ihrer Berufsbiographie weitgehend das Feld ab, das bald darauf in verschiedenen Sprachen und Kulturen als „Palliative Care" bezeichnet werden sollte.[200] Saunders

---

192 SCHMATZ, Die Bedeutsamkeit der Logotherapie für den seelsorglichen Sterbebeistand, 173.

193 Vgl. STOLBERG, Die Geschichte der Palliativmedizin, 239.

194 Vgl. a. a. O., 238.

195 Vgl. SCHMIDT-ROST, Sterben, Tod, Trauer, 8, Zitat dort ohne Quellenangabe.

196 STOLBERG, Die Geschichte der Palliativmedizin, 239.

197 BIRGIT HABERLAND, 1. Birgit Haberland (Medizin), in: BIRGIT HABERLAND/MAREIKE LACHMANN, Leiden und Schmerz, in: Praktische Theologie, Zeitschrift für Praxis in Kirche, Gesellschaft und Kultur, 46 (1), Gütersloh, Gütersloher Verlagshaus, 2011, 17-21, hier 17-19, 17.

198 STOLBERG, Die Geschichte der Palliativmedizin, 238 mit Verweis auf CICELY SAUNDERS, The Management of Terminal Illness, [London, Hospital Medicine Publications Limited], 1967, 21-25.

199 BORASIO, Über das Sterben, 174. Er nennt als Jahr der Hospizgründung 1969.

konnte mit ihrer Arbeit bewirken, dass in der Medizin heute (weitgehend) nicht mehr vom „austherapierten" Patienten gesprochen wird, sondern von der Notwendigkeit einer Therapiezieländerung. An manchen Kliniken, z. B. am Universitätsklinikum München/Großhadern, wurde inzwischen das Instrument des Therapiezieländerungskonsils etabliert.[201]

2.2.2 Palliativmedizin und Palliative Care

Die Begriffe „Palliativmedizin" und „Palliative Care" wurden von Dr. Balfour Mount in Kanada eingeführt. Er gründete 1975 am Royal Victoria Hospital in Montreal im Bundesstaat Québec die erste moderne Palliativstation an einem Akutkrankenhaus mit 12 Betten.[202] Dabei sah er sich bereits mit einer Begriffsproblematik konfrontiert: Im französischsprachigen Kanada war der Begriff „hospice" schon belegt und bezeichnete in etwa ein Pflegeheim für geistig verwirrte Hochbetagte.[203] Mount prägte daher die Begriffe „médicine palliative/ soins palliatifs" (französisch) bzw. "palliative medicine/palliative care" (englisch) als Äquivalent für Cicely Sauders "hospice medicine". "Palliative" ist dabei vom lateinischen „pallium", Mantel, abgeleitet.[204]

Umgesetzt wurde das Konzept einer umfassenden Betreuung „„total care""[205] einschließlich der Berücksichtigung spiritueller Bedürfnisse. „Der herrschenden Praxis, den Kranken die Prognose zu verheimlichen, sagte man den Kampf an: „Die Verschwörung des Schweigens, die allzu häufig den terminalen Kranken umgibt, vermehrt die Angst, belastet die zwischenmenschlichen Beziehungen verstärkt die Isolation und verhindert die Kommunikation mit den Nahestehenden."[206] Herausragende Bedeutung maß man einer wirksamen Symptomkontrolle bei."[207]

Damit war ein Sichtwechsel in der Medizin eingeleitet, der in den letzten Jahren zunehmend ausgestaltet wurde, auch wenn die Palliativmedizin seitens gro-

---

200 Vgl. dazu auch den Abschnitt „Die Situation in der Europäischen Union und in Deutschland."

201 Vgl. AK Patientenverfügungen am Klinikum der Universität München (Leitung: Prof. Dr. G. D. Borasio, Peter Jacobs, RD Jürgen Weber) unter wissenschaftlicher Mitarbeit von Dr. Dr. Ralf Jox und Dr. Eva Winkler (Hrsg.), Leitlinie zur Frage der Therapiezieländerung bei schwerstkranken Patienten und zum Umgang mit Patientenverfügungen, Langfassung, 2., überarbeitete Version (2010), http://www.klinikum.uni-muenchen.de, Zugriff vom 30.01.2011, 1-17, 15 und Borasio, Über das Sterben, 46 sowie den Abschnitt „Die juristische Sicht".

202 Stolberg, Die Geschichte der Palliativmedizin, 243.

203 Vgl. Borasio, Über das Sterben, 175.

204 Vgl. Borasio, Über das Sterben, 175.

205 Stolberg, Die Geschichte der Palliativmedizin, 243.

206 [Ad hoc Commitee on Thanatology (Hrsg.),] Osler Library, McGill University, Montreal, Royal Victoria Hospital Montreal, Palliative care service/Service de soins palliatifs, Pilot project/Projet pilot, Jan. 1975-Jan. 1977, Montreal 1976 (masch. schr.), 22, zitiert nach Stolberg, Die Geschichte der Palliativmedizin, 243.

207 Stolberg, Die Geschichte der Palliativmedizin, 243 mit Verweis auf [Ad hoc Commitee on Thanatology (Hrsg.),] a. a. O., 66.

ßer medizinischer Fachgesellschaften zumindest partiell noch immer als rand-ständiges Gebiet der Medizin angesehen wird. Für diesen Sichtwechsel von grundlegender Bedeutung ist die Definition der *Weltgesundheitsorganisation (WHO)* zur palliativen Versorgung aus dem Jahr 2002:

> "Palliative care is an approach that improves the quality of life of patients and their families, facing the problem [sic!] associated with life-threatening illness, through the prevention and relief of suffering by means of early identification and impeccable assessment and treatment of pain and other problems, physical, psychosocial and spiritual. Palliative care provides relief from pain and other distressing symptoms; affirms life and regards dying as a normal process; intends neither to hasten or postpone death; integrates the psychological and spiritual aspects of patient care; offers a support system to help patients live as actively as possible until death; offers a support system to help the family cope during the patients illness and in their own bereavement; uses a team approach to address the needs of patients and their families, including bereavement counselling, if indicated; will enhance quality of life, and may also positively influence the course of illness; is applicable early in the course of illness, in conjunction with other therapies that are intended to prolong life, such as chemotherapy or radiation therapy, and includes those investigations needed to better understand and manage distressing clinical complications." [208]

Diese Definition nimmt den von Saunders entwickelten Begriff "total pain" auf und stellt – erstmals in der Medizingeschichte in der Definition eines medizinischen Fachgebietes – die physischen, psychosozialen und spirituellen Leiden auf die gleiche Stufe.[209]

Wesentlich ist außerdem, dass hier auch das Thema "prevention" angesprochen ist: Palliativmedizin ist wesentlich Betreuung *für*, nicht nur in der letzten Lebensphase. Ziel der palliativen Therapiesituation ist es, den Patienten möglichst lange und möglichst selbstständig ein selbstbestimmtes Leben zu erhalten, wozu auch rehabilitative Maßnahmen aller Art sowie engmaschige psychosoziale (und seelsorgliche)[210] Betreuung gehören.[211]

In den Bereich der Vorbeugung fällt auch das Thema Vorsorge im Blick auf Patientenautonomie, Vorsorgevollmacht und Patientenverfügung.

---

208 http://www.who.int/cancer/palliative/definition/en/, ohne Jahresangabe, Zugriff vom 31.05.2010.
209 Vgl. BORASIO, Über das Sterben, 55.87.
210 Ergänzung durch die Verfasserin.
211 Vgl. PETER POMMER, Palliative Schmerztherapie – State of the Art, in: Pharma Fokus Schmerztherapie, Stuttgart/New York, Georg Thieme Verlag, 2 (1), 2011, 5-10, 9. In der Praxis fällt allerdings auf, dass die ärztliche Verordnung einer palliativen Rehabilitation sehr unterschiedlich restriktiv gehandhabt wird. Fragen, die in interdisziplinären Teambesprechungen zum Teil sehr kontrovers diskutiert werden sind z. B.: Ist psychische Entlastung/Stabilisierung ein medizinisches Therapieziel? Wie groß muss die zu erwartende Überlebenszeit, die „längerfristige Perspektive" noch sein? Darf eine mittlere Lebenserwartung von etwa zwei Jahren im Einzelfall auch einmal unterschritten werden? Welcher Grad an stabiler Gesundheit muss durch die Maßnahme anhaltend erreicht werden können?

2.2.3 Die Situation in der Europäischen Union und in Deutschland

In der Europäischen Union besteht in der Hospiz- und Palliativversorgung nicht nur eine beträchtliche Heterogenität in den Versorgungsstrukturen, sondern – auf Grund der unterschiedlichen kulturellen Hintergründe – auch in der Terminologie, sowohl in der wissenschaftlichen Literatur als auch in Gesetzestexten, Regierungsbeschlüssen und Stellungnahmen von Experten der Fachgesellschaften.[212]

Da ein absoluter Konsens in Europa unter Berücksichtigung der unterschiedlichen Sprachen und Kulturen gegenwärtig als nicht möglich erscheint, gebraucht die *Europäische Gesellschaft für Palliative Care (EACP)* die nachfolgende Arbeitsdefinition für die Palliativversorgung, die sich nur minimal von der Definition der WHO (s. o.) unterscheidet:

> „Palliativversorgung ist die aktive, umfassende Versorgung des Patienten, dessen Erkrankung auf eine kurative Behandlung nicht anspricht. Kontrolle von Schmerzen, anderen Symptomen sowie von sozialen, psychologischen und spirituellen Problemen ist oberstes Ziel. Palliativversorgung ist interdisziplinär in ihrem Ansatz und umfasst den Patienten, die Familie und deren Umfeld. Palliativversorgung stellt somit das grundlegendste Konzept der Versorgung dar – dasjenige, das sich an den Bedürfnissen des Patienten orientiert, wo immer er oder sie betreut wird, sei es zu Hause oder im Krankenhaus. Palliativversorgung bejaht das Leben und sieht das Sterben als normalen Prozess; weder beschleunigt noch verhindert sie den Tod. Sie strebt danach, die bestmögliche Lebensqualität bis zum Tod zu erhalten."[213]

Dieser interdisziplinäre Ansatz der EACP wurde noch 1998 fast als revolutionär empfunden: Auf einmal war es auch in der Psychoonkologie möglich, über Sterbebegleitung zu sprechen.[214]

Da in der deutschen Sprache kein Äquivalent für den Begriff "Palliative Care" existiert, wird der Begriff „Palliativmedizin" teilweise synonym für "Palliative Care" und "Palliative Medicine" verwendet. Um Bedenken hinsichtlich einer möglichen Medikalisierung der Palliativversorgung auszuschließen, verwenden einige Experten den englischen Begriff „Palliative Care" zur Unter-

---

212 Vgl. RADBRUCH/PAYNE, White Paper, 218 mit Verweis auf BIRGIT JASPERS/THOMAS SCHINDLER, Gutachten. Stand der Palliativmedizin und Hospizarbeit in Deutschland und im Vergleich zu ausgewählten Staaten (Belgien, Frankreich, Großbritannien, Niederlande, Norwegen, Österreich, Polen, Schweden, Schweiz, Spanien), Auftraggeber: Enquete-Kommission des Bundestages „Ethik und Recht der modernen Medizin", Berlin, 2005, http://www. lönsapo.de/~pag-nds/dokument/gutachten-palliativ-brd.pdf, Zugriff vom 07.11.2011. Vgl. auch E. KLASCHIK, Palliativmedizin, in: S. HUSEBØ/E. KLASCHIK, Palliativmedizin: Grundlagen und Praxis; Schmerztherapie, Gesprächsführung, Ethik; mit Beiträgen von K. E. Clemens et al.; bearbeitet von B. Jaspers, mit 27 Abbildungen und 43 Tabellen, 4., aktualisierte Auflage, Heidelberg, Springer Medizin Verlag, 2006, 1-41, 4-22.

213 RADBRUCH/PAYNE, White Paper, 219 und EUROPEAN ASSOCIATION FOR PALLIATIVE CARE, Definition of palliative care (English), 1998, http://www.eapcnet.eu/Corporate/AbouttheEAPC/Definitionandaims.aspx, Zugriff vom 08.11.2011.

214 Vgl. dazu auch den Abschnitt „Psychoonkologie".

scheidung von der Palliativmedizin.[215] „Erst in jüngerer Zeit hat sich in Deutschland auch der Begriff „Palliativversorgung" durchgesetzt."[216]

Die *Deutsche Gesellschaft für Palliativmedizin (DGP)* betont als Hauptziel der Begleitung die Verbesserung der individuellen Lebensqualität.[217] Unter der Überschrift „Team und Werte" betonen Fegg und Riedner, dass es in „Palliative Care" und „Hospice Care", Begriffen, die in den unterschiedlichen Sprachen und Kulturen z. T. austauschbar, aber auch unterschiedlich benutzt werden,[218] wesentlich auf eine „Haltung der Offenheit und Wahrhaftigkeit" ankomme und darauf, „die unterschiedlichen Erfahrungen und Schwerpunkte der unterschiedlichen Berufsgruppen gelten zu lassen und daraus gemeinsam mit dem Patienten und den Angehörigen ein individuelles Behandlungsziel für jeden Patienten zu finden."[219]

2.2.4　Palliative Care in der Onkologie

Die Onkologie ist bis heute der zentrale Anwendungsbereich von Palliative Care.[220] Gerade in der medizinischen Behandlung und Begleitung onkologischer Patienten wird inzwischen im Idealfall bereits während der kurativen Therapie die Möglichkeit einer evtl. notwendig werdenden palliativmedizinischen Versorgung mitgedacht. Palliative Care wird parallel zu kurativen Therapien im Sinne von „„Best Supportive Care""[221] eingesetzt:

215　Vgl. RADBRUCH/PAYNE, White Paper, 219 mit Verweis auf T. PASTRANA/S. JÜNGER/ C. OSTGATHE/F. ELSNER/L. RADBRUCH, A matter of definition – key elements identified in a discours analysis of definitions of palliative care, in: Journal of Palliative Medicine, 22 (3), Mary Ann Liebert, Inc., publishers, New Rochelle, New York, 2008, 222-232. Abstract: Vgl. doi: 10.1177/0269216308089803, Abstract, http://pmj.sagepub.com/content/22/3/222.abstract, Zugriff vom 07.11.2011.

216　RADBRUCH/PAYNE, White Paper, 219.

217　Vgl. M. FEGG/C. RIEDNER, Psychoonkologie in der Palliativmedizin, in: SELLSCHOPP/FEGG/FRICK/GRUBER/POUGET-SCHORS/THEML/VODERMAIER/VOLLMER (Hrsg.), Manual Psychoonkologie, Tumorzentrum München und München/Wien/New York, W. Zuckschwerdt Verlag, 2009, 240-242, 240.

218　Vgl. a. a. O., 241.

219　A. a. O., 242.

220　Auf die speziellen Fragestellungen der pädiatrischen Palliativversorgung (SAPPV) kann im Rahmen dieser Arbeit nicht explizit eingegangen werden. Wesentlich ist, dass fast alle Kinder eine spezialisierte ambulante Palliativmedizin benötigen, da die Eltern Angst haben, in Krisen allein zu sein. Studien zufolge wünschen sich fast alle Eltern ein Sterben ihres Kindes zu Hause, was gegenwärtig aber nur bei der Hälfte der Fälle realisiert werden kann. Vgl. RICHTER-KUHLMANN/JACHERTZ, Gedenksymposium der Bundesärztekammer, Palliativmedizin heißt zuhören, C 1201. Vgl. zu systemischen Aspekten der Unterstützung und der Patientenaufklärung in der pädiatrischen Palliative Care: ESTHER FISCHINGER, Interventionen bei Kindern und Jugendlichen, in: FEGG/GRAMM/PESTINGER (Hrsg.), Psychologie und Palliative Care, 149-156, 152-154, RICHTER-KUHLMANN/JACHERTZ, Gedenksymposium der Bundesärztekammer, Palliativmedizin heißt zuhören, C 1201 und den Abschnitt „Aufklärung und Behandlung sterbender Patienten".

„Beim Übergang von kurativer zu palliativer Betreuung handelt es sich oft um keinen eindeutigen Zeitpunkt, sondern vielmehr um einen graduellen Prozess, in dessen Verlauf sich das Behandlungsziel mehr und mehr von der Lebensverlängerung um jeden Preis zur Erhaltung der Lebensqualität verschiebt, mit der Notwendigkeit, den Behandlungserfolg und die Nebenwirkungen sorgfältig gegeneinander abzuwägen."[222]

Nach dem Konzept von Prof. Dr. Claudia Bausewein sollen Palliativmediziner bereits während der kurativen Therapieverfahren und mit zunehmender Häufigkeit auch während der antineoplastischen Therapie in die Therapie einbezogen und nicht erst in der Terminalphase hinzugezogen werden.[223]

Bei onkologischen Erkrankungen kann es kurative Verläufe mit dem Resultat überlebender Patienten geben, chronische Verläufe mit chronisch kranken Patienten und progrediente/infauste Verläufe. Die Übergänge sind fließend und der zeitliche Abstand zur Erstdiagnose ist nicht ausschlaggebend für die Frage, ob es sich um eine palliative Situation handelt. Einige Patienten benötigen zur Überbrückung von Krisen bereits zu einem frühen Zeitpunkt palliative Interventionen in einem Zeitraum von mehreren Jahren, Wochen oder Tagen, die meisten nur in weit fortgeschrittenen Krankheitsstadien.[224] Mit Sicherheit gehört die Patientin, deren weit fortgeschrittene Erkrankung in der Schwangerschaft entdeckt wird, deren Kind als Frühgeburt zur Welt kommt, im Inkubator eine Hirnblutung erleidet und für das – parallel zum Hospizplatz für die Patientin – eine Pflegefamilie gesucht werden muss, zu jenem Patientenkreis. Aber auch eine junge Frau mit kleinen Kindern, bei der eine Tumorerkrankung neu entdeckt wird, kann selbst bei guten Heilungsaussichten zu dieser Gruppe gehören[225]: „Nicht, weil wir bei Diagnosestellung über den Tod reden müssen, sondern weil Fragen der Aufklärung oft ein ganz großes Problem sind. Wie eine Aufklärung stattfindet, kann unter Umständen beeinflussen, wie jemand stirbt."[226] Wenn die psychosozialen und spirituellen Dimensionen nicht beachtet werden, wird es immer wieder Fälle geben, wo auch mit bester Schmerztherapie keine Schmerzlinderung erreicht werden kann, weil die Schmerzen in einem ganz anderen Bereich als dem rein körperlichen liegen.[227]

---

221 E. EGGENBERGER/S. PLESCHBERGER, Sterben Erkennen. Analyse deutschsprachiger medizinischer Lehrbücher zu Palliative Care und palliativmedizinischen Inhalten, in: Zeitschrift für Palliativmedizin, 13 (1), Stuttgart/New York, Georg Thieme Verlag, 2012, (DOI http://dx.doi.org/10.1055/s-0031-1292816), 28-35, 34.

222 RADBRUCH/PAYNE, White Paper, 225.

223 Vgl. CLAUDIA BAUSEWEIN (Hrsg.), Leitfaden palliative care – Palliativmedizin und Hospizbetreuung, 4. Auflage, München, Elsevier, Urban & Fischer, 2010. Vgl. dazu auch den Abschnitt „Kommunikation zwischen Arzt und Patient, insbesondere im Aufklärungsgespräch".

224 Vgl. RADBRUCH/PAYNE, White Paper, 225.

225 Vgl. dazu auch die Abschnitte „Angst und Grübeln als Diagnosefolgen" und „Der Wandel der Lebenswelten".

226 CLAUDIA BAUSEWEIN, Was ist Palliative Care? Mitschnitt des Vortrags auf dem Seelsorgetag des Forum-Seelsorge in Verbindung mit dem Interdisziplinären Zentrums [sic!] für Palliativmedizin der Universität München in Großhadern am 21.09.2004, forum-seelsorge.de/downloads/Vortrag_Bausewein-4.pdf, Zugriff vom 07.06.2012, 1-12, 5.

Wo man früher vom „Therapieabbruch" sprach, wird heute die Frage nach einer adäquaten palliativen Versorgung schwerstkranker Patienten in der Medizin zunehmend nicht nur diskutiert, sondern zur Leitlinie des ärztlichen Handelns gemacht:

> „Eine palliative Zielsetzung stellt die Lebensqualität des Patienten in den Mittelpunkt. Dazu gehört sein körperliches, seelisches, soziales und spirituelles Wohlergehen. Eine palliative Behandlung stellt damit keinen Therapieabbruch dar, sondern ist eine optimale Therapie mit geänderter Zielsetzung. Nach diesem Verständnis ist eine Therapie und ärztliche Begleitung des Patienten immer möglich, gerade auch in der Sterbephase."[228]

Auf Grund der früheren Diagnosestellung, verbesserter Behandlung und längerer Überlebensdauer ist davon auszugehen, dass die Anzahl onkologischer Patienten mit Bedarf an palliativer Versorgung in den kommenden Jahren ansteigen wird.[229]

2.2.5 Sinn- und Wertfragen in der Palliativmedizin

In der Palliativmedizin haben zum einen Sinn- und Wertfragen besonderes Gewicht.

> „Die Betreuung Sterbenskranker erfordert in besonderem Maße nicht nur klinische, sondern auch ethische Kompetenz, Kommunikation und multiprofessionelle Zusammenarbeit, zudem die Bereitschaft, eigene Grenzen zu erkennen. Nur auf diesem Weg kann es gelingen, Extremsituationen (z. B. „Total Pain") vorzubeugen bzw. zu bewältigen."[230]

Zum anderen hat sich Palliativmedizin zu einem Feld spezialisierter Hochleistungsmedizin entwickelt. „Im Grunde ist Palliativmedizin nichts anderes als *hochspezialisierte Allgemeinmedizin am Lebensende.*"[231] Sie kann durchaus auch Hightech-Medizin bedeuten mit pharmakologischen, aber eben auch mit nichtpharmakologischen Möglichkeiten der Symptomkontrolle.[232]

Daraus ergeben sich neue Anforderungen an die interdisziplinäre Zusammenarbeit und Dialogfähigkeit der verschiedenen Berufsgruppen im Krankenhaus. Multiprofessionelle Zusammenarbeit kann langfristig nur bei sehr guter Absprache gelingen unter der Fragestellung: Was ist sinnvoll? Was ist nötig?

---

227 Vgl. a. a. O., 4.
228 AK PATIENTENVERFÜGUNGEN AM KLINIKUM DER UNIVERSITÄT MÜNCHEN (Hrsg.), Leitlinie zur Frage der Therapiezieländerung bei schwerstkranken Patienten und zum Umgang mit Patientenverfügungen, 13.
229 RADBRUCH/PAYNE, White Paper, 225.
230 MICHAEL ZENZ (Hrsg. im Auftrag des Präsidiums der Deutschen Gesellschaft zum Studium des Schmerzes e. V. (DGSS)), Ethik-Charta der Deutschen Gesellschaft zum Studium des Schmerzes e. V. (DGSS), Köln, Deutscher Schmerzverlag, 2007, http://www.kompetenznetz-parkinson.de/montag_1100_3_Ethik-Charta.lang_01.pdf, Zugriff vom 17.10.2011, 12.
231 BORASIO, Über das Sterben, 185.
232 Vgl. a. a. O., 45-46.67. Vgl. dazu auch den Abschnitt „Spirituelles Leiden und (spiritueller) Schmerz".

Was will der Patient/die Patientin? Die Bedeutung der Frage nach der Situation der Familie, Geschwister, Kinder, Eltern, Freunde, das Gespräch mit den Bezugspersonen des Patienten wird gesehen, kann für das Team aber auch eine große Herausforderung bedeuten.[233] Im Bereich der Kliniken gilt das besonders für Palliativstationen, die zunehmend an Bedeutung gewinnen und zum Anforderungsprofil in der Zertifizierung zum *Comprehensive Cancer Center* gehören, wodurch zunehmend auch Universitätskliniken motiviert sind, eine Palliativstation einzurichten.

Eine Palliativstation ist eine Akutstation innerhalb des Krankenhauses. Ihre Aufgabe ist die Bewältigung von Krisensituationen bei unheilbar Kranken, nicht primär die Begleitung in der Sterbephase. Auslöser für solche Krisen können körperliche Symptome sein (Schmerzen), internistische Symptome (Atemnot, Übelkeit, Erbrechen), neuropsychiatrische Symptome (Verwirrtheit, Delir, Depression), psychosoziale Krisen mit drohendem Zusammenbruch des Familiensystems oder existenzielle/spirituelle Krisen mit akutem Wunsch nach Lebensbeendigung. Die medizinische Therapie ist hier unverzichtbar, damit Patienten überhaupt in die Lage versetzt werden, Angebote aus dem psychosozialen und religiösen Bereich anzunehmen.[234] Die Verweildauer liegt im Durchschnitt bei zwei Wochen (die Krankenkassen bezahlen maximal einen Aufenthalt von 14 Tagen), in der Regel können ca. 50 % der Patienten entlassen werden, die meisten nach Hause, einige ins stationäre Hospiz.[235]

Therapieerfolge in der Palliativmedizin sind schwer messbar. Für die Symptombehandlung bei Schwerstkranken und Sterbenden ist die Wirkung und Wechselwirkung der Medikamente untereinander nur wenig erforscht, zum Teil fehlen auch Zulassungen für bestimmte Indikationen. Studien sind aufgrund geringer Patientenzahlen und der Komplexität der in der Palliativmedizin vorkommenden Krankheitsbilder schwer durchführbar. Ein Großteil der palliativmedizinischen Behandlungen beruht auf der sogenannten „internen Evidenz", den Erfahrungswerten der Therapeuten. Entscheidend sind neben externer Evidenz die genaue Einschätzung des Patienten mit seiner psychischen Konstitution und seinem Krankheitsbild, Intuition und Empathie.[236]

Die Umsetzung dieser Erkenntnisse zeigt sich in der Ausgestaltung von Palliative Care. In der Ethik-Charta der *Deutschen Gesellschaft zum Studium des Schmerzes e. V. (DGSS)* heißt es:

„Die Palliativmedizin widmet sich der Behandlung und Begleitung von Patienten mit einer nicht heilbaren, progredienten und weit fortgeschrittenen Erkrankung mit

233 Vgl. zum Diskussionsstand insgesamt auch RICHTER-KUHLMANN/JACHERTZ, Gedenksymposium der Bundesärztekammer, Palliativmedizin heißt zuhören, C 1200-1201 und den Abschnitt „Klinikseelsorge aus kirchlicher und theologischer Sicht – Seelsorge als kirchlicher Dienst im Krankenhaus".
234 Vgl. BORASIO, Über das Sterben, 45-46.67.
235 Vgl. a. a. O., 46.
236 ANDREA THÖNE, Das Lebensende gestalten mit Erfahrung, Herz und Evidenz, in: Zeitschrift für Palliativmedizin, 13 (1), Stuttgart/New York, Georg Thieme Verlag, 2012, 12-13.

begrenzter Lebenserwartung. Palliativmedizin ist nicht auf Tumorpatienten beschränkt, sondern ein Angebot für alle Patienten mit einer weit fortgeschrittenen, lebensbegrenzenden Erkrankung, unabhängig von der Art der Erkrankung [...]."[237]

Dieser Hinweis ist wichtig, da zwar derzeit noch über 90 % der Patienten in deutschen Palliativstationen und Hospizen von einer Tumorerkrankung betroffen sind, die Betreuung anderer Schwerstkranker und hochbetagter Demenzpatienten aber in Zukunft eine weitere große Aufgabe sein wird.[238] Patienten mit anderen Erkrankungen (neurologischen Erkrankungen, HIV/AIDS, fortgeschrittene Herz-, Lungen- oder Nierenerkrankungen) können die gleichen palliativen Versorgungsbedürfnisse haben. Derzeit ist der Zugang zur Palliativversorgung für diese Patienten aber ungleich schwieriger.[239] Dies ist auch dadurch bedingt, dass die Palliativversorgung sowohl in der Öffentlichkeit als auch in der medizinischen Fachwelt gegenwärtig häufig als auf onkologische Patienten beschränkter Ansatz gesehen wird.[240] Patienten spüren dies durchaus und formulieren diesen Eindruck auch: „Ich wäre froh, wenn ich Krebs hätte, dann hätte ich mehr Hilfe."

2.2.6 Lebensqualität

Die Erfassung der Lebensqualität wird in der Palliative Care mit Instrumenten durchgeführt, die zunächst in der Onkologie entwickelt wurden. Das Ergebnis gesundheitsbezogener Lebensqualitätserfassung, vorwiegend an Symptomen und Funktionen orientiert, ist nur von begrenzter Aussagekraft für die subjektive Lebensqualität am Lebensende.[241]

---

237 Zenz (Hrsg. im Auftrag des Präsidiums der Deutschen Gesellschaft zum Studium des Schmerzes e. V. (DGSS)), Ethik-Charta, 12 mit Verweis auf die WHO Definition Palliative Care http://www.who.int/cancer/palliative/definition/en/.

238 Vgl. Borasio, Über das Sterben, 181.

239 Vgl. Radbruch/Payne, White Paper, 224.

240 Vgl. ebd. Auch die diagnoseübergreifende Leitlinie Palliativmedizin, die beginnend mit einem „Kick-Off-Meeting" am 28.9.2011 bis 2014 entwickelt werden soll, wird thematisch auf Patienten mit einer Krebserkrankung fokussiert (S3-Leitlinie Palliativmedizin für krebskranke Patienten mit den Bereichen Versorgungsstrukturen, Kommuniktion, Dyspnoe, Obstipation, Schmerz, Depression, Sterbephase). Vgl. Bausewein/Voltz/Simon, S3-Leitlinie Palliativmedizin für krebskranke Patienten, 10.

241 Für Tumorpatienten ist etwa das Messverfahren mittels des EORTC QLQ-C30 standardisiert und validiert, für die Anwendung bei Patienten mit einer fortgeschrittenen Erkrankung EORTC QLQ-C15-PAL, vgl. Elisabeth Medicus, Lebensqualität in der Palliative Care, www.hospiz-tirol.at/datei/156/lebensqualit_t_in_der_palliative_care.html [sic!], Zugriff vom 15.10.2010, 1-10, 6. Der Fragebogen besteht aus einem allgemeinen Teil und Ergänzungen für verschiedene Krebsarten und fragt die Bereiche Symptome, körperliche Leistungsfähigkeit, emotionales Wohlbefinden, Zufriedenheit in der Familie, mit der Behandlung, im sozialen Umfeld und im Beruf ab, außerdem die Gesamtbeurteilung der Lebensqualität ab. Vgl. Maria Wasner, Lebensqualität, in: Fegg/Gramm/Pestinger (Hrsg.), Psychologie und Palliative Care, 64-70, 65-66 und Neil K. Aaronson/Sam Ahmedzai/Bengt Bergman/Monika Bullinger/Ann Cull/Nicole J. Duez/Antonia Filiberti/Henning Flechtner/

Wesentliche Aspekte von Lebensqualität in schwerer Krankheit und am Lebensende und Forschungsergebnisse finden sich zusammengefasst bei der Hospizärztin Elisabeth Medicus:[242] In der 2. Hälfte des 20. Jahrhunderts rückt die Frage nach der Lebensqualität mehr und mehr in den Blickpunkt des medizinischen Handelns und wird zum Forschungsgegenstand, zunächst vor allem im Zusammenhang mit Gesundheit. Die Teilaspekte von Lebensfreude und Lebenssinn werden damit noch nicht erfasst. Die Subjektivität des Begriffs der Lebensqualität wird erst Ende des 20. Jahrhunderts erkannt und dem Patienten darin auch eigene Deutungshoheit zugestanden. „„What the patient tells himself it is.""[243] Bis heute fällt es nicht allen Medizinern leicht, ihren Patienten eine eigene subjektive Deutungshoheit zuzugestehen.

Es zeigt sich, dass man Lebensqualität in der Krankheitssituation durch Anpassung der Erwartungen an die Realität erhöhen kann. „Am Ende zählt", so die pragmatische Zusammenfassung eines erfahrenen Klinikers, „was geht rein, was kommt raus."

Empirisch ist festzustellen, dass sich objektiv negative Lebensumstände nur in relativ geringem Ausmaß auf die subjektiv erlebte Lebensqualität niederschlagen, was in der Medizin als „Zufriedenheitsparadox" beschrieben wird.[244] Die Bewertung der Lebensqualität durch Beobachtung ist schwierig, wie eine Studie zeigt, bei der die Lebensqualität und verschiedene Symptome und Funktionen durch den Patienten selbst, durch eine Pflegeperson und einen Arzt oder eine Ärztin eingeschätzt wurden: Die Lebensqualität wurde vom Patienten besser bewertet als vom Arzt. Andererseits fühlten sich die Patienten emotional und sozial stärker eingeschränkt, als dies von Ärzten und Pflegenden angenommen wurde.[245]

Ähnliches dürfte auch für die Einschätzungen der Angehörigen gelten. Für sie ist der Zustand des Patienten oft schwerer zu ertragen, als für diesen selbst. Häufig fallen im Gespräch mit Ärzten, Pflegenden, Seelsorgenden Sätze wie:

STEWARD B. FLEISHMAN/JOHANNA C. J. M. DE HAES/STEIN KAASA/MARIANNE KLEE/ DAVID OSOBA/DARIUS RAZAVI/PETER B. ROFE/SIMON SCHRAUB/KOMMER SNEEUW/ MARIANNE SULLIVAN/FUMIKAZU TAKEDA, The European Organization for Research and Treatment of Cancer QLQ-C30: A Quality-of-Life Instrument for Use in International Clinical Trials in Oncology, in: Journal of the National Cancer Institute, Oxford Journals, 85 (5), 1993, 365-376, Abstract: http://jnci.oxfordjournals.org/ content/85/5/365.abstract, Zugriff vom 20.09.2012, 1-7.

242 Vgl. zum folgenden MEDICUS, Lebensqualität in der Palliative Care.

243 MICHAEL A. ECHTELD/LIA VAN ZUYLEN/MARJOLEIN BANNINK/ERICA WITKAMP/CARIN C. D. VAN DER RIJT, Changes in and correlates of individual quality of life in advanced cancer patients admitted to an academic unit for palliative care, in: Journal of Palliative Medicine, 21 (3), Mary Ann Liebert, Inc., publishers, New Rochelle, New York, 2007, 199-205, 199 mit Verweis auf C.R.B. Joyce, zitiert nach MEDICUS, Lebensqualität in der Palliative Care, 4.

244 PETER HERSCHBACH, Das „Zufriedenheitsparadox" in der Lebensqualitätforschung. Wovon hängt unser Wohlbefinden ab?, in: Psychotherapie Psychosomatik Medizinische Psychologie 52, 2002, 141-150, zitiert nach Medicus, Lebensqualität in der Palliative Care, 5.

245 Vgl. MEDICUS, Lebensqualität in der Palliative Care, 6.7.

„So wollte ich nicht leben. Dass ausgerechnet er/sie so leiden muss." Hier kann es wichtig sein, differenziert nachzufragen, woran sich der Eindruck des Leidens genau festmacht. Angehörige können z. B. angeleitet werden, bewusst die Körpersprache des Patienten wahrzunehmen und dadurch zu anderen Schlussfolgerungen gelangen: In welcher Haltung liegt der Patient im Bett? Wie ist die Atmung? Was zeigt sich in den Gesichtszügen? Ist die unmittelbare Umgebung so gestaltet, dass sie zum Wohlbefinden des Kranken beitragen kann? Was hat dem Patienten schon immer gut getan? Welche Düfte mag der Patient? Kennen die Angehörigen diese Reaktion von früher? Was genau hat sich verändert? Welche Ideen haben Sie dazu?

Solche und ähnliche Fragen können den Menschen im Umfeld helfen, ihre eigenen Kompetenzen im Umgang mit einer sie in der Regel beängstigenden Situation besser wahrzunehmen und diese auch einzusetzen im Umgang mit ihren erkrankten Angehörigen oder Freunden. Angehörige und Nahestehende erleben sich in der Regel gestärkt und entlastet, wenn sie erleben, dass die tatsächliche Situation des Patienten anders und besser sein kann, als sie dies aus der Außensicht vermutet hätten.

Dennoch gilt insgesamt: Kranke und sterbende Menschen erleben sich eher als entmündigt und unfrei.[246] Bei weitem nicht immer ist im Blick, dass es sich bei den Lebensbereichen „Autonomie", „Respekt und Würde", „Beziehung", „Authentizität" und „Individualität" um menschliche Grundbedürfnisse und damit um Fragen der Lebensqualität handelt. Nicht immer wird vom therapeutischen Personal (wie auch seitens der Angehörigen) wahrgenommen, dass schleichender Autonomieverlust bei den Patienten Leidensdruck hervorruft.

Es besteht die (unbewusste) Tendenz, die individuelle Lebensqualität der Patienten nur dann ernst zu nehmen, wenn deren Werte mit denen der Behandler übereinstimmen. Für das Team kann es eine große Herausforderung bedeuten, das, was für den Patienten individuelle Lebensqualität ist, ernst zu nehmen, wenn diese individuelle Sichtweise nicht geteilt wird. Es ist z. B. nicht jedermanns Sache, mit Gelassenheit hinzunehmen, dass ein Patient (in der Umgangssprache des Stationsalltags) „immer gut gelebt", d. h. (illegale) Drogen konsumiert hat und das „Frühstück" noch in fortgeschrittener Krankheit vor allem aus Alkohol und Zigaretten besteht (▶ Abb. 3). Es kann zu den unterstützenden Aufgaben der Seelsorgenden gehören, die Diskrepanz der Sichtweisen humorvoll aufzunehmen, um den am Konflikt beteiligten Mitarbeitenden eine Distanzierung zur Situation zu ermöglichen.

---

246 ELKE WASNER, Sterben als Entwicklungsprozess und Aufgabe bei V. E. Frankl, in: Vorstand der Deutschen Gesellschaft für Logotherapie und Existenzanalyse e. V. (Hrsg.), Existenz und Logos – Zeitschrift für sinnzentrierte Therapie Beratung Bildung, Sterben, Tod und Trauer. Logotherapeutische, ethische und klinische Aspekte (Dokumentation zum Kongress der Deutschen Gesellschaft für Logotherapie und Existenzanalyse e. V. vom 30.03.-10.04.2001 in Mainz), Titisee-Neustadt, DGLE-Telehaus, 2001, 254-271, 258.

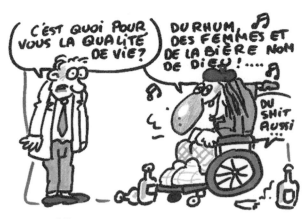

Abb. 3: „qualité de vie"[247]

Das Beziehungsangebot, die Wertschätzung der Behandler für die individuellen Lebensumstände, kann für die Patienten in ihrer Lebensqualität tragend sein. Problematisch sind hier die Außenvorgaben des Systems, die eine kontinuierliche Arzt-Patienten-Beziehung nicht vorsehen. Hinzu kommen Beziehungsabbrüche durch den Krankheitsverlauf selbst, die nicht steuerbar sind, etwa rascher Progress, „fulminanter Verlauf" und plötzlicher Tod. Umso höhere Bedeutung kommt einer möglichst kontinuierlichen Begleitung durch die Mitarbeitenden der Seelsorge zu.

Ob gesundheitsbezogene QoL (Quality of Life)-Instrumente letztlich tatsächlich patientenorientiert sind, ist fraglich: Gemessen werden dabei lediglich vorbestimmte (v. a. krankheitsspezifische und symptomspezifische) Bereiche und der Einfluss der Erkrankung. Vor allem bedeutet es für Menschen am Lebensende Stress, wenn ihnen durch die Tests bewusst wird, dass sie möglicherweise etwas nicht mehr können, wozu sie noch zwei Wochen zuvor in der Lage waren:

> "Surveys on health-related QoL with emphasis on physical functioning might even produce emotional stress in palliative care patients, because of their focus on the loss of functional ability. Therefore O'Boyle and co-workers developed an instrument to measure individual QoL (iQoL) in a semi-structured interview."[248]

---

247 PHILIPPE DUFOUR, Dessins DUF, Edition DUF: Qualité de vie, Congrès de la SFAP 2011, http://congres.sfap.org/category/galeries-dimages/galerie-generale/dessins-duf-congres-2011, Zugriff vom 01.06.2012. Zu Vita und Werk des Mediziners und Künstlers „Philippe Dufour, dit: DUF" siehe www.docduf.com.

248 FEGG/WASNER/NEUDERT/BORASIO, Personal Values and Individual Quality of Life, 155, dort mit Verweis auf C. A. O'BOYLE/H. MCGEE/A. HICKEY/K. O'MALLEY/C. R. B. JOYCE, Individual quality of life in patients undergoing hip replacement, in: The Lancet, 339 (8801), (Originally published as Volume 1, Issue 8801) Elsevier, 1992, 1088-1091, vgl. Abstract, http://www.ncbi.nlm.nih.gov/pubmed/1349111, Zugriff vom 20.12.2011.

Im von O'Boyle et al. entwickelten innovativen Verfahren SEIQoL (Schedule for the Evaluation of Individual Quality of Life) benennen Patienten selbst die fünf wichtigsten Bereiche für ihre Lebensqualität und den Grad der Zufriedenheit in jedem dieser Bereiche.[249] So kann Lebensqualität aus der individuellen Patientenperspektive gemessen werden.

„The three stages of the SEIQoL-DW.

Stage One: Nomination of QoL areas
Subjects nominate five areas of their lives that they feel are important in determinimg their Qol. (Subjects are encouraged to think of these areas without any prompting. However, if they experience difficulties they are presented with a list of areas that they can pick from.)

Stage Two: Drawing cue levels
The subjects draw five bars (the length representing their current level of functioning in one QoL area) using a 0-100 scale on the y-axis. The longer the bar is drawn the better the rating of that area of life.

Stage Three: Manipulating the direct weighting instrument
The subject indicates the level of importance that they place on each area as a determinant of their QoL by using a direct weighting instrument. The instrument consists of five differently-coloured interlocking discs, labeled with the five areas the patient has nominated-these are rotated over one another, around a central point to create a kind of pie chart, with a score of 0-100 in total. Each of the five areas is then scored by their level of importance."[250]

Wenn Patienten Schwierigkeiten haben, diese Bereiche selbst zu benennen, bekommen sie eine Liste möglicher Bereiche vorgelegt (z. B. Familie, Gesundheit, Hobbies/Freizeitaktivitäten, Geld, Wohnung, Beziehung zum Lebenspartner, Freunde, Arbeit, Religion, Mobilität, soziale Aktivitäten, Nachbarn, Tiere, Sexualität, Liebe, Karriere), aus denen sie auswählen können (▶ Tab. 1).

---

249 C. A. O'BOYLE/H. M. McGEE/A. HICKEY/C. R. B. JOYCE/J. BROWNE/K. O'MALLEY/ B. HILTBRUNNER, The Schedule for the Evaluation of Individual Quality of Life (SEIQoL): Administration Manual, Dublin, © Department of Psychology, Royal College of Surgeons in Ireland, 1993.

250 L. A. MOUNTAIN/S. E. CAMPBELL/D. G. SEYMOUR/W. R. PRIMROSE/M. I. WHYTE, Assessment of individual quality of life using the SEIQoL-DW in older medical patients, in: QJM: monthly journal of the Association of Physicians, Oxford University Press, 97 (8), 2004, © 2012 Association of Physicians of Great Britain and Ireland, doi: 10.1093/qimed/hch081, qjmed.oxfordjournals.org.content/97/8/519.long, Zugriff vom 20.01.2012, 519-524, "Figure 1. The three stages of the SEIQol-DW", 520.

Tab. 1: "Assessment of individual quality of life using the SEIQoL-DW in older medical patients"[251]
SEIQoL-DW areas nominated as important to the patients' QoL

SEIQoL-DW area	Frequency nominated (n = 60)	Percentage
Family	54	90
Health	35	58
Hobbies/leisure activities	32	53
Home	26	43
Money	25	42
Relationship with spouse	18	30
Friends	18	30
Work	12	20
Religion	9	15
Mobility	9	15
Social activities	8	13
Neighbours	7	12
Pets, sex, love, carer	<5	<8

In der ersten Anwendung dieses Untersuchungsinstrumentes auf Patienten mit fortgeschrittenen unheilbaren Krebserkrankungen waren alle 80 Patienten in der Lage, die Kurzfassung SEIQoL-DW[252] zu absolvieren, 78 % bewältigten auch das das halbstrukturierte Interview SEIQoL.[253] Dabei zeigte sich, dass das Thema „Gesundheit" für die Patienten eine vergleichsweise geringe Rolle spielt:

> "Patients' judgements of their QoL were unique to the individual. Family concerns were almost universally rated as more important than health, the difference being significant when measured using the SEIQoL-DW (P = .002). [...] The primacy given to health in many QoL questionnaires may be questioned in this population."[254]

---

251 A. a. O., "Table 1. SEIQoL-DW areas nominated as important to the patients' QoL", 521.
252 CIARÁN A. O'BOYLE/JOHN BROWNE/ANNE HICKEY/HANNAH M. McGEE/C. R. B. JOYCE, The Schedule for the Evaluation of Individual Quality of Life (SEIQoL): a Direct Weighting procedure for Quality of Life Domains (SEIQoL-DW), Administration Manual, Dublin, © Department of Psychology, Royal College of Surgeons in Ireland, 1993, epubs.rcsi.ie/cgi/viewcontent.cgi?article..., Zugriff vom 21.01.2012, 1-13.
253 Vgl. a. a. O., 3.
254 Vgl. D. WALDRON/C. A. O'BOYLE/M. KEARNEY/M. MORIARTYM/D. CARNEY, Quality-of-life measurement in advanced cancer: assessing the individual, in: Journal of Clinical Oncology. Official Journal of the American Society of Clinical Oncology, 17 (11), Elsevier, 1999, 3603-11, Abstract, http://www.ncbi.nlm.nih.gov/pubmed/ 10550160, Zugriff vom 20.12.2011. Vgl. MARJAN J. WESTERMAN/TONY HAK/MICHAEL A. ECHTELD/HARRY J. M. GOEN/GERRIT VAN DER WAL, Change in what mat-

Auch Westerman et al. konnten in einer Untersuchung in den Niederlanden an 21 Patienten mit neu diagnostiziertem kleinzelligen Lungenkarzinom (SCLC) zeigen, dass „Gesundheit" zwar an zweiter Stelle nach dem Stichwort „Familie" genannt wird, allerdings besteht auch hier ein deutlicher Abstand in der Wertigkeit der Themen für die befragten Patienten.[255] Bei drei der vier durchgeführten Befragungen (zu Beginn der Erstlinien-Chemotherapie, vier Wochen später, zum Ende der Chemotherapie) sind die Werte, auch in ihrem Abstand zueinander, nahezu unverändert. Erst bei der vierten Befragung sechs Wochen nach Ende der Chemotherapie liegen diese wieder deutlich näher beieinander, wobei hier auch eine Bedeutungsverschiebung des Gesundheitsbegriffs "health" sichtbar wird von "'getting cured'" hin zu zu "'feeling well'"[256]: So äußert sich ein 57-jähriger männlicher Patient mit ausgeprägter SCLC: "'I've changed my mind. I've said [...] health was not important for me, but, now I'm feeling well I've experienced how health strongly affects my life and, although not the most important thing, it is certainly the most decisive'."[257]

Wegen dieser Bedeutungsverschiebung schließen Westerman et al., dass über die Größe des Wertewandels keine Aussage getroffen werden kann.[258] Die von Westerman et al. befragten Patienten benötigten übrigens auch für die Bearbeitung der Kurzfassung SEIQoL-DW zwischen 10 und 30 Minuten[259] und damit teilweise 10 Minuten länger, als dies für das komplette Interview von O'Boyle et al. veranschlagt wird.[260]

2010 konnte eine inzwischen vielfach zitierte, im New England Journal of Medicine von Temel et al. publizierte Studie an 151 Patienten mit metastasiertem nicht-kleinzelligem Bronchialkarzinom[261] zeigen, dass Patienten, bei denen frühzeitig Palliativmedizin in die Betreuung integriert wurde, eine bessere Lebensqualität, eine geringere Rate an depressiven Symptomen und weniger häu-

---

ters to palliative patients: eliciting information about adaptation with SEIQoL-DW, in: Journal of Palliative Medicine, 21 (7), Mary Ann Liebert, Inc., publishers, New Rochelle, New York, 2007, DOI: 10.1177/0269216307081938, http://pmj.sagepub.com/cgi/content/abstract/21/7/581, Zugriff vom 21.02.2012, 581-586.

255 Vgl. Westerman/Hak/Echteld/Goen/van der Wal, Change in what matters to palliative patients, 583.

256 A. a. O., 584.

257 Ebd.

258 Vgl. ebd.

259 Vgl. a. a. O., 583.

260 Die Durchführung dauert nach Angaben von O'Boyle et al. 10-20 Minuten. Vgl. O'Boyle/Browne/Hickey/McGee/Joyce, The Schedule for the Evaluation of Individual Quality of Life (SEIQoL): a Direct Weighting procedure for Quality of Life Domains (SEIQoL-DW), Administration Manual, 3.

261 Jennifer S. Temel/Joseph A. Greer/Alona Muzikansky/Emily R. Gallagher/ Sonal Admane/Vicki A. Jackson/Constance M. Dahlin/Craig D. Blinderman/ Juliet Jacobsen/William F. Pirl/J. Andrew Billings/Thomas J. Lynch, Early Palliative Care for Patients with Metastatic Non-Small-Cell Lung Cancer, in: New England Journal of Medicine, Bd. 363, 2010, 733-742, All rights reserved, http://www.nejm.org/doi/pdf/10.1056/NEJMoa1000678, Zugriff vom 08.11.2011, 1-18.

fig aggressive Therapien am Lebensende bekamen und diese außerdem im Vergleich zur Kontrollgruppe signifikant länger überlebten:[262]

> "Despite the fact, that fewer patients in the early pallitive care group than in the standard care group received aggressive end-of-life care (33 % vs. 54 %, P = 0,05), median survival was longer among patients receiving early palliative care (11.6 months vs. 8.9 months, P = 0,02)."[263]

Ein solches Ergebnis würde bei pharmakologischen Studien als wegweisender Therapieerfolg gelten und weltweit mit großem Aufwand beworben werden.[264] Es konnte gezeigt werden, dass eine intensive psychosoziale Betreuung die Überlebenszeit im gleichen Ausmaß wie eine Chemotherapie verbessert, die nichtstoffliche Therapie somit einen der klassischen Therapie ebenbürtigen Stellenwert hat:[265]

> "Early integration of palliative care for patients with metastatic non-small-cell lung cancer is a clinically meaningful and feasible care model that has effects on survival and quality of life that are similar to the effects of first-line chemotherapy in such patients."[266]

> "In addition, the integration of pallitive care with standard oncologic care may facilitate the optimal and appropriate administration of anticancer therapy, especially during the final months of life. With earlier referral to a hospice program, patients may receive care that results in better management of symptoms, leading to stabilization of their condition and prolonged survival. These hypotheses require further study."[267]

Peter Pommer, der sich in seinen Ausführungen auf diese Studie bezieht, weist ergänzend darauf hin, dass je nach persönlicher Neigung auch eine religiöse Betreuung sehr erleichternd und damit auch schmerzlindernd sein kann,[268] ein Aspekt, der bei Jennifer S. Temel et al. nicht explizit berücksichtigt wird.

Für die Arbeit der Seelsorge ist es hilfreich, dass für die palliative Therapiesituation aufgrund solcher Studien aus medizinischer Sicht inzwischen mit den für die medizinische Forschung üblichen Einschränkungen wie Setting, Krankheitstypus, ethnische Zughörigkeit der Patienten und der damit verbundenen Frage der Übertragbarkeit der Ergebnisse auf andere Krebserkrankungen und

---

262 Vgl. Borasio, Über das Sterben, 130.
263 Temel/Greer/Muzikansky/Gallagher/Admane/Jackson/Dahlin/Blinderman/
Jacobsen/Pirl/Billings/Lynch, Early Palliative Care for Patients with Metastatic
Non-Small-Cell Lung Cancer, hier Abstract, 1.
264 Vgl. Borasio, Über das Sterben, 131.
265 Vgl. Pommer, Palliative Schmerztherapie, 9 in seiner Auswertung der Studie von
Temel/Greer/Muzikansky/Gallagher/Admane/Jackson/Dahlin/Blinderman/
Jacobsen/Pirl/Billings/Lynch, Early Palliative Care for Patients with Metastatic
Non-Small-Cell Lung Cancer.
266 Temel/Greer/Muzikansky/Gallagher/Admane/Jackson/Dahlin/Blinderman/
Jacobsen/Pirl/Billings/Lynch, Early Palliative Care for Patients with Metastatic
Non-Small-Cell Lung Cancer, 5.
267 A. a. O., 4.
268 Vgl. Pommer, Palliative Schmerztherapie, 9.

Patientengruppen[269] deutlich ist, dass die nichtstoffliche Therapie einem ersten chemotherapeutischen Behandlungszyklus ebenbürtig sein kann.

Es ist zu erwarten, dass ökonomische Argumentationen sich zukünftig nicht nur negativ, sondern durchaus auch positiv im Sinne der Humanität und der Lebensqualität der Patienten auswirken könnten – im Sinne des medizinethischen Prinzips des Nichtschadens, welches (jenseits ökonomischer Überlegungen) ohnehin gebietet, mit wenigen diagnostischen und therapeutischen Maßnahmen einen bestimmten Gesundheitszustand zu erzielen[270]:

Hinter den Kulissen wird in Medizin und Politik bereits seit längerer Zeit die Frage der Mittelallokation diskutiert.[271] Das Problem: Medizinischer Fortschritt und demographischer Wandel treiben die Behandlungskosten anhaltend in die Höhe. Auch Rationalisierungen werden ein weiteres Auseinanderklaffen von Machbarem und Finanzierbarem nicht verhindern können. Nicht nur, aber gerade auch im Bereich der Onkologie erfordert der (aus der Außenperspektive oft geringe) Nutzengewinn, etwa eine geringfügig längere Überlebenszeit durch neue Behandlungsverfahren, überproportional hohe Ausgaben[272] – bei einer unter Umständen sehr schlechten Lebensqualität. Inzwischen ist in Deutschland auch der öffentliche Diskurs darüber angestoßen:[273] So zitiert die Journalistin Martina Keller den Onkologen Wolf-Dieter Ludwig, Chefarzt am Helios Klinikum Berlin-Buch und Vorsitzender der Arzneimittelkommission der deutschen Ärzteschaft: „Der Nutzen von Afinitor[274] und vielen anderen Krebsmedikamenten sei völlig unzureichend belegt, meint Ludwig, die Preise nennt er schlicht obszön. »Uns fehlt dadurch das Geld für andere Möglichkeiten der Versorgung, etwa psychosoziale Betreuung am Lebensende.«"[275]

Ähnlich argumentiert Harro Albrecht:

„Menschen und Gesundheitssysteme neigen dazu, sich intensiv um diejenigen zu kümmern, die unmittelbar vom Tod bedroht sind. Weil klar ist, dass diese Patienten bald ihr Leben verlieren könnten, wird alles in Bewegung gesetzt: spektakuläre Rettungsver-

---

269 Vgl. Temel/Greer/Muzikansky/Gallagher/Admane/Jackson/Dahlin/Blinderman/Jacobsen/Pirl/Billings/Lynch, Early Palliative Care for Patients with Metastatic Non-Small-Cell Lung Cancer, 4.

270 Vgl. G. Marckmann, Gesundheit und Gerechtigkeit, Bundesgesundheitsblatt – Gesundheitsforschung – Gesundheitsschutz, 51 (8), 2008, DOI 10.1007/s00103-008-0610-x, Online publiziert: 7. August 2008, Springer Medizin Verlag 2008, 887-894, 890.

271 Vgl. dazu auch die Abschnitte „Patientenunmündigkeit und/oder Patientenautonomie?" und „Übertherapie oder Untertherapie?".

272 Vgl. Marckmann, Gesundheit und Gerechtigkeit, 890.

273 Vgl. exemplarisch: Martina Keller, Der Preis des Lebens, in: Die Zeit, Nr. 4, 20.01.2011, 13-15 und Harro Albrecht, Falsche Solidarität? in: Die Zeit, Nr. 4, 20.01.2011, 15. Vgl. zur zunehmenden Verbetriebswirtschaftlichung des Medizinsystems: Klaus Dörner, Helfende Berufe im Markt-Doping. Wie sich Bürger- und Profi-Helfer nur gemeinsam aus der Gesundheitsfalle befreien, Neumünster, Paranus, 2008.

274 Handelsname, ein Medikament der Firma Novartis, das bei fortgeschrittenem Nierenkrebs eingesetzt wird, vgl. Keller, Der Preis des Lebens, 13.

275 Keller, Der Preis des Lebens, 13.

fahren, teure Operationsmethoden und aufwendige Chemotherapie. Wird solch ein Aufwand auch um einen still sterbenden Alzheimerpatienten getrieben? [...] Dass Patienten nur unvollständige und einseitige Informationen erhalten, liegt auch daran, dass die Pharmaindustrie sehr daran interessiert ist, möglichst teure Medikamente zu verkaufen. Mit dem Hinweis auf das Interesse des Patienten verspricht sie zusätzliche Lebenszeit. [...] Viele Politiker und Ärztefunktionäre warnen vor einer Ökonomisierung des Gesundheitssystems. Das ist scheinheilig. Denn schon heute beeinflussen wirtschaftliche Erwägungen in den Krankenhäusern die Art der Behandlung. Nach welchen Gesichtspunkten dies geschieht, bleibt aber undurchsichtig. Die Entscheidungen treffen Ärzte und Verwaltungen von Fall zu Fall, ohne die Patienten zu fragen."[276]

2.2.7 Symptomkontrolle

Nicht die quantitative Verlängerung von Lebenszeit steht im Vordergrund, sondern der Gesichtspunkt von subjektiv empfundener Lebensqualität – so das Stichwort aus der WHO-Definition zu Palliative Care. Symptomkontrolle innerhalb von Palliative Care gilt nicht nur vorrangig dem rein körperlichen Aspekt, sondern umfasst auch psychische, soziale und spirituelle Aspekte und damit auch die Frage, wie ein Patient und seine Angehörigen in der aktuellen Krisenerfahrung Sinn erleben, mit ihrer aktuellen Situation umgehen, sie deuten und bewältigen.[277] Der Mensch ist mit seinem Leben nicht einfach willenlos in die biologische Welt und ihre sozialen Strukturen hinein verbannt. Subjektive Lebensqualität wird hier in allen Lebensbereichen erhoben und gemessen. Sie ist im Verständnis von Palliative Care ein zentraler konzeptueller Begriff, mit dem sich zahlreiche (medizinische) Forschungsarbeiten der vergangenen Jahre befasst haben, die auch für die Arbeit der Seelsorge relevant sind.

Im Blick von Palliative Care ist auch die Lebensqualität der Angehörigen, die bei einer schweren Erkrankung nahestehender Menschen eine Beeinträchtigung der Schlafqualität erleiden, in ihrer Konzentrations-, Entscheidungs- und Leistungsfähigkeit eingeschränkt sind und eine Abnahme der Problemlösungsfähigkeit sowie eine Beeinträchtigung ihres Gedächtnisses beschreiben.[278]

---

276 ALBRECHT, Falsche Solidarität? in: Die Zeit, Nr. 4, 20.01.2011, 15. Vgl. EVA C. WINKLER/GEORG MARCKMANN, Eine ethische Orientierungshilfe. Therapieverzicht gegen den Patientenwillen?, in: LANDESÄRZTEKAMMER UND KASSENÄRZTLICHE VEREINIGUNG (Hrsg.), Ärzteblatt Baden-Württemberg, Stuttgart, Gentner Verlag, 67 (4), 2012, 140-144 und HEIKE FALLER/JUSTIN WINZ (Fotos), Das Ende der Schweigepflicht, in: Zeit Magazin, Nr. 21, 16.05.2012, 12-20.
277 Vgl. dazu auch den Abschnitt „Spirituelles Leiden und (spiritueller) Schmerz".
278 Vgl. C. PERSSON/U. ÖSTLUND/A. WENNMAN-LARSEN/Y. WENGSTRÖM/P. GUSTAVSSON, Health related quality of life in significant others of patients dying from lung cancer, in: Journal of Palliative Medicine, 22 (3), Mary Ann Liebert, Inc., publishers, New Rochelle, New York, 2008, 239-247, zitiert nach MEDICUS, Lebensqualität in der Palliative Care, 5. RICHTER-KUHLMANN/JACHERTZ, Gedenksymposium der Bundesärztekammer, Palliativmedizin heißt zuhören, C 1201: „„Während die Lebensqualität der Patienten oft unterschätzt wird, wird die der Angehörigen häufig überschätzt." Gian Domenico Borasio, Universität Lausanne."

2.2.8 Schmerzen

Eng mit der Lebensqualität von Patienten und Angehörigen verknüpft ist der Umgang mit Fragen der Schmerztherapie in der palliativen Begleitung,[279] auf die diese oft fälschlicherweise reduziert wird.[280] Das körperliche Ergehen der Patienten steht in der Behandlung fast immer im Vordergrund.

Physische Schmerzen sind am Lebensende häufig. „Bei Schwerstkranken und Sterbenden kommt es z. B. nicht selten zum Phänomen des „Durchbruchsschmerzes", das heißt zu plötzlichen Schmerzverstärkungen ohne Vorwarnungen und oft ohne erkennbare Ursachen, worunter die Patienten sehr leiden."[281] Durch Kombination aller Behandlungsmöglichkeiten kann heute bei fast allen Patienten erreicht werden, dass der Schmerz so gemildert wird, dass ihn die Patienten als erträglich empfinden und sie in ihrer Lebensqualität nicht mehr wesentlich beeinträchtigt sind.[282]

In Deutschland gilt es zwar als „State of the Art" der palliativen Schmerztherapie, die Schmerzangaben des Patienten nicht zu bewerten („wehleidig"/„tapfer"), sondern als zu behandelndes Faktum anzunehmen und zu behandeln.[283] Dennoch geben 77 % der Patienten in fortgeschrittenen Tumorstadien an, starke oder sehr starke Schmerzen zu haben, und zwar obwohl 92 % analgetisch behandelt wurden – was zeigt, dass die Schmerztherapie weiter unzureichend ist.[284] Dieser Befund deckt sich in etwa mit einer Beschreibung der Situation in den USA: "Ironically, despite widespread support for improved pain control, United States physicians are experiencing pressures that may drive them to under-treat pain."[285] Insuffizient behandelte Schmerzen seien noch immer ein häufig genannter Grund für Verzweiflung und den Wunsch nach „Sterbehilfe".[286] Kompetente und adäquate Linderung von Schmerzen wird mit Verweis

---

279 Vgl. dazu: „Deutscher Schmerzfragebogen (DSF)" zur Schmerzanamnese bei allen Patienten mit andauernden Schmerzerkrankungen, spätestens wenn sie in eine spezialisierte schmerztherapeutische Versorgung kommen, DEUTSCHE GESELLSCHAFT ZUM STUDIUM DES SCHMERZES/Schmerzfragebogen, copyright 2010, http://www.dgss.org/index.php?id=695, Zugriff vom 17.10.2011, 1-15.

280 Vgl. BORASIO, Über das Sterben, 68.

281 A. a. O., 68-69.

282 Vgl. a. a. O., 70.

283 Vgl. POMMER, Palliative Schmerztherapie, 5.

284 Vgl. POMMER, Palliative Schmerztherapie, 5 und S. WIRZ/M. SCHENK/P. AHRENS/K. GASTMEIER/C. HESSE/G. ITTING/T. LENTZ/B. MATENAER/S. SCHULZ/R. SIEMS/B. SITTIG/T. WAGNER/H. C. WARTENBERG/M. ZIMMERMANN, Arbeitskreis Tumorschmerz der DGSS (Deutsche Gesellschaft zum Studium des Schmerzes), Curriculum Tumorschmerz. Ein Datensatz zur Fortbildung, Mai 2008, http://www.careum-explorer.ch, Zugriff vom 07.11.2011.

285 SCOTT M. FISHMAN, Recognizing Pain Management as a Human Right: A First Step, in: Anesthesia & Analgesia. The Gold Standard in Anesthesiology, International Anesthesia Society, Vol. 105 No. 1, July 2007, doi: 10.1213/01.ane.0000267526.37663.41, http://www.anesthesia-analgesia.org/content/105/1/8.full.pdf+html, Zugriff vom 17.10.2011, 8-9, 8.

286 Vgl. ZENZ (Hrsg. im Auftrag des Präsidiums der Deutschen Gesellschaft zum Studium des Schmerzes e. V. (DGSS)), Ethik-Charta, 6.

auf Fishman[287] als „wesentliches Merkmal einer humanen, an Lebensqualität und Lebenssinn des Menschen und am Miteinander orientierten Medizin"[288] beschrieben.

Im medizinischen Verständnis galt Schmerz lange als direkter Ausdruck einer organischen Schädigung.[289] Medizingeschichtlich war diese Sicht eine entscheidende Umstellung, die sich in Europa seit dem 17. Jahrhundert entwickelte, gegenüber den zuvor herrschenden religiösen Einkleidungen des Schmerzverständnisses (Schmerzfreiheit durch Sündenfreiheit). Zunehmend naturwissenschaftliche Deutungen des Schmerzes finden sich bei Michel de Montaigne (1533–1592), René Descartes (1596–1650) und John Milton (1608–1674).[290] Dieser Wandel hatte eine durchaus positive Seite:

> „Damit wird eine Sichtweise der antiken griechischen Medizin wiederentdeckt, in der der Schmerz als der bellende Wachhund der Gesundheit galt. [...] Der Schmerz galt nun als ein effizientes Warnsignal, als eine nützliche und umfassende, alle körperlichen Funktionen umfassende Funktionsanzeige des Körpers."[291]

Die weitere Erforschung des Schmerzes richtete sich nach der somatischen Funktion und dem physiologischen Funktionieren des Schmerzes.[292] Außerhalb medizinischer Fachkreise mag es überraschen, dass die erste Operation unter erfolgreicher Äthernarkose erst 1846 stattfand.[293]

Andererseits wurde der Patient damit tendenziell von der leidenden Gesamtperson zum Symptomträger, geistig-seelische Dimensionen des Schmerzes spielten maximal eine untergeordnete Rolle.[294]

> „Beide, Medizin und Religion, verloren das Leiden und die Endlichkeit aus dem Blick: Jeder saß am Ende seines ›Hebels‹, mit dem man die Endlichkeit und das Leid auszuheben hoffte: Die Medizin entwickelte ihre Erfolge mit dem Konzept ›Körper ohne Seele‹. Im Blick der Religion war die ›Seele ohne Körper‹".[295]

So beschreibt Erhard Weiher die Haltung der (christlichen) Religion bis in die 1960er Jahre.[296] Während sich dieses Verständnis bei den Vertretern wissenschaftlich-theologischer Forschung seither deutlich gewandelt hat, sind diese Gedanken in der Laientheologie weiterhin von Bedeutung. So reflektiert der Mediziner Karlheinz Engelhardt in seinem Patientenratgeber und Plädoyer für mehr Menschlichkeit in der Medizin im Jahr 2011:

---

287 Vgl. Fishman, Recognizing Pain Management as a Human Right, 8-9.
288 Zenz (Hrsg. im Auftrag des Präsidiums der Deutschen Gesellschaft zum Studium des Schmerzes e. V. (DGSS)), Ethik-Charta, 6.
289 Vgl. Haberland, 1. Birgit Haberland (Medizin), 17.
290 Vgl. Albrecht, Ethische Aspekte des Schmerzes, 71.
291 Ebd.
292 Vgl. a. a. O., 72.
293 Am 16.10.1846 durch den Zahnarzt William Thomas Green Morton in Boston. Vgl. a. a. O., 73.
294 Vgl. a. a. O., 73.74.
295 Weiher, Das Geheimnis des Lebens berühren, 42.
296 Vgl. ebd.

„Religiöser Glaube kann Coping unterstützen. Für den christlichen Glauben war und ist die irdische Existenz ein Durchgangsstadium, das eigentliche Leben besteht in der zukünftigen postmortalen Existenz. So tröstete Paulus die Philipper: „Unser Bürgerrecht ist im Himmel." Er hoffte auf die baldige Wiederkunft Christi, „der unseren nichtigen Leib verwandeln wird" (Philipper 3, 20-21). Auch heute mag der Glaube an ein besseres Jenseits, der ebenfalls im Islam eine große Rolle spielt, die Kraft geben, schwere Krankheiten besser zu ertragen. Allerdings ist dieser Glaube in unserem säkularisierten und pluralistischen Zeitalter seltener geworden. Warum das so ist, versucht der Arzt und Theologe Albert Schweitzer zu erklären: Die Kirchen fügten Jesus „einem Gebäude von Dogmen" ein. Damit machten sie „seine einfache, lebendige Menschlichkeit" denen unzugänglich, die „nicht in diesem Bau drinstanden". Trotzdem sind religiöse Vorstellungen heute nicht verbraucht. Dazu kann gehören, dass ein Kranker Widerstand leistet und gleichzeitig Gottes Willen respektiert. Dazu gehören Dankbarkeit für alles Gute, dass man empfangen durfte, und der Wille, davon an andere etwas zurückzugeben."[297]

Der Mediziner und Theologe Dietrich Rössler hatte dagegen bereits in den 1960er und 1970er Jahren darauf hingewiesen, „dass die Ernstnahme ärztlicher Erfahrung in der Behandlung von Kranken darauf drängt, Krankheiten insbesondere Schmerzen in dem Zusammenhang der Lebensgeschichte des bestimmten, einzelnen Menschen, seiner Persönlichkeit, zu verstehen."[298] Inzwischen gilt: „Die moderne Schmerztherapie geht von einem biopsychosozialen Schmerzmodell aus, das außer den biologisch-physischen auch die Bedeutung psychosozialer Faktoren für die Schmerzwahrnehmung und -verarbeitung unterstreicht."[299]:

Die Schmerzdefinition der *International Association for the Study of Pain (IASP)* von 1979 "An unpleasant sensory and emotional experience associated with actual or potential tissue damage, or described in terms of such damage"[300] ergänzt: "Note: [...] Many people report pain in the absence of tissue damage or any likely pathophysiological cause; usually this happens for psychological reasons. There is usually no way to distinguish their experience from that due to tissue damage if we take the subjective report. [...], it should be accepted as pain."[301]

Die *Deutsche Gesellschaft zum Studium des Schmerzes e. V. (DGSS)* fordert, in Diagnostik und Therapie die psychischen, sozialen und körperlichen Aspekte des Schmerzes diagnostisch und therapeutisch umfassend und adäquat zu be-

---

297 KARLHEINZ ENGELHARDT, Verlorene Patienten? Für mehr Menschlichkeit in der Medizin, Darmstadt, WGB (Wissenschaftliche Buchgesellschaft), 2011, 98-99 mit Zitat von A[LBERT] Schweitzer, Zwei religiöse Vorträge, in: C. GÜNZLER/U. LUZ/J. ZÜRCHER (Hrsg.), Schweitzer, Albert: Vorträge, Vorlesungen, Aufsätze, [Werke aus dem Nachlaß], München, Beck, 2003, 272.

298 ALBRECHT, Ethische Aspekte des Schmerzes, 75 mit Verweis auf Arbeiten von Dietrich Rössler, u. a. DIETRICH RÖSSLER, Der Arzt zwischen Technik und Humanität: religiöse und ethische Aspekte der Krise im Gesundheitswesen, München, Piper Verlag, 1977.

299 BORASIO, Über das Sterben, 70.

300 INTERNATIONAL ASSOCIATION FOR THE STUDY OF PAIN/IASP Taxonomy, http://www.iasp-pain.org/Content/NavigationMenu/GeneralResourceLinks/PainDefinitions/default.htm, Last Updated: 22 May 2012, Zugriff vom 24.05.2012.

301 Ebd.

rücksichtigen,[302] da das Erleben und Erleiden von Schmerzen immer auch existenzielle Probleme berühre und existenzielle Bedeutung habe.[303]

Aufgabe der Medizin sei es, bei der Behandlung jeweils auch auszuloten, wie groß der somatische Anteil des Schmerzes (neben dem psychischen Anteil) ist, da dies Rückwirkungen auf die therapeutische Strategie habe, betont auch Pommer.[304]

Man weiß inzwischen, dass das Gehirn existenzielles Leid im selben Zentrum wie physische Schmerzen verarbeitet. Wenn Menschen sehr leiden, kommen mit den aktuellen Empfindungen wesentliche Leiderfahrungen aus dem Leben und deren Deutungen mit in Resonanz, die nicht einer einzigen Ursache zuzuordnen sind.[305] Wesentlich sind hier die neuropsychologischen und neurobiologischen Forschungsergebnisse von Joachim Bauer, die zeigen, dass die Zufügung körperlichen Schmerzes der zuverlässigste Auslöser von Aggression ist und die Schmerzzentren des Gehirns bei verweigerter Gerechtigkeit und sozialer Ausgrenzung an derselben Stelle reagieren, an der im Gehirn das Quälende des Schmerzes verankert ist.[306] Ebenso konnte gezeigt werden, dass es durch zwischenmenschliche Zuwendung zur Aktivierung körpereigener Opioide kommt.[307]

Der Theologe Christian Albrecht weist darauf hin, dass diese Hervorhebung des Zusammenhangs von Schmerz und Individualität bzw. Lebensgeschichte in der Schmerzmedizin das Ergebnis medizinischer Differenzierung ist. Somit ist Schmerz aus medizinischer Sicht als komplexe Reaktion das Resultat individueller Lern- und sozialer Übertragungsprozesse.[308]

> „Im Falle der Schmerzforschung wird man feststellen können: gerade technisch-medizinische Spezialisierung und die Fortschritte auf dem Weg der Ausbildung eines naturwissenschaftlich-medizinischen Expertentums haben im Falle der Schmerzforschung zur Entdeckung von Individualität und damit zur Integration unterschiedlicher Perspektiven geführt. Allenfalls wird man sagen müssen, dass in diesem Prozess der zunehmenden Spezialisierung der klinischen Schmerzexperten bisweilen manches zum

---

302 Vgl. Zenz (Hrsg. im Auftrag des Präsidiums der Deutschen Gesellschaft zum Studium des Schmerzes e. V. (DGSS)), Ethik-Charta, 4.
303 Vgl. a. a. O., 6.12.
304 Vgl. Pommer, Palliative Schmerztherapie, 5-6.
305 Vgl. Weiher, Das Geheimnis des Lebens berühren, 216.
306 Joachim Bauer, Schmerzgrenze – Vom Ursprung alltäglicher und globaler Gewalt, München, Blessing Verlag, 2011 und Joachim Bauer, Warum ich fühle, was du fühlst – Intuitive Kommunikation und das Geheimnis der Spiegelneurone, München, Heyne Verlag, 2006, Naomi I. Eisenberger/Matthew D. Lieberman/Kipling D. Williams, Does Rejection Hurt? An fMRI Study of Social Exclusion, in: Science, 302 (5643), October 10, 2003, 290-292, DOI: 10.1126/science. 1089134, Abstract, http://sciencemag.org/content/302/5643/290.abstract, Zugriff vom 31.07.2012.
307 Jon-Kar Zubieta/Joshua A. Bueller/Lisa R. Jackson/David J. Scott/Yanjun Xu/Robert A. Koeppe/Thomas E. Nichols/Christian S. Stohler, Placebo Effects Mediated by Endogenous Opioid Activity on -Opioid Receptors, in: The Journal of Neuroscience: The Official Journal of the Society for Neuroscience, 25 (34), August 24, 2005, 7754-7762, doi: 10.1523/JNEUROCSI.0439-05.2005, http://www.jneurosci.org/content/25/34/7754.long, Zugriff vom 31.07.2012, 1-15.
308 Vgl. Albrecht, Ethische Aspekte des Schmerzes, 79.

zweiten Mal erfunden wurde, was in der Tradition der medizinischen Anthropologie längst bereit stand."[309]

Der Mediziner Frank Erbguth ergänzt diese Sicht hinsichtlich des Zusammenhangs von Hoffnung und Schmerz:

> „Hoffnung kann sich in schwerer Krankheit adaptieren: im Vordergrund steht nicht mehr das ursprünglich erhoffte Überleben, sondern eine immer noch realisierbare Schmerzlinderung, eine gute Betreuung oder ein friedliches Sterben. Dabei kann Verlust und Entstehung von Hoffnung auf unterschiedlichen Ebenen nebeneinander bestehen und mit den jeweiligen Affekten verbunden sein: Man kann trauern über die verlorengegangene Heilungschance, aber gleichzeitig froh sein, dass es gelungen ist, einen Schmerzkatheter zu installieren, der neue Hoffnung auf Schmerzfreiheit stiftet."[310]

2.3 „Spiritual Care"

Die Themen Sinnfindung und Spiritualität gewinnen gerade bei Patienten mit chronischen Krankheiten an Bedeutung.[311] Medizin untersucht das Thema Spiritualität im Zusammenhang mit der Frage nach der Lebensqualität.[312] Die Erfahrung schwerer Krankheit kann zu einer Neubewertung der Bedingungen führen, die für die individuelle Lebensqualität als entscheidend angesehen werden.[313] Für die Palliativmedizin (wie auch für die Gerontologie) haben inzwischen Studien aus der medizinischen Forschung gezeigt, dass Schwerkranke und Sterbende durch spirituelle Zuwendung Hoffnung und Gelassenheit erhalten. Die Beachtung spiritueller Bedürfnisse trägt wesentlich zu einer Lebensqualität bis in die letzte Stunde hinein bei.[314] Die Medizin hat begonnen, auf diese Erkenntnisse zu reagieren:

---

309 A. a. O., 82.

310 FRANK ERBGUTH, 1. Frank Erbguth (Medizin), in: Frank Erbguth/Markus Buntfuß, Hoffnung, in: Praktische Theologie, Zeitschrift für Praxis in Kirche, Gesellschaft und Kultur, 46 (1), Gütersloh, Gütersloher Verlagshaus, 2011, 21-25, hier 21-23, 23.

311 Vgl. UWE KOCH/STEFAN N. WILLICH, Körper, Psyche, Spiritualität in: Bundesgesundheitsblatt – Gesundheitsforschung – Gesundheitsschutz, Volume 49, Number 8, Heidelberg, Springer Medizin Verlag, 2006, 719-721.

312 Vgl. dazu auch den Abschnitt „Lebensqualität" und das Thema Messung gesundheitsbezogener Lebensqualität.

313 Vgl. WESTERMAN/HAK/ECHTELD/GOEN/VAN DER WAL, Change in what matters to palliative patients.

314 Das „National Cancer Institute at the National Institutes of Health" bietet eine Übersicht über derzeit gebräuchliche Instrumente in den USA: NATIONAL CANCER INSTITUTE AT THE NATIONAL INSTITUTES OF HEALTH, Spirituality in Cancer Care (PDQ®), Health Professional Version, Updated: 06/30/2011, Screening and Assessment of Spiritual Concerns, Table 1. Assessment of Religion and Spirituality in Cancer Patients, http://www.cancer.gov/cancertopics/pdq/supportivecare/spirituality/ HealthProfessionalVersion, Zugriff vom 22.12.2011, 1-3, 2.

„Medizin fasst Leben als „Körper plus x" auf. So hat es Paul Unschuld formuliert. Das x ist das Unbekannte, das nicht Messbare, das Spirituelle. Wir werden nie mit einer Zahl angeben können, was der Lebenssinn für jemanden ist, oder wie jemand leidet. Das ist das Transzendente, das Unverfügbare. Die Spiritualität der Patienten ist eine unbestimmte Größe und liegt damit quer zur evidenzbasierten Medizin. Man kann sie zwar nicht messen, aber als Ärzte haben wir immer wieder damit zu tun und müssen uns deswegen damit auseinandersetzen."[315]

Die WHO bezeichnet die Berücksichtigung spiritueller Bedürfnisse religionsneutral als „Spiritual Care". Spiritual Care fragt, wie Teilhabe und Teilnahme am Leben trotz Todesnähe möglich sind und gefördert werden können.[316] Spiritual Care, so die Vertreter des Ansatzes, schließe Seelsorge im christlichen Sinn mit ein, verstehe sich aber umfassender, anthropologisch begründet und überkonfessionell und interreligiös. In einer multikulturellen und multireligiösen Gesellschaft wie den USA erscheint dies konsequent,[317] auch für die Situation in Deutschland wird diese Sicht angesichts der sich verändernden Bevölkerungsanteile zunehmend interessant.[318]

Brady et al. kommen 1999 in einer Untersuchung über einen möglichen Zusammenhang zwischen Spiritualität und Lebensqualität an 1610 onkologischen Patienten in den USA zum Ergebnis:

"The significant association between spirituality and QOL was unique, remaining after controlling for core QOL domains as well as other possible confounding variables. Furthermore, spiritual well-being was found to be related to the ability to enjoy life even in the midst of symptoms, making this domain a potentially important clinical target. It is concluded that these results support the move to the biopsychosocialspiritual model for QOL measurement in oncology."[319]

Eine Studie an 710 westdeutschen Patienten (2007), von denen 25 % an Krebs erkrankt waren, kommt, jedenfalls für die onkologischen Patienten, zu einem ähnlichen Ergebnis: "The general interest in search for meaningful support was moderate. [...] Cancer patients, in particular, often depend on their trust in a higher power and in conventional religious activities to help them to cope with their illness."[320]

---

315 ECKHARD FRICK, in: CAROLINE MAYER, Neue Professur für Spiritual Care an der Medizinischen Fakultät der LMU, Interview mit Prof. Dr. med. Eckhard Frick SJ und Prof. Dr. theol. Traugott Roser, Münchner ärztliche Anzeigen, Ausgabe 20, 10/2010, 3-4, 3.
316 Vgl. ROSER, Lebenssättigung als Programm, 408.
317 LARRY VANDECREEK/LAUREL BURTON (Editors), Professional Chaplaincy: Its Role and Importance in Healthcare, in: The Journal of Pastoral Care, 55 (1), Spring 2001, http://www.healthcarechaplaincy.org/userimages/professional-chaplaincy-its-role-and-importance-in-healthcare.pdf, Zugriff vom 18.03.2011, 81-97. Verfasser der Schrift sind evangelische, katholische und jüdische Krankenhausseelsorger der USA und Kanadas aus verschiedenen beruflichen Vereinigungen. Google nennt (Stand 18.03.2011) 834 wissenschaftliche Artikel, die den Aspekt „Factors considered **important** at the end of life" aus dieser Veröffentlichung aufgreifen.
318 Vgl. dazu auch den Abschnitt „Seelsorge an Angehörigen anderer Religionen".
319 BRADY/PETERMAN/FITCHETT/MO/CELLA, A case for including spirituality in quality of life measurement in oncology, Abstract.

Sloan et al. weisen auf die ethische Problematik hin, die daraus entstehen kann, dass Angehörige von Gesundheitsberufen ("health professionals") über ihre medizinische Expertise im engeren Sinn hinaus das spirituelle Leben eines Patienten im Dienste von möglicherweise besseren gesundheitlichen Outcomes explorieren:

> "If religious or spiritual factors were shown convincingly to be related to health outcomes, they would join such factors as socioeconomic status and marital status, already well established as significantly associated with health. Although physicians may choose to engage patients in discussions of these matters to understand them better, we would consider it unacceptable for a physician to advise an unmarried patient to marry because the data show that marriage is associated with lower mortality. This is because we generally regard financial and marital matters as private and personal, not the business of medicine, even if they have health implications. There is an important difference between "taking into account" marital, financial or religious factors and "taking them on" as the objects of interventions. [...] Linking religious activities and better health outcomes can be harmful to patients, who already must confront age-old folk wisdom that illness is due to their own moral failure. Within any individual religion, are the more devout adherents "better" people, more deserving of health than others? If evidence showed health advantages of some religious denominations over others, should physicians be guided by this evidence to counsel conversion?"[321]

Sloan et al. weisen die mit dem Anspruch auf empirische Evidenz vorgetragenen Annahmen, dass religiöse Aktivität mit guter oder verbesserter Gesundheit einhergehe, dem Patienten Trost und Unterstützung vermittle und Patienten sich wünschen, dass religiöse Fragen in der ärztlichen Behandlung berücksichtigt werden, sowohl aus methodischen als auch aus grundsätzlichen anthropologischen und theologischen Gründen zurück. Sie räumen zwar ein, dass ein Zusammenhang zwischen Sterblichkeit und religiöser Praxis belegt ist. Da diese Daten aber durch Untersuchung an einer epidemiologischen Normalbevölkerungsstichprobe gewonnen sind, haben sie nicht die Aussagekraft klinischer Studien, in denen die Wirksamkeit von Behandlungsmaßnahmen zufallsverteilt im Vergleich mit einer unbehandelten Kontrollgruppe nachgewiesen werden kann. Religion dürfe nicht wie ein Antibiotikum verordnet werden.[322]

---

320 A. Büssing/T. Ostermann/H. G. Koenig, Relevance of religion and spirituality in German patients with chronic diseases, in: The International Journal of Psychiatry in Medicine, 37 (1), Baywood Publishing Company, 2007, Abstract, http://www.ncbi.nlm.nih.gov/pubmed/17645197, Zugriff vom 18.10.2011, 39-57.

321 Richard P. Sloan/E. Bagiella/T. Powell, Religion, spirituality and medicine, in: The Lancet, 353 (9153), Elsevier, 1999, doi: 10.1016/S0140-6736(98)07376-0, http://www.thelancet.com/journals/lancet/article/PIIS0140-6736(98)07376-0, Zugriff vom 12.12.2011, 664-667, 666.

322 Vgl. Richard P. Sloan/Emilia Bagiella/Larry VandeCreek/Margot Hover/Carlo Casalone/Hirsch Trudi Jinpu/Yusuf Hasan/Ralph Kreger/Peter Poulos, Should Physicians Prescribe Religious Activities?, in: New England Journal of Medicine, 342, 2000, DOI: 10.1056/NEJM200006223422513, http://www.nejm.org/doi/full/10.1056/NEJM200006223422513, Zugriff vom 22.12.2011, 1913-1916, 1915 und Eckhard Frick, Glauben ist keine Wunderdroge. Hilft Spiritualität bei der Bewältigung schwerer Krankheit?, in: Herder Korrespondenz, Monatshefte für Gesellschaft und Religion, 56 (1) 2002, 41-46, 42.

Powell et al. stützen diese Sicht mit einer Untersuchung aus dem Jahr 2003:

> "Evidence fails to support a link between depth of religiousness and physical health. In patients, there are consistent failures to support the hypotheses that religion or spirituality slows the progression of cancer or improves recovery from acute illness but some evidence that religion or spirituality impedes recovery from acute illness. The authors conclude that church/service attendance protects healthy people against death."[323]

„Spiritual Care" scheint sich derzeit auch in Deutschland in der Palliativmedizin neben physischen, psychischen, und sozialen Aspekten als vierte tragende Säule zu etablieren, so zumindest die Arbeiten von Frick und Roser.[324] In einem Modellprojekt an der Ludwig-Maximilians-Universität München werden Medizinstudenten inzwischen dementsprechend interdisziplinär palliativmedizinisch ausgebildet.[325] Traugott Roser formuliert:

> „Spiritual Care ist [...] ein Thema, dessen Herkunft im Gesundheitswesen auszumachen ist und das nicht von Seiten der Seelsorge oder religiöser Einrichtungen an das Gesundheitswesen herangetragen wird. Dies ist für das Selbstverständnis der Seelsorge innerhalb der Palliativmedizin von erheblicher Bedeutung, weil sie systemisch als integraler Bestandteil von spiritual care verstanden wird, bislang jedoch als Krankenseelsorge systemextern begründet wurde."[326]

Eckhard Frick fordert, „den Bereich des Spirituellen" nicht länger „durch Delegation an Spezialisten für Seelsorge und Sinnsuche abzuspalten."[327]: „Um mit spirituellen Bedürfnissen und Ressourcen der Patienten in angemessener Weise umzugehen, brauchen im Gesundheitswesen Tätige bestimmte Haltungen, besonders Respekt gegenüber spirituellen Bindungen und Bräuchen sowie Fähigkeiten und Bereitschaft zur Teamarbeit."[328] Wichtig ist außerdem sein Hinweis, dass Spiritualität nicht nur im Patienten, sondern auch bei den professionell Helfenden, in Teams und Organisationen heftige Dynamiken auslösen kann –

---

323 LYNDA H. POWELL/LEILA SHAHABI/CARL E. THORESEN, Religion and spirituality: Linkages to physical health, in: American Psychologist, Vol 58 (1) Jan 2003, 36-52, Abstract, ©2012 American Psychological Association, doi: 10.1037/0003-066X.58.1.36, http://psycnet.apa.org/journals/amp/58/1/36/, Zugriff vom 10.01. 2012.

324 Vgl. ECKHARD FRICK/TRAUGOTT ROSER (Hrsg.), Spiritualität und Medizin. Gemeinsame Sorge für den kranken Menschen, Münchner Reihe Palliative Care, Band 4, 1. Auflage, Stuttgart, Kohlhammer, 2009.

325 Vgl. MARIA WASNER/TRAUGOTT ROSER/BERNADETTE FITTKAU-TÖNNESMANN/GIAN DOMENICO BORASIO, Palliativmedizin im Studium. Spiritualität und psychosoziale Begleitung als wichtige Lehrinhalte, in: Bundesärztekammer (Arbeitsgemeinschaft der deutschen Ärztekammern) und Kassenärztliche Bundesvereinigung (Hrsg.), Deutsches Ärzteblatt, 105 (13), Köln, Deutscher Ärzte-Verlag, 2008, A 674-676, außerdem TRAUGOTT ROSER/MARIA WASNER, Multiperspektivisch denken und lehren. Die Beteiligung der Seelsorge an der Ausbildung ethischer Kompetenz an einem Universitätsklinikum – ein Erfahrungsbericht, in: Wege zum Menschen, 59, Göttingen, Vandenhoeck & Ruprecht, 2007, 533-550.

326 ROSER, Spiritual Care, 245.

327 FRICK, Glauben ist keine Wunderdroge, 45-46.

328 A. a. O., 46.

die germanische Wurzel „Geist" mit Feuer, Aufregung, Leidenschaft, verknüpft ist.[329]

Im Europäischen Standard für Krankenhausseelsorge wurde inzwischen festgehalten, dass Klinikseelsorge sich international als *Spiritual and Religious Care* definiert, wobei der Begriff Seelsorge im deutschsprachigen Raum weiter verwendet werden kann, aber nicht mehr als bindend zu betrachten ist.[330]

2.3.1 Spiritualität als Begriff der Medizin, der Religionspsychologie und der Psychotherapie

„Spiritualität" scheint heute zunächst ein inhaltsoffener Containerbegriff zu sein. Spiritualität ist modern. Viele traditionelle Wissenschaften stehen dem Begriff auf Grund seiner Unschärfe zurückhaltend gegenüber.[331] Es gibt unterschiedlichste Versuche zu definieren, was unter Spiritualität zu verstehen ist.[332] Zwei Linien sind dabei zu unterscheiden.

Die romanische Linie/die monastische Tradition

Noch bis in die siebziger Jahre des 20. Jahrhunderts war Spiritualität in dieser Tradition ein konfessioneller Begriff. Er leitet sich ab vom lateinischen Adjektiv „spiritualis" bzw. dem griechischen „πνευματικός", entsprechend dem Begriff „" („Ruach") der Hebräischen Bibel, vgl. Ezechiel 37,5.6[333] und stammt aus dem französischen Katholizismus des frühen 20. Jahrhunderts. „Spiritualité" bezeichnet darin die persönliche Beziehung des Menschen zu Gott (persönliche Haltung), die Umsetzung dieser persönlichen Haltung in bestimmten Formen

---

329 Vgl. ECKHARD FRICK, Wie arbeitet Spiritual Care?, Zwölf Thesen für den aktuellen interdisziplinären Diskurs, in: INTERNATIONALE GESELLSCHAFT FÜR GESUNDHEIT UND SPIRITUALITÄT E.V. (IGGS) (Hrsg.), Spiritual Care, Zeitschrift für Spiritualität in den Gesundheitsberufen, 1. Jahrgang, Stuttgart, Kohlhammer, 3/2012, 68-73, 69. Frick verweist ebd. auf „den schweizerdeutschen Ausdruck „s'isch zum Ufgeischte", wenn eine Situation oder Person unerträglich wird".

330 Vgl. DORIS NAUER, Seelsorge. Sorge um die Seele, zweite, aktualisierte Auflage, Stuttgart, Verlag W. Kohlhammer, 2010, 65 mit Verweis auf MARLENE INAUEN, Standards für Krankenhausseelsorge in Europa, in: RUDOLF ALBISSER/ADRIAN LORETAN [bei Nauer im Literaturverzeichnis 304 fälschlich: „Albisser, Rudolf, Adrian Loretan"](Hrsg.), Spitalseelsorge im Wandel, [Wien, Zürich, Berlin], Lit, 2007, 121-124, 121.

331 BERNHARD GROM, Spiritualität – die Karriere eines Begriffs: Eine religionspsychologische Perspektive, in: FRICK/ROSER (Hrsg.), Spiritualität und Medizin, 12-17 und FRICK, Spiritual Care und Analytische Psychologie, 61.

332 Vgl. z.B. KARL BAIER (Hrsg.), Handbuch Spiritualität. Zugänge, Traditionen, interreligiöse Prozesse, Darmstadt, Wissenschaftliche Buchgesellschaft, 2006.

333 Vgl. FRICK, Glauben ist keine Wunderdroge, 43. Ebd.: „Die göttliche Ruach lässt sich hier am besten durch ihre Wirkungen verstehen: (Re-)Vitalisierung der toten Materie, aber auch Wiederherstellung eines lebendigen Organismus durch organische Verknüpfung seiner Bestandteile. Diese „spirituelle" Wirkung auf die Materie darf nicht als Leib-Seele-Dualismus missverstanden werden."

von Frömmigkeit (Struktur) und die Vertiefung und Weitergabe als einer Lehre vom religiös-geistlichen Leben (Konzept). Vor allem geht es hier um eine Haltung, die einfließt in Struktur und Konzept. Die „Haltung" in Spiritual Care begründet sich aus dieser Wurzel von Spiritualität als Gemeinschaftsbegriff.[334]

Die angelsächsische Wurzel

Spiritualität ist hier ein Freiheitsbegriff gegenüber verfassten Religionen. Sie wird als universale, anthropologische Kategorie aufgefasst und meint eine Religiosität, die auf direkter, unmittelbarer persönlicher Erfahrung beruht, Verinnerlichung von Religion zum Ziel hat, auf Religionen und Kulturen bezogen ist, aber die Grenzen von Religionen transzendiert und auch Metaphysik mit umfasst.[335]

Die Definition dessen, was Spiritualität ist, die Suche nach einem besseren und präziseren Verständnis von Spiritualität, befindet sich auf verschiedenen Ebenen im Prozess.[336] Die Autoren der von Frick und Roser herausgegebenen Arbeit zu Spiritualität und Medizin haben z. B. im Anhang ihre persönlichen Definitionen formuliert, worin sich ebendieser Prozess widerspiegelt.[337]

2.3.2 Medizin

In der Literatur zur gesundheitsbezogenen Lebensqualität gibt es keine einheitliche Definition von Spiritualität bzw. Religiosität.[338] Was Spiritualität im Gesundheitswesen ist, hängt auch für die Selbstreflexion von Menschen in Gesundheitsberufen vor allem davon ab, welche biographischen Erfahrungen gemacht wurden und wie diese im Rückblick rekonstruiert werden, außerdem von den kulturellen Bezügen und davon, wie pluralisiert sich die religiöse Landschaft im jeweiligen Umfeld darstellt.[339]

---

334 Vgl. Traugott Roser/Thomas Hagen, Spiritual Care. Das Verhältnis von Seelsorge und spiritueller Begleitung, Vortrag beim Qualifizierungskurs Palliative Care für Seelsorgende, Ludwig-Maximilians-Universität München, Klinikum der Universität München, Interdisziplinäres Zentrum für Palliativmedizin, Christophorus Akademie, 12.03. 2012, Folien 1-74, Folie 6.

335 Vgl. a. a. O., Folie 8.

336 Vgl. Department of Health, Universities of Hull, Staffordshire and Aberdeen (Hrsg.), Margret Holloway/Sue Adamson/Wilf McSherry/John Swinton, Spiritual Care at the end of life: a systematic review of the literature, published 26 January 2011, 1-108, http://www.dh.gov.uk/en/Publicationsandstatistics/Publica¬tions/PublicationsPolicyAndGuidance/DH_123812, Zugriff vom 12.06.2012.

337 Vgl. Frick/Roser (Hrsg.), Spiritualität und Medizin, 297-304.

338 Vgl. Roser, Spiritual Care, 251 mit Verweis auf Christian Zwingmann, Spiritualität/Religiosität und das Konzept der gesundheitsbezogenen Lebensqualität. Definitionsansätze, empirische Evidenz, Operationalisierungen, in: Christian Zwingmann/Helfried Moosbrugger (Hrsg.), Religiosität: Messverfahren und Studien zu Gesundheit und Lebensbewältigung. Neue Beiträge zur Religionspsychologie, Münster/New York/München/Berlin, Waxmann-Verlag, 2004, 70.

„Spiritualität spielt auf allen Ebenen des Gesundheitswesens eine Rolle: auf der Mikro-ebene, der Mesoebene und der Makroebene mit jeweiligen Interdependenzen. [...] Trotz der terminologischen Probleme scheint sich ein Konsens darüber auszubilden, dass Spiritualität in der Versorgung kranker Menschen eine medizinisch-anthropologische Kategorie ist, die ihren Ort in der Reflexion des Umgangs mit existenziellen Fragen hat."[340]

„Modern gesprochen ist „Spiritualität" eine Systemeigenschaft des lebendigen Menschen, der sich durch Subjektivität, Kommunikation und Selbsttranszendenz auszeichnet."[341]

Vachon et al. haben in einer palliativmedizinischen Übersichtsarbeit im Zeitraum von 1996–2007 946 Studien berücksichtigt und daraus 71 empirische Untersuchungen ausgewählt. Dabei zeigt sich, dass die Suche nach Sinn (meaning/purpose) in der überwiegenden Mehrzahl der Studien in die jeweilige Definition von Spiritualität aufgenommen ist.[342] Vachon et al. kommen auf der Grundlage ihrer Überblicksarbeit zu einer Betonung des Entwicklungsprozesses: "We might therefore define spirituality as a "developmental and conscious process, characterized by two movements of transcendence; either deep within the self or beyond the self.".".[343]

Die Universitäten von Hull, Staffordshire und Aberdeen haben in ihrer Übersichtsarbeit von 2011 die gegenwärtigen englischsprachigen Konzepte untersucht Die Texte wurden von Autoren aus 17 Ländern verfasst, dabei sind das Vereinigte Königreich mit 41 % und die USA mit 35 % vertreten, sieben Publikationen wurden in binationaler Zusammenarbeit erstellt (▶ Abb. 4–8).[344]

"We undertook to provide a review of the English language literature from 2000 to 2010 which dealt with spiritual care in end of life care settings and which included spiritual assessment tools and ongoing intervention models found in the published (including 'grey') literature. The review sought to clarify the concepts of spirituality and spiritual care currently in use and trace developments and progress in the provision of spiritual care as well as identifying barriers and inhibiting factors."[345]

---

339 Vgl. TRAUGOTT ROSER/ECKHARD FRICK, Editorial, in: INTERNATIONALE GESELLSCHAFT FÜR GESUNDHEIT UND SPIRITUALITÄT E. V. (IGGS) (Hrsg.), Spiritual Care, Zeitschrift für Spiritualität in den Gesundheitsberufen, 1. Jahrgang, Stuttgart, Kohlhammer, 1/2012, 3-6, 3-4.
340 ROSER/FRICK, Eckhard: Editorial, 4.
341 FRICK, Glauben ist keine Wunderdroge, 43.
342 Vgl. MÉLANIE VACHON/LISE FILION/MARIE ACHILLE, A Conceptual Analysis of Spirituality at the End of Life, in: Journal of Palliative Medicine, 12 (1), Mary Ann Liebert, Inc., publishers, New Rochelle, New York, 2009, doi:10.1089/jpm.2008.0189, 53-59, 55 und FRICK, Spiritual Care und Analytische Psychologie, 61.
343 VACHON/FILION/ACHILLE, A Conceptual Analysis of Spirituality at the End of Life, 56.
344 Vgl. DEPARTMENT OF HEALTH, UNIVERSITIES OF HULL, STAFFORDSHIRE AND ABERDEEN (Hrsg.), HOLLOWAY/ADAMSON/MCSHERRY/SWINTON, Spiritual Care at the end of life, 7.
345 A. a. O., 4.

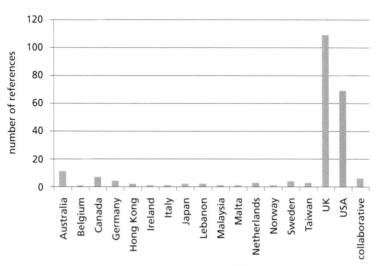

Abb. 4: "Figure 2 [sic!] Country of origin of author/s"[346]

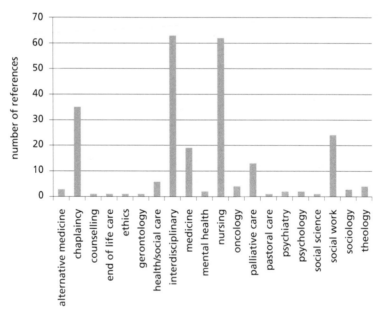

Abb. 5: "Figure 3 [sic!] Author/s' discipline"[347]

---

346 A. a. O., 8. Ebd.: "The documents examined were from a wide range of disciplines. The largest proportion of documents were interdisciplinary and nursing backgrounds, both 25 %. The other disciplines represented in the research team account for 14 % (chaplaincy) and 10 % (social work)."

347 Ebd.: "Most of the documents reviewed were empirical studies (46 %) or commentaries (37 %). Eleven policy/strategy and ten guidance documents were included."

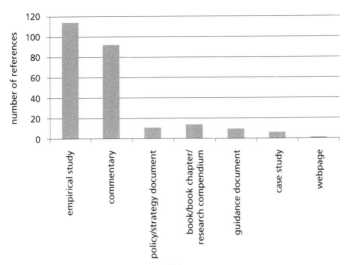

Abb. 6: "Figure 4 [sic!] Type of document"[348]

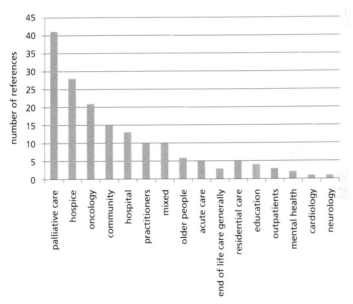

Abb. 7: "Figure 5 [sic!] Context of writing"[349]

348 A. a. O., 9. Ebd.: "Among those documents which described empirical research or commented upon spirituality in end of life care in a particular setting, the largest numbers were written against a background of palliative care generally (24 %) or hospice care specifically (17 %). For 13 % the focus was oncology and 9 % end of life care in the community. 6 % considered specifically the professionals practising in varied fields."

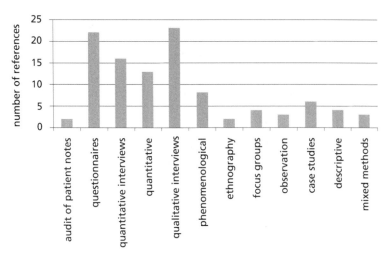

Abb. 8: "Figure 6 [sic!] Methodological approach"[350]

Einige weitere Definitionsversuche seien hier angeführt, um Tendenzen und Bandbreite der Überlegungen aus Sicht der Medizin zu illustrieren:

Die Ärztin Christina Puchalski antwortet im Interview mit Anna L. Romer:

> "I see spirituality as that which allows a person to experience transcendent meaning in life. This is often expressed as a relationship with God, but it can also be about nature, art, music, family, or community-whatever beliefs and values give a person a sense of meaning and purpose in life."[351]

Nach Brady et al. ist Spiritualität "a construct, that involves concepts of faith and (or) meaning. Faith is a belief in a higher transcendent power, not necessarily identified as God and not necessarily achieved through the rituals or beliefs of an organized religion."[352]

Nach dem Konsensvorschlag des *National Cancer Institute at the National Institutes of Health* in den USA wird Spiritualität in einem breiten Verständnis von Sinn- und Hoffnungssuche beschrieben:[353]

---

349 Ebd.: "Of the 113 empirical studies, almost equal numbers took qualitative and quantitative approaches with three using mixed methods."
350 A. a. O., 10.
351 Christina Puchalski/Anna L. Romer, Taking a spiritual history allows clinicians to understand patients more fully, in: Journal of Palliative Medicine, 3 (1), Mary Ann Liebert, Inc., publishers, New Rochelle, New York, 2000, 129-137, 129.
352 Breitbart/Gibson/Poppito/Berg, Psychotherapeutic Interventions at the End of Life, 368, unter Verweis auf Marianne J. Brady et al., A case for including spirituality in quality of life measurement in oncology, in: Psycho-Oncology, Journal of the Psychological, Social and Behavioral Dimensions of Cancer, 8 (5), 1999, 417-428, vgl. Brady/Peterman/Fitchett/Mo/Cella, A case for including spirituality in quality of life measurement in oncology, Abstract.
353 Vgl. Frick, Glauben ist keine Wunderdroge, 43.

"Spirituality is generally recognized as encompassing experiential aspects, whether related to engaging in religious practices or to acknowledging a general sense of peace and connectedness. The concept of spirituality is found in all cultures and is often considered to encompass a search for ultimate meaning through religion or other paths. [...] spirituality is considered a universal human capacity, usually-but not necessarily-associated with and expressed in religious practice."[354]

S. Sinclair, J. Pereira, und S. Raffin fassen in ihrer Übersichtsarbeit über Literatur zu Spiritualität in der Palliative Care zusammen:

"Spirituality is emerging largely as a concept void of religion, an instrument to be utilized in improving or maintaining health and quality of life, and focussed predominantly on the "self" largely in the form of the patient. While representing an important beginning [sic!], the authors suggest that a more integral approach needs to be developed that elicits the experimental nature of spirituality that is shared by patients, family members, and health care professionals alike."[355]

Die *Deutsche Gesellschaft zum Studium des Schmerzes e. V. (DGSS)* stellt ausdrücklich den Bezug zwischen Schmerztherapie und spirituellem Wohlergehen her[356], nimmt dabei die Bedeutung der Individualität des Patienten in den Blick, beschreibt aber auch ausdrücklich Christentum, Judentum und Islam als konkrete Beispiele von in Deutschland vertretenen Weltreligionen mit ihren Haltungen zu Sterben und Tod. Der gelebte Glaube des Einzelnen wird als Ressource benannt und die grundsätzlich lebensfreundliche Ausrichtung der Weltreligionen in Richtung eines „Weltethos" hervorgehoben und auch deren jeweilige Sicht auf die Medizin und deren Aufgaben werden beschrieben:

„Die Globalisierung schafft auch in der Medizin die Notwendigkeit, sich mit den verschiedenen kulturellen und religiösen Hintergründen der Patienten auseinanderzusetzen, um jeden Patienten individuell behandeln zu können. Dazu gehört auch die Kenntnis der Wechselwirkung zwischen Schmerzverständnis und den häufigsten Religionen in Deutschland. Die so genannten Weltreligionen sind in ihrer grundsätzlichen Ausrichtung primär lebensbejahende Religionen und kultivieren keine Kultur des Schmerzleidens. Eine effektive Schmerz- und Symptomkontrolle respektiert nicht nur die individuelle Spiritualität des Patienten; sie erkennt zudem in dem gelebten Glauben des Einzelnen ein Potential, den gewählten, notwendigen Behandlungsweg in seinem Verlauf positiv zu beeinflussen."[357]

Ebenso, wie es innerhalb der palliativen Schmerztherapie[358] als „State of the Art" gilt, die Schmerzangaben des Patienten nicht zu bewerten („wehleidig"/ „tapfer"), sondern als zu behandelndes Faktum anzunehmen und zu behan-

---

354 NATIONAL CANCER INSTITUTE AT THE NATIONAL INSTITUTES OF HEALTH, Spirituality in Cancer Care (PDQ®), Health Professional Version, Last Modified: 06/30/ 2011, Definitions, http://cancer.gov/cancertopics/pdq/supportivecare/spirituality/ HealthProfessionalVersion, Zugriff vom 13.12.2011, 1-3, 1.

355 S. SINCLAIR/J. PEREIRA/S. RAFFIN, A thematic review of the spirituality literature within palliative care, in: Journal of Palliative Medicine, 9 (2), Mary Ann Liebert, Inc., publishers, New Rochelle, New York, 2006, 464-79, Abstract, http://www. ncbi.nlm.nih.gov/pubmed/16629575, Zugriff vom 29.12.2011.

356 Vgl. dazu den Abschnitt „Spirituelles Leiden und (spiritueller) Schmerz".

357 ZENZ (Hrsg. im Auftrag des Präsidiums der Deutschen Gesellschaft zum Studium des Schmerzes e. V. (DGSS)), Ethik-Charta, 17.

358 Vgl. dazu auch die Abschnitte „Symptomkontrolle" und „Schmerzen".

deln,[359] gilt (ausgehend von der Schmerztherapie) auch für das Thema Spiritualität: „Spiritualität ist das, was der Patient dafür hält."[360]

Unter den Bedingungen der Moderne gibt es Spiritualität somit nur als Differenzbegriff. Möglicherweise ist Einigkeit nur hinsichtlich der begrifflichen Unbestimmtheit zu erzielen.[361] Dies zeigt auch der Blick auf die Sicht der Religionspsychologie.

2.3.3 Religionspsychologie

Bernhard Grom schreibt: „Wenn Spiritualität alle „nichtmateriellen Dimensionen" des Menschen umfasst, kann man fast alles spirituell nennen, was die Persönlichkeitspsychologie untersucht, und es ist kaum noch möglich, eine globale Definition zu formulieren."[362] „Allgemein anerkannt ist wohl nur, dass dieses Konstrukt mehrdimensional aufzufassen sei."[363]

In dem nach Anton A. Bucher maßgeblichsten Lehrbuch der empirischen Religionspsychologie[364] "The psychology of religion. An empirical approach"[365] finden sich von Ausgabe zu Ausgabe zunehmend umfangreichere und wertschätzendere Ausführungen zum Stichwort Spiritualität. Auch aus Sicht der Religionspsychologie ist Spiritualität „ein enorm facettenreiches, schwer konsensfähig operationalisierbares Phänomen"[366]. Ein Messinstrument für Spiritualität zu etablieren sei umso schwieriger, je pluraler die spirituelle Landschaft sich entwickelt.[367] Auch Bucher verweist auf diverse Studienergebnisse, denen zu Folge sich Menschen, die sich „mit der Natur und einem Transzendenten"[368] verbunden fühlen, sich weniger vor dem Tod fürchten als Menschen, die eng mit der Kirche verbunden sind. Spiritualität im Sinne von Verbundenheit sei psychisch speziell unter dem Aspekt der Hoffnung stärker wirksam „als die bloße Häufigkeit religiöser Praxis"[369]. „Religiosität, wenn sie die sündige Schuldhaftigkeit des Menschen akzentuiert", korreliert mit negativen Affekten,

---

359 Vgl. POMMER, Palliative Schmerztherapie, 5.
360 ROSER/HAGEN, Spiritual Care. Das Verhältnis von Seelsorge und spiritueller Begleitung, Folie 14.
361 Vgl. FRICK, Spiritual Care und Analytische Psychologie, 61 mit Verweis auf SINCLAIR/PEREIRA/RAFFIN, A thematic review of the spirituality literature within palliative care, 464-479.
362 GROM, Spiritualität – die Karriere eines Begriffs, in: FRICK/ROSER (Hrsg.), Spiritualität und Medizin, 12-17, 15.
363 Ebd.
364 ANTON A. BUCHER, Empirische Psychologie der Spiritualität. Skizzen zum aktuellen Forschungsstand, in: Praktische Theologie, Zeitschrift für Praxis in Kirche, Gesellschaft und Kultur, 46 (4), Gütersloh, Gütersloher Verlagshaus, 2011, 203-208, 203.
365 BERNARD SPILKA/RALPH HOOD/RICHARD GORSUCH, The Psychology of Religion. An empirical approach, New York, Guilford Press, [4]2009 nach BUCHER, Empirische Psychologie der Spiritualität, 203.
366 BUCHER, Empirische Psychologie der Spiritualität, 204.
367 Vgl. a. a. O., 206.
368 A. a. O., 207.
369 Ebd.

speziell Neurotizismus; offene Spiritualität hingegen, im Alltag erfahrbar als Verbundenheit mit Um- und Mitwelt, befördert positive Emotionen."[370]

2.3.4 Psychotherapie

Die Psychotherapie hat Spiritualität als Arbeitsfeld für sich entdeckt und reflektiert darüber hinaus auch über diese neuere Entwicklung.

> „Ist es wissenschaftlich solide, so etwas zu tun? Zumindest die letzte Frage kann man positiv beantworten: Angesichts der Massenemotionen, die der verstorbene und der neue Papst auslösten, der religiösen Massenproteste der Moslems gegen Karikaturen über ihre Religion, aber auch der esoterischen Massenbewegung ist es dringend nötig, sich auch wissenschaftlich mit Phänomenen auseinander zu setzen, von denen so viele Menschen so auffällig betroffen sind."[371]

Rolf Oerter betont wie auch Martin Fegg et al., was eine Tendenz der psychotherapeutischen Sicht zu sein scheint – dass Sinn nicht automatisch mit Religion zu tun haben muss:[372] „Selbst in Regionen, wo der Islam eine wichtige Rolle spielt, [...] werden religiöse Inhalte bei der Sinnfrage spontan nicht oder kaum genannt."[373] Hingegen zeige sich bei weltweiten Untersuchungen, dass Probanden bei der Frage nach dem Sinn des Lebens vor allem Familie und Selbstverwirklichung auf die beiden ersten Plätze setzen, auch bei freien Antworten.[374]

Der Psychotherapeut Kriz definiert: „[...] Spiritualität ist an kein bestimmtes Glaubenssystem gebunden, also nicht an ein sozial und kulturell spezifisches System von Antworten, sondern ist mit ganz persönlichen Erfahrungen verbunden, die sich eher in Fragen als in Antworten kleiden lassen."[375]

Der Existenzanalytiker Längle schreibt: „Wirkliche Seelsorge erschließt dem Menschen [...] existentielle Spiritualität."[376] – und betont mit Verweis auf Jaspers: Existenzvollzug per se beruht auf Spiritualität.[377]

---

370 Ebd.
371 ROLF OERTER, Geleitwort, in: ANTON A. BUCHER, Psychologie der Spiritualität. Handbuch, Weinheim/Basel, Beltz Verlag, 2007, Lizenzausgabe für die Wissenschaftliche Buchgesellschaft, 2011, 1-2, 1.
372 Vgl. dazu den Abschnitt „Projekt SMiLE-Lebenssinn (Martin Fegg et al.)".
373 OERTER, Geleitwort, 1.
374 Vgl. ebd.
375 KRIZ, Spiritualität in der Psychotherapie, 15.
376 LÄNGLE, Spiritualität in der Psychotherapie?, 147.
377 Vgl. ebd.

2.4 Bilanz: Konzepte von Religion und Spiritualität in Medizin und Psychotherapie

Insgesamt lässt sich festhalten, dass die Bereiche von Religion und Spiritualität einander überschneiden. „Glaube ist im Deutschen ein sehr weites Konzept und insofern vielen Menschen zugänglich."[378] Unter dem Einfluss der im angelsächsischen Sprachraum geführten Diskussion geht es in beiden Begriffen um die Suche nach dem Heiligen und Göttlichen. „Religiosität" fasst heute eher institutionell organisierte Überzeugungen, Werte und Verhaltensweisen zusammen.

Insgesamt, so Frick, bildet sich in Medizin, Pflege und Psychotherapie ein Konsens darüber aus,

> „dass Religion (verstanden als die Bindung an eine Glaubensgemeinschaft mit ihren heiligen Texten, Institutionen und Feiern) im Vergleich zur Spiritualität das engere Konzept ist. Alle Hochreligionen haben eine mystisch-spirituelle Innenseite ausgeprägt, aber nicht alle Spiritualitäten sind Teil einer (institutionalisierten) Religion."[379]

> „Spiritualität wäre dann eine religiöse Form, die anschlussfähig wird, wenn religiöse Inhalte selbst zum Problem werden, d. h., wenn selbst die religiöse/konfessionelle/ kirchliche/rituelle Form der Kommunikation von Unbestimmtheit noch zu viel Bestimmtheit enthält – dann bleibt tatsächlich nur Authentizität als Form."[380]

Anton A. Bucher folgert: „Es ist dringend zu wünschen, dass die mitteleuropäische Psychologie sich vermehrt dem universalen Phänomen der Spiritualität zuwendet und sie darin von einer für (noch) mehr zu Interdisziplinarität bereiten Praktischen Theologie unterstützt wird."[381] Ihm zufolge ist Verbundenheit mit dem Übernatürlichen, den Mitmenschen und der Natur ein entscheidendes Kriterium für Spiritualität.[382]

Das Konzept des Arbeitskreises Spirituelle Begleitung der 1994 gegründeten *Deutschen Gesellschaft für Palliativmedizin (DGP)*[383] (seit 2012: Sektion Seelsorge der DGP) sieht Spiritualität als Reaktionsverhalten auf existenzielle Bedrohungen, beschreibt die Rolle der christlichen Kirchen zurückhaltend, und schlägt als Definitionsversuch zur Spiritualität in der Palliativversorgung vor:

> „Unter Spiritualität kann die innere Einstellung, der innere Geist wie auch das persönliche Suchen nach Sinngebung eines Menschen verstanden werden, mit der er versucht, Erfahrungen des Lebens und insbesondere auch existenziellen Bedrohungen zu begegnen. Spirituelle Begleitung in der Palliativversorgung richtet sich an kranke Menschen,

---

378 FRICK, Spiritual Care und Analytische Psychologie, 61.
379 Ebd.
380 A. a. O., 62.
381 BUCHER, Empirische Psychologie der Spiritualität, 208. Vgl. dazu auch den Abschnitt „Klinikseelsorge aus kirchlicher und theologischer Sicht – Seelsorge als kirchlicher Dienst im Krankenhaus".
382 Vgl. OERTER, Geleitwort, 1 und ANTON A. BUCHER, Psychologie der Spiritualität. Handbuch, 27, 33, 169-70.
383 Vgl. http://www.dgpalliativmedizin.de/allgemein/herzlich-willkommen.html, Zugriff vom 25.10.2011.

ihre Angehörigen sowie an die Mitarbeitenden – unabhängig von ihrer Weltanschauung, Religion und Konfession. Sie wird zur Zeit im wesentlichen von den großen christlichen Kirchen getragen. Christliche Kirchen bezeichnen die von ihnen verantwortete spirituelle Begleitung als Seelsorge. Durch Gespräch, Beratung und Rituale zielt die Seelsorge auf die Befähigung, für die eigene Seele zu sorgen. Dies geschieht im Vertrauen auf individuell tragende Lebensfundamente und Lebenseinsichten im Horizont eines Gottes oder einer transzendenten Kraft, die sich dem Gegenüber erschließt. Neben der professionellen spirituellen Begleitung hat auch jede Tätigkeit der anderen an der Palliativversorgung Mitarbeitenden eine spirituelle Dimension."[384]

Borasio stellt richtig fest, dass Spiritualität hier als höchstpersönliche Angelegenheit beschrieben wird, die mit der Frage nach dem Lebenssinn zu tun hat, die es vor allem in schwierigsten Lebenssituationen als Ressource zu aktivieren gilt.[385]

Insgesamt ist es wesentlich, sich dessen bewusst zu sein, dass das, was in Medizin und Psychologie als „Religiosität" und „Spiritualität" untersucht und gemessen wird, ein Konstrukt ist, das nicht mit Religion oder Glaube gleichgesetzt werden darf, sondern immer nur eine Annäherung an den Transzendenzbezug des Patienten sein kann und dementsprechend auch zu keiner religiösen oder spirituellen Festschreibung führen darf.[386]

---

384 DEUTSCHE GESELLSCHAFT FÜR PALLIATIVMEDIZIN, Spirituelle Begleitung in der Palliativversorgung, Konzept des Arbeitskreises Spirituelle Begleitung der Deutschen Gesellschaft für Palliativmedizin, http://www.dgpalliativmedizin.de/arbeitskreise/ak-spirituelle-begleitung.html, 10. Mai 2007, Zugriff vom 25.10.2011, [1-3, Seitenzahlen ergänzt durch die Verfasserin dieser Arbeit], 1.

385 Vgl. BORASIO, Über das Sterben, 89.

386 HEFTI/FISCHER/TESCHNER, Quantitative Erhebung von Religiosität und Spiritualität im klinischen Alltag, 65 und den Abschnitt „Klinikseelsorge aus kirchlicher und theologischer Sicht – Seelsorge als kirchlicher Dienst im Krankenhaus".

3 Klinikseelsorge aus kirchlicher und theologischer Sicht – Seelsorge als kirchlicher Dienst im Krankenhaus

Der Auftrag zur Seelsorge ist kirchlich, das Feld ist ein nichtkirchliches, was eine Grundspannung zur Folge hat.[387] Diese Grundspannung spüren auch die Patienten.[388] Im Arbeitsalltag ist es deshalb notwendig, nicht nur gegenüber dem Behandlungsteam, sondern gerade auch gegenüber den Patienten die eigene Aufgabe und Tätigkeit im Krankenhaus zu definieren und transparent zu machen – insbesondere hinsichtlich der Unterschiede und Gemeinsamkeiten der seelsorglichen zur psychotherapeutischen, speziell psychoonkologischen Arbeit mit Patienten.[389]

In einer Situation offener Fremderwartung ist es insgesamt entscheidend, dass die Klinikseelsorge „selber weiß, wer sie ist, wie sie sich versteht und welche Ziele sie im Gesamtsystem verfolgen will."[390] Dieser Prozess ist im Gang. Nach außen wirkt das Bild der Seelsorge allerdings vielfach unklar.[391] Die eigenen Aufgaben werden von den Mitarbeitenden in der Klinikseelsorge durchaus unterschiedlich gesehen. Es besteht eine Tendenz zur individuellen Antwort, wobei sich die Frage stellt, ob diese Individualität eher eine Stärke oder eine Schwäche der Seelsorge ist.

Klessmann unterscheidet vier Modelle eines möglichen Selbstverständnisses der Seelsorge im Krankenhaus:[392]

1. Seelsorge in der Tradition der Dialektischen Theologie, die die Institution nicht wahrnimmt und neben ihr her arbeitet, weniger aus theologischer Überzeugung, sondern weil es weniger Anstrengung erfordert. Es geht, wie noch bei Thurneysen – „Seelsorge im Vollzug", 1968 – vorgestellt, um seelsorgliche Besuche bei einzelnen kranken Menschen. Das medizinisch-pflegerische Personal ist vorrangig als Objekt der Seelsorge im Blick, aber nicht als Kooperationspartner.

---

387 Vgl. KÜHNLE-HAHN, Auftrag und Identität, 556.
388 Vgl. dazu auch die Abschnitte „Spirituelle und religiöse Suche nach Sinn" und „Spirituelles Leiden und (spiritueller) Schmerz".
389 Vgl. ANGELA RINN-MAURER, Seelsorge an Herzpatienten. Zum interdisziplinären Gespräch zwischen Medizin und Theologie (Arbeiten zur Theologie, Band 81), Stuttgart, Calwer Verlag, 1995, 12-13.
390 Vgl. KLESSMANN, Die Rolle der Seelsorge, 4.
391 Vgl. dazu auch den Abschnitt „Seelsorge in der Palliativsituation".
392 Vgl. KLESSMANN, Die Rolle der Seelsorge, 5-6.

2. Teilweise bewusste, teilweise unbewusste Arbeit gegen das System Krankenhaus durch eine Seelsorge, die vorrangig gegen die Defizite der naturwissenschaftlich-technischen Ausrichtung kämpft.

3. Modell der Seelsorgebewegung (besonders in ihren Anfängen), die (mit der Gefahr der Anpassung) den Anspruch erhebt, einen therapeutisch-integrierten Anteil im Gesamtsystem Krankenhaus zu repräsentieren. „Seelsorge arbeitet in diesem Konzept gezielt mit dem System, sie versteht sich als partnerschaftlich integriert, und ist darauf aus, sich selbst als einen wirkungsvollen Bestandteil der therapeutischen Bemühungen unter Beweis zu stellen."[393]

4. Seelsorge im Krankenhaus in der Metapher des Zwischenraums, als Aktivität zwischen Kirche und Krankenhaus (Modell Klessmann).[394]

Die Leitlinien der Evangelischen Kirche in Deutschland für die evangelische Klinikseelsorge, die sich als Orientierungshilfe verstehen, formulieren:

> „Wo angesichts von Geburt und Sterben, Krankheit und Gesundung – und dies unter zunehmendem Rationalisierungsdruck – allen Beteiligten immer wieder die Kraft zum Menschsein abgefordert wird, da ist über die fortwährende Optimierung funktionaler Abläufe hinaus ein integrierender Zugang zum Menschen nötig. Zu einer Kultur unverkürzter Humanität gehört Offenheit auch für unspezifische und disparate Erwartungen, Sensibilität für Widerständiges und Unverfügbares. Dazu braucht es Gespräche, die über die übliche Alltagskommunikation hinausgehen und nicht den diagnostisch-therapeutischen Routinen der Klinik folgen, sondern den Menschen in seiner vielgestaltigen Einheit von Geist, Leib und Seele wahrnehmen. Es braucht sorgfältig gestaltete Räume der Stille und Feiern. [...] Gute Medizin, gute Pflege und gute Seelsorge gehören zusammen."[395]

Klinikseelsorge entwickelt sich zunehmend zu einer Schwerpunkt- und Notfallseelsorge an Menschen mit schweren Erkrankungen und in Krisensituationen. Sie steht in einer pluralisierten und individualisierten, alternden und zunehmend multimorbiden Gesellschaft vor neuen Herausforderungen. Gerade im Bereich des Umgangs mit lebensverändernden Erkrankungen ist ein großes Bedürfnis nach Seelsorge vorhanden. Wolfgang Drechsel kritisiert zu Recht, dass der Umgang mit Krebspatienten im Kontext von Krankenhausseelsorge zur täglichen Praxis gehört und dort vor allem in palliativ orientiertem Kontext zu finden ist, die theologische Theoriebildung aber dazu schweigt.[396] Reinhard

---

393 Vgl. a. a. O., 5.

394 Vgl. a. a. O., 13-27.

395 EVANGELISCHE KIRCHE IN DEUTSCHLAND (Hrsg.), Die Kraft zum Menschsein stärken. Leitlinien für die evangelische Krankenhausseelsorge. Eine Orientierungshilfe, 2004, http://www.ekd.de/download/leitlinien_krankenhausseelsorge_ekd_2004.pdf, Zugriff vom 08.07.2010, 14. Vgl. zum Einfluss der Verweildauer auf die Kosten: EVELYN PLAMPER, Die Einführung von DRGs in Deutschland, Institut für Gesundheitsökonomie und Klinische Epidemologie der Universität zu Köln, http://www.sg. ch/home/gesundheit/.../07_DRG_Einfuehrung.pdf, Zugriff vom 11.06.2010, Folien 1-46, bes. Folien 21.23-24. Vgl. zur Situation der Kirche: EVANGELISCHE KIRCHE IN DEUTSCHLAND (Hrsg.), Die Kraft zum Menschsein stärken, 13-14.

Schmidt-Rost gibt zu bedenken, dass die Forderung nach einem menschenwürdigen Sterben bei aller Berechtigung auch problematische Seiten hat:[397]

> „Einerseits enthält diese Forderung die Erwartung, daß Leiden und Tod in irgendeiner Weise menschenwürdig sein oder gemacht werden könnten. Dagegen steht die Erfahrung, daß der Tod in jeder Form für Menschen die Zumutung schlechthin darstellt. […] Anstelle der Unterscheidung von humanem, menschenwürdigem und inhumanem Sterben sollte deshalb lieber das trostlose vom getrösteten Sterben unterschieden werden."[398]

Aus theologischer Sicht ist das sicher richtig. Mit zu bedenken wäre aus Sicht der Verfasserin, dass es schwerste Krankheitsverläufe und Leidenszustände gibt, die heute, Gott sei Dank, vielfach medizinisch (durch interventionelle Konzepte aktiver klinischer Palliativtherapie), i. d. R. der minimalinvasiven Medizin, v. a. Endoskopie (Rekanalisation, Dekompression, Fistelverschluss), Ernährungstherapie (Sonden, PEG als Chance für (intermittierende) Erholung und Kräftigung), Schmerztherapie (gesteuerte Plexus coeliacus-Blockade) zumindest so gemildert werden können, dass Patienten, insbesondere am Lebensende, ein menschenwürdigeres Leben und Sterben ermöglich werden kann.[399]

Zu denken ist z. B. an jenen Zustand, der in der (deutschen) medizinischen Fachterminologie mit dem Begriff „Miserere" bezeichnet wird. Zu denken ist beispielsweise an die Situation einer Patientin, die aufgrund ihres großen Gesichtstumors keine Nahrung mehr zu sich nehmen kann. Wenn es der Medizin hier gelingt, die mit der Ausbreitung der Tumormasse verbundene Geruchsbildung einzudämmen und der Patientin doch wieder eine eigenständige Nahrungsaufnahme zu ermöglichen, wenn die Patientin erleben kann, dass ihre Behandler im Kontakt mit ihr die Lebendigkeit ihres einen noch sichtbaren und gesunden Auges sehen und die Entstellung durch den Tumor im Gespräch mit ihr vergessen können (und möglicherweise auch sie selbst sich für einige Zeit distanzieren kann), kann das sowohl Menschenwürde als auch Trost bedeuten, durchaus auch in der geistlichen Dimension. Wenn eine solche Patientin sich, obwohl keine Muslima, mit einer Burka wieder in den Patientengarten und unter Menschen wagt und dadurch in ihrem speziellen Fall eindeutig an Lebensqualität und Bewegungsfreiheit gewinnt, kann dies zum einen für die Patientin selbst, aber auch für alle an ihrer Behandlung und Begleitung Beteiligten Anlass sein, einmal (über das Medizinische im engeren Sinn hinaus) über die Themenbereiche „Ausdrucksformen des Glaubens", „interkulturelle Kompetenz" und „interreligiöser Dialog" interdisziplinär miteinander ins Gespräch zu kommen.

---

396 Vgl. Wolfgang Drechsel, Der bittere Geschmack des Unendlichen. Annäherung an eine Seelsorge im Bedeutungshorizont des Themas Krebs, in: Wege zum Menschen, 67, Göttingen, Vandenhoeck & Ruprecht, 2005, 459-481, 460.

397 Vgl. Schmidt-Rost, Tod und Sterben in der modernen Gesellschaft, 8.

398 Ebd.

399 Vorraussetzung dafür ist die rechtzeitige Intervention, die die Tumorprogression berücksichtigt und im weiteren Procedere individuell, differenziert und flexibel vorgeht. Allerdings wird in der Medizin auch die Frage, wie viel Akutmedizin der Palliativpatient braucht, kontrovers diskutiert. Vgl. dazu auch den Abschnitt „Sinn- und Wertfragen in der Palliativmedizin".

Die Theologie beginnt inzwischen, sich mit der Frage des Einflusses religiöser Einstellungen auf die Gesundheit auseinanderzusetzen, wobei im deutschen Sprachraum zu diesem international boomenden Thema verhältnismäßig wenig gearbeitet wird.[400]

> „Inwiefern beeinflussen religiös verstandene Erfahrungen unsere Gedanken, Gefühle und Handlungen? Diese und andere grundlegende Fragen der Religionspsychologie, die seit Mitte des 19. Jahrhunderts als wissenschaftliche Disziplin vorrangig empirische Forschung evozierte, sind für alle Handlungsfelder der Praktischen Theologie von evidenter Bedeutung: Auch in christlichen Glaubensformen und Traditionen zeigen sich Strukturen und Bedingungen, die religionspsychologisch zu erklären und zu reflektieren sind. Gerade deshalb verwundert es, dass Religionspsychologie im Grunde ein Schattendasein führt – sowohl in der (Praktischen) Theologie als auch in der Psychologie.“[401]

Elisabeth Naurath und Uta Pohl-Patalong leiten als Vertreterinnen einer gesellschaftlich orientierten Seelsorge daraus die Forderung nach empirischen Studien für die Praktische Theologie zur Erforschung von Spiritualität ab.[402] Die Erforschung der europäischen und deutschsprachigen Besonderheiten von Spiritualität hat sich inzwischen auch die im Oktober 2011 gegründete *Internationale Gesellschaft für Gesundheit und Spiritualität (IGGS)* zum Ziel gesetzt.[403]

Klessmann formuliert:

> „Obwohl die Forschungen angesichts der Komplexität des Forschungsgegenstandes nicht so eindeutig sind, wie manche es gerne hätten, wird man doch sagen können, dass eine religiöse Einstellung dazu beiträgt, dass Menschen mit krisenhaften Ereignissen in ihrem Leben besser zurecht kommen (coping) im Vergleich zu anderen, die keine religiöse Orientierung angeben.“[404]

Diese Einschätzung wird gestützt von Breitbart, der zusammenfassend feststellt:

> "Several studies have indicated great interest in the impact on health outcomes of spirituality, faith, and religious beliefs, as well as in their palliative care role. In their review of the literature, Sloan and colleagues concluded that evidence supporting an association between religion and health was weak and inconsistent and that it was premature to promote faith and religion as adjunctive medical treatments. Another review of literature on the relation between religion and depression suggests that individuals with high levels of religious involvement, organizational religious involvement, religious salience, and intrinsic religious motivation are at reduced risk for depression,

---

400 Vgl. Constantin Klein/Heinz Streib, Religionspsychologie im deutschsprachigen Raum. Ein Überblick, in: Praktische Theologie. Zeitschrift für Praxis in Kirche, Gesellschaft und Kultur, 46 (4), Gütersloh, Gütersloher Verlagshaus, 2011, 197-203, 200-201 und den Abschnitt „Bilanz: Konzepte von Religion und Spiritualität in Medizin und Psychotherapie".

401 Elisabeth Naurath/Uta Pohl-Patalong, Psychologische Blicke auf Religiosität, Editorial, in: Praktische Theologie. Zeitschrift für Praxis in Kirche, Gesellschaft und Kultur, 46 (4), Gütersloh, Gütersloher Verlagshaus, 2011, 195-196, 195.

402 Vgl. ebd.

403 Vgl. Roser/Frick, Editorial, 3-6.

404 Klessmann, Die Rolle der Seelsorge, 7. Einen Zusammenhang von Sterblichkeit und religiöser Praxis räumen auch Sloan et al. ein, vgl. Sloan/Bagiella/Vandecreek/Hover/Casalone/Hirsch/Hasan/Kreger/Poulos, Should Physicians Prescribe Religious Activities?, 1913.

while private religious activity and particular religious beliefs have no relation to depression."[405]

Auf der anderen Seite weist Frick mit Bezug auf Sloan et al.[406] darauf hin, dass „Wirksamkeit" im Sinne pharmakologischer Studien keine theologische Kategorie ist. „Spiritualität ist ein gegenüber dem Gesundheitswesen eigenständiger soziokultureller Bereich, in dem eigene Verhaltens-, Sprach- und Deutungsmuster gelten."[407] Epidemologische und klinische Studien unterscheiden sich in ihrer Fragestellung.

> „Religionssoziologische und sozialmedizinische Studien untersuchen das spirituelle Phänomen, indem sie nach Sterblichkeit oder Erkrankungshäufigkeit in der Allgemeinbevölkerung in Abhängigkeit von Merkmalen fragen, mit denen man Religiosität beziehungsweise Spiritualität zu erfassen hofft. Klinische Studien haben es hingegen mit Erkrankten im therapeutischen Kontext zu tun, solche Studien orientieren sich am Wirksamkeitsnachweis für Medikamente."[408]

Den grundlegenden Zusammenhang von psychischer Gesundheit und Religiosität hat für hiesige Verhältnisse Kießling untersucht und er kommt zu dem Schluss, dass religiöses Coping vorrangig in menschlichen Grenzsituationen und bei Schicksalsschlägen Wirksamkeit entfalten kann, wobei der Seelsorge die Aufgabe zukomme, Religion auch religionskritisch wahrzunehmen.[409]

Dieses gilt aus Sicht der Verfasserin insbesondere auch für den Umgang mit Kranken in den Kirchengemeinden, der von vielen Patienten und ihren Angehörigen als zusätzliche Kränkung erlebt wird: Gemeindepfarrerinnen und -pfarrern fehlt (neben der Zeit) nicht selten die Expertise im Umgang mit schwer erkrankten Menschen und ihren Angehörigen. Man kann ihnen dies nur bedingt zum Vorwurf machen. Seelsorge, zumal an den Grenzen des Lebens, gehört im Regelfall weder zu den Schwerpunkten der universitären Ausbildung angehender Pfarrer und Pfarrerinnen, noch wird dem Thema im zweiten Ausbildungsabschnitt eine explizit hohe Wertigkeit zugemessen. Auch in kirchlichen Stellungnahmen, so hat Schmidt-Rost beobachtet, wird z. B. das Schicksal der Pflegenden praktisch nicht erwähnt[410] und kommt (auch hinsichtlich der ge-

---

405 Breitbart/Gibson/Poppito/Berg, Psychotherapeutic Interventions at the End of Life, 368 mit Verweis auf Sloan/Bagiella/Powell, Religion, spirituality and medicine und Michael E. McCullough/David B. Larson, Religion and depression: a review of the literature, in: Twin Research: the official journal of the International Society for Twin Studies, Australian Academic Press, 2 (2), 1999, 126-136. Vgl. auch Abstract: http://www.ncbi.nlm.nih.gov/pubmed/10480747, Zugriff vom 12. 12.2011.
406 Vgl.   Sloan/Bagiella/VandeCreek/Hover/Casalone/Hirsch/Hasan/Kreger/ Poulos, Should Physicians Prescribe Religious Activities?, 1915.
407 Frick, Glauben ist keine Wunderdroge, 42.
408 Ebd. Vgl. dazu auch den Abschnitt „Bilanz: Konzepte von Religion und Spiritualität in Medizin und Psychotherapie".
409 Vgl. Klaus Kiessling, Je religiöser, desto depressiver – oder desto gesünder? Über den Zusammenhang von psychischer Gesundheit und Religiosität, in: Wege zum Menschen, 60, Göttingen, Vandenhoeck & Ruprecht, 2008, 282-299, 297-298.
410 Vgl. Reinhard Schmidt-Rost, Lebens-Wert. Eine pastoraltheologische Orientierung, in: Pastoraltheologische Informationen, 30, 2010-2, Internetpublikation, urn:

schlechtsbezogenen Aspekte des Themas) erst allmählich und vor allem durch Projektinitiativen in den Blick.[411]

In Kirchengemeinden ehrenamtlich Engagierte lassen sich in der Regel kaum für eine ehrenamtliche Tätigkeit in der Klinikseelsorge gewinnen, vermutlich weil sie die Risiken für die eigene psychische Gesundheit spüren. Zwar ist Freiwilligenarbeit heute generell vermehrt durch den Wunsch nach sinnvoller Tätigkeit motiviert.[412] Dass ein Engagement im Kontext schwerer Krankheit aber tatsächlich Risiken und Nebenwirkungen birgt, ist für die Hospizarbeit untersucht: „Speziell die Hospizarbeit stellt Menschen vor besondere Herausforderungen, indem sie sie ganz elementar mit den letzten Fragen des Lebens und Sterbens konfrontiert. Solche Auseinandersetzungen können unter Umständen existenzielle Krisen herbeiführen."[413] Dort engagieren sich Menschen, die nach persönlicher Weiterentwicklung suchen und sich weniger an vorgegebenen Normen orientieren. Dementsprechend übernehmen im Hospizdienst Engagierte teilweise auch ehrenamtliche Aufgaben in der Klinikseelsorge. Ein gleichzeitiges Engagement in Hospiz- und Gemeindearbeit ist dagegen selten. „In Situationen, in denen es um Leben und Tod geht, hat offenbar nicht das Festhalten an Regeln und Normen Vorrang, sondern ein empathisches Eingehen auf das, was in der jeweiligen Situation für die betroffene Person notwendig und heilsam ist."[414] Es mag mit solchen Befunden zusammenhängen, dass sich die von Krankheit Betroffenen und ihre Angehörigen zwar dankbar z. B. an die Unterstützung durch den (ambulanten) Hospizdienst oder die Klinikseelsorge erinnern, sich aber in und von der Gemeinde allzu oft als an den Rand gedrängte, wenn nicht sogar ausgegrenzte Personen empfinden, mit fatalen Folgen auch für die Kirchenmitgliedschaft. Dies wurde zum Teil bereits vor einiger Zeit in manchen Kirchenleitungen[415] wahrgenommen: „Eine angemessene Reimplantation der Schwerpunktaufgabe Seelsorge in die Gemeindearbeit ist im Rahmen

---

nbn:de:hbz:6-75419607003, http://miami.uni-muenster.de/servlets/DerivateServlet/Derivate-5987/2010_2_s53-58_schmidt-rost.pdf, Zugriff vom 09.02.2012, 53-58, 57.

411 Vgl. Evangelische Frauen in Deutschland e. V., Männerarbeit der Evangelischen Kirche Deutschland (Hrsg.), Geschlechtergerechte Zukunft der häuslichen Pflege, Positionspapier von EFiD und Männerarbeit der EKD im Evangelischen Zentrum Frauen und Männer, Hannover, Mai 2011, http://www.evangelische-frauen-deutschland.de/gesellschaftspolitik/frauen-gestalten-alter/446, Zugriff vom 15.08.2012 und Veröffentlichungen im Rahmen des ebenfalls vom Bundesministerium für Familie, Senioren, Frauen und Jugend unterstützten Schwerpunktprojekts „Frauen gestalten Alter", vgl. Frauen gestalten ALTER, EFiD-Schwerpunktprojekt 2008-2011, http://www.evangelischefrauen-deutschland.de/gesellschaftspolitik/frauen-gestalten-alter, Zugriff vom 13.09.2012.

412 Vgl. Matthias Hoof/Tatjana Schnell, Sinn-volles Engagement. Zur Sinnfindung im Kontext der Freiwilligenarbeit, in: Wege zum Menschen, 61, Göttingen, Vandenhoeck & Ruprecht, 2009, 405-422, 415.

413 Vgl. a. a. O., 419.

414 A. a. O., 420.

415 Z. B. in der Evangelischen Landeskirche in Württemberg.

von Erprobungen voranzutreiben. [...] Die auftretenden Nebenwirkungen [...] sind notwendig und erwünscht."[416]

Menschen wissen es zu schätzen, wenn sie eine Gemeindepfarrerin haben, mit Expertise im Umfeld des Themas Krankheit – wenn sie selbst betroffen sind. Solange Menschen dagegen weder persönlich noch in ihrem näheren Umfeld von der Thematik betroffen sind, zeigen sich, als eine der Nebenwirkungen, auch Abwehr und Aggression, so die Erfahrung der Verfasserin.

Traugott Roser fordert für die zukünftige Ausbildung haupt- und ehrenamtlicher kirchlicher Mitarbeiter zu Recht:

> „Im Theologiestudium darf Seelsorge nicht als eine Subdisziplin der Praktischen Theologie klein gehalten werden, sondern fungiert als Integral der Disziplinen, insbesondere der Dogmatik, Ethik und der biblischen Theologie. In der Seelsorge geht es um den Wahrheitsanspruch der Theologie. [...] So wie wir von jedem Arzt erwarten können, dass er mit Krankheiten und auch mit Sterben umgehen kann – also über palliativmedizinische Grundkenntnisse verfügt, so müssen wir auch von jeder Pfarrerin, jedem Diakon und jeder Religionspädagogin erwarten können, dass sie mit kranken und sterbenden Menschen in der Gemeinde kompetent umgehen kann – oder zumindest andere (Ehrenamtliche) kompetent anleiten oder koordinieren kann und weiß, dass sie oder er nicht der einzige Begleiter ist, sondern dass sie sich vernetzen muss – auch über die Parochie hinaus. Noch einmal: Gemeinde ereignet sich im Vollzug."[417]

Der Begriff „Seelsorge" suggeriert im Kontext des Krankenhauses zunächst eine individuelle Begleitung und persönliche Beziehung zu Kranken und Sterbenden. Der britische Klinikseelsorger Michael Wright stellt entsprechend in seiner Befragung von Krankenhausseelsorgern fest, dass Patientinnen und Patienten vermehrt nichtreligiöse Bedürfnisse an die Seelsorge herantragen.

> "„The data suggest, that patients have a wide range of non-religious requirements; these include wanting someone to listen to them and someone to ‚be there' for them. Patients frequently wish to address non-religious issues – concern for relatives, suffering, and death and dying"."[418]

Der Befund wird bestätigt von Anke Lublewski-Zienau und ihren Mitarbeitern. Demnach wünschen sich über 80 % der 362 befragten kardiologischen Rehabilitationspatienten, dass Seelsorgende ihnen zuhören, 71 % wünschen sich Trost und Hilfe bei Problemen.[419] Es ist interessant, dass ein positiver Kontakt zur

---

416 WALTHER STROHAL, Es ist Zeit für einen Neubeginn ... Kritische Fragen an die Krankenhausseelsorge, in: Wege zum Menschen, 53, Göttingen, Vandenhoeck & Ruprecht, 2001, 410-414, 414.

417 ROSER, Anforderungen zur Feldkompetenz, 16.

418 MICHAEL WRIGHT, Chaplaincy in Hospice and Hospital: Findings from a Survey in England and Wales, in: [Journal of] Palliative Medicine, 15 [(3), Mary Ann Liebert, Inc., publishers, New Rochelle, New York, 2001], 229-242, 240, zitiert nach WINTER-PFÄNDLER/MORGENTHALER, Rolle und Aufgaben der Klinikseelsorge, 593.

419 Vgl. LUBLEWSKI-ZIENAU/KITTEL/KAROFF, Religiosität, Klinikseelsorge und Krankheitsbewältigung, 285: „Für fast 80% [sic!] ist wichtig, dass ihre existentiellen Fragen von der Seelsorge gehört werden. Das Zuhören wurde durchgängig als wichtigstes Element der Seelsorge bewertet." Auf diese vielzitierte Untersuchung verweisen z. B. auch WINTER-PFÄNDLER/MORGENTHALER, Rolle und Aufgaben der Klinikseel-

Seelsorgeperson im Einzelgespräch mit therapeutisch-zwischenmenschlichem Schwerpunkt eine positive Veränderung der Sichtweise auf die religiös-rituellen Angebote der Kirche mit sich bringt und damit auch eine Chance gegeben ist, Menschen wieder einen Raum in der institutionalisierten Religion zu eröffnen.[420]

Die grundsätzliche Leistung der Seelsorge in der Klinik liegt in der Hilfestellung beim Deuten und Verstehen einer Erkrankung im Lebenskontext sowohl durch Gesprächsangebote als auch durch Gottesdienste und (andere) rituelle Handlungen.[421]

> „[Seelsorge] bringt mit Kernsätzen und Sinnbildern der christlichen Tradition eine wichtige Dimension in den Gesundungsprozess ein, um Sinnfindung, Angstbewältigung und Selbstwertstabilisierung zu fördern und zu unterstützen."[422] Sie „gibt der Frage nach dem Umgang mit dem Leiden und Belastungen und nach dem Sinn menschlichen Daseins Raum und stellt sie in einen religiösen Horizont."[423]

Für die Begleitung eines religiösen Menschen, etwa nach der Diagnose einer Tumorerkrankung, könnte das z. B. heißen: geschützte Räume zu bieten, wo auch Unfertiges und scheinbar Unfrommes ausgedrückt werden kann und die Klage, die Verzweiflung oder der Hader mit Gott gehört wird.[424] Diese „Ruhe und Zeit und die Bereitschaft, dem Unklaren, Unfertigen, Intimen einen Raum für Betrachtung und Entfaltung zu geben",[425] deren Mangel Jürgen Kriz für den Bereich spiritueller Fragen im Rahmen der Psychotherapie beklagt, ist auch eine Anfrage an die Möglichkeiten der Seelsorge unter den gegenwärtigen Rahmenbedingungen. Im Idealfall gilt: „Seelsorge hält die Frage nach der pathischen Dimension des Lebens wach."[426] Den Seelsorgenden steht dafür über das Instrumentarium der säkularen Psychotherapie hinaus ein Repertoire an rituell-sakramentalen Ressourcen zur Verfügung, wobei das religiös-spirituelle Handeln für die Einschätzung der „Wichtigkeit des seelsorglichen Gesprächs" aus Sicht der Patienten von entscheidender Bedeutung zu sein scheint:[427] Lublewski-Zienau et al. kommen zu dem Ergebnis, dass Patienten die Gesprächsmöglichkeit über existenzielle Themen dem religiös-spirituellen Bereich zuordnen, das Seelsorgegespräch somit eine eigene Qualität hat und nicht ohne weiteres durch ein psychotherapeutisches Gespräch ersetzt werden

---

sorge, 593. Lublewski-Zienau et. al. dokumentieren dabei höhere Werte als die von Winter-Pfändler/Morgenthaler zusammenfassend angegebenen 71 %, vgl. die Übersicht bei LUBLEWSKI-ZIENAU/KITTEL/KAROFF, Religiosität, Klinikseelsorge und Krankheitsbewältigung, 289.

420 Vgl. a. a. O., 292.
421 Vgl. a. a. O., 293.
422 A. a. O., 295.
423 KARLE, Perspektiven der Krankenhausseelsorge, 542.
424 Vgl. FRICK, Glauben ist keine Wunderdroge, 45. Vgl. dazu auch den Abschnitt „Religiöse Rückbindung und Sprachfindung".
425 KRIZ, Spiritualität in der Psychotherapie, 9.
426 KLESSMANN, Die Rolle der Seelsorge, 11.
427 Vgl. WINTER-PFÄNDLER/MORGENTHALER, Wie zufrieden sind Patientinnen und Patienten, 572.579.

kann.[428] Seelsorgende führen zunehmend, vielleicht im besten Sinn „einmalige" Gespräche.[429]

Ist es sinnvoll, die Arbeit der Seelsorge zum konstitutiven Element von Zertifizierungsprozessen zu machen? Es ist Teil des Auftrags im Krankenhaus, Unklarheiten auszuhalten und den eigenen Platz und die Rolle in der Organisation Krankenhaus immer neu finden zu müssen – auch dies spiegelt sich häufig im Gespräch mit den Patienten wieder. Die Verortung der Seelsorge als kirchlicher Dienst im Krankenhaus, der in das System Krankenhaus hineingeht ohne darin aufzugehen, ist auch Ausdruck der theologischen Position der Inkarnationstheologie.[430] Dementsprechend hat Klessmann für die Arbeit der Seelsorge im Krankenhaus die Metapher des Zwischenraums entfaltet.[431] Sie akzeptiert die Dominanz des naturwissenschaftlich-medizinischen Handlungsmodells, nutzt aber die Chance, ihre systemfremden Wahrnehmungen kritisch-konstruktiv und in einem inkarnatorischen Verständnis von Seelsorge in die Routine der Organisation einzubringen.[432]

> „Das Proprium der Seelsorge besteht darin, dass sie ihr Hören und Reden, ihr Dasein und Begleiten im Horizont des christlichen Glaubens begreift, von dieser Perspektive her eine andere Wirklichkeit konstruiert und dementsprechend auch andere Beobachtungen macht. [...] Seelsorge hat zweifellos ein Proprium, und doch ist sie im konkreten Vollzug immer wieder mit Sozialarbeit oder Psychotherapie verwechselbar. Sie muss sich nicht krampfhaft aus Gründen der Selbstlegitimierung bemühen, dieses Proprium dauernd sichtbar zu machen; sie wird es dann einbringen, wenn es von der Situation des Patienten her als sinnvoll und weiterführend erscheint."[433]

Die Besonderheit der Seelsorge liegt darin, dass hier die religiöse Dimension, der Aspekt des Trostes, konstitutiv ist.[434] Darin liegt aus Sicht der Verfasserin auch eine Aufgabe der Seelsorgenden im Umgang mit den anderen Mitarbeitenden im Krankenhaus.

---

428 Vgl. LUBLEWSKI-ZIENAU/KITTEL/KAROFF, Religiosität, Klinikseelsorge und Krankheitsbewältigung, 294.295. Vgl. dazu auch den Abschnitt „Bilanz: Gemeinsamkeiten zwischen Psychoonkologie und Seelsorge?".

429 Vgl. RINN-MAURER, Seelsorge an Herzpatienten, 115.

430 Vgl. KÜHNLE-HAHN, Auftrag und Identität, 560.

431 Vgl. zur Methaper des Zwischenraums auch das Kapitel „Klinikseelsorge aus kirchlicher und theologischer Sicht – Seelsorge als kirchlicher Dienst im Krankenhaus".

432 Vgl. KLESSMANN, Die Rolle der Seelsorge, 5-6.

433 A. a. O., 6.

434 Vgl. LUBLEWSKI-ZIENAU/KITTEL/KAROFF, Religiosität, Klinikseelsorge und Krankheitsbewältigung, 294 mit Verweis auf MICHAEL KLESSMANN, Qualitätsmerkmale in der Seelsorge oder: Was wirkt in der Seelsorge? in: Wege zum Menschen, 54, Göttingen, Vandenhoeck & Ruprecht, 2002, 144-154.

3.1 Rollengebundenes Verhalten und die Spielräume der Seelsorge

Im Klinikalltag gilt: Die typischen Rechte und Pflichten der Berufsrollen können durch die Rolleninhaber nur in Grenzen variiert werden. Damit ist sowohl für den Rolleninhaber als auch für den Adressaten der Tätigkeit Verhaltenssicherheit gegeben, die einerseits einengt, andererseits aber auch Sicherheit und Entlastung bietet.[435] „Man kann die Rolle eigentlich nicht verlassen oder „man fällt aus der Rolle".“[436]: Häufig befürchtet das Pflegepersonal Nachteile im Arbeitsalltag, wenn es mit seiner Sicht auf den Patienten im Widerspruch zur ärztlichen Einschätzung steht. Andererseits erwerben Pflegekräfte gerade im Bereich von Palliative Care inzwischen zunehmend umfangreiche berufliche Zusatzqualifikationen, beginnen, die eigene Berufsrolle neu zu definieren und treten dem ärztlichen Personal dementsprechend zunehmend selbstbewusst gegenüber, was nicht selten zu Konflikten zwischen den Berufsgruppen führt.

Das medizinisch-pflegerische Personal insgesamt eignet sich im Lauf der beruflichen Sozialisation eine „affektive Neutralität" an, um die geforderte Arbeit angemessen tun zu können. Dies bedeutet gleichzeitig einen Prozess der Entemotionalisierung, um sich vor übermäßiger Identifikation mit den Patienten und ihren Erkrankungen zu schützen. Ein wesentlicher Konfliktpunkt zwischen dem medizinisch-pflegerischen Personal und den Patienten besteht darin, dass die emotionale Distanz des Personals regelmäßig auf eine besondere gefühlsmäßige Bedürftigkeit der Patienten stößt, unter der beide Seiten leiden.

Die tägliche Visite, der Besuch am Krankenbett des medizinischen Fachpersonals stellt durch Wiederholung, besondere Kleidung und Fachsprache „ein symbolisch-rituelles Ereignis von quasi numinoser Autorität dar.“[437] Besuchende von außen, auch professionell Besuchende wie Hospizbegleitende und Seelsorgerinnen, stehen für „Leben", gemeinsame Geschichte und Beziehungen und Zukunft und „verstören" so die Funktionalität des Krankenhausalltags,[438] Seel-

---

435 Vgl. KLESSMANN, Die Rolle der Seelsorge, 2.
436 KÜHNLE-HAHN, Auftrag und Identität, 558.
437 BRIGITTE ENZNER-PROBST, 2. Brigitte Enzner-Probst (Theologie), Kranksein als Schwellenzeit, in: NORBERT SCHMACKE/BRIGITTE ENZNER-PROBST, Rituale, in: Praktische Theologie, Zeitschrift für Praxis in Kirche, Gesellschaft und Kultur, 46 (1), Gütersloh, Gütersloher Verlagshaus, 2011, 26-29, hier 27-29, 28.
438 Vgl. ebd. Sie verweist zum Begriff der „Verstörung" auf NAUER, Seelsorge. Sorge um die Seele, Stuttgart, [Kohlhammer], 2007, 175: „In der Seelsorge gilt es, „… wohltuend zu unterbrechen und paradox zu (ver)stören, um Menschen eine eigenständige Positionierung zu ermöglichen."" In der zweiten Auflage lautet das Zitat bei Nauer vollständig: „Es gilt, *direktiv* zum Querdenken herauszufordern, mit ungewohnten Plausibilitäten und Ideen zu *konfrontieren*, phantasievoll zu *argumentieren*, spielerisch zu *hinterfragen*, gezielt zu *irritieren*, humorvoll und witzig zu *provozieren*, wohltuend zu *unterbrechen* und paradox zu *(ver)stören*, um Menschen eine eigenständige Positionierung, eine Horizonterweiterung, einen Ideenwechsel oder

sorger bringen das Regelwerk routinisierter Abläufe immer neu durcheinander.[439]

Spielräume, die Seelsorgepersonen (auch in ihrer Rolle als Ethikberatende) oft als reizvoll erleben,[440] sind für die sonst stark in Hierarchien eingebundenen Klinikmitarbeiter aus anderen Berufen eher irritierend und gewöhnungsbedürftig. Soziale Systeme sind nicht direkt veränderbar. Chance der Seelsorgenden ist es, im Gespräch mit Patienten, Angehörigen und Mitarbeitenden neue Sichtweisen und Fragen in die eingefahrene Routine einzuspielen. Kleine Anstöße können durchaus zu sprunghaften und großen Wirkungen führen, auch wenn nie vollständig planbar ist, welche Folgen die Impulse haben, da Systeme kontingent reagieren.[441]

3.2 Die Bedeutung der Konfession

Während in der Deutschschweiz ein konfessionell orientiertes Seelsorgekonzept die Regel ist, favorisieren wir eine Erstzuständigkeit auf den Stationen durch einen Seelsorger, unabhängig von der Konfession der Patienten. Auch bei uns scheint es römisch-katholischen Patienten signifikant wichtiger zu sein, von einem Seelsorger der eigenen Konfession besucht zu werden.[442] Insbesondere Älteren und religiöseren Patienten ist die Konfession des Seelsorgers zusätzlich wichtig. Bei den Interventionen stehen die psychosozialen Angebote zur Klärung, emotionalen Unterstützung und Bewältigung an vorderster Stelle, gefolgt von den religiös-spirituellen Themen und den religiös-spirituellen Handlungen.[443] Jüngeren und konfessionslosen Patienten ist die konfessionelle Zugehörigkeit des Seelsorgenden nicht so wichtig.[444]

In der Frage, wie zufrieden Patienten mit dem Angebot der Seelsorge sind, fehlen spezifische Instrumente. Winter-Pfändler und Morgenthaler kommen in

---

kreative Umdeutungen zu ermöglichen." NAUER, Seelsorge. Sorge um die Seele, zweite, aktualisierte Auflage, 175.

439 Vgl. KÜHNLE-HAHN, Auftrag und Identität, 559.

440 Vgl. zur Notwendigkeit der Reflexion des Verhältnisses der Aufgaben und der Rolle, die Krankenhauspfarrer/innen in der Leitung ethischer Fallbesprechungen gegenüber der individuellen Seelsorge-Patienten-Beziehung haben: ANDREA DÖRRIES, Ethikberatung im Krankenhaus. Aufgaben, Modelle und Implementierung, in: Wege zum Menschen, 59, Göttingen, Vandenhoeck & Ruprecht, 2007, 511-519.

441 Vgl. KLESSMANN, Die Rolle der Seelsorge, 2.

442 Sie befinden sich damit in Übereinstimmung mit ihrer Kirchenleitung, vgl. SEKRETARIAT DER DEUTSCHEN BISCHOFSKONFERENZ (Hrsg.), Die deutschen Bischöfe: Die Sorge der Kirche um die Kranken. Seelsorge im Krankenhaus. Pastorale Handreichung. Zu einigen aktuellen Fragen des Sakramentes der Krankensalbung, 1998, 31.

443 Vgl. WINTER-PFÄNDLER/MORGENTHALER, Wie zufrieden sind Patientinnen und Patienten, 577-578.

444 Vgl. a. a. O., 582.

ihrer Untersuchung zu dem Ergebnis, dass die Qualität der Beziehungsgestaltung und psychosoziale sowie religiös-spirituelle Interventionen für die Zufriedenheit mit der Seelsorge, das Vertrauen in die Seelsorgenden sowie die Einschätzung der Wichtigkeit des Seelsorgegespräches von besonderer Bedeutung zu sein scheinen.[445] Generell scheint es am förderlichsten zu sein, Seelsorgekonzepte umzusetzen, die sowohl die Dimensionen der religiös-spirituellen Begleitung wie die der psychosozialen und emotionalen Unterstützung umsetzen.[446] Ein konfessionell ausgerichtetes Arbeitsmodell der Seelsorge behindert eher die reibungslose Zusammenarbeit zwischen Pflege und Seelsorge. Es scheint deshalb angebracht zu sein, ein nicht an konfessionelle Zugehörigkeit gebundenes seelsorgliches Bezugssystem einzurichten, aber bei konkreter Nachfrage einen Seelsorger gleicher Konfession zu vermitteln.[447]

Es stellt sich die Frage, ob diese Situation seitens der Kirchenleitungen in den derzeitigen Umbruchsituationen deutlich genug gesehen wird. Die katholische Kirche steht zunächst vor den Herausforderungen in der Zusammenarbeit der verschiedenen Berufsgruppen innerhalb der eigenen Kirche:

> „Manche Patienten, aber auch Mitarbeiter des Krankenhauses haben nach wie vor die Vorstellung bzw. Erwartung: Krankenhausseelsorge ist Aufgabe eines Priesters. Sie bedauern auch den immer stärkeren Rückgang von Mitarbeitern im Krankenhaus und in der Krankenhausseelsorge aus den verschiedenen Ordensgemeinschaften. Laien als pastorale Mitarbeiter werden zuweilen nur als „Helfer" oder als „Notlösung" eingeschätzt, in allerdings seltenen Fällen sogar abgelehnt. Umgekehrt gibt es Fälle, wo Priester an den Rand gedrängt werden. Zumal wenn dies innerhalb eines pastoralen Teams im Krankenhaus geschieht, leidet die nötige Kooperation sehr."[448]

In der Frage der Regelung der ökumenischen Zusammenarbeit halten die deutschen katholischen Bischöfe fest: „Es muss dafür Sorge getragen werden, dass die Patienten einen Seelsorger ihrer eigenen Konfession sprechen können. Deshalb ist die einfache Aufteilung der Stationen unter den Seelsorgern der christlichen Kirchen kein Ausdruck ökumenischer Zusammenarbeit."[449]

Die Leitlinien der EKD für die evangelische Krankenhausseelsorge[450] verzichten vollständig auf Ausführungen zur ökumenischen Zusammenarbeit. Derzeit verständigen sich einerseits die Konvente der Klinikseelsorgenden in den

---

445 Vgl. a. a. O., 570.
446 Vgl. WINTER-PFÄNDLER/MORGENTHALER, Rolle und Aufgaben der Krankenhausseelsorge, 594.
447 Vgl. WINTER-PFÄNDLER/MORGENTHALER, Wie zufrieden sind Patientinnen und Patienten, 582. 82 % von 231 Stationsleitungen in der deutschsprachigen Schweiz, die in einer von Winter-Pfändler und Morgenthaler parallel durchgeführten Untersuchung nach Rolle und Aufgaben der Krankenhausseelsorge befragt wurden, gaben an, dass sie Wert auf eine fixe Ansprechperson für ihre Station legen. Vgl. ebd. und WINTER-PFÄNDLER/MORGENTHALER, Rolle und Aufgaben der Krankenhausseelsorge.
448 SEKRETARIAT DER DEUTSCHEN BISCHOFSKONFERENZ (Hrsg.), Die deutschen Bischöfe: Die Sorge der Kirche um die Kranken, 23.
449 A. a. O., 31.
450 EVANGELISCHE KIRCHE IN DEUTSCHLAND (Hrsg.), Die Kraft zum Menschsein stärken.

Landeskirchen und Diözesen auf (ökumenische) Standards, andererseits formulieren auch die Teams an den Kliniken vor Ort individuell, wie sie ihre Arbeit für sich definieren wollen.[451] Traugott Roser fordert ökumenische Zusammenarbeit zumindest im Umfeld von Palliative Care und verweist auf eine Umfrage von 2009 auf Initiative der Deutschen (katholischen) Bischofskonferenz in sämtlichen Palliativ- und Hospizeinrichtungen Deutschlands zur Vernetzung mit katholischer und evangelischer Seelsorge. Diese kam zu dem Ergebnis, „dass das Feld selbst Seelsorge nach Fachlichkeit und nicht nach Konfession beurteilt."[452] Die Kirchen müssten deshalb auch gemeinsam auftreten und ihre Bedingungen für die Vernetzung gemeinsam formulieren.[453]

Vermutlich wird auch in Süddeutschland die Arbeit künftig zunehmend geprägt sein durch eine über Generationen tradierte Säkularisierung der Gesellschaft, erkennbar am geringen Grad konfessioneller Bindung, die für die östlichen Bundesländer bereits charakteristisch ist.[454] Es wird zunehmend deutlicher sichtbar, dass auch von ihrer Herkunft her christlich geprägte Menschen im Laufe ihres Lebens innere Wandlungsprozesse vollziehen und feste Zugehörigkeiten zu einer Konfession ihre Selbstverständlichkeit verlieren.[455]

3.3 Seelsorge an Angehörigen anderer Religionen

Parallel zur Situation in der Gesamtgesellschaft wird Religion auch in der Klinik zunächst weitgehend als Privatsache betrachtet. Im Umgang mit dem Thema Religion ist deshalb nicht selten eine gewisse Unsicherheit zu beobachten.[456] Insbesondere bei stationären Patientenaufnahmen über die Notaufnahme wird die religiöse/konfessionelle Zugehörigkeit der Patienten in der Regel gar nicht erfasst. Die Patienten, die die Klinik zu geplanten Eingriffen aufsu-

---

451 Vgl. exemplarisch: Gemeinsame Qualitätsstandards des Konvents der Krankenhausseelsorge der Evangelischen Landeskirche in Württemberg und der Arbeitsgemeinschaft katholische Krankenhausseelsorge der Diözese Rottenburg-Stuttgart, Juli 2004, http://www.krankenhausseelsorge-wuerttemberg.de, Zugriff vom 08.07.2010. Für das gesamte ökumenische Team des Seelsorgezentrums im Klinikum der Universität München sind die vom Erzbischöflichen Ordinariat München, Fachbereich Krankenhausseelsorge, formulierten Qualitätsstandards, in Kraft gesetzt am 4. Juli 2007, leitend: http://www.klinikseelsorge-lmu.de, Zugriff vom 15.06.2010 und http://www.krankenhausseelsorge-muenchen.de, Zugriff vom 15.06.2010.
452 ROSER, Anforderungen zur Feldkompetenz, 16.
453 Vgl. ebd.
454 Vgl. RITTWEGER, Hoffnung als existenzielle Frage, 152.
455 Vgl. ANDREAS STÄHLI, Palliative Care im Kontext kulturell-religiöser Vielfalt, in: Zeitschrift für Palliativmedizin, 12 (6), Stuttgart/New York, Georg Thieme Verlag, 2011, 256-259, 256.
456 Vgl. dazu auch die Abschnitte „Spirituelle und religiöse Suche nach Sinn" und „Religiöse Rückbindung und Sprachfindung".

chen, geben ihre Religionszugehörigkeit auf dem Anmeldeformular, sofern dies überhaupt vorgesehen ist, aus eigenem Antrieb häufig gar nicht erst an. Zum einen ist ihnen der Zweck der Frage zu diesem Zeitpunkt vielfach unklar, zum anderen ist zu vermuten, dass u. a. auch (im weitesten Sinne) magische Vorstellungen in diese Zurückhaltung mit hineinspielen, etwa der Gedanke: ‚Wenn ich jetzt angebe, dass der Pfarrer informiert werden soll – schwäche ich damit nicht meinen Glauben an Genesung und Selbstheilungskräfte?'

Pflegekräfte auf den Normalstationen, die häufig auch Palliativpatienten (mit-)versorgen müssen, sollen die Religionszugehörigkeit bei Neuzugängen zwar erfassen, empfinden diese Aufgabe aber häufig als Grenzüberschreitung gegenüber der Privatsphäre der Patienten, vor der sie deshalb zurückschrecken: „Ich kann die Leute doch nicht einfach fragen, welche Religion sie haben!" Aus dieser Scheu bzw. auch aus einem vermeintlichen Wissen heraus, wenn die Religion/Konfession in der Krankenakte vermerkt ist, resultiert häufig, dass detailliertere Fragen zum Bereich Religiosität in der Pflegeanamnese nicht gestellt und nicht individuell abgeklärt werden.[457] In der Praxis stellt dann nicht selten die Nachtschwester bei der Durchsicht der Kurve am späten Abend fest, dass in der Patientenverfügung oder auf Hinweis der Angehörigen in der Krankenakte der Wunsch nach einer Krankensalbung bzw. seelsorglichem Beistand für den Sterbefall vermerkt wurde. Es kommt durchaus häufiger vor, dass die Angehörigen diesen Wunsch erst bei ihrer eigenen Verabschiedung mündlich im Stationszimmer äußern und beim Vollzug des Rituals auch gar nicht selbst anwesend sein möchten, ähnlich wie es Bruno Pockrandt unter der Überschrift „Delegation" beschreibt:

> „Fernabfrage, eine Nachricht. Wiedergabe der Nachricht: Hier spricht J. N., meine Mutter liegt auf der Chirurgischen Intensivstation. Ich möchte, dass sie die letzte Ölung empfängt. Meine Telefonnummer ist...
> Ich rufe an und frage, ob Herr N. mir einen Zeitpunkt vorschlagen möchte, damit er beim Empfang der Krankensalbung seiner Mutter anwesend sein könne. *Nein, nein, ich war jetzt da und gehe nicht mehr hin. Das ist jetzt eure Sache!"*[458]

Auch an kleineren Häusern gehören im Zuge der Globalisierung nicht nur Patienten und Angehörige, sondern auch Mitarbeitende auf allen Hierarchieebenen unterschiedlichen Kulturen und Religionen an. In den Arbeitsteams wird kulturelle und religiöse/spirituelle Vielfalt zunehmend spürbar.[459] Muslimas, die Kopftuch tragen, finden sich zunehmend auch unter den jungen Ärztinnen. Die Aufgabe, gerade in der Krisensituation kontaktfähig zu sein, interkulturelle Kompetenz zu entwickeln und die Sensibilität für die Bedürfnisse von Men-

---

457 Vgl. auch ANKE KAYSER, Die transkulturelle Pflegeanamnese in der Palliative Care, in: Beilage in der Zeitschrift für Palliativmedizin, 12 (6), Ausgabe 13, Stuttgart/New York, Georg Thieme Verlag, 2011, [1-4, Seitenzahlen ergänzt durch die Verfasserin dieser Arbeit], 2.

458 POCKRANDT, Zwischen Befunden und Befinden, 55.

459 Vgl. auch TRAUGOTT ROSER, Perspektiven. Editorial, in: Zeitschrift für Palliativmedizin, 13 (1), Stuttgart/New York, Georg Thieme Verlag, 2012, 24.

schen aus anderen Religionen und Weltanschauungen zu stärken, stellt insgesamt neue Anforderungen an die Mitarbeitenden in den Kliniken.

Die Arbeit der Seelsorge ist von dieser Entwicklung in deutlichem Umfang mit betroffen und angefragt, beim Aufbau transkultureller Kompetenzen und kultursensibler Begleitung (federführend) mitzuwirken.[460] Auch die Seelsorgenden selbst stehen vor der Herausforderung, sich bewusst zu machen, dass Kulturen und Religionen grundsätzlich dynamisch und in der Entwicklung begriffen sind.[461] Sie stehen ebenfalls vor der Aufgabe, zu erkennen und zu reflektieren, dass auch die eigene Lebenswelt mit den damit verbundenen Werten, Normen, Regeln und Ritualen relativ und soziokulturell geprägt ist.[462] Die medizinische Anthropologin und Ethnologin Piret Paal stellt fest: „In der heutigen Situation der Gleichzeitigkeit und Gleichörtlichkeit verschiedener Kulturen besteht das größte Problem darin, wie wir uns anderen verständlich machen können und wie wir Unterschiede überwinden, um ein gegenseitiges Verständnis zu entwickeln."[463]

Die hauptamtlich Seelsorgenden der evangelischen und katholischen Kirche werden von Ärzten und Pflegekräften als „Kulturenwissende"[464] angesehen. Ihnen wird de facto die „religiöse Anamnese" übertragen. Von ihnen wird Expertise insbesondere im Blick auf Sterbebegleitung vor allem im Islam, Judentum, Hinduismus und Buddhismus erwartet. Die Seelsorgenden selbst suchen ihrerseits nach „Leitfäden" im Umgang mit diesen Religionen. Einerseits um sich selbst (umfassender) kundig zu machen, andererseits um auf den Stationen „Basiswissen" zur Verfügung stellen zu können, auf das ggf. rasch zurückgegriffen werden kann. Auch sie kostet es wie Ärzte und Pflegekräfte möglicherweise ebenso Mut, Angehörigen oder Patienten gegenüber zu sagen: ‚Es tut mir leid, ich weiß nicht darüber Bescheid, was Sie gerne machen würden.'[465] Möglicherweise gilt auch für die Arbeit der Seelsorge die Beobachtung von Piret Paal: „Aus Angst, ein Mitglied einer „anderen" ethnischen oder religiösen Gruppe zu verletzen, entsteht die Neigung, individuelle Abweichungen vom Stereotyp um jeden Preis zu ignorieren, was aber häufig mit einer Dichotomie von „wir" versus „sie" geprägt ist."[466]

Es leuchtet deshalb ein, dass Fachpersonen, um auch in religiösen Fragen angemessen reagieren zu können, neben entsprechendem Fachwissen zusätzliche Instrumente und Ressourcen (sinnvollerweise auch institutionell verankert) zur Verfügung gestellt werden sollten, z. B. in Gestalt einer transkulturellen Pflegeanamnese, wie es die Ethnologin Anke Kayser in Anlehnung an Domening et

---

460 Vgl. auch ebd.
461 Vgl. zum Aspekt der dynamischen Entwicklung: STÄHLI, Palliative Care im Kontext kulturell-religiöser Vielfalt, 256.
462 Vgl. a. a. O., 258.
463 PIRET PAAL, Ist „Kultur" in Palliative Care von Belang? Überlegungen aus anthropologischer Sicht, in: Zeitschrift für Palliativmedizin, 13 (1), Stuttgart/New York, Georg Thieme Verlag, 2012, 24-27, 25.
464 Vgl. zum Begriff „Kulturenwissen": KAYSER, Die transkulturelle Pflegeanamnese, 2.
465 Vgl. a. a. O., 4.
466 PAAL, Ist „Kultur" in Palliative Care von Belang?, 25.

al. für die Palliativversorgung vorschlägt.[467] Die Perspektive der Patientinnen und Patienten wird hier individuell, biographiezentriert und systemorientiert erfasst unter den Aspekten Lebens- und Migrationsgeschichte, Soziales Netz, Kommunikation, Pflege, Gesundheit und Krankheit, Schmerz, Religion. Unter dem Aspekt „Religion" werden darin im Rahmen der Pflegeanamnese detailliert die Stichpunkte abgefragt:

> „Religiöse Zugehörigkeit(en)?, Praktizierend?, Religiöse (Heil-)Praktiken und Rituale?, Einflüsse auf bestimmte Lebensbereiche (Ernährung, Schmerzbewältigung, Sterben und Tod, Bestattung etc.)?, Kultgegenstände? Wunsch nach spiritueller Begleitung? Kontakte zu religiösen Gemeinschaften? Wunsch nach Andachtsraum?"[468]

Eine Abklärung dieser Fragen wäre sicherlich auch für viele der im weitesten Sinn christlich geprägten Patienten hilfreich.

3.4   Bedarf an islamischer Seelsorge

Aus dem vorangegangenen Abschnitt wird verständlich, dass der Umgang mit Menschen „aus anderen Kulturkreisen" im Klinikalltag immer wieder als Herausforderung erlebt wird.[469] Deutlich spürbar wird dies an Stereotypen wie „Türkische Patienten haben immer viel Besuch und sind sehr wehleidig!"[470]. An islamischer Seelsorge bestünde vielerorts Bedarf für solche Muslime, die in der komplexen Situation zwischen Veränderung und Bewahrung der eigenen Identität stehen und doppelte, ausdifferenzierte und komplexe Identitäten entwickeln. Weder haben sie sich komplett säkularisiert, noch kann für sie das herkömmliche muslimische Seelsorgemodell der Ermahnung weiterhin alle Fragen abdecken. Christliche Seelsorgende können hier zwar innerhalb der Grenzen interkultureller Kommunikation helfen,[471] eine islamische Seelsorgetheorie

---

467 Vgl. KAYSER, Die transkulturelle Pflegeanamnese, 1, mit Verweis auf D. Domenig/Y. STAUFFER/J. GEORG, Transkulturelle Pflegeanamnese, in: D. DOMENIG (Hrsg.), Transkulturelle Kompetenz. Lehrbuch für Pflege- Gesundheits- und Sozialberufe, Bern, Verlag Hans Huber, 2007, 301-310.

468 KAYSER, Die transkulturelle Pflegeanamnese, 1.

469 Vgl. zum Thema Interkulturalität: STEFAN MARTIN HEINEMANN, Interkulturalität. Überlegungen zu einer aktuellen Herausforderung kirchlichen und diakonischen Handelns, Inauguraldissertation zur Erlangung der Würde eines Doktors der Theologie der Rheinischen Friedrich-Wilhelms-Universität Bonn, ohne Verlagsangabe, 2011.

470 Literaturangabe bei KAYSER, Die transkulturelle Pflegeanamnese, 4, Fußnote Nr. 10: [ANDREA KUCKERT,] „Türkische Patienten haben immer viel Besuch und sind sehr wehleidig!" Die Vermittlung von Kulturkenntnis als Lösungsstrategie zur Überbrückung der Probleme zwischen Pflegenden und ausländischen Patienten. Eine kritische Analyse, in: Curare, [Zeitschrift für Ethnomedizin und Transkulturelle Psychiatrie], 24 (1+2), Teil 2: Transkulturelle Psychiatrie, Ausblicke, [Berlin, Verlag für Wissenschaft und Bildung, 2001], 97-109.

sowie Qualifizierungen für Imame, die entsprechend der Situation in den Ursprungsländern keine Seelsorgeausbildung haben[472] und Ehrenamtliche befinden sich derzeit aber noch in den Anfängen.[473] Die kulturellen Prägungen unterscheiden sich: „Was im Orient von klein auf als „Höflichkeit" gelernt wird, ist im Okzident eventuell als „aufdringlich" gebrandmarkt. So entstehen „Mikrotraumen", wenn gelernte Normen aufeinanderprallen, die für tiefere Werte stehen."[474] Im Klinikalltag entstehen Konflikte im Pflegealltag und in der Kommunikation zwischen Personal und Patienten z. B. dadurch, dass im Islam die korrekte religiöse Praxis im Vordergrund steht. „Alles richtig zu machen" bedeutet, mit Gott und der Gemeinschaft in Frieden verbunden zu sein und ist deshalb keine bloße Äußerlichkeit.[475] Eva Maria Waltner stellt (generalisierend) fest: „Wir bestehen auf dem Arztgeheimnis, Muslime finden es eher normal, die nahen Angehörigen zu informieren und den Patienten zu verschonen."[476]

Von entscheidender Bedeutung ist hier in einem ersten Schritt die Abklärung der Sprachkompetenzen der Patienten. Es ist problematisch, wenn Familienangehörige Pflegeanamnesegespräche oder ärztliche Aufklärungsgespräche übersetzen (müssen). Die Problematik besteht nicht allein darin, dass es um die Vermittlung komplexer Inhalte geht. Es tritt hinzu, dass Schamgefühle, emotionale Betroffenheit und soziokulturelle Normen bzw. Tabus dazu führen können, dass nicht alles übersetzt wird. Bei der Übersetzung durch nichtmedizinische Mitarbeitende treten unter anderem Fragen der Schweigepflicht und der Übersetzungsqualität hinzu.[477] In der Praxis kann das bedeuten, dass eine Patientin mit geringen Deutschkenntnissen nicht zur Chemotherapie erscheint, weil die Familie ihr (der Kultur des Ursprungslandes entsprechend) die Schwere der Er-

---

471 Vgl. Eberhard Hauschildt/Bülent Ucar, Islamische Seelsorge in Deutschland im Aufbruch, in: Pastoraltheologie, Monatsschrift für Wissenschaft und Praxis in Kirche und Gesellschaft, 99, Göttingen, Vandenhoeck & Ruprecht, 2010, 256-263, 259-60.
472 Vgl. a. a. O., 261.
473 Vgl. a. a. O., 262-263. Vgl. zur Seelsorge im Krankheitsfall an Muslimen auch: Ulrike Elsdörfer, Die gläubigen Männer und die gläubigen Frauen sind untereinander Freunde. Islamische Seelsorge und seelsorgerliche Begegnung mit Muslimen, in: Wege zum Menschen, 59, Göttingen, Vandenhoeck & Ruprecht, 2007, 342-353, 344: „Die beschriebene, in der tradierten Religion verwurzelte Seelsorge erfordert im Gegenüber einen gläubigen Moslem. Wenn der Gesprächspartner nicht so religiös ist, erfolgt die Annäherung in seelsorgerlicher Hinsicht eher neutral- über sein Befinden oder ein ihn interessierendes Thema, sodass nicht der Eindruck einer Missionierung entsteht. Es geht darum, Trost zu spenden, nicht eine Notlage religiös zu überhöhen."
474 Vgl. Ulrike Elsdörfer, Blick über den Tellerrand. Die transkulturelle und positive Psychotherapie Nossrat Peseschkians, in: Wege zum Menschen, 61, Göttingen, Vandenhoeck & Ruprecht, 2009, 432-440, 436.
475 Vgl. Eva Maria Waltner, Religiöse und kulturelle Muster im Alltag muslimischer Migranten, Ärzteblatt Baden-Württemberg, Stuttgart, Gentner Verlag, 61 (7), 2006, 317-325, 318.
476 A. a. O., 324.
477 Vgl. Kayser, Die transkulturelle Pflegeanamnese, 3.

krankung verschweigt und die Klinik keine Dolmetscherdienste anbietet. Auch die Fähigkeit, Schmerz gerade auch im Migrationskontext zu lesen, die nonverbale (auch leibliche Kommunikation, z. B. den Schmerz-Ausdruck) zu beachten, gehört in den Bereich eines Hintergrund- und Erfahrungswissens, das in seinen Möglichkeiten und Grenzen erkannt werden muss.[478]

Während es zunächst zu den Grundsätzen der Medizinethik gehört, dass ähnlich kranke Patienten ähnlich zu behandeln sind, werden deshalb speziell in Palliative Care und Sterbebegleitung kulturelle Faktoren berücksichtigt und dieses medizinethische Prinzip dadurch relativiert, wie Piret Paal dieses Vorgehen beschreibt.[479]

Der ritualisierte Umgang mit Sterbenden und Verstorbenen kann Patienten und Angehörige entlasten, was im Migrationskontext besonders wichtig sein kann,[480] gleichzeitig lassen sich auch hier deutliche Traditionsabbrüche und Diskrepanzen beobachten, sowohl innerhalb der Familien wie auch zwischen den Erwartungen (einzelner) Familien(mitglieder) und ihren (ehrenamtlichen) muslimischen Begleitern. So kann es vorkommen, dass eine ehrenamtliche Begleiterin traditionelle Erwartungen an ein „islamisches" Verhalten der Familie hat und diese deshalb zunächst zurück nach Hause schickt, weil Kopftücher und Koran nicht mitgebracht wurden. „Rituale im Sterbeprozess und Trauerrituale von Angehörigen sind nicht statisch, verändern sich in Zeiten der Globalisierung, des raschen sozialen Wandels und insbesondere in der Migration und den damit verbundenen lebensweltlichen Veränderungen."[481] Besonders schwierige Situationen können entstehen, wenn die Angehörigen einer Familie verschiedenen Glaubensrichtungen innerhalb einer Religion oder überhaupt verschiedenen Religionen angehören, gerade dann, wenn vor dem Eintreten einer Notsituation religiöse Fragen auf der Alltagsebene keine Rolle mehr zu spielen schienen.

3.5 Fallbeispiel

Die Mutter hatte alles richtig gemacht. Sie hatte beim jüngsten ihrer Kinder, im Kindergartenalter, einen reduzierten Allgemeinzustand beobachtet. Das Kind zeigte wenig Appetit, war weinerlich, wollte nicht spielen. Die Mutter suchte umgehend ihren niedergelassenen Kinderarzt auf. Dieser stellte eine leichte Rötung in einem Ohr fest, so gering, dass ein Antibiotikum nicht indiziert zu sein schien. Die Mutter blieb trotzdem besorgt und übernachtete,

---

478 Vgl. Stähli, Palliative Care im Kontext kulturell-religiöser Vielfalt, 258.259.
479 Vgl. Paal, Ist „Kultur" in Palliative Care von Belang?, 24.
480 Vgl. Kayser, Die transkulturelle Pflegeanamnese, 3.
481 Vgl. a. a. O., 4.

um eine eventuelle Zustandsverschlechterung besser beobachten zu können, mit dem Kind im gleichen Zimmer.

Am nächsten Morgen war das Kind nicht erweckbar, die Atmung unregelmäßig. Die Mutter alarmierte den Notarzt. Bei der Einlieferung ins Krankenhaus war das Kind aus medizinischer Sicht bereits „praktisch hirntot". Über Nacht hatte sich die Entzündung im Ohr rasch ausgedehnt, was eine Hirnschwellung zur Folge hatte. Die Chirurgen sägten die Schädeldecke auf, um der mit der Hirnschwellung verbundenen Raumforderung nachzugeben, die sonst zum Hirntod führt. Im günstigsten Fall kann so, rechtzeitig eingeleitet, nach dem Abschwellen des Gehirns die Schädeldecke wieder aufgesetzt werden, ohne dass dies bei Kindern zu Folgeschäden führen muss. Die Entzündung im Ohr war zu diesem Zeitpunkt bereits wieder abgeklungen.

In dieser Situation werde ich von der Kinderklinik in der Rufbereitschaft zur Begleitung der Mutter eingeschaltet. Es ist Samstagvormittag, *Tag 1*.

Im ersten Gespräch zur Situation, das auf einer Parkbank beim Kinderspielplatz der Klinik stattfindet, wo sich die Mutter bei meinem Eintreffen aufhält, steht diese unter Schock, ist aber zuversichtlich, dass ihr Kind gerettet werden kann: „Ich habe ja gleich den Krankenwagen geholt, es ist im OP. Die Ärzte kämpfen." Die „spirituelle Anamnese" ergibt: Die Mutter ist im ehemaligen Jugoslawien aufgewachsen und katholisch, kann aber mit den Begriffen „Krankensalbung", „Letzte Ölung", „Sakramente", möglicherweise auch aus sprachlichen Gründen nichts verbinden. Sie ordnet sich an ihrem Wohnort keiner Kirchengemeinde zu, will auch keinen katholischen Priester oder Seelsorger zugezogen wissen, nimmt aber gerne mein Gesprächsangebot an.

Von den Kinderärzten erfahre ich in einer Gesprächspause, dass der Eingriff aus Sicht der Chirurgen zu spät kommt und das Kind nicht mehr zu retten ist: „Wir haben verloren."

Inzwischen trifft der Vater des Kindes ein. Es stellt sich heraus, dass das Paar in Scheidung und der Vater schon seit einigen Monaten in einer eigenen Wohnung lebt. Er begrüßt seine Frau freundlich, aber nur kurz. Auch er nimmt mein Gesprächsangebot gerne an, will aber nur ohne seine Frau mit mir sprechen und stellt sich als Moslem vor, ebenfalls aus dem ehemaligen Jugoslawien. Er gibt an, hier keiner Moscheegemeinde anzugehören. „Religion spielt keine Rolle." Auch er ist zuversichtlich. „N. wird operiert, die moderne Medizin kann sehr viel. Wir müssen Geduld und Hoffnung haben." Die Eltern leben seit vielen Jahren in Deutschland.

Mit der Mutter verabrede ich, das Gespräch mit ihr vor dem Klinikgottesdienst am Sonntag weiterzuführen und lade sie auch dazu ein, der Vater wünscht sich ein anschließendes Gespräch mit mir um die Mittagszeit.

Auch an *Tag 2* hoffen beide Eltern weiterhin, dass ihr Kind wieder aufwacht. Das Kind liegt auf einem Intensivplatz der Kinderklinik. Die Pädiater haben inzwischen damit begonnen, die Eltern auf den Gedanken vorzubereiten, dass das Kind medizinisch nicht gerettet werden kann: infauste Prognose. Der Mutter gegenüber wird das Thema einer möglichen Organspende angesprochen. Für die Mutter erscheint das in diesem Moment eine vorstellbare Überlegung zu sein: „Wenn mein Kind vielleicht doch nicht wieder gesund wird, dann lebt etwas von ihm weiter. Aber wir haben ja Hoffnung. N. kämpft. Ich weiß, N. will leben. N. kommt zu mir zurück.“

Die Klinik informiert einen ärztlichen Koordinator der *Deutschen Stiftung Organtransplantation (DSO)* einer Universitätsklinik, es wird ein Gesprächstermin mit beiden Eltern und dem betreuenden Team verabredet, um näher abzuklären, ob beide Eltern mit einer Organspende einverstanden sein könnten. Die Hirntoddiagnostik läuft. Ein Arzt äußert im Vorbeigehen mir gegenüber: „Organspende ist das Einzige, was in dieser Situation noch einen Sinn macht. Aber Sie werden sehen: Der Vater ist Moslem, da haben wir keine Chance.“

Beide Eltern verbringen, getrennt voneinander, viel Zeit am Bett ihres Kindes, ich nehme den ganzen Tag über immer wieder Kontakt zu beiden Eltern und den Mitarbeitenden im Team auf.

Tag 3 ist für mich Gemeindearbeitstag. Der Kollege in der Klinikseelsorge übernimmt für diesen Tag die seelsorgliche Begleitung, wie ich es den Eltern vorgeschlagen habe, und führt ein Gespräch mit dem Vater, ich halte telefonisch Kontakt zur Station.

An *Tag 4* findet das geplante Gespräch mit dem ärztlichen Koordinator, dem betreuenden medizinischen Team und mir als Seelsorgerin und Ethikberaterin statt. Gesprächsziel der Behandler ist eine gemeinsame Entscheidung der Eltern für oder gegen eine Organentnahme. Die Eltern sind jetzt erstmals zusammen im gleichen Raum (dem Stillzimmer) auf der Kinderstation anwesend und werden vom behandelnden Oberarzt und dem Transplantationsmediziner gemeinsam (noch einmal) aufgeklärt über den medizinischen Zustand des Kindes und das Procedere bei einer möglichen Organentnahme. Außerdem anwesend sind die beiden betreuenden Intensivkrankenschwestern. Beide Eltern nehmen ihr Kind weiterhin als „lebend“ wahr und haben große Hoffnung, „dass alles wieder gut wird.“ Die Mutter spricht sich weiter für eine Organentnahme aus, „falls man mein Kind wirklich nicht mehr retten kann, aber N. ist ja noch da, N. lebt ja noch, N. will leben, das spüre ich.“ Der Koordinator bittet mich um Auskunft zum Thema Organspende im Islam. Ich habe mich kundig gemacht und informiere, dass Organtransplantation im islamisch-medizinischen Kodex von 1981 unter bestimmten Umständen möglich ist: Wenn die Transplantation die einzige Therapiemöglichkeit ist, diese mit hoher Wahrscheinlichkeit gelingen wird, der Tote oder die Erben ihr Einverständnis gegeben haben und der Tod von einem muslimischen Arzt rechtmäßig festgestellt wurde. Ethische Rechtfertigung und rechtliche Fundierung: Altruistischer Akt des Einzelnen zum Wohl anderer (Ithar), Allgemeinwohl (Maslaha) der muslimischen Gemeinschaft (Umma).[482]

---

482 Vgl. auch FUAT AKSU, Krankheit und Sterben aus der Sicht der islamischen Spiritualität, Vortrag beim Qualifizierungskurs Palliative Care für Seelsorgende, Ludwig-Maximilians-Universität München, Klinikum der Universität München, Interdiszipli-

Auf der Alltagsebene hatte das Thema Religion zwischen den beiden Eltern bislang nie eine Rolle gespielt. Keiner der beiden Eltern hatte seinen Glauben in Deutschland praktiziert. Der Glaube hatte auch im Trennungskonflikt keine Rolle gespielt. Die Frage, ob und welcher Religionsgemeinschaft das Kind einmal angehören soll, war nie erörtert worden.

Der Vater scheint den Zustand des Kindes realistischer einzuschätzen. Er hat, wie jetzt deutlich wird, ohne Rücksprache mit der Mutter bereits Kontakt mit einem muslimischen Bestattungsunternehmer aufgenommen und lehnt eine Organspende ab. „Ich bin Moslem. Ich bin aus M. Bei uns gibt es das nicht. Was die Muslime hier sagen, ist mir egal. Ich bin nicht einverstanden."

Zwischen den Eltern entbrennt ein heftiger Streit. Der Koordinator macht einerseits deutlich, dass es gegen den Willen eines Elternteils keine Organentnahme geben wird, und zeigt andererseits auf, welche Lebenschancen anderen kranken Kindern und ihren Eltern ermöglicht werden könnten, die auf eine Organtransplantation warten. Er bietet an, weiter zum Gespräch zur Verfügung zu stehen und am nächsten Tag wiederzukommen, auch wenn klar werden sollte, dass es zu keiner Organentnahme kommen wird. Beide Eltern nehmen dieses Angebot gerne an und wünschen sich weitere Bedenkzeit. Beide Eltern äußern die Hoffnung, dass ihr Kind leben wird. Die Kinderärzte versuchen immer wieder den Eltern zu signalisieren, „dass wir nicht unbegrenzt Zeit haben. Wir sollten schon heute zu einer Entscheidung kommen, wie wir verfahren wollen. Wir können ihr Kind nicht unbegrenzt in diesem Zustand stabil halten." Die Hirntoddiagnostik ist abgeschlossen.

Ein Gespräch über das Thema Organspende ist mit beiden Eltern nicht mehr möglich, da plötzlich die Frage, wo und wie das Kind beerdigt werden soll, zum alles beherrschenden Thema wird. Es kommt zur Eskalation. Der Vater besteht, zur völligen Überraschung der Mutter, auf einer Bestattung nach muslimischem Ritus in seinem Heimatdorf, keinesfalls in einem Sarg. „N. ist Moslem. Du wirst nicht dabei sein. Du weißt, was passiert, wenn meine Familie erfährt, dass Du nicht mehr mit mir lebst. Du weißt, dass das bei uns nicht sein darf." Die Mutter kämpft für eine Beerdigung im christlichen Teil des örtlichen Friedhofs. „Ich bin katholisch." Sie hält das Kreuz umklammert, das sonst auf meinem Schreibtisch steht. Ich nehme Verhandlungen mit dem örtlichen Friedhof auf: Könnte man auf einen Sarg verzichten, wenn dadurch ein Familiendrama verhindert wird? Der Kompromissvorschlag lautet: Ein Sarg muss sein, aber kein geschlossener Deckel, sondern notfalls auch lose Bretter.[483] Der Vater kann sich diese Lösung nicht vorstellen und fühlt sich unverstanden, er will sich mit einem Imam in B. be-

---

näres Zentrum für Palliativmedizin, Christophorus Akademie, 13.03.2012, Folien 1-45, Folie 43.

483 In Baden-Württemberg wurde (wie bereits zuvor in den Bundesländern Brandenburg, Mecklenburg-Vorpommern und Nordrhein-Westfalen) die Sargpflicht am 26.03.2014 durch Beschluss des Landtags abgeschafft.

raten und lehnt den Kontakt mit muslimischen Geistlichen vor Ort ab. Das medizinische Personal ist entnervt. Das Gespräch soll am nächsten Tag fortgesetzt werden.

An *Tag 5* hat der Vater die Überführung seines Kindes in das Heimatdorf bereits organisiert und verspricht seiner Frau: „Ich verspreche Dir, dass Dir nichts passieren wird. Ich werde nichts sagen." Die Mutter hat Angst, ist nicht einverstanden. Der Vater lehnt die Organspende weiter ab, will aber andererseits auch, dass die Geräte nicht abgeschaltet werden. Die Ärzte machen deutlich, dass man maximal noch bis zum Nachmittag damit warten kann: „Ihr Kind lebt nicht mehr. Wir können nichts mehr tun." Der Vater bedankt sich für die gute medizinische Versorgung: „Ich möchte mich bedanken. Alle haben alles getan, was möglich ist. In J. hätte ich jeden Arzt einzeln bezahlen müssen, damit er mein Kind überhaupt anschaut." Er wünscht sich, die Sauerstoffversorgung selbst abstellen zu dürfen (nachdem alle anderen Geräte bereits abgebaut sind), was ihm vom Oberarzt auch zugestanden wird. „Sonst erschlage ich den, der das macht." Es wird ausgehandelt, dass beide Eltern je einzeln einen Zeitraum bekommen, um in je eigener Weise das Kind zu verabschieden. Die Geschwisterkinder sollen sich verabschieden dürfen, wenn sie das wollen. Es wird besprochen, dass einer der Ärzte, die beiden Intensivpflegerinnen und ich bei der Verabschiedung durch die Mutter unterstützend anwesend sein werden.

Noch einmal kommt es währenddessen zur Eskalation. Die Mutter wird vom Team unterstützt, das verstorbene Kind noch einmal anzuziehen, wie es in dieser Klinik üblich ist. Es wird deutlich, dass sie erst jetzt begreifen kann, dass ihr Kind wirklich gestorben ist. Als noch einmal etwas Luft aus der Lunge des Kindes entweicht, was ihr vorbereitend erklärt wurde, ruft sie: „N. lebt, kommt zurück, will atmen." Sie spürt, wie der Körper des Kindes kälter wird, zieht ihm noch warme Socken an und abschließend ein Armband mit christlichen Heiligenbildern.

Der Vater des Kindes hat inzwischen eine Gruppe von etwa 30 Männern aus seinem Verwandtschafts- und Freundeskreis mitgebracht und bricht währenddessen entgegen der Absprache in den Raum ein: „Das ist ein muslimisches Kind, Du darfst es nicht mehr anfassen. Er darf kein christliches Armband tragen." Möglicherweise zeigen sich hier auch traumatische Erinnerungen an eigene Kriegserlebnisse. Die gesamte Station muss mobilisiert werden, um Gewalt am Bett des verstorbenen Kindes zu verhindern. Die Beerdigung ist später friedlich verlaufen.

Kommentar

Anders als noch vor wenigen Jahrzehnten ist das Versterben eines Kindes, selbst bei intensivpflichtigen Neugeborenen, heute selten. Auch in den großen Zentren an Häusern der Maximalversorgung, in denen beispielsweise die Mitarbeitenden der Neonatologie, Kinderonkologie und Neurochirurgie häufiger mit dem Sterben eines Kindes konfrontiert sind, stehen, wenn dieser Fall eintritt, Gefühle der Hilflosigkeit im Vordergrund. Insbesondere in der Begleitung der Angehörigen fühlen sich Mitarbeitende auf den Stationen nicht selten überfordert. Vor allem das Weinen der Angehörigen wird als sehr belastend erlebt. Gleichzeitig sind Ärzte wie Pflegepersonal oft der Ansicht, im Stationsteam nicht über ihre Empfindungen sprechen zu dürfen, aus der Angst heraus, dadurch unprofessionell zu wirken.

Gerade im Umgang mit jenen Muslimen, die klare Glaubensvorstellungen haben, werden sich Mitarbeitende, die ohne religiöse Erziehung aufgewachsen sind oder sich von den christlich-konfessionellen Prägungen ihrer Herkunftsfamilien distanziert haben, ihrer eigenen ungeklärten Fragen in diesem Feld, manchmal schmerzlich, bewusst. Der fehlende Konsens darüber, was nach dem Tod kommt, die Angst, sich darüber Gedanken zu machen, führt nicht selten zu einer Sprachlosigkeit, die verhindert, dass ein Team ein ihm gemäßes Abschiedsritual entwickeln kann. Es gibt somit in der gegenwärtigen gesellschaftlichen Situation einen Zwang zur Individualisierung, der auch als Überforderung erlebt werden kann.

In dem hier vorgestellten Fall wird die Seelsorgerin von einem Oberarzt zunächst zur Begleitung der Mutter hinzugezogen. Seelsorgende sollten in solchen Situationen grundsätzlich damit rechnen, dass der Eingangssatz „Wir brauchen Seelsorge" gerade in emotional hoch aufgeladenen Situationen teilweise bewusst, teilweise unbewusst, auch den Gesprächsbedarf der Fachärzte und des Pflegepersonals mit umfassen kann.

Seitens der Angehörigen können weitere divergierende Aufträge an die Seelsorgeperson herangetragen werden. Insofern ist es wesentlich, dass diese schon zu Beginn, aber auch im weiteren Verlauf der Gespräche immer wieder ihren Auftrag bewusst abklärt und auseinandergehende Rollenerwartungen, die an sie herangetragen werden, auch benennt. Gerade in komplexen Situationen wird das nicht immer vollständig gelingen können.

Zusätzliche Schwierigkeiten entstehen, wenn, wie hier, die reduzierte Personalsituation am Wochenende hinzukommt, von der auch die Klinikseelsorgenden betroffen sind. Ihre Zuständigkeit kann im Rufdienst, ggf. je nach Konfession, auch alle Kliniken einer großen Stadt umfassen. Sie stehen damit vor der Herausforderung, dass ihnen die Mitarbeitenden in den Teams, in die sie gerufen werden, kaum oder gar nicht bekannt sind, ebenso wenig die Räumlichkeiten. Die für die Gestaltung der Seelsorgearbeit wesentliche Frage, ob es eine gemeinsame, über das Leitbild der jeweiligen Klinik hinausgehende gemeinsame Werthaltung der Mitarbeitenden gibt bzw. wer im Team diese Haltung entscheidend prägt, muss dann in einer oft unklaren Anfangssituation erst erspürt und eruiert werden.

Auch in diesem Fallbeispiel werden unterschiedliche Sichtweisen der medizinischen Fachbereiche sichtbar (Chirurgie versus Pädiatrie/Intensivmedizin). Die Äußerung „Wir haben verloren." (Tag 1) macht den Aspekt des Kampfes gegen den Tod deutlich. Gerade beim Tod von Kindern besteht ein besonderes Bedürfnis, dem als sinnlos empfundenen Tod entgegenzutreten. Organspende wird aus medizinischer Sicht als einzige Möglichkeit einer Sinnstiftung in diesem Geschehen angesehen.

Es ist grundsätzlich damit zu rechnen, dass die Frage der Organspende immer eine starke eigene Dynamik entwickeln wird.

Die großen Gesprächsrunden im Stillzimmer, in denen die Wahrnehmungen des Fachpersonals in Anwesenheit der Eltern zusammengetragen werden, verdanken sich der Notwendigkeit, die Haltung der Eltern zur Organspende zu klären. Aus medizinischer Sicht ist die Zustimmung beider Eltern das erwünschte Gesprächsziel. Von großer Bedeutung dafür, ob Angehörige ihre Entscheidung auch mit zeitlichem Abstand aufrecht erhalten würden oder diese später bereuen, sind Haltung, Wahrnehmungsfähigkeit und Gesprächsführung des Koordinators.

Die beteiligten Ärzte der Station gehen an Tag 2 schon davon aus, dass beide Eltern bereits verstanden haben, dass ihr Kind unumkehrbar hirntot ist, auch wenn die Diagnostik noch nicht abgeschlossen ist. Zu fragen ist, welche Signale bei den Eltern in dieser Situation tatsächlich ankommen. Solange die Frage der Organspende im Raum steht, erfahren sowohl der Patient als auch die Angehörigen zusätzliche Zuwendung. Dass ein weiterer Facharzt, der Koordinator der *DSO*, aus einer großen Klinik zugezogen wird und zusätzliche Untersuchungen stattfinden, kann von den Angehörigen auch als starkes Signal dafür erlebt werden, dass sich die Situation des Patienten noch einmal komplett wandeln könnte, ein anderer Arzt doch noch Heilung in Aussicht stellen kann.

Die Intensivpflegekräfte stehen vor der Herausforderung, einerseits den Zustand des Patienten stabil zu halten, andererseits aber auch für die Fragen und Bedürfnisse der Angehörigen zur Verfügung zu stehen. Sie können häufig engen Kontakt zu den Angehörigen aufbauen und sehr genau wahrnehmen, wo diese im Prozess stehen.

In den Gesprächsrunden dominierte hier die ärztliche Wahrnehmung. Mitarbeitende im Pflegepersonal fühlen sich in vielen Fällen seitens der Ärzte nicht aktiv genug einbezogen. Seelsorgende können die Position der Pflegekräfte stärken, indem sie dafür sorgen, dass deren wichtige Wahrnehmungen ausreichend gehört und in die Entscheidungsfindung einbezogen werden.

Räumlichkeiten für Gespräche sind auf den Stationen selten vorgesehen. Dass hier auf ein freundlich gestaltetes Stillzimmer zurückgegriffen werden konnte, ist ein glücklicher Umstand. Dennoch sollte mit bedacht und angesprochen werden, dass ein solcher Raum durch Farbgestaltung, Bilder und Symbole für eine unbeschwert glückliche Zukunft der jungen Familie steht – eine Zukunft, die es für die Eltern des sterbenden Kindes so nicht mehr geben wird. Der Tod ihres Kindes wird sie ein Leben lang begleiten. Außerhalb von Selbsthilfegruppen werden sie nur wenige Eltern finden, mit denen sie diese Erfahrung teilen können.

Kehrseite der Beratung im interdisziplinären Team gemeinsam mit den Angehörigen ist, dass den Eltern wenig Privatsphäre bleibt. Sie können vor dem Gespräch kaum abschätzen, wie massiv sie in die Situation geraten können, sich mit ihrer Lebenssituation, ihren Einstellungen und Werthaltungen exponieren zu müssen, und welche Folgen das für ihre weitere Paarbeziehung oder ihr zukünftiges Familienleben haben wird. Viele Paare und Familien haben den (unausgesprochenen) Anspruch an sich, eine „heile Familie" zu sein. Die Scham darüber, diesem eigenen inneren Bild, der vermuteten Fremderwartung nicht gerecht geworden zu sein oder in der Ausnahmesituation nicht gerecht zu werden, ist hoch. Es ist von entscheidender Bedeutung für die Gespräche, aber auch für einen immer mitzudenkenden späteren Trauerverlauf, dass das professionelle Team um das Vorhandensein solcher Schamgefühle weiß und Angehörige (ggf. auch die Patienten selbst) möglichst keiner weiteren Beschämung aussetzt. Da Schamgrenzen und Intimitätsschranken individuell sehr unterschiedlich sein können, lassen sich solche Verletzungen allerdings auch nicht vollständig verhindern.

Im vorliegenden Fall wird an den Tagen 4 und 5, überraschend für das Team, wahrscheinlich auch für die Eltern selbst, die Frage nach dem Bestattungsritus, dem Ort der Bestattung, der Religionszugehörigkeit des Kindes prominent. Konfliktthema hier ist „Religion". Sie hatte auf der Alltagsebene, im täglichen Umgang, in der Wahrnehmung beider Eltern keine Rolle gespielt. Das Paar steht vor der Situation, diese wichtigen Fragen vor dem erweiterten Behandlungsteam besprechen zu müssen. Das Team erlebt die Fragen nach Religion und Bestattung als zur Unzeit gestellt. Es kommen jene Beziehungsebenen mit ins Spiel, die auch sonst in Gesprächen mit Angehörigen eine Rolle spielen, insbesondere, wenn es um Konflikte geht. Sie zu kennen ist wichtig, auch wenn viele Schwierigkeiten eine lange Vorgeschichte haben und in der Akutsituation nicht gelöst werden können. Sie stehen mit im Raum und können möglicherweise in späteren Seelsorgegesprächen bearbeitet werden:

- Auf der Verhaltensebene kommt die Streitkultur des Paares ins Spiel. Welche Kommunikationsregeln gelten? Wie wird mit Vorwürfen in der Paarbeziehung umgegangen? Wie weit ist die Kompetenz der Partner ausgeprägt, miteinander zu verhandeln, Kompromisse zu finden?
- Auf der systemischen Ebene lässt sich z.B. die Frage des Beziehungskontos mit hören. Gibt es einseitig oder wechselseitig offene Rechnungen? Hat sich das Paar getrennt, weil sich ein Partner zunehmend als immer nur Gebender erlebt hat? Werden hier Teufelskreise sichtbar, in den das Paar auch sonst gerät? Wie war die Situation in den Herkunftsfamilien?
- Analytisch kann z.B. nach dem Partnersuchmuster gefragt werden und, wie in der systemischen Ebene, nach dem jeweiligen „Inneren Team"[484] der beiden Partner.
- Logotherapeutisch sind alle bereits genannten Ebenen einzubeziehen. Zentral wären Ressourcenorientierung, die Frage nach den Werten der Partner, nach einer Beziehungsvision, nach Entwicklungsherausforderungen, dem Sinn der Paarprobleme, die Versöhnung mit dem Ursprung von Verletzungen, Versöhnungs- bzw. Trennungsrituale.
- Aus seelsorglicher Sicht wird deutlich, dass die Trauer der Eltern um ihr Kind, auch auf Grund des Drucks, innerhalb eines angesichts der Tragweite der Entscheidung äußerst engen Zeitfensters zwingend zu einer Entscheidung

---

484 Vgl. dazu den Abschnitt „Logotherapeutischer Umgang mit Ängsten".

kommen zu müssen, kaum Raum finden konnte. Erst mit dem Ankleiden des Kindes kann die Mutter seinen Tod im wahrsten Sinn des Wortes „be-greifen". Es gab keine gemeinsame Trauer der Eltern am Bett des Kindes. Die Angebote der Seelsorgerin, ein christliches Abschiedsritual für die Mutter zu gestalten, einen Imam für die muslimische Seite zuzuziehen oder gemeinsam mit dem Team eine individuelle Verabschiedung zu überlegen, die die Sichtweisen beider Religionen aufnimmt, wurden von beiden Eltern abgelehnt.

Welche inneren Prozesse und Reaktionen mit der Frage nach einer möglichen Organspende angestoßen werden, lässt sich nie mit Sicherheit vorhersagen. Auch ob die Gespräche entscheidend anders verlaufen wären, wenn zu jenem Zeitpunkt muslimisches Personal auf der Station zur Verfügung gestanden hätte, lässt sich nicht eindeutig beantworten. Mit Sicherheit lässt sich aber sagen, dass wirkliches Begreifen dessen, was ist, insbesondere in einer so tragischen Situation wie dem plötzlichen Tod eines Kindes, für die Nahestehenden ein Prozess ist, der Zeit in allen Dimensionen der Existenz erfordert.[485] Eine Auseinandersetzung mit den Grundfragen der Existenz in guten Zeiten hätte die Entscheidung, wie auch immer sie ausgefallen wäre, auf eine andere Basis gestellt. Allerdings bedarf ein ausgewogenes Urteil auch umfänglicher Informationen. Diese stehen hinsichtlich der Frage der Organspende aus Sicht der Verfasserin der Allgemeinbevölkerung bislang nicht in ausreichendem Maß zur Verfügung.[486]

Die mit diesem Fall angestoßenen Fragen zeigen insgesamt die Gefahr, die darin liegt, dass die Erarbeitung von Verfügungswissen (naturwissenschaftliche Grundlagenforschung, Technologie, Ökonomie) derzeit im Vordergrund des öffentlichen Interesses steht, während ein verantwortliches Leben in allen Dimensionen förderndes Orientierungswissen (religiöse Erziehung, Theologie) eher an den Rand der schulischen und universitären Ausbildung gerückt ist.[487]

3.6   Kritik am Konzept „Spiritual Care"

„Spiritual Care" ist eine Außenwahrnehmung der Seelsorge in ihrer Funktion für das Medizinsystem. Das Modell „Spiritual Care" wertet Seelsorge/Religion

---

485 Vgl. dazu den Abschnitt „Krankenhaus heute".
486 Die Sicht der Kirchen auf das Thema Organtransplantation differenziert sich gegenwärtig, z.B. hinsichtlich der Frage der Gleichsetzung von Hirntod und Tod eines Patienten. Vgl. zum jeweils aktuellen Sachstand z.B. die Homepage der Evangelischen Frauen in Deutschland e.V., http://www.evangelischefrauen-deutschland.de.
487 Diese Überlegung verdankt die Verfasserin den Vorlesungen in logotherapeutischer Theorie von Prof. Dr. Wolfram Kurz am Institut für Logotherapie und Existenzanalyse Tübingen/Wien in den Jahren 2006-2007.

einerseits auf – Seelsorge wird systemisch als integraler Bestandteil von „Spiritual Care" verstanden[488] und salutogenetisch begründet. „Spiritualität" kommt als Gesundheitsressource in den Blick. Andererseits unterliegt Seelsorge damit gleichzeitig einer Abwertung, da sie aus der Sicht des Medizinsystems eine nur auf eine Religion begrenzte und fixierte Spezialkompetenz darstellt. Dies fordert Theorie und Praxis der Seelsorge heraus, die bislang aus der internen Logik des Religionssystems begründet war.[489] Seelsorge als Gratwanderung zeigt sich damit auch unter dem Aspekt der Spiritualität als einer neu zu bestimmenden Dimension evangelischer Theologie.[490]

Tendenziell kritisch beurteilt Isolde Karle das Konzept „Spiritual Care".[491] Sie plädiert für eine Seelsorge als religiöse Kommunikation, die sich einer Funktionalisierung und letztlich Medikalisierung entzieht, und arbeitet heraus, dass das Krankenhaus als Organisation die im Kontext von Krankheit entstehende Kontingenz durch Handlung und Entscheidung zu bewältigen versucht.[492] „Das Krankenhaus entlastet sich gewissermaßen von den großen Irritationen, von den Fragen nach Sinn und Unsinn durch Auslagerung dieser Fragen an das Religionssystem in Gestalt der Klinikseelsorge."[493] Das Spezifikum der Seelsorge bestehe gerade darin, sich der Kontingenz der Welt, der Sinnkatastrophe als solcher zu stellen.[494] Diese beiden Kulturen der Kontingenzbewältigung seien nicht ohne Identitätsverluste miteinander harmonisierbar.[495] Sie betont mit Verweis auf Josuttis[496], dass eine paradoxe Sinnfindung gerade darin liegen kann, in religiöser Hinsicht auf Sinndeutung zu verzichten. Religiöses Coping könne auch Protest im Medium der Religion, z. B. in Form der Klage sein.[497] Dies sei kaum mit dem Konzept „Spiritual Care" vereinbar, das auf Akzeptanz ziele.[498] Bei der Suche nach Spiritualität gehe es nicht unbedingt um die Suche

---

488 Vgl. dazu den Abschnitt „„Spiritual Care"".
489 Vgl. EBERHARD HAUSCHILDT, Spiritualität, Religion und Seelsorge – eine begriffliche Klärung und theologische Einordnung. Vortrag auf dem Jahreskonvent der Krankenhausseelsorge, 4. Okt. 2011, Evangelische Akademie Bad Boll, Thesen zum Vortrag, Thesen 6.7.
490 Vgl. PETER ZIMMERLING, Evangelische Spiritualität. Wurzeln und Zugänge, Göttingen, Vandenhoeck & Ruprecht, 2003 und BAIER, Handbuch Spiritualität, 2006.
491 Vgl. KARLE, Perspektiven der Krankenhausseelsorge, 537-555.
492 Vgl. CHRISTIANE BURBACH, Editorial, in: Wege zum Menschen, 62, Göttingen, Vandenhoeck & Ruprecht, 2010, 535-36, 535.
493 KARLE, Perspektiven der Krankenhausseelsorge, 542.
494 Ebd.
495 Vgl. BURBACH, Editorial, 535.
496 Vgl. MANFRED JOSUTTIS, Der Sinn der Krankheit. Ergebung oder Protest?, in: Josuttis, Manfred: Praxis des Evangeliums zwischen Politik und Religion. Grundprobleme der Praktischen Theologie, 4. Auflage, München, Kaiser-Verlag, 1988, 117-141, 129.
497 KARLE, Perspektiven der Krankenhausseelsorge, 548.
498 Karle verweist hier auf TRAUGOTT ROSER, Innovation *Spiritual Care*: Eine praktisch-theologische Perspektive, in: FRICK/ROSER (Hrsg.), Spiritualität und Medizin, 45-55, 50. Aus Sicht der Verfasserin dieser Arbeit ist gegenüber Karle zu ergänzen, dass Roser dort unter der Überschrift „Vorgeschützte Offenheit?" darauf hinweist, dass der Begriff Spiritualität keineswegs voraussetzungslos ist, sondern sich als an-

nach Gott, sondern eher um die Suche nach dem Ich, nach Sinn in als kontingent erfahrenen Situationen, verbunden mit einer zunehmenden Tendenz zur Entkirchlichung.[499] „Seelsorge muss einer Krankheit keinen höheren Sinn beilegen."[500] Sie zitiert dazu auch Susan Sontag, die 1933 in New York geborene und dort 2004 an Krebs verstorbene Schriftstellerin, Essayistin, Publizistin, Regisseurin. Sontag sprach sich dafür aus, körperliche Krankheiten wie Krebs nicht zu psychologisieren und zu spiritualisieren, sondern Krankheiten zu entdämonisieren. Viele somatische Krankheiten träten schlicht kontingent und ohne Botschaft auf.[501] Diese Sicht ist auch eine Anfrage an die Logotherapie, die gelegentlich im Verdacht steht, das Leiden zu verherrlichen[502], deren Anliegen aber vielmehr darin besteht, Patienten in der Situation *schicksalhaften* Leidens bei der Verwirklichung von Einstellungswerten, bei einer Einstellungsmodulation zu unterstützen, z. B. durch die Frage, für welchen Wert ein Mensch bereit ist, sein Leben trotz des Leidens zu leben.[503]

Noch kritischer urteilt die katholische Theologin Doris Nauer. Sie befürchtet „dass Seelsorge sich als professionelle Berufsgruppe auf lange Sicht selbst überflüssig macht."[504] Es sei zwar nicht auszuschließen, dass den professionell Seelsorgenden „ein besonders schützenswerter Status eingeräumt wird"[505], wenn auch andere Berufsgruppen im Krankenhaus Spiritualität als für die ganzheitliche Patientenversorgung bedeutungsvoll erkennen, wahrscheinlicher aber sei das Szenario, die Aufgaben der Seelsorge aus Kostengründen zukünftig von anderen Berufsgruppen mit übernehmen zu lassen.

> „Obgleich es theologisch durchaus möglich ist, einen Spiritualitätsbegriff zu entwickeln, der rein individuums- und innerlichkeitsorientierte Interpretationen sprengt, wird die theologische Sichtweise sich letztlich nicht mit alltagspraktischen Erwartungen decken. Der Begriff Spiritualität könnte sowohl bei PatienInnen als auch dem Klinikpersonal einen *eindimensionalen* inhaltlichen Erwartungshorizont wecken. Zuständigkeit für Spiritualität impliziert dann in erster Linie Förderung spiritueller Heilungskräfte sowie individuell-strukturelle Stabilisierung. Mit dieser Funktionsum-

---

thropologische Fundamentalkategorie einem historisch-kulturellen Entstehens- und Verstehensprozess verdankt, den es offen zu thematisieren gilt. Vgl. ROSER, Innovation *Spiritual Care*, 51.

499 Vgl. KARLE, Perspektiven der Krankenhausseelsorge, 545.

500 A. a. O., 547.

501 Vgl. a. a. O., 548-549 mit Verweis auf SUSAN SONTAG, Krankheit als Metapher. Aids und seine Metaphern, 2. Auflage, Frankfurt a. M., Fischer-Taschenbuch-Verlag, 2005, 51.

502 Vgl. dazu auch die Abschnitte „Logotherapie als angewandte Anthropologie" und „Religiöse Rückbindung und Sprachfindung".

503 Vgl. DOROTHEE BÜRGI, Spiritualität in der Pflege – ein existenzieller Zugang, in: INTERNATIONALE GESELLSCHAFT FÜR GESUNDHEIT UND SPIRITUALITÄT e. V. (IGGS) (Hrsg.), Spiritual Care, Zeitschrift für Spiritualität in den Gesundheitsberufen, 1. Jahrgang, Stuttgart, Kohlhammer, 1/2012, 10-23, 18 mit Verweis (ohne Seitenangabe) auf A[LFRIED] LÄNGLE, Sinnvoll leben – eine praktische Anleitung der Logotherapie, St. Pölten, Residenz Verlag, 2007. Vgl. dazu auch den Abschnitt „Logotherapie als angewandte Anthropologie".

504 NAUER, Seelsorge. Sorge um die Seele, zweite, aktualisierte Auflage, 66.

505 Ebd.

schreibung würde Seelsorge Gefahr laufen, ihre systemdistanzierte prophetisch-kritische Funktion einzubüßen. Genau diese Funktion aber kennzeichnet Seelsorge als christliche Seelsorge, die sich vielleicht gerade dadurch vom 'Seelsorgeverständnis' anderer Religionen/Weltanschauungen unterscheidet. Die hauptsächlich in Nordamerika/Kanada bereits voll im Gange befindliche Umbenennungsstrategie[506] ist daher meines Erachtens eher mit Sorge als mit Euphorie zu betrachten."[507]

Ein Rechtsanspruch auf „Spiritual Care" mit dem Anspruch der Neutralität besteht in den Niederlanden. Aufgrund der multikulturellen Prägung des Landes dürfen alle Religionen/Weltanschauungen ihre eigenen „*Geestelijk Verzorgers*" in Einrichtungen entsenden, die diese auch bezahlen. Die Kirchen sollen professionell Seelsorgende nur offiziell beauftragen und senden.[508] Doris Nauer kritisiert an diesem Konzept:

> „Da alle *Geestelijk Verzorgers* in einem übergeordneten Berufs- und Interessenverband zusammengeschlossen sind, ist ein inhaltlicher Minimalkonsens notwendig. Dieser wurde gefunden in der Berufbezeichnung 'Geestelijke Verzorging', in der sich alle Gruppierungen wiederfinden konnten. Dass die **geistliche Dimension** dadurch auch im christlichen Seelsorgeverständnis eine prominente Rolle spielt, verdankt sich damit nicht ausschließlich inhaltlichen, sondern auch berufsstrategischen Gründen."[509]

Bedenkenswert dürfte ein Bewusstsein für Gemeinsamkeiten und Differenzen und eine kooperative Praxis von „Spiritual Care" und Seelsorge sein, als gemeinsame Angelegenheit von Gesundheitssystem und den Kirchen, wie von Eberhard Hauschildt vorgeschlagen: „Seelsorge könnte je nach Mehrheitsverhältnissen am einen Ort Spiritual Care stellvertretend mitübernehmen und am anderen könnte ein Teil der spiritual caretaker zugleich christliche/r Seelsorger/in sein. In beiden Fällen gehört Seelsorge zum professionellen Team."[510] Entscheidend ist, „ob die Welt der Seelsorge suchenden Person Anschluss finden kann an das, was das Gegenüber als Vertreter/in von Christentum und Kirche mitbringt – und genauso, ob Kirche sich als inklusionsfähig erweist (Eike Kohler)."[511]

Pluralitätskompetenz wird möglicherweise zunehmend zu einer Qualifikation der Seelsorgenden werden. Frick plädiert dafür, die spirituelle Suche auch im Bereich von Krankheit und Therapie als einen auch für christliche Theologie und Seelsorge wichtigen Ort des Dialogs anzusehen.[512]

---

506 Nauer beschreibt für Nordamerika/Kanada die begriffliche Entwicklung von „Soul care" über „Pastoral Care" (Gemeinde) und „Pastoral Counseling" (Klinik) zu „Spiritual Care" und „Spiritual Counseling". Vgl. a. a. O., 67.
507 A. a. O., 66.
508 Vgl. a. a. O., 63.
509 A. a. O., 64.
510 HAUSCHILDT, Spiritualität, Religion und Seelsorge, These 11.
511 A. a. O., These 12.
512 Vgl. FRICK, Glauben ist keine Wunderdroge, 43.

3.7 Bilanz: Folgerungen für den Status der Klinikseelsorge

Aus dem in den Kapiteln 2 und 3 Dargelegten sollten sich auch in rechtlicher Hinsicht Folgen für den Status der Klinikseelsorge ergeben. Vereinzelt werden bereits Modelle einer konzeptionellen Einbindung der Seelsorge entwickelt.[513]

Im Sozialgesetzbuch (SGB) V § 39a (Bestimmungen zur gesetzlichen Krankenversicherung) und den Bundesrahmenvereinbarungen zur stationären und ambulanten Hospizarbeit ist formuliert, dass die Angebote der Palliativversorgung auch spirituelle Begleitung oder ganz explizit Seelsorge umfassen sollen.[514] Andererseits fehlt die strukturelle Verankerung der Seelsorge derzeit bei den Bestimmungen zur palliativmedizinischen Komplexbehandlung nach SGB V § 8–982,[515] was der Realität nicht entspricht und die praktische Arbeit erschwert. Hier ist abzuwägen, in welcher Weise eine Einbindung in ein Behandlungsteam unter Wahrung des Beichtgeheimnisses möglich ist. Wenn 14 % kardiologischer Rehabilitationspatienten erwarten, unaufgefordert von der Seelsorge besucht zu werden, dürfte dieser Wert bei Palliativpatienten und ihren Angehörigen deutlich höher liegen. Eine unterstützende Einbindung der Seelsorge in die Organisation der Klinik ist daher unerlässlich.[516] Es ist gleichzeitig aber zu bedenken, dass auch eine Gefahr darin liegt, wenn sich Klinikseelsorge, um anerkannt zu sein, zu sehr in die Strukturen des Gesundheitssystems einfügt.

Die *Deutsche Gesellschaft für Palliativmedizin (DGP)* erkennt als erste medizinische Fachgesellschaft Seelsorgern den Status eines Vollmitgliedes zu[517] und sieht seelsorgliche Begleitung inzwischen als Bestandteil der palliativmedizinischen Komplexbehandlung an:

---

513 Vgl. Konrad Riebeling, Seelsorge in der Strahlenklinik. Beispiel einer konzeptionellen Einbindung der Seelsorge in die onkologische Behandlung, in: Wege zum Menschen, 57, Göttingen, Vandenhoeck & Ruprecht, 2005, 516-535.

514 Vgl. Roser, Anforderungen zur Feldkompetenz, 13 und Diakonisches Werk der EKD e. V. (Hrsg.), Seelsorge in Palliative Care. Situationsanzeige und Empfehlungen zu kirchlich-diakonischem Handeln, Diakonie Texte, Positionspapier, 12.2009, http://www.diakonie.de/diakonie-texte-1519-5705.htm, Zugriff vom 02.09.2010, 1-39, bes. 31-35.

515 Sozialgesetzbuch, (SGB), SGB V § 8–982, http://www.sozialgesetzbuch-sgb.de/, Zugriff vom 26.10.2010: „Einsatz von mindestens zwei der folgenden Therapiebereiche: Sozialarbeit/Sozialpädagogik, Psychologie, Physiotherapie, künstlerische Therapie (Kunst- und Musiktherapie), Entspannungstherapie, Patienten-, Angehörigen- und/oder Familiengespräche mit insgesamt mindestens 6 Stunden pro Patient und Woche in patientenbezogenen unterschiedlichen Kombinationen (Die Patienten-, Angehörigen- und/oder Familiengespräche können von allen Berufsgruppen des Behandlungsteams durchgeführt werden.).“

516 Vgl. Lublewski-Zienau/Kittel/Karoff, Religiosität, Klinikseelsorge und Krankheitsbewältigung, 294.

517 Roser, Anforderungen zur Feldkompetenz, 14.

„Nach WHO-Definition ist die Beratung, Begleitung und Betreuung von Menschen hinsichtlich ihrer spirituellen Belastungen und Bedürfnisse integraler und unverzichtbarer Bestandteil eines qualifizierten palliativmedizinischen Behandlungsansatzes, der durch ein multiprofessionelles Team gewährleistet wird. Damit gehören Krankenhaus-Seelsorgerinnen und Seelsorger folgerichtig zum palliativ-medizinischen Behandlungsteam.

Im Unterschied zum herkömmlichen Verständnis der Krankenhausseelsorge – als von der Behandlung unabhängiges, ergänzendes Angebot – übernimmt die Seelsorge im Palliativkontext anteilige Verantwortung am Therapieplan. Dies geschieht durch gezielte Identifikation von spirituellen Belastungsfaktoren und Ressourcen. Ziel ist die Einbeziehung der spirituellen und existentiellen Dimension von Leid und Lebensqualität in die multimodale Therapieplanung. Adressaten sind dabei Patienten und Angehörige sowie das gesamte Team. Die Selbstverständlichkeit der Einbindung der Seelsorge zeigt sich in der Teilnahme an multiprofessionellen Fall- und multidisziplinären Teambesprechungen und Teamsupervision. Dokumentation von Leistungen erfolgt dabei selbstverständlich unter Wahrung des Seelsorgegeheimnisses in der Patientendokumentation.

Aufgrund des beschriebenen Leistungsprofils sehen wir die Voraussetzungen für die Anerkennung der seelsorgerischen Tätigkeit im Rahmen der palliativmedizinischen Komplexbehandlung für gegeben.

Folgerichtig liegt im Verständnis der DGP die vollumfängliche zeitliche Anrechenbarkeit der Leistungen für das Mindestmerkmal des OPS 8-982 sowie 8-98e vor: *Einsatz von mindestens zwei der folgenden Therapiebereiche: Sozialarbeit/Sozialpädagogik, Psychologie, Physiotherapie, künstlerische Therapie (Kunst- und Musiktherapie), Entspannungstherapie, Patienten-, Angehörigen- und/oder Familiengespräche mit insgesamt mindestens 6 Stunden pro Patient und Woche in patientenbezogenen unterschiedlichen Kombinationen (Die Patienten-, Angehörigen- und/oder Familiengespräche können von allen Berufsgruppen des Behandlungsteams durchgeführt werden.)*

Zu der in der OPS 8-982 geforderten „aktiven, ganzheitlichen Behandlung zur Symptomkontrolle und psychosozialen Stabilisierung" gehört nach der fachlichen Einschätzung der Deutschen Gesellschaft für Palliativmedizin die spirituelle Begleitung von Palliativpatienten als integraler Bestandteil."[518]

Möglicherweise ist damit ein Auftakt gesetzt, die unterschiedlichen landeskirchlichen Regelungen hinsichtlich des Seelsorgegeheimnisgesetzes in der EKD[519] zum Ausgangspunkt einer inhaltlichen Diskussion zu machen, die den Erfordernissen der Hospiz- und Palliativarbeit entspricht.[520]

Leider ist der Begriff „Seelsorge" derzeit in Deutschland nicht gesetzlich geschützt, so dass sich im Grunde jeder als Seelsorger bezeichnen kann, ohne dafür juristisch belangt werden zu können.[521] Vielerorts zeichnet sich bereits

---

518 Deutsche Gesellschaft für Palliativmedizin, Stellungnahme der Deutschen Gesellschaft für Palliativmedizin zur Relevanz des seelsorgerischen Beitrags zur palliativmedizinischen Komplexbehandlung (OPS 8-982 und 8-98e), Berlin, 09. 05.2012, http://www.dgpalliativmedizin.de/diverses/stellungnahmen-der-dgp.html, Zugriff vom 30.08.2012.

519 Vgl. Evangelische Kirche in Deutschland (Hrsg.), BESCHLUSS der 11. Synode der Evangelischen Kirche in Deutschland auf ihrer 2. Tagung zum Kirchengesetz zum Schutz des Seelsorgegeheimnisses (Seelsorgegeheimnisgesetz – SeelGG) Vom 28. Oktober 2009, http://www.ekd.de/download/008_beschluss_seelsorgegesetz_endfassung.pdf, Zugriff vom 31.10.2012.

520 Vgl. Traugott Roser, Elektronische Nachricht an die Mitglieder der Sektion Seelsorge der DGP vom 16.05.2012.

521 Vgl. dazu z. B. Angebote zu „begleitender Seelsorge" in manchen Volkshochschulprogrammen.

deutlich das Problem ab, dass die unterschiedlichsten Gruppierungen ihre (ehrenamtlichen) Seelsorger an den Klinikleitungen und den von den großen Kirchen offiziell mit der Seelsorge beauftragten Mitarbeitenden vorbei in die Krankenhäuser schicken, nicht immer zum Wohl der Patienten. Es wäre zu wünschen, dass der dringende Handlungsbedarf auf den jeweiligen Leitungsebenen der Kirchen gesehen werden würde.

Eine 2007 an der Ludwig-Maximilians-Universität München durchgeführte Untersuchung zur Frage, welche Mindestpräsenz der Seelsorge nötig ist, um im Palliativkontext sinnvoll arbeiten zu können, kommt zu dem Ergebnis, dass eine Zeitstunde pro Patient und Woche für die spirituelle Begleitung das Mindestmaß für die Umsetzung des ganzheitlichen Ansatzes der Palliativmedizin ist:

"Data indicate a minimum demand for pastoral care of one hour per patient per week per in-house palliative care or hospice setting in order to provide Palliative Care according to defined standards. Further investigation should offer norms for qualification."[522]:

"Chaplains serving on eight German in-patient palliative care wards and hospices (2 to 16 beds, medium 8) documented every task performed during 30 consecutive days using a one-page form. Information on the health care institution and the number and qualification of pastoral care staff was collected. Questions included demographic data about and clinical status of the patient, who initiated the intervention and what was the indication. Pastoral care services were divided in two basic categories: a) Guidance and counselling (e.g., exploration of situation, biography or matters of belief, crisis intervention, counselling in ethical conflict situation, care management issues, interdisciplinary case discussion), and b) liturgical and ritual acts (e.g., prayer, blessing, anointment, farewell rites, eucharist). Additional data was collected on the time spent in regular team meetings, conferences, supervision and religious services (e.g., memorial services).

Results

Participants returned 250 fully filled in forms (n = 250). Data collection and analysis was done using SPSS software.

▶ Chaplains reported a medium number of pastoral care visits of 31.25 (Range 9-75) Jan 15 to Feb 15 2007.
▶ The mean length of contact was 36 minutes (Range 25-52 min).
▶ Patients visited were mostly Roman-catholic (64.4 %), 12.4 % Protestant, 8.4 % had terminated their membership of a Christian denomination. 0.8 % were Christian-Orthodox, 13.6 % belonged either to another religious tradition or had no rel. affiliation (cave: Southern Germany is mostly Roman-Catholic).
▶ Marital status: almost half patients were married (46.3 %), a third widowed (33.8 %), 6.7 % single, 4 % lived in a non-marital partnership, 8.8 % were divorced, 1 % separated. [...]
▶ 60 % of all contacts were with patient alone (32 % with patient and family member, 8 % only family).
▶ 55 % of all visits included ritual acts, however 72 % of visits included rituals when patient and family are present.
▶ Visits including ritual acts (n = 65) were initiated mostly by patient/family (38 %) and health care provider (29 %), only in 32 % by chaplain.

---

522 TRAUGOTT ROSER/THOMAS HAGEN/CHRISTINA FORSTER/GIAN DOMENICO BORASIO, Empirical Insights into Spiritual Care for the Dying, Posterpräsentation beim Kongress der Deutschen Gesellschaft für Palliativmedizin, 2008.

▶ Counselling visits were intiated [sic!] mostly by chaplains (55 %) or health care provider [sic!] (31 %).

▶ Pastoral counselling was requested only by patients with Christian background (incl. former members), not by members of other or no religious tradition. [...]

Discussion

• Our data give insight into actual performance of spiritual care by pastoral care staff, including required time and different forms of intervention.

• Although the regional population is mostly Roman catholic, pastoral care services were also used by members of other or no religious tradition.

• More than half of all visits included ritual acts. How they are indicated, what is done, and how they function in the health care environment also needs further investigation.

• A strong regional bias of the study cannot be excluded. However, the study can be seen as model for future studies.

• Comparable Data from other places in Europe is needed."[523]

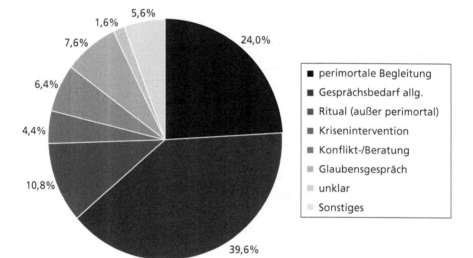

Abb. 9: "Indication for pastoral care"[524]

---

523 Ebd.
524 Ebd.

4 Die Situation onkologischer Patienten im Krankenhaus

4.1 Die Binnenlogik des Systems Krankenhaus

Es ist zu vermuten, dass die Geschichte der Krankenversorgung der letzten Jahrhunderte ihren Niederschlag in der Familiengeschichte heutiger Patienten gefunden hat. Zumindest die in den letzten Jahrzehnten mit dem Gesundheitssystem gemachten Erfahrungen werden innerhalb der Familien tradiert, wirken weiter und formen, teilweise mehr unbewusst als bewusst, Einstellung und Verhalten der Patienten und ihrer Angehörigen. Insbesondere die Erfahrungen im Zusammenhang mit Sterben und Tod prägen sich tief ins Gedächtnis ein und schlagen sich in starken Bildern nieder, die noch Jahrzehnte später detailliert erinnert werden.

4.1.1 Rückblick: Vom Hospital zum Krankenhaus

Bereits die frühen Christen beriefen sich auf die Weisung Jesu, für die Kranken zu sorgen (Mt 25,36). Die Zuwendung galt, anders als im hellenistisch-römischen Umfeld, allen kranken Menschen, unabhängig von Status und Heilungschancen. Die ersten Hospitäler wurden ab dem 4. Jahrhundert mit dem Übergang zur Staatskirche gegründet.[525]

In den mittelalterlichen Hospitälern wurden Schwerkranke bis zu ihrem Tod gepflegt und betreut. Dies wurde als Werk der Barmherzigkeit angesehen und galt als segensreich sowohl für die Kranken als auch für die Pflegenden, Ärzte und Kostenträger.[526] „Die *ars moriendi,* die Kunst des Sterbens hatte in diesen christlichen Hospitälern einen höheren Stellenwert als die Heilkunst, die selbst eng mit göttlicher Gnade verknüpft war."[527] „Die Medizin spielte eine untergeordnete Rolle, brachte ihre bescheidenen Kenntnisse anfangs quasi nebenamtlich als Dienst in das Spital ein."[528] Nach der Reformation gingen die alten Spitalorden in den lutherischen Gebieten ersatzlos unter. Die Krankenpflege

---

525 Vgl. DOROTHEE HAART, Seelsorge im Wirtschaftsunternehmen Krankenhaus, Studien zur Theologie und Praxis der Seelsorge, 68, Würzburg, Echter-Verlag, 2007, 61.

526 Vgl. KAPPAUF, Medizin zwischen Heilskultur und Heilkunst, 14.

527 Ebd.

528 HAART, Seelsorge im Wirtschaftsunternehmen Krankenhaus, 62-63.

wurde organisatorisch den Bürgergemeinden zugeordnet. In den reformierten Gemeinden wurde dagegen stärker eine kirchliche Armen- und Krankenpflege aufgebaut und das altkirchliche Amt der Diakone und Diakonissen wieder eingeführt. Für die katholischen Länder war die Gründung der Pflegeorden der *Barmherzigen Brüder* im 16. Jahrhundert und der *Filles de la Charité* im 17. Jahrhundert entscheidend für die Weiterentwicklung der Krankenpflege.[529]

Noch bis ins 19. Jahrhundert hinein herrschte zwischen Ärzten und Patienten geringe soziale Distanz. Die Arbeit der Ärzte wurde direkt entlohnt. Der Kontakt zwischen Arzt und Patient war auf ambulante Besuche beschränkt. Die therapeutischen Möglichkeiten waren eher gering und auf dem Heilermarkt herrschte eine große Konkurrenz.[530]

Mit der Gründung der großen allgemeinen Krankenhäuser im deutschen Sprachraum ab dem Ende des 18. Jahrhunderts begann sich dieses Bild zu wandeln. Die sogenannten „Krankenanstalten" bekamen eine primär ordnungs- und sozialpolitische Aufgabe. Es entwickelte sich ein neues, kuratives Selbstverständnis, basierend auf den Gedanken der Aufklärung und ihren Konzepten einer naturwissenschaftlich-technisch ausgerichteten Medizin. Ziel war es, die Krankheits- und Sterberate in der Bevölkerung zu senken, das Schicksal des einzelnen Kranken stand dagegen nicht im Fokus. Außerdem sollte der Ausbildungsstand der Ärzte verbessert werden. Nur heilbar Kranke sollten behandelt werden, nicht dagegen chronisch Kranke, Alte, Sterbende, Obdachlose. „Ökonomie als Rechnungsführung war unbedeutend. Bis ins 19. Jahrhundert stellten konfessionelle Spitäler und kommunale Kliniken unter der Leitung von Orden bzw. Diakonissen die Mehrzahl der deutschen Krankenhäuser."[531] Noch bis zur Wende zum 20. Jahrhundert gibt es keine eigene Betriebswirtschaftslehre.

Die Krankenhausmedizin übernimmt aber in dieser Zeit aus der Industriegesellschaft das arbeitsteilige Organisationsmuster, die hierarchische Großbetriebsstruktur und das technisch-naturwissenschaftliche Denken.[532] Gerade im Krankenhaus, das damals zum maßgeblichen Ort moderner medizinischer Praxis wurde, kommen aber Menschen mit fortgeschrittenen tödlichen Erkrankungen kaum noch unter.[533] „In dem Maße [...], in dem die Hospitäler zu Krankenhäusern wurden und den Heilbaren vorbehalten blieben, war für hoffnungslose Fälle vielerorts kein Platz mehr. Selbst wenn diese zunächst aufge-

---

529 Vgl. LISELOTTE KATSCHER, Krankenpflege, in: GERHARD MÜLLER (Hrsg.) in Gemeinschaft mit HORST ROBERT BALZ/JAMES K. CAMERON/WILFRIED HÄRLE/STUART G. HALL/BRIAN L. HEBBLETHWAITE/RICHARD HENTSCHKE/WOLFGANG JANKE/HANS-JOACHIM KLIMKEIT/JOACHIM MEHLHAUSEN/KNUT SCHÄFERDIEK/HENNING SCHRÖER/GOTTFRIED SEEBASS/CLEMENS THOMA, Theologische Realenzyklopädie, Studienausgabe, Teil II, Band XIX, Kirchenrechtsquellen – Kreuz, Berlin/New York, de Gruyter – Evangelisches Verlagswerk, 2000, S. 659-664, 661.

530 HEINER FANGERAU, Informed Consent – Shared Decision Making, Wie tragfähig sind die Konzepte?, Vortrag bei der Medizinethischen Aufbauwerkwoche Bad Boll, 26.1.2011, Folien 1-24, Folie 16.

531 HAART, Seelsorge im Wirtschaftsunternehmen Krankenhaus, 63.

532 Vgl. KAPPAUF, Medizin zwischen Heilskultur und Heilkunst, 14-15.

533 Vgl. STOLBERG, Die Geschichte der Palliativmedizin, 199.

nommen wurden, war es nach zeitgenössischen Berichten gängige Praxis, dass sie, wenn die Ärzte ihnen nicht mehr helfen konnten, als unheilbar und damit der Bestimmung des Krankenhauses nicht mehr entsprechend entlassen wurden. Manchen von ihnen blieb dann nur noch das Leben auf der Straße"[534], so Stolberg zur Situation auch in England im 18. und 19. Jahrhundert.

> „Selbst Patienten, die sich schwerwiegenden operativen Eingriffen unterzogen hatten, mussten damit rechnen, aus der Klinik geschafft zu werden, wenn sich die Behandlung letztlich als wirkungslos erwies, und sei es auch nur, wie kritische Stimmen meinten, weil der verantwortliche Krankenhausarzt nicht tagtäglich die Folgen seiner gescheiterten Behandlung vor Augen haben wollte."[535]

Es ging nicht nur darum, Betten für akut kranke Patienten freizuhalten, als neuer Grund kam, ein hochmodern anmutendes Argument, die Sorge um das Image des Krankenhauses hinzu. „Immer mehr setzte sich die Sterblichkeitsziffer als Maßzahl für die Qualität eines Krankenhauses durch."[536]

Ausnahmen waren z. B. die Göttinger Hospitalklinik, in der Mitte des 19. Jahrhunderts Patienten ausdrücklich zum Sterben aufgenommen wurden, allerdings nicht aus humanitären Gründen, sondern um die Verstorbenen zu sezieren.[537] Das eigentlich kurativ konzipierte, 1780 eröffnete Nürnberger Armenkrankenhaus „Hundertsuppe" entwickelte sich in der Praxis „zur frühesten bislang bekannten stationären Einrichtung, die, wie ein modernes Hospiz, in erster Linie als Zufluchtsort für Sterbende diente."[538]

4.1.2 Krankenhaus heute

Die in dieser Zeit entstandene Sicht auf Krankheit und kranke Menschen setzt sich fort in den Definitionen der modernen medizinischen Soziologie. Das Gesundheitssystem ist in diesem Kontext ein gesellschaftlich institutionalisiertes System zur Abwehr und Bewältigung von Krankheit. Krankheit wird definiert als **„abweichendes Verhalten,** das sozial unerwünscht ist."[539] Dem Kranken wird die Krankenrolle zugewiesen, durch die der Umgang mit dem Kranken gesellschaftlich geregelt wird:[540]

> „Einem Kranken wird durch soziale Normen unserer Gesellschaft eine **Krankenrolle** zugeschrieben. Krankheit ist als eine Form abweichenden Verhaltens aufzufassen, das

---

534 A. a. O., 198.
535 Ebd. mit Verweis auf KAREN NOLTE, Wege zu einer „Patientengeschichte" des Sterbens im 19. Jahrhundert [- Paths to a 'patient's history' of dying in the nineteenth century], in: BIOS, [Zeitschrift für Biographieforschung, Oral History und Lebenslaufanalysen], 19 [(1)], 2006, 36-50, 42.
536 STOLBERG, Die Geschichte der Palliativmedizin, 198.
537 Vgl. a. a. O., 201.
538 Ebd.
539 HARALD RAU/PAUL PAULI, Medizinische Psychologie, Medizinische Soziologie systematisch, 2. Auflage, Bremen/London/Boston, UNI-MED Verlag, 2004, 163.
540 Vgl. ebd.

durch die Gesellschaft kontrolliert wird. Dies ist für die Gesellschaft sinnvoll, da Krankheit die Erfüllung sozialer Rollen verhindert und unproduktive Kosten verursacht."[541]

Moderne Krankenhäuser verkörpern in ihrer oft monumentalen Architektur „einen weit verbreiteten gesellschaftlichen Anspruch von technologischer Machbarkeit von Gesundheit, Leben und Überleben."[542] Kappauf stellt fest: „Städtebaulich sind die Tempel der modernen Medizin an die Stelle der christlichen Kathedralen getreten"[543] und nennt als Beispiele das Bamberger Klinikum, das Aachener Universitätsklinikum und das Bettenhaus des Universitätsklinikums Großhadern.[544]

Cheryl Mattingly hat die urbane Klinik als kulturelles Grenzgebiet beschrieben, und darauf hingewiesen, dass in einer solchen Umgebung eine gelingende Verständigung keinesfalls selbstverständlich vorausgesetzt werden kann und Missverständnisse, besonders im Kontext der medizinischen Versorgung, katastrophale Folgen haben können.[545]

Der Vorwurf der Inhumanität der Institution Krankenhaus ist nicht neu.[546] Noch immer funktionieren Kliniken (jedenfalls weitgehend) als „totale Institutionen".[547] Es ist zu fragen, ob (durch den Palliative Care-Ansatz) tatsächlich, wie Piret Paal meint, schon überall erreicht ist, „dass von einem Patienten in einer medizinischen Einrichtung nicht mehr erwartet wird, ein „geduldig Leidender" zu sein."[548]

Zur Komplexität des modernen Klinikbetriebes gehört es, dass die Arbeitsabläufe so organisiert werden müssen, dass sowohl Routineabläufe wie auch Notfallsituationen bewältigt werden können – schließlich gehören neben der Versorgung und Betreuung von Patienten auch Diagnostik und Therapie, Aus- und Weiterbildung für Ärzte und Pflegepersonal sowie medizinische Forschung und Verwaltung zu den Aufgaben.[549] Die ärztliche Hierarchie bestimmt, auch wenn gerade im Bereich der palliativmedizinischen Versorgung die Zusammen-

---

541 A. a. O., 162.
542 Kappauf, Medizin zwischen Heilkultur und Heilkunst, 16.
543 A. a. O., 14.
544 Vgl. ebd.
545 Vgl. Paal, Ist „Kultur" in Palliative Care von Belang?, 24 und Cheryl Mattingly, Reading Minds and Telling Tales in a Cultural Borderland, in: Ethos, Society for Psychological Anthropology, American Anthropological Association, Washington, D. C.: Society for Psychological Anthropology, Berkeley, Calif.: University of California Press Malden, MA: Published by Wiley-Blackwell for the American Anthropological Association, Volume 36, Issue 1, 2008, (DOI: 10.1111/j.1548-1352.2008.00008.x, http://www.ncbi.nlm.nih.gov/pmc/articles/PMC2919771/, Zugriff vom 19.01.2012), 136-154. Vgl. auch den Abschnitt „Aufklärung und Behandlung sterbender Patienten".
546 Vgl. Schmidt-Rost, Tod und Sterben in der modernen Gesellschaft, 6.
547 Paal, Ist „Kultur" in Palliative Care von Belang?, 24 mit Verweis auf Erving Goffman, Asylums: Essays on the Social Situation of Mental Patients and Other Inmates, New York, Doubleday, 1961, (ohne Seitenangabe).
548 Paal, Ist „Kultur" in Palliative Care von Belang?, 24.
549 Vgl. Klessmann, Die Rolle der Seelsorge, 1.

arbeit im multiprofessionellen Team an Bedeutung gewinnt, die Gesamtorientierung. Voruntersuchungen geschehen ambulant, Operationen werden oft bereits am Tag der stationären Aufnahme vorgenommen, so dass eine Kontaktaufnahme durch die Mitarbeitenden der Seelsorge, etwa vor einem chirurgischen Eingriff, kaum mehr möglich ist. Erholungszeiten zwischen Untersuchungen und Behandlungen gibt es für die Patienten aufgrund der Verkürzung der Behandlungszeiten mit der Einführung der Fallpauschalen (G-DRG) 2003 kaum noch.[550] Es geht zunehmend zu „wie auf dem Flughafen, wo Menschen durchgeschleust und abgefertigt werden, und wo sich gleichzeitig die großen Themen des Lebens abspielen: Geburt und Sterben, Freude und Verzweiflung, Wut und Trauer, Liebe und Gleichgültigkeit, Auflehnung und Dank."[551]

Das „System Krankenhaus" ist, zumindest im Hintergrund, fast immer Teil der Seelsorgegespräche. Dies gilt auch für die Klinikarchitektur und ihre Wirkung auf Patienten und Angehörige, die häufig vor allem als einschüchternd empfunden wird. Ob der „Umschwung zur Personenzentriertheit im Gesundheitswesen"[552] mit den Stichworten Kundenorientierung und Patientenzufriedenheit als wichtigen Maßstäben für die Versorgungsqualität im Sinne eines Paradigmenwechsels als vollzogen gelten kann, und ob dies tatsächlich den Bedürfnissen der Patienten entspricht, wie Piret Paal meint[553], ist zu fragen.

Klessmann macht darauf aufmerksam, dass die nach außen formulierte Patientenorientierung zwangsläufig und als systemimmanente Tendenz in Widerspruch zur Binnenlogik eines (geschlossenen) Systems Krankenhaus geraten muss.

> „Die Logik der naturwissenschaftlich ausgerichteten Institution ist geprägt vom Kausalprinzip: Physikalisch-chemische Vorgänge werden isoliert und objektiviert und auf die im jeweiligen Zusammenhang relevanten Faktoren reduziert, um sie zu analysieren und den Ursache-Wirkungszusammenhang erkennen zu können. Tendenziell läuft diese Logik auf eine Trennung von Person und Krankheit, von Person und Körperfunktionen hinaus. Der Befund und seine Konsequenzen stehen im Zentrum der Aufmerksamkeit."[554]

Gleichzeitig gehört es aber zur Menschlichkeit des Menschen,

---

550 Natascha C. Nüssler/Christiane Schmidt-Schönthal/Andreas K. Nüssler/ Jan M. Langrehr/Ulrich Kaiser/Peter Neuhaus/Rüdiger Lohmann, Mehr Wiederaufnahmen nach Krankenhausentlassung am Freitag, in: Bundesärztekammer (Arbeitsgemeinschaft der deutschen Ärztekammern) und Kassenärztliche Bundesvereinigung (Hrsg.), Deutsches Ärzteblatt, 103 (14), Köln, Deutscher Ärzte-Verlag, 2006, C 761-C 764. Es ist eine Zunahme von Kurzzeit-Behandlungen und eine Zunahme des dokumentierten ökonomischen Schweregrades je Behandlung zu verzeichnen, vgl. Stefan Rutz, Die Einführung von Diagnosis Related Groups in Deutschland: Interessen-Anreize-Erste Ergebnisse; Kurzfassung einer Dissertationsschrift zum Dr. oec., 2006, www.mydrg.de/dload/Resuemee_Dissertation_Mydrg. pdf, Zugriff vom 11.06.2010, 1-5, 3.
551 Kühnle-Hahn, Auftrag und Identität, 563.
552 Paal, Ist „Kultur" in Palliative Care von Belang?, 24.
553 Vgl. ebd.
554 Klessmann, Die Rolle der Seelsorge, 3.

„von anderen gesehen, gehört, anerkannt zu werden als unverwechselbares Individuum.[555] Menschen verlieren ihr Selbstwertgefühl, wenn sie nur als Objekte behandelt werden, wenn über sie verfügt wird, wenn sie sich als austauschbar erleben. Sie brauchen gerade in einem Zustand, in dem ihnen als Patienten die Rolle eines selbstverantwortlichen Subjekts teilweise genommen ist, die Möglichkeit, selber entscheiden zu können, gehört und respektiert zu werden."[556]

Die Begleitung der Patienten in belastenden lebensgeschichtlichen Übergängen hat deutliche Lücken. Im Krankenhaus wird über Zeit als rein quantitative Größe verfügt. Von Einzelpersönlichkeiten im medizinischen Dienst und beim Pflegepersonal hängt es vielfach ab, ob überhaupt wahrgenommen wird, dass vor allem bei den Patienten selbst, aber auch bei ihren Angehörigen die Umstellung auf tief greifende Veränderungen des Daseins ein Prozess ist, der Zeit in allen Dimensionen der Existenz erfordert.[557]

Die Situation der Angehörigen ist nur selten im Blick.[558] Von ihnen wird erwartet, sich möglichst rasch auf eine das gesamte soziale Bezugssystem möglicherweise radikal verändernde Lebenssituation einzustellen und z. B. gegenüber dem Kranken eine Versorgungsbeziehung einzugehen:

„Die bisherigen Bezugspersonen müssen ihre Lebensführung neu ordnen, sich auf die Ungewissheit des Lebensschicksals ihres Angehörigen einstellen, das Ausmaß ihrer Sorge und die Form ihrer Zuwendung bestimmen. Dies wird ihnen unter Umständen durch eine gute Kommunikation mit Ärzten und Schwestern in der Klinik erleichtert."[559]

Nicht immer gelingt das. Nicht selten „dekompensieren" Angehörige angesichts einer sie vollkommen überfordernden Situation und brechen während eines Besuchs in der Klinik selbst zusammen. Diese Situation ist „im System" nicht vorgesehen: Angehörige sind als Angehörige eben gerade keine „aufgenommenen Patienten", denen allein der Behandlungsauftrag des Krankenhauses gilt. Das Reanimationsteam „kommt dann schon", ist aber eigentlich nicht zuständig. Die Angehörigen müssen sich im Zweifelsfall (verbunden mit stundenlangen Wartezeiten) über die Notaufnahme aufnehmen lassen. Das ist aber nur dann möglich, wenn sie selbst noch in der Lage sind, die Behandlungsbedürftigkeit ihres Zustandes einigermaßen realistisch wahrzunehmen. Oft sind es die Klinikseelsorgenden, die einen Blick für die Situation haben und eine (stationäre) Aufnahme gegenüber den Angehörigen und/oder dem Behandlungsteam anregen.

---

555 Vgl. zu den neurobiologischen Grundlagen BAUER, Warum ich fühle, was du fühlst, 2006, EISENBERGER/LIEBERMAN/WILLIAMS, Does Rejection Hurt? und den Abschnitt „Das Konzept der Krebspersönlichkeit".

556 KLESSMANN, Die Rolle der Seelsorge, 12.

557 Vgl. SCHARFFENORTH/MÜLLER (Hrsg.), Patienten-Orientierung als Aufgabe, 377. Vgl. dazu auch den Abschnitt „Fallbeispiel" in Kapitel 3.

558 Vgl. zum Diskussionsstand insgesamt auch RICHTER-KUHLMANN/JACHERTZ, Gedenksymposium der Bundesärztekammer, Palliativmedizin heißt zuhören, C 1200-1201.

559 SCHMIDT-ROST, Tod und Sterben in der modernen Gesellschaft, 4.

Besonders schwierig wird die Situation bei seelischen Ausnahmezuständen, psychischen und sozialen Funktionsstörungen (Störungen des Realitätsbezugs in Wahrnehmung, Denken, Handeln), affektiven Störungen (depressiv, suizidal, seelisch traumatisiert) oder Angststörungen.

Manchmal wird zusätzlich deutlich, dass nicht nur beim Patienten, sondern auch bei den Angehörigen Suchtmittelmissbrauch vorliegt. Nicht jede Klinik verfügt dann über eine psychiatrische Abteilung, deren ärztlicher Bereitschaftsdienst sich den potenziellen Patienten „einmal ansehen" kann. Psychiatrische Exploration oder stationäre Aufnahme sind nur mit dem Einverständnis der Person möglich, der die Untersuchung/Aufnahme angeboten wird, sofern man nicht die Polizei hinzuziehen will. Die Behandlungsnotwendigkeit für sich genommen ist keine hinreichende Voraussetzung für eine verwaltungsrechtliche Unterbringung, sondern nur der Aspekt der Selbst- und Fremdgefährdung.[560]

Verantwortungsvolle Behandlung und Pflege setzen immer auch eine menschliche Begegnung voraus, die Geduld, Konstanz und Kontinuität erfordert, was sich in einer von Nervosität, Hektik und Überlastung gekennzeichneten Arbeitswelt aber fast nicht realisieren lässt.[561] Giovanni Maio betont gegen diesen Trend: „Ein Arzt kann am Ende nur dann gut sein, wenn er signalisiert, dass er im Kontakt mit seinen Patienten noch über eine letzte Ressource verfügt, und das ist ein Rest unverplanter Zeit, die er sich bereitwillig, ohne Schäden zu befürchten, nehmen kann."[562]

Schmidt-Rost weist darauf hin, dass angesichts „der Ungewißheit der Lage-Beurteilung" im Umgang mit schwerstkranken und sterbenden Patienten auch die Helfer selbst an die Grenzen ihrer psychischen und physischen Belastbarkeit geraten und ein „beherrschtes, selbstbewußtes und selbstkritisches oder gar liebevolles Verhalten" von den Mitarbeitenden in dieser Situation nicht selbstverständlich erwartet werden kann.[563] Der verantwortlichen Arbeit der Klinikseelsorgenden kommt eine entsprechend hohe Bedeutung zu.

Das Bild vom Krankenhaus aus der Perspektive medizinischer Laien

„Krankenhaus" ist seit Jahrzehnten ein beliebtes Sujet der Fernsehunterhaltung. „Schwarzwaldklinik", „Klinik unter Palmen", „In aller Freundschaft", „Für

---

560 Vgl. MANUELA DUDECK, Einteilung von psychiatrischen Not- und Behandlungsfällen, in: B. PAUL/M. PETERS/A. EKKERNKAMP (Hrsg.), Kompendium der medizinischen Begutachtung – digital: effektiv und rechtssicher [Elektronische Ressource], Balingen, Spitta, Stand August 2010, II/8.2, 1-11, 2-3.

561 Vgl. HELMUT REMSCHMIDT, Schneller pflegen, schneller reden, in: Bundesärztekammer (Arbeitsgemeinschaft der deutschen Ärztekammern) und Kassenärztliche Bundesvereinigung (Hrsg.), Deutsches Ärzteblatt, 108 (11), Köln, Deutscher Ärzte-Verlag, 2011, A 570.

562 GIOVANNI MAIO, Ärztliche Hilfe als Geschäftsmodell? Eine Kritik der ökonomischen Überformung der Medizin, in: Bundesärztekammer (Arbeitsgemeinschaft der deutschen Ärztekammern) und Kassenärztliche Bundesvereinigung (Hrsg.), Deutsches Ärzteblatt, 109 (16), Köln, Deutscher Ärzte-Verlag, 2012, A 804-807, A 807.

563 SCHMIDT-ROST, Tod und Sterben in der modernen Gesellschaft, 6.

alle Fälle Stefanie" und „Herzklopfen" sind Serien, die die Erwartungen und inneren Bilder vieler Patientinnen und Patienten prägen: Der Chefarzt, die Krankenschwester haben Zeit, sind für alle Fragen ansprechbar und die vorgestellten Patientenschicksale nehmen ein gutes Ende. Die Homepages und Leitbilder der Kliniken stützen und bestätigen dieses Bild, wenn sie formulieren, was selbstverständlich zu sein scheint: Der Mensch/der Patient steht bei uns im Mittelpunkt. Näher an der Realität – auch des deutschen Klinikalltags – sind US-amerikanische Serien wie „Dr. House" und „Emergency Room", die z. B. mit schnellen Szenenwechseln und Schnitten arbeiten, die Hektik im Klinikalltag, Notfallsituationen, Operationen, den Mangel an Privatsphäre der Patienten seit den 1990er Jahren (erstmals) einem breiten Fernsehpublikum zeigen. Sie werden von Zuschauern in Deutschland aber vermutlich eher als Überzeichnungen aus einem anderen Gesundheitssystem wahrgenommen. Auch hier gilt in der Regel: „Die neue Mode der Todesdarstellung in den Medien ist der Tod als Unterhaltung, bei dem das Opfer sofort unsichtbar gemacht wird."[564] Der Schock über die Realität im System Krankenhaus ist für die Patienten dann teilweise enorm.

Das Erleben der Patienten

Patientinnen und Patienten sind – manchmal bereits beginnend mit der Überweisung an niedergelassene Fachärzte – spätestens aber durch ihren Aufenthalt in der Klinik aus ihrer gewohnten und stabilisierenden Umwelt herausgenommen. Sie fühlen sich durch die Abläufe der Diagnostik, die in diesem Verlauf diagnostizierte(n) Erkrankung(en), nicht selten in ihrer Identität und Unabhängigkeit bedroht. Die Institution der Klinik wird als fremd, in ihrer Komplexität (bei großen Kliniken, wie erwähnt, bereits aufgrund ihrer Architektur) teilweise als regelrecht feindlich empfunden. Auch in ihrem jeweiligen Fachgebiet hoch gebildete Patienten können oft nur zum Teil verstehen, was mit ihnen geschieht.

> „Kranksein kann als liminale Phase im Kontext eines lebensgeschichtlichen Übergangsrituals verstanden werden. Die Krise wird ausgelöst durch eine Diagnose, die alles verändert und die alltägliche Routine durchbricht. Eine *Schwellenzeit* beginnt, besonders deutlich markiert durch die Aufnahme in ein Krankenhaus. Sie wird verstärkt durch das Warten auf Untersuchungen, auf die entscheidende Operation, das Urteil der medizinischen Autoritäten, durch das Gefühl des Ausgeliefertseins, durch die Unten-Oben-Perspektive des Im-Bett-Liegens. Was soll werden? Wie soll und kann es weitergehen – wohin weitergehen?"[565]

All diese Elemente lösen eine komplexe Bedürftigkeit aus, die das medizinisch-pflegerische Personal systembedingt nur sehr ausschnittsweise wahrnehmen und auffangen kann.[566] Für die Individualität der Patienten ist kaum Raum vorgese-

---

564 SCHMIDT-ROST, Sterben, Tod, Trauer, 14.
565 ENZNER-PROBST, 2. Brigitte Enzner-Probst (Theologie), 27.
566 Vgl. KLESSMANN, Die Rolle der Seelsorge, 2.3.

hen. Es kommt zu einer Reihe von somatopsychischen Belastungen, die von jedem Patienten individuell unterschiedlich, persönlichkeitsbezogen und situationsbezogen zirkulär bearbeitet werden müssen.[567] Martin Fegg nennt insbesondere:

1. *„Anforderungen und Belastungen auf körperlicher Ebene*
   - Schmerzen
   - Beschwerden durch Krankheit, Diagnostik und Therapie
   - Einschränkungen der körperlichen Leistungsfähigkeit
   - Funktionsänderungen bzw. -einschränkungen einzelner Organsysteme
2. *Anforderungen und Belastungen auf psychischer Ebene*
   - Störung des emotionalen Gleichgewichts durch innere und äußere Bedrohungen
   - Neue oder verstärkte Gefühle (z. B. Angst, Depression, Hilf- und Hoffnungslosigkeit, Trauer)
   - Verminderung der psychischen Belastbarkeit
   - Veränderungen der Wahrnehmung und des Denkens (z. B. Einschränkung auf Inhalte rund um die Krankheit)
   - Organisch bedingte psychische Veränderungen durch primäre Erkrankungen des Gehirns oder sekundäre Mitbeteiligung des Gehirns
3. *Veränderungen in der Einstellung zu sich selbst und zum eigenen Körper*
   - Ungewissheit über die Zukunft bezüglich Krankheitsverlauf
   - Veränderungen der Lebensgestaltung und Lebensplanung
   - Autonomieverlust, neue Abhängigkeiten (von Ärzten, Pflege, Medikamenten, Maschinen)
   - Selbstwertzweifel
   - Veränderungen in der individuellen Werte-Hierarchie
   - Veränderungen des Körperschemas (z. B. durch Organverlust, Mastektomie, Amputation)
   - Kontrollverlust (z. B. über bestimmte Körperfunktionen, Inkontinenz, Lähmungen)
4. *Veränderungen in den Beziehungen zum sozialen Umfeld*
   - Nicht-Mehr-Erfüllen-Können von Rollenfunktionen in Familie, Freundeskreis und Beruf
   - Verlusterlebnisse (z. B. Verlust der Arbeit, Berufswechsel, Scheidung)
   - Kommunikationsprobleme (z. B. Unsicherheit auf allen Seiten, Nicht-Mitteilen-Können bestimmter belastender, aber zentraler Bereiche, Verständnislosigkeit, Kommunikationsbarrieren bis hin zur Isolation)
5. *Erforderliche Anpassung an neue Situationen*
   - neue Umgebung (z. B. Krankenhaus)
   - neue Beziehungen (z. B. zu medizinischem Personal)
   - Zurechtfinden in einer „fremden Welt" mit neuen Verhaltensregeln, Werten und einer neuen Fachsprache
6. *Bedrohung des Lebens*
   - Angst vor Sterben und Tod
   - Auseinandersetzung mit der Frage, wie die Angehörigen mit bzw. nach dem Tod zurecht kommen"[568]

---

567 Vgl. Fegg, Krankheitsbewältigung, 15.21.

Die Diagnose einer Krebserkrankung wird im Erleben der Patienten nicht selten aus scheinbarer Gesundheit heraus „aus heiterem Himmel" gestellt. Unter anderem sind sozialer Status, Bildungsstand und Ausdrucksfähigkeit der Patienten nicht unwesentlich sowohl für das eigene Erleben und die Möglichkeiten der Krankheitsverarbeitung wie auch für den Umgang seitens des medizinisch-pflegerischen Personals mit Patienten und Angehörigen.

> „Die eigenen Möglichkeiten, Gefühle zu suchen, zu verlieren, zu finden und auszudrücken und damit etwas über sich und seine Lebensgeschichte sagen und erfahren zu können, werden teilweise nicht als relevante Wahrnehmung geachtet und der/die PatientIn wird darin „als in medizinischen und Lebensfragen nicht kompetent" abgeschmettert."[569]

Fallbeispiel 1

Der Theologe Hans-Martin Gutmann, Professor für Praktische Theologie in Hamburg, hat einige seiner Erfahrungen und Reflexionen im Umfeld der von ihm erlebten Diagnosestellung einer onkologischen Erkrankung beschrieben und veröffentlicht. Es meldet sich mit ihm ein Patient zu Wort, der aufgrund seiner Ausbildung und beruflichen Position u. a. über hohe Sprach- und Reflexionsfähigkeit verfügt, Ressourcen, die bei weitem nicht jedem Menschen zur Verfügung stehen. Auch in seiner Schilderung finden sich Erlebnisse und Wahrnehmungen, die für das Erleben der Patienten zu Beginn der Erkrankung typisch sind. Gutmann deutet diese ritualtheoretisch – und verfügt damit über eine ihm aufgrund seiner speziellen Berufsbiographie und seinen Arbeitsschwerpunkten gegebene individuelle Möglichkeit, sich von seinen Erlebnissen zu distanzieren, die ihn von der Mehrzahl der anderen Patienten in dieser Situation unterscheiden dürfte. Ein Auszug aus der Krankengeschichte: Gutmann hatte sich vor einem Konzert abends plötzlich „elend" gefühlt:

> „[...] ich beschließe, mich die nächsten Tage einmal gründlich durchchecken zu lassen. Belastungs-EKG und das ganze Programm, einschließlich Blut abnehmen. Die Ärztin ist sehr zufrieden mit Herz und Kreislauf. Bei den Blutwerten zögert sie. „Ich rechne eigentlich nicht damit". [...] Die Werte bestätigen sich. Eine starke Unregelmäßigkeit in den Hämoglobinwerten. Ich verstehe nichts davon, stimme aber sicherheitshalber einer Überweisung an eine Praxis für Hämatologie und Onkologie zu. Hier ändert sich schlagartig die Atmosphäre: ich kann nicht einfach einen Termin verabreden. Die Auskunft lautet, ich würde angerufen. Das ist das erste Mal in diesem Prozess, dass die vertrauten Rhythmen und Selbstverständlichkeiten durcheinandergebracht werden. Normalerweise verabrede ich meine Termine. [...] Normalerweise richten sich die Leute nach meinen Terminmöglichkeiten. [...] Keine

---

568 Übersicht entnommen aus FEGG, Krankheitsbewältigung, 16 mit Bezug auf M. HARRER, Krankheitsverarbeitung (Coping), in: O. FRISCHENSCHLAGER/M. HEXEL/ W. KANTNER-RUMPLMAIR/M. RINGLER/W. SÖLLNER & U. WISIAK (Hrsg.), Lehrbuch der Psychosozialen Medizin: Grundlagen der Medizinischen Psychologie, Psychosomatik, Psychotherapie und medizinischen Psychologie, Wien/New York, Springer, 1995, 409-426.

569 HARALD STILLER, Seelsorge mit KrebspatientInnen, in: KLESSMANN (Hrsg.), Handbuch der Krankenhausseelsorge, 90-102, 92.

Ahnung, ob die Chefs der Hämatologie-Praxis Ahnung von kulturanthropologischen Ritualtheorien haben. Jedenfalls handeln sie entsprechend. Bei Passageritualen wirst du in einem ersten Schritt aus deinem vertrauten Sozialstatus rausgeschmissen, in alten Kulturen oft verbunden mit Demütigungen. Dann kommt die „liminale" Phase, in der die Selbstverständlichkeiten des Alltags auf den Kopf gestellt werden, ein intensiver, oft chaotischer, oft verstörender Zwischen-Raum, ehe es dann auf die Stabilisierung eines neuen sozialen Status zugeht."[570]

Krebspatienten erleben und leben eine Spannung zwischen Leben und Tod in Aufklärung und Therapie. Auch seelsorgliche Begleitung wird immer auch in diesem Spannungsfeld von Todesbedrohung und Lebensmöglichkeit stattfinden,[571] zumal die Verläufe onkologischer Erkrankungen auch bei gleicher Ausgangslage sehr unterschiedlich sein können. Manche Krebsleiden bleiben als chronische Erkrankungen lange Zeit über stabil behandelbar, in anderen Fällen führt eine Erkrankung trotz intensiver Therapien innerhalb weniger Monate zum Tod.

Fallbeispiel 2

Durch einen Gemeindekontakt werde ich auf eine Patientin aufmerksam gemacht. Die Nachfrage bei der Stationsärztin ergibt: Die Patientin, Anfang 60, ist am Abend zuvor durch Einweisung des Hausarztes aufgenommen worden. Sie habe dort starke Rückenschmerzen angegeben. Es bestehe der Verdacht auf Wirbelkörpermetastasen, die Patientin sei aber noch nicht aufgeklärt.

Als ich das Zimmer betrete, sitzt die Patientin auf dem mittleren der drei Betten, daneben ihr Sohn. Auf meine Frage: „Sie machen sich Sorgen?" bricht sie sofort in Tränen aus. Der Sohn nimmt daraufhin gerne die Gelegenheit wahr, sich zu verabschieden.

Normalerweise werden Seelsorgegespräche nicht durch Unterbrechungen gestört. Doch in diesem Fall eilt kurz darauf die Stationsärztin hektisch ins Krankenzimmer. Die Station ist, wie häufig, überbelegt. Mehrere Patienten haben Betten auf dem Flur zugewiesen bekommen. Ich werde Zeugin des folgenden Gesprächsverlaufs (Ä = Ärztin, P = Patientin):

Ä: (zur Patientin, nach einem entschuldigenden Blick auf mich) „Haben Sie das Formular gelesen und unterschrieben? Wie gesagt, die Vorbereitung ist mehr Aufwand als die eigentliche Untersuchung."

P: „Ja, ich weiß nicht. Bei euch kommt ja schon auch manches vor."

Ä: (unterbricht) „Ich weiß schon, in den Zeitungen steht alles Mögliche über uns Ärzte, gerade jetzt wieder gibt es eine Schlagzeile."

P: „Und unter meinen Bekannten habe ich schon manches gehört. Bei einem Mann hat man auch so eine Untersuchung gemacht, der ist sogar gestorben."

Ä: (sieht zu mir herüber und verdreht dabei die Augen): „Was alles irgendwo vielleicht schon vorgekommen ist, oder auch nicht, darüber werde ich mich jetzt

---

570 HANS-MARTIN GUTMANN, Wenn Medizin und Theologie existenziell werden, in: Praktische Theologie, Zeitschrift für Praxis in Kirche, Gesellschaft und Kultur, 46 (1), Gütersloh, Gütersloher Verlagshaus, 2011, 5-8, 5-6.
571 Vgl. STILLER, Seelsorge mit KrebspatientInnen, 91.

nicht mit Ihnen verbreiten. Natürlich arbeiten wir steril. Wir tragen Handschuhe und desinfizieren Ihre Haut vor der Leberpunktion. Aber trotzdem kann es sein, dass ein Keim von Ihrer Haut in den Körper hineingetragen wird."

P: (macht eine resignierte Handbewegung)

Ä: „Es geht nicht darum, von Ihnen einen Freibrief zu bekommen, dass wir dann schlampig arbeiten können. Aber wenn Sie nicht wollen, können wir die Untersuchung auch lassen."

P: „Nein, nein, ich unterschreibe."

Die Patientin unterschreibt, die Ärztin eilt davon.

In meinem Nachgespräch mit der Ärztin wurde deutlich, dass sie sich der Wirkung ihres Verhaltens auf die Patientin kaum bewusst war.

Aus den weiteren Seelsorgegesprächen mit der Patientin ergibt sich: Sie ist über lange Zeit hinweg in ihren Beschwerden vom Hausarzt nicht ernst genommen worden. „Das habe ich dem angesehen, der hat gedacht: Jetzt, wo sie das Röntgenbild ihrer kaputten Wirbelsäule gesehen hat, meint sie erst recht, dass sie Rückenschmerzen haben muss." Im Krankenhaus werden im Verlauf einiger Wochen immer neue Tumore gefunden. Die Schmerzbehandlung ist entgegen den Standards längere Zeit nicht adäquat eingestellt, die Bestrahlung in der Universitätsklinik für die Patientin mit starken Nebenwirkungen verbunden. Sie möchte alle Belastungen von ihrer Familie fernhalten und verstirbt während einer Behandlungsunterbrechung in einer anderen Klinik.

Fallbeispiel 3

Henriette Krug schildert:[572] Ein Patient stellt sich nach erstmaligem epileptischem Anfall nachts in der Notaufnahme einer Klinik vor. Es erfolgt eine Computertomographie, woraufhin er umgehend mit der Diagnose eines bereits metastasierten Tumors konfrontiert wird. Der Anfall selbst und die sich anschließende Diagnose verändern die bisherige Lebensperspektive des Patienten sofort und radikal, wie Krug in ihrer Analyse der Situation zeigt:

> „Er sieht sich unvermittelt mit zu erwartendem Leid, vielleicht auch Schmerzen und bevorstehendem Lebensende konfrontiert. Er empfindet wahrscheinlich tiefgehende – existenzielle – Verunsicherung und das Gefühl von Hilflosigkeit. Das spricht er den Ärzten gegenüber nicht direkt an, indirekt weist aber das wiederholte Fragen nach der Prognose, bzw. die Aussage, mit einer nur noch kurzen verbleibenden Lebensspanne zu rechnen, darauf hin. Demgegenüber sehen ihn die Ärzte aus ihrer auf das Medizinische konzentrierten Sicht als einen Fall mit eindeutigem Befund."[573]

Gerade im Fall eines so gravierenden Befundes wird die Asymmetrie der Gesprächssituation zwischen Arzt und Patient besonders deutlich:

---

572 Vgl. insgesamt: HENRIETTE KRUG, Ärztliche Sicht auf die klinische Seelsorge. Zum Miteinander von ärztlicher Tätigkeit und klinischer Seelsorge, in: Wege zum Menschen, 59, Göttingen, Vandenhoeck & Ruprecht, 2007, 551-559.

573 A. a. O., 552.

„Für den Arzt ist die Situation klar, der Patient steht in einer gänzlich neuen Lebenssituation mit unklarer Perspektive. [...] Der Kontakt zwischen Patient und Arzt auf einer gemeinsamen Ebene wird dadurch verhindert, dass der Patient in seiner neuen Situation zwar indirekt nach Hilfe ruft, die von seinem Arzt als medizinische Hilfe empfohlenen Maßnahmen aber keineswegs als Hilfe empfindet und somit enttäuscht die Klinik verlässt. Die Ärzte fühlen sich ihrerseits unverstanden, zumal sie medizinisch nichts falsch gemacht und sich auch trotz knapp bemessener Zeit mehrfach Zeit genommen haben, um mit dem Patienten zu reden, freilich ohne letztlich zu gegenseitigem Verstehen zu gelangen. [...] Konzentriert auf das Medizinische fehlte die Kompetenz, die grundsätzliche Verunsicherung des Patienten zu erfassen, zunächst auf seine existenziellen Ängste einzugehen und daran anschließend die medizinischen Belange zu kommunizieren."[574]

Medizinisch gesehen gelten Patienten als geheilt, wenn sie innerhalb der ersten fünf Jahre nach Abschluss der Therapie kein Rezidiv erleiden. Eine systematische medizinische Betreuung von Langzeitüberlebenden gibt es derzeit nicht. Langzeiteffekte von (Radio-)Chemotherapien waren lange von untergeordnetem Interesse oder sogar unbekannt. Therapiebedingte mögliche Folgen sind aber (möglicherweise erst Jahrzehnte später) Lungen-, Knochen-, Schilddrüsen-, Gefäß- oder Herzprobleme, mit denen sich Patienten (und ihre Behandler) offenbar nicht selten alleingelassen fühlen.[575] „Es gibt kaum durch hochwertige Studien abgesicherte Regeln zur längerfristigen Beobachtung. Es existieren so gut wie keine Nachsorgepläne, die sich auf einen längeren Zeitraum als fünf Jahre erstrecken, gelten Patienten danach doch in der Regel als endgültig geheilt."[576]

In stützenden Seelsorgegesprächen zur Situation geht es in unterschiedlicher Akzentuierung und Ausprägung immer wieder um die Themen Patientenunmündigkeit versus Patientenautonomie, das Erleben des Aufklärungsgesprächs bzw. der Aufklärungsgespräche, generell die Kommunikation zwischen Arzt und Patient und vielfach um Fragen der Therapieentscheidung.

Kommunikation zwischen Arzt und Patient, insbesondere im Aufklärungsgespräch

Insgesamt gilt: Die Bedeutung der Sprache in der Arzt-Patienten-Beziehung und die dieser zu Grunde liegende Einstellung des Arztes kommt seitens der Medizin in den Blick.[577] Es lässt sich durchaus eine Wende zum würdevolleren Umgang

---

574 A. a. O., 553.
575 Vgl. BURKHARD STRASSMANN, Im Überleben alleingelassen, in: Die Zeit, Nr. 5, 26.01.2012, 29-30, 29.
576 Ebd.
577 Vgl. PATRIC P. KUTSCHER, Arzt-Patienten-Beziehung: Auf die Sprache achten, in: Bundesärztekammer (Arbeitsgemeinschaft der deutschen Ärztekammern) und Kassenärztliche Bundesvereinigung (Hrsg.), Deutsches Ärzteblatt, 105 (42), Köln, Deutscher Ärzte-Verlag, 2008, http://www.aerzteblatt.de/archiv/61989/, Zugriff vom 24.02.2009, A-2239/B-1915/C-1863.

an den Grenzen des Lebens, mit Geburt und Tod, beobachten.[578] Die Kommunikation mit einer Patientin oder einem Patienten, gerade auch am Lebensende, wird seitens der Medizin als originär ärztliche Aufgabe angesehen, empirische Arbeiten unterstreichen jedoch Versäumnisse in der Praxis, etwa eklatante prognostische Fehleinschätzungen, Kommunikationsdefizite und Probleme in Entscheidungsprozessen.[579]

Was Puchalski und Romer für die Situation in den USA beschreiben, dürfte in Deutschland nicht wesentlich anders aussehen:

> "For physicians, we are so burdened by time, stress, and the enormous amount of technical knowledge that we have to learn that many of us come out of medical school not very well trained to communicate with patients about things like end-of-life decisions or nonphysical suffering. So we tend to rely on what we're most comfortable with, which is our technical training."[580]

In dieselbe Richtung gehend formuliert die Internistin und Palliativmedizinerin Claudia Bausewein[581] mit kritischem Blick auf die Praxis der ärztlichen Profession: „Und gerade wir Mediziner meinen übrigens, dass es gute Kommunikation ist, wenn wir zehn Minuten oder 15 Minuten mit dem Patienten sprechen. Sprich: Die eine Seite redet ständig und der Patient bekommt überhaupt keinen Raum."[582]

Die Beziehung zwischen Ärzten und Patienten unterliegt multiplen Einflüssen, die komplex und beiderseits auf verschiedenen Ebenen nur teilweise bewusst ablaufen.[583] Insofern kommt es möglicherweise nicht ganz ungelegen, dass das Gesundheitssystem Ärzten wenig finanzielle Anreize und zeitliche Spielräume für eine ausführliche Beratung der Patienten bietet.

> „Obwohl eine ausführlichere Erstberatung oft Folgegespräche und Verunsicherung auf Patientenseite vermeiden könnte, ist ein lediglich 15- bis 30-minütiges Beratungsgespräch oftmals die Regel. [...] Die aktuelle deutsche Gesetzeslage, Fachinformationen medizinischem Fachpersonal vorzubehalten, ist dabei zusätzlich kontraproduktiv."[584]

---

578 Vgl. Ulrike Hempel, Abschiedsraum für verwaiste Eltern: Würdevoller Ort für die Trauer, in: Bundesärztekammer (Arbeitsgemeinschaft der deutschen Ärztekammern) und Kassenärztliche Bundesvereinigung (Hrsg.), Deutsches Ärzteblatt, 107 (21), Köln, Deutscher Ärzte-Verlag, 2010, C 925-C 926. Vgl. auch den Abschnitt „Folgerungen für die Arbeit der Klinikseelsorge".

579 Vgl. Eggenberger/Pleschberger, Sterben Erkennen, 29.

580 Puchalski/Romer, Taking a spiritual history, 130.

581 Vgl. dazu auch den Abschnitt „Palliative Care in der Onkologie".

582 Bausewein, Was ist Palliative Care?, 6.

583 Vgl. zu den Bemühungen um Transparenz: Bundesministerium für Gesundheit (BMG) und Fachbereiche Patienteninformation und Patientenbeteiligung im Deutschen Netzwerk evidenzbasierte Medizin (DnebM) (Hrsg.), Förderschwerpunkt „Patient als Partner im medizinischen Entscheidungsprozess", Fünfter gemeinsamer Newsletter, 11.7.2007, www.patient-als-partner.de/files/newsletter/Newsletter5gem.pdf, Zugriff vom 26.07.2010, 1-5.

584 Jan Geissler, Informierte Einwilligung bei klinischen Studien. Eine Patientenperspektive, in: Forum. Das offizielle Magazin der Deutschen Krebsgesellschaft e. V., Band 25, Ausgabe 3, Heidelberg, Springer Medizin Verlag, 2010, 56-59, 57.58.

Obwohl dieser Kritik gegenüber mit zu bedenken ist, dass die Aufmerksamkeitsspanne eines Patienten, der mit einer lebensverändernden Diagnose konfrontiert wird, einerseits aufgrund der Erkrankung selbst, andererseits bedingt durch die psychische Belastung des Aufklärungsgesprächs generell deutlich reduziert ist, bleibt festzuhalten: Die von der Krankenhaussoziologie wiederholt festgestellten hohen Informationsdefizite lösen bei den Patienten naturgemäß Belastung und Stress aus.[585] Bei onkologischen Patienten kommt hinzu, dass mit der Diagnose Krebs von den Betroffenen (und/oder ihren Angehörigen) in der Regel das Sterben subjektiv eng assoziiert wird, unabhängig von der medizinischen Prognose. „Subjektiv wird Krebs als höchste Bedrohung bei gleichzeitig schlechtesten Schutzmöglichkeiten wahrgenommen."[586] Der Medizinsoziologe Nikolaus Gerdes weist in einem häufig zitierten Text[587] darauf hin, dass wir normalerweise in Bezug auf unsere Endlichkeit eine gesunde Verdrängungsleistung vollbringen und uns für den Alltag die Empfindung von Endlosigkeit konstruieren.

> „Im Moment, da eine Krebsdiagnose ausgesprochen wird, fällt diese Illusion schlagartig zusammen. Betroffene befinden sich damit in einem psychischen Ausnahmezustand. Sie stürzen laut Gerdes «aus der normalen Wirklichkeit». Vielen Betroffenen fällt es schwer, damit umzugehen. Weil Nichtbetroffene in der «normalen» Wirklichkeit weiterleben, wird die Kommunikation zwischen ihnen und den Betroffenen oft sehr erschwert."[588]

Zum Kreis der „Nichtbetroffenen" gehört in gewisser Weise auch das Behandlungsteam. Für den Bereich der Medizin und der Psychotherapie hat sich gezeigt, dass es die meisten Patienten als hilfreich und vertrauensfördernd erleben, wenn die Behandelnden auf ihre subjektiven Vorstellungen von Krankheit und Gesundheit eingehen.[589] Behandlungsführend ist der Arzt, damit auch erste Vertrauensperson der Patienten. Gleichzeitig ist es wichtig zu wissen, dass Patienten im Arztgespräch nicht alles sagen. Für das Befolgen ärztlicher Anwei-

---

585 Vgl. KLESSMANN, Die Rolle der Seelsorge, 3.
586 KÜNZLER/ZNOJ/BARGETZI, Krebspatienten sind anders, 344.
587 NIKOLAUS GERDES, Der Sturz aus der normalen Wirklichkeit und die Suche nach Sinn, in: W. SCHMIDT (Hrsg.), Jenseits der Normalität, München, Chr. Kaiser, 1986, 10-34, zugänglich unter NIKOLAUS GERDES, Der Sturz aus der normalen Wirklichkeit und die Suche nach Sinn. Ein wissenssoziologischer Beitrag zu Fragen der Krankheitsverarbeitung bei Krebspatienten, Referat auf der 2. Jahrestagung der „Deutschen Arbeitsgemeinschaft für Psychoonkologie e. V." in Bad Herrenalb (ohne Jahresangabe), http://www.dapo-ev.de/fileadmin/templates/pdf/gerdes_sturz.pdf, Zugriff vom 27.12.2011, 1-24. Den Seitenangaben in dieser Arbeit liegt die elektronische Quelle zugrunde. Vgl. FRICK, Glauben ist keine Wunderdroge, 41 und KÜNZLER/ZNOJ/BARGETZI, Krebspatienten sind anders, 345. Vgl. dazu auch die Abschnitte „Die Frage nach dem „Warum": Konflikte, Verantwortung und Schuld" und „Die Bedeutung der logotherapeutischen Sinnorientierung für die seelsorgliche Begleitung", dort insbesondere die Abschnitte „Angst und Grübeln als Diagnosefolgen", „Der Krankheit einen Sinn abringen" und „Versperrte Kommunikation: Die Bedeutung von Ethik, Sprache, Ritual".
588 KÜNZLER/ZNOJ/BARGETZI, Krebspatienten sind anders, 345.
589 Vgl. FEGG, Krankheitsbewältigung, 32.

141

sungen im Rahmen medizinischer Therapien (Compliance) sind die eigenen Vorstellungen des Patienten entscheidend, mit denen er glaubt, seinen Krankheitszustand beeinflussen zu können. Compliance ist nur bei Übereinstimmung der Konzepte von Arzt und Patient zu erwarten, wenn die Vorstellungen der Patienten von den Vorstellungen der behandelnden Ärzte abweichen, ist mit geringer Compliance zu rechnen.[590] „Die Kluft zwischen der Krankheitstheorie des Arztes und des Patienten ist eine der Hauptursachen für Non-Compliance. Die therapeutische Strategie muss sich nicht nur nach Indikation und der theoretischen und persönlichen Sicht des Therapeuten, sondern ebenso nach der Alltagstheorie des Patienten richten."[591]

Der bereits im Erstgespräch nicht selten als Erstreaktion geäußerte Wunsch nach Tötung auf Verlangen bzw. spontan geäußerte Suizidgedanken hängen zusammen mit Sinnverlust, Depression und Hoffnungslosigkeit. Häufig stellt sich im Seelsorgegespräch deshalb zunächst die Aufgabe, diese Belastungen zu bearbeiten. Dass Patienten im modernen Medizinbetrieb nicht nur unter ihrer Krankheit, sondern auch unter Isolation und reduzierten Kommunikationsmöglichkeiten leiden, ist seit langem bekannt,[592] in den Auswirkungen für die Patienten aus Sicht der Medizin aber vermutlich stark unterschätzt.[593] Mit dem Ideal des verantwortungsbewussten, aktiven, gut informierten Patienten, der gleichzeitig gesundheitsförderlich, effizient und kostensparend handelt, verschwinden aber Schmerzen, körperliches und seelisches Leiden oder Behinderung aus dem Blickfeld.[594] Das Zulassen von Tränen bzw. Trost als Teil der Beziehungsgestaltung auch von Ärzten und Pflegekräften ist eine seltene Ausnahme.

Aus Sicht der Organisation (Patienten und Angehörige) wünschen sich Außenstehende „Menschlichkeit", weniger Regelhaftigkeit, weniger rollengebundenes Verhalten. „Patienten möchte [sic!] als Personen mit ihrer Lebensgeschichte, mit ihrer emotionalen Bedürftigkeit, mit ihrem gegenwärtigen Lebenskontext wahrgenommen werden [...]"[595]. Die Betonung des ärztlichen Expertenstatus fördert demgegenüber die Reproduktion einer asymmetrischen Arzt-Patient-Beziehung, die das Erfahrungswissen von Patientinnen und Patienten über Krankheitsverlauf und Symptome nicht thematisiert.[596] Die sys-

---

590 Vgl. a. a. O., 37.
591 A. a. O., 32.
592 So formuliert schon 1985 Röhlin. Vgl. RÖHLIN, Sinnorientierte Seelsorge, 205.
593 So entgegnete der Verfasserin eine Gynäkologin auf die Frage nach dem seelischen Zustand einer jungen, alleinstehenden, erstgebärenden Patientin mit sehr geringen Deutschkenntnissen: „Wir müssen ja nicht mit der Patientin reden können, wir können ja alles messen.
594 Vgl. ANJA DIETERICH, Arzt-Patient-Beziehung im Wandel. Eigenverantwortlich, informiert, anspruchsvoll, in: Bundesärztekammer (Arbeitsgemeinschaft der deutschen Ärztekammern) und Kassenärztliche Bundesvereinigung (Hrsg.), Deutsches Ärzteblatt, 104 (37), Köln, Deutscher Ärzte-Verlag, 2007, A 2489-2491.A2, A 2491.
595 KLESSMANN, Die Rolle der Seelsorge, 3.
596 Vgl. ANJA DIETERICH, Eigenverantwortlich, informiert und anspruchsvoll ... Der Diskurs um den mündigen Patienten aus ärztlicher Sicht, http://skylla.wz-berlin.de/pdf/2006/i06-310.pdf, Zugriff vom 26.07.2010, 1-69, 32.

temimmanente Tendenz zur Depersonalisierung ist in ihrer Wirkmächtigkeit auf alle Beteiligten nicht zu unterschätzen.[597] Die Kommunikation zwischen Arzt und Patient bleibt daher ein wunder Punkt, gerade in der Onkologie, gerade im Aufklärungsgespräch. „Das fängt schon damit an, dass manche Kolleginnen und Kollegen Hemmungen haben, Begriffe wie Krebs, Metastase, Unheilbarkeit überhaupt in den Mund zu nehmen. Sie sprechen auch nicht gern über die Auswirkungen der Krankheit auf Familie und Beruf oder gar das Sexualleben."[598]

Es kommt (möglicherweise u. a. gerade auf Grund solcher Hemmungen und Unsicherheiten auf ärztlicher Seite) noch immer vor, dass Patienten und Patientinnen in arroganter und missachtender Weise aufgeklärt und mit „der Wahrheit" konfrontiert werden:[599] Eine Patientin schilderte der Verfasserin beispielsweise, ein leitender Arzt und ausgewiesener onkologischer Experte habe bei der Diagnosemitteilung pausenlos in den Bildschirm gestarrt und das Ergebnis der Befunde mit den Worten beschlossen: „Daran werden Sie verrecken." Claudia Bausewein schildert: „Ich habe Leute erlebt, denen wurde an einem Tag gesagt: „Die Erkrankung schreitet voran, wir können keine Chemotherapie mehr machen und übrigens können wir Sie eigentlich gleich ins Hospiz verlegen.""[600]

Das Ideal einer ärztlichen Aufklärung in Form eines dynamischen Kommunikationsprozesses, der es den Patienten unabhängig vom „therapeutischen Privileg" gegebenenfalls auch ermöglicht, „sich mit dem Nahen ihres Endes vertraut"[601] machen zu können, bleibt im Klinikalltag weiterhin eher die Ausnahme.

Therapieentscheidung

Die Expertenmacht des großen Informationsvorsprungs vor allem des ärztlichen Personals bleibt bestehen.[602] Es wird wohl auch immer wieder eine Rolle spielen, dass die medizinischen Möglichkeiten zu Allmachtsvorstellungen auf Seiten der Ärzte wie zu Riesenerwartungen auf Seiten der Patienten verleiten, wie Klessmann meint.[603]

---

597 Vgl. GOFFMAN, Asylums: Essays on the Social Situation of Mental Patients and Other Inmates, bzw. in deutscher Übersetzung: ERVING GOFFMAN, Asyle. Über die soziale Situation psychiatrischer Patienten und anderer Insassen, (Titel der Originalausgabe: Asylums. Essays on the Social Situation of Mental Patients an Other Inmates (1961). Aus dem Amerikanischen von Nils Lindquist), Frankfurt am Main, Suhrkamp Verlag, 1973.
598 AERZTEBLATT.DE (ohne Verfasserangabe), Kommunikation in der Onkologie: 5 Fragen an Friedrich Overkamp, http://www.aerzteblatt.de/nachrichten/45107, 16.03. 2001, Zugriff vom 18.03.2011, 1-2, 1.
599 Vgl. STILLER, Seelsorge mit KrebspatientInnen, 92.
600 BAUSEWEIN, Was ist Palliative Care?, 5.
601 SCHMIDT-ROST, Tod und Sterben in der modernen Gesellschaft, 7.
602 Vgl. KLESSMANN, Die Rolle der Seelsorge, 3.
603 Vgl. a. a. O., 12.

Hinzu kommt, dass Ärzte nach eigenem Bekunden teilweise auch nicht in der Lage sind, den Patienten Therapiemöglichkeiten oder Heilungschancen tatsächlich gut zu vermitteln.[604] Dabei kommt einer gelungenen Vermittlung an diesem Punkt hohe Bedeutung zu: Ob Patienten bereit sind, aktiv etwas gegen eine Krankheit zu unternehmen, hängt davon ab, ob diese Krankheit subjektiv überhaupt als etwas prinzipiell Beeinflussbares angesehen wird.[605]

Patienten fühlen sich zunehmend in eine Kundenrolle gedrängt, die ihren Bedürfnissen als Patienten eben so wenig entspricht, wie der im 19. Jahrhundert entstandene und zum Teil noch immer vorhandene ärztliche Paternalismus[606]:

> „Wie in einem Warenhaus stellt die Medizin zunächst ihre Statistiken, ihre Erfolge, ihre Erfahrungen, ihre Wahrnehmung, ihre Vorstellung von Leben, Lebensqualität und Lebensverlängerung oder Abbruch des Lebens als Maßstab zur Verfügung und bietet all das als Orientierungs- und Entscheidungshilfe zum Kauf an."[607]

Patienten sind aber Menschen, die sich, gerade bei einer so gravierenden Diagnose wie einer onkologischen Erkrankung, häufig in einer existenziellen Notlage befinden. „Konsumentensouveränität" ist ihnen nur eingeschränkt möglich. Es wird ihnen außerdem innerhalb der bestehenden Strukturen erschwert, wenn nicht unmöglich gemacht, verschiedene Angebote zu vergleichen und eine rationale Wahl zu treffen, zumal Informationen über Qualität und Preise medizinischer Leistungen nur sehr eingeschränkt verfügbar sind.[608]

> „„Die Konstruktion des ‚kritischen Kunden' als Kontrollinstanz der Anbieter medizinischer Leistungen hält einer Konfrontation mit der Realität nicht stand. Limitierte Krankenhausbudgets provozieren auf Seiten der Ärzteschaft konfliktvermeidende Fehlinformationen. Somit tendieren sie dazu, die Möglichkeiten einer selbstbestimmten und partnerschaftlichen Entscheidungsfindung zu verringern, statt sie zu stärken, wie es die Rhetorik der Kundenorientierung suggeriert. Die vollständige Information des Patienten, die einen so hohen legitimatorischen Stellenwert in den Konzepten der Marktorientierung einnimmt, findet de facto überwiegend nicht statt. (...) Gerade die schwächsten Gruppen, die alten, akut hilfebedürftigen und sozial unterprivilegieren PatientInnen erhalten die unvollständigsten Informationen.""[609]

Der Medizinethiker Giovanni Maio beschreibt diese zunehmende Ökonomisierung zu Lasten der schwächsten Patienten in deutlichen Worten:

> „Diejenigen, die in weniger gut lösbaren Problemlagen stecken, werden als zu risikoreich eingestuft und daher eher gemieden und weiter marginalisiert. Denn wenn eine nennenswerte Verbesserung nicht rasch und komplikationslos erreicht werden kann, dann erscheint jeder Einsatz als ineffizient und für das Unternehmen bedrohlich."[610]

---

604 Vgl. AERZTEBLATT.DE (ohne Verfasserangabe), Kommunikation in der Onkologie, 1.
605 Vgl. FEGG, Krankheitsbewältigung, 30. Vgl. dazu auch den Abschnitt „Kommunikation zwischen Arzt und Patient, insbesondere im Aufklärungsgespräch".
606 Vgl. dazu auch den Abschnitt „Patientenunmündigkeit und/oder Patientenautonomie?".
607 STILLER, Seelsorge mit KrebspatientInnen, 94.
608 Vgl. MARCKMANN, Gesundheit und Gerechtigkeit, 889.
609 ELLEN KUHLMANN, Ärztliche Aufklärungspraxis im Spannungsfeld zwischen Patienteninteressen und Budget, in: Jahrbuch für kritische Medizin, Nr.33, Hamburg, 2000, 37-52, 49-50, zitiert nach HAART, Seelsorge im Wirtschaftsunternehmen Krankenhaus, 110.

Häufig wird auch nicht ausdrücklich zur Sprache gebracht, dass evidenzbasierte (vom besten statistischen Beweis ausgehende) Medizin mit Wahrscheinlichkeiten und nicht mit absoluten Wahrheiten operiert.[611] Es kommt hinzu, dass sogenanntes „missmatched framing" keine Seltenheit ist und dieses die Therapieentscheidung auch für Mediziner zusätzlich erschweren kann: Sowohl in medizinischen Fachartikeln als auch in Patienteninformationen werden Nutzen und Schaden in unterschiedlichen Risikoformaten ausgedrückt. Der Nutzen oft in (großen) relativen Zahlen, der Schaden häufig in absoluten (kleinen) Zahlen. Diese haben eine unterschiedliche Wirkung auf die Wahrnehmung. Die Präferenz von Ärzten und Patienten kann somit manipulativ in eine bestimmte Richtung beeinflusst werden, durchaus zum Schaden der Patienten.[612] Die Empfehlung von Medizinern an ihre Fachkollegen ist auch für Patienten im Entscheidungsprozess hilfreich:

> „Um sich selbst vor „numerischen" Manipulationen zu schützen, sollte man darum stets nur solche Informationen zum Nutzen oder Schaden akzeptieren, die absolute Häufigkeiten des Ereignisses (Erkrankung, Todesfälle et cetera) in der Gruppe *ohne* und *mit* Behandlung liefern und die jeweiligen Gruppengrößen benennen."[613]

Patientenunmündigkeit und/oder Patientenautonomie?

Bis in die 1970er Jahre war das Buch „Ärztliche Ethik" des Berliner Nervenarztes und Sexualwissenschaftlers Albert Moll aus dem Jahr 1902, der die Wichtigkeit ärztlicher Aufklärung betonte, das einzige Buch zum Thema und seine Sicht dazuhin die Ausnahme.[614] Dementsprechend war es in Deutschland bis etwa 1970 normal, dass der Arzt oft ohne vorige Rücksprache mit dem Patienten wichtige Entscheidungen über Therapie und Operation völlig selbstständig traf (Paternalismus).[615]

Juristisch gesehen besteht in Deutschland dagegen bereits seit 1894 ein Widerstandrecht des Patienten gegen Operationen/Behandlungen. 1912 wurde im Deutschen Reich höchstrichterlich geklärt, dass Patienten in Behandlungen explizit einwilligen müssen und eine Krankenhausaufnahme nicht automatisch eine Einwilligung in alle Behandlungen bedeutet. Eine ärztliche Pflicht zur Auf-

---

610 MAIO, Ärztliche Hilfe als Geschäftsmodell?, A 807.
611 HEINER FANGERAU/IGOR POLIANSKI, Die Wahrheit am Krankenbett. Das Gespenst des „therapeutischen Privilegs", in: Landesärztekammer und Kassenärztliche Vereinigung (Hrsg.), Ärzteblatt Baden-Württemberg, Stuttgart, Gentner Verlag, 65 (9), 2010, 370-374, 370.
612 Vgl. ODETTE WEGWARTH/GERD GIGERENZER, Nutzen und Risiken richtig verstehen, in: Bundesärztekammer (Arbeitsgemeinschaft der deutschen Ärztekammern) und Kassenärztliche Bundesvereinigung (Hrsg.), Deutsches Ärzteblatt, 108 (11), Köln, Deutscher Ärzte-Verlag, 2011, A 568-570, A 568.
613 WEGWARTH/GIGERENZER, Nutzen und Risiken richtig verstehen, A 570.
614 FANGERAU, Informed Consent, Folie 21.
615 Vgl. S. HUSEBØ, Ethik, in: HUSEBØ/KLASCHIK, Palliativmedizin: Grundlagen und Praxis; Schmerztherapie, Gesprächsführung, Ethik, 43-141, 49. Vgl. dazu auch den Abschnitt „Therapieentscheidung".

klärung besteht juristisch in Deutschland seit 1931.[616] Allerdings ist die Aufklärungspflicht erst seit 1988 in der ärztlichen Berufsordnung verankert. Erst allmählich beginnen Patienten, ihre Rechte auch einzufordern.

Gleichwohl findet sich auch noch heute verbreitet die Patientenerwartung nach einem „allmächtigen" Arzt: Zu dem Vertrauen, das Patienten ihrem Arzt entgegenbringen, gehöre auch heute noch die Erwartung, dass der Arzt alles weiß und wissen muss, während das Eingeständnis fachlicher Grenzen von Patienten gerne als Schwäche ausgelegt werde, wie der Facharzt für Psychiatrie und Neurologie und Psychotherapeut Nossrat Peseschkian[617] beobachtet hat.[618] Dass verbunden mit dieser Erwartung das Problem der Patientenunmündigkeit über Zeiten und Kulturen hinweg auftritt, illustriert er anhand der persischen Geschichte „Der Hakim weiß alles":

> *„Ein Mann lag schwer krank darnieder, und es schien, als sei sein Tod nicht fern. Seine Frau holte in ihrer Angst einen Hakim, den Arzt des Dorfes. Der Hakim klopfte und horchte über eine halbe Stunde lang an dem Kranken herum, fühlte den Puls, legte seinen Kopf auf die Brust des Patienten, drehte ihn in die Bauch- und Seitenlage und wieder zurück, hob die Beine des Kranken an und dann den Oberkörper, öffnete dessen Augen, schaute in seinen Mund und sagte dann ganz überzeugt und sicher: »Liebe Frau, ich muss Ihnen leider die traurige Mitteilung machen, Ihr Mann ist seit zwei Tagen tot.« In diesem Augenblick hob der Schwerkranke erschreckt seinen Kopf und wimmerte ängstlich: »Nein, meine Liebste, ich lebe noch!« Energisch schlug da die Frau mit der Faust auf den Kopf des Kranken und rief zornig: »Sei du still! Der Hakim, der Arzt, ist Fachmann, und der muss es ja wissen.«"* [619]

Zwar gilt das Selbstbestimmungsrecht des Patienten, die Patientenautonomie heute als eine der wichtigsten medizinethischen Normen, gleichzeitig behaupten aber manche Ärzte noch immer ein sogenanntes „therapeutisches Privileg", und berufen sich im Anschluss an Karl Jaspers darauf, dass nur der Patient Anspruch auf Wahrheit habe, „der fähig ist, die Wahrheit zu ertragen und mit ihr vernünftig umzugehen."[620] Auch Husebø formuliert noch 2006 in dieselbe Richtung gehend:

> „Es stellt sich [...] die Frage, ob es immer gut ist, wenn der Patient entscheidet oder mitentscheidet. Wird er nicht häufig vor Fragen gestellt, die er nicht beantworten kann? Ist er nicht überfordert, wenn er über die Anwendung ärztlicher Maßnahmen entscheiden soll, deren Voraussetzungen und Konsequenzen er einfach nicht überblickt?"[621]

Hinzu kommt: Die Wertvorstellungen der Patienten sind heterogener als noch vor einigen Jahrzehnten, ebenso wie auch die Wertvorstellungen der Behandler.

---

616 FANGERAU, Informed Consent, Folie 19.
617 Peseschkian (1933-2010), hat seit Anfang der 1970er Jahre das humanistisch-psychodynamische Verfahren der „Positiven Psychotherapie" entwickelt.
618 Vgl. NOSSRAT PESESCHKIAN, Der Kaufmann und der Papagei. Orientalische Geschichten in der Positiven Psychotherapie, 27. Auflage, Frankfurt a. M., Fischer-Verlag, 2003, 62-63, ähnlich KLESSMANN, Die Rolle der Seelsorge, 12.
619 PESESCHKIAN, Der Kaufmann und der Papagei, 63.
620 KARL JASPERS, Die Idee des Arztes, in: Philosophie und Welt. Reden und Aufsätze, München, Piper Verlag, 1958, 169, zitiert nach FANGERAU/POLIANSKI, Die Wahrheit am Krankenbett, 370.
621 HUSEBØ, Ethik, 49.

Außerdem können die Wertvorstellungen, die sich innerhalb einer bestimmten Berufsgruppe herausgebildet haben, etwa die ärztliche Standesethik und pflege-ethische Normen und Werte durchaus mit denen mancher Patienten kollidie-ren.[622] Andererseits hält die Ärztin Anja Dieterich fest:

> „Insgesamt ist zu verzeichnen, dass die ethisch geprägten Positionierungen des *mündigen Patienten* als selbstbestimmt und eigenverantwortlich mit ärztlichen Selbstpositionierungen korrespondieren. Auch das ärztliche Selbstverständnis ist von Tugenden wie Verantwortung, selbstloser Pflichterfüllung und rationaler, vernünftiger' Entscheidungsfindung geprägt. In diesem Sinne war auch die traditionell paternalistische Arzt-Patient-Beziehung bereits von humanistischen Werten gekennzeichnet."[623]

Die Hauptprotagonisten in der Auseinandersetzung um das „therapeutische Privileg" sind Medizin und Rechtswissenschaft. Die Mehrheit der Juristen in Deutschland hält an Positionen fest, die sich aus historischer Sicht vor allem aus Gesichtspunkten des Arzthaftungsrechts ergeben haben. Sie weisen die Existenz eines „therapeutischen Privilegs" des Arztes zurück und erkennen nur in Ausnahmefällen an, dass eine Informationsweitergabe an einen Patienten diesem auch Schaden zufügen kann.[624] Fangerau und Polianski betonen:

> „Nur der Arzt kann das Risiko psychischen oder physischen Schadens medizinisch einschätzen. Diese Kompetenz […] dem Arzt absprechen zu wollen, bedeutet […] jene Dystopie einer entmenschlichten „Apparatemedizin" herbeizubeschwören, die das Selbstbestimmungsrecht des Patienten erst recht gefährdet."[625]

Vermutlich ist in der gegenwärtigen Situation noch am ehesten Fangerau und Polianski zuzustimmen, die meinen „dass eine wohlüberlegte Weitergabe von Informationen zum bestgeeignetsten Moment gemessen an der Aufnahmefähigkeit und persönlicher Lebenslage des Betroffenen kaum als Beeinträchtigung des Patientenrechtes auf Wahrheit anzusehen ist."[626]

Die Entscheidung, ob eine Behandlung medizinisch indiziert ist, kann im Einzelfall und unter Einbeziehung des prognostischen Nutzens sehr schwierig sein.[627] Der Begriff der medizinischen Indikation meint die ärztliche Entscheidung darüber, ob eine medizinische Maßnahme medizinisch sinnvoll ist – unabhängig vom Patientenwillen.[628] Zur Überprüfung der Indikation ist zunächst festzuhalten, was das Therapieziel ist, und dann zu fragen, ob dieses Therapieziel realistisch ist.[629] Die Erfahrung in der Praxis zeigt, dass diese Fragen nach der medizinischen Indikation nicht selten bei Behandlungsbeginn nicht oder

---

622 Vgl. BEATE HERRMANN, Vom Rat zur Tat: Konzept und Praxis der Klinischen Ethikberatung, in: Landesärztekammer und Kassenärztliche Vereinigung (Hrsg.), Ärzteblatt Baden-Württemberg, Stuttgart, Gentner Verlag, 66 (1), 2011, 23-27, 23.25.

623 DIETERICH, Eigenverantwortlich, informiert und anspruchsvoll, 30.

624 Vgl. FANGERAU/POLIANSKI, Die Wahrheit am Krankenbett, 374.

625 Ebd.

626 Ebd.

627 Vgl. BEATE GRÜBLER, Therapiebegrenzung bei infauster Prognose: Wann soll das Leben zu Ende gehen?, in: Bundesärztekammer (Arbeitsgemeinschaft der deutschen Ärztekammern) und Kassenärztliche Bundesvereinigung (Hrsg.), Deutsches Ärzteblatt, 108 (26), Köln, Deutscher Ärzte-Verlag, 2011, C 1239-1241, C 1239.

628 BORASIO, Über das Sterben, 160.

nicht ausreichend geklärt werden. Sicher nicht grundlos betont Beate Grübler im Deutschen Ärtzeblatt: Die Indikationsstellung bleibt

> „eine originäre und ausschließliche Aufgabe des Arztes; er kann sie nicht auf den Patienten übertragen und hat deshalb bei der Indikationsfindung Patientenverfügungen ungeachtet ihres Wortlautes außer Acht zu lassen. Entscheidet der Arzt, dass eine Indikation für eine Erst- oder Weiterbehandlung besteht, hat er gemäß seiner Verpflichtung zur Lebenserhaltung des Patienten die dafür erforderlichen Maßnahmen auch einzuleiten, es sei denn, der Patient macht von seinem Recht auf Therapieabwehr (mittels mündlicher oder schriftlicher Patientenverfügung) Gebrauch."[630]

Auch ein faktischer Konsens unter den Behandlern verbürgt noch nicht die normative Richtigkeit bzw. moralische Gültigkeit einer Therapieentscheidung. „Ganz oft beziehen wir uns bei der Überlegung für oder gegen eine Behandlungsentscheidung auf mehrdeutige und damit interpretationsbedürftige Wertvorstellungen."[631] Bei Begriffen wie „Gerechtigkeit", „Autonomie", „Gleichbehandlung" ist klar, dass es sich um normative Konzepte handelt, deren Bedeutung erläuterungsbedürftig ist, so Beate Herrmann. Sie weist darauf hin, dass Wertvorstellungen darüber hinaus oftmals auch in vermeintlich rein medizinischen Begriffen impliziert sind, etwa im Begriff der „medizinischen Prognose", der nicht nur objektive medizinische Parameter enthält, sondern auch wertbezogene und damit begründungsbedürftige Annahmen, etwa über die erwartete Lebensqualität und die Relevanz des Lebensalters des Patienten. Beim Begriff des „Therapienutzens" sind normative Annahmen enthalten hinsichtlich der Beurteilung der Lebensqualität: „Sind mit dieser Therapie für den Patienten *erstrebenswerte* Ziele erreichbar, ist zum Beispiel nach der Therapie eine für ihn akzeptable Lebensqualität zu erwarten? Ist der voraussichtliche Nutzen *für* den Patienten größer als der Schaden?"[632]

Winkler und Marckmann schlagen ein strukturiertes Verfahren vor, dem Patientenwunsch nach lebensverlängernder Therapie mit fraglichem Nutzen in strukturierter Weise zu begegnen:[633]

> „Fraglos ist nicht alles sinnvoll, was medizinisch machbar ist. Die normative Komponente der Indikationsstellung hat daher eine entscheidende Bedeutung gerade in der Verhinderung einer unzumutbaren Leidensverlängerung. Sie sollte jedoch in Abgrenzung zu der rein medizinischen in jedem Fall gegenüber den Betroffenen explizit und transparent gemacht werden. Das bedeutet, dass im Idealfall mit der Bewertung „nicht indiziert" die Diskussion mit dem Patienten, warum eine Therapie im konkreten Fall nicht für sinnvoll erachtet wird, beginnt und nicht endet."[634]

---

629 Vgl. zu den Grundlagen einer prinzipienorientierten Falldiskussion: G. Marckmann/F. Mayer, Ethische Fallbesprechungen in der Onkologie. Grundlagen einer prinzipienorientierten Falldiskussion, in: Der Onkologe, Heidelberg, Springer Medizin Verlag, 2009, (DOI 10.1007/s00761-009-1695-z), 1-6.
630 Grübler, Therapiebegrenzung bei infauster Prognose, C 1239.
631 Herrmann, Vom Rat zur Tat, 25.
632 A. a. O., 26.
633 Vgl. Winkler/Marckmann, Eine ethische Orientierungshilfe, 140-144. Vgl. dazu auch die Abschnitte „Lebensqualität", „Gespräche über den Tod" und „Übertherapie oder Untertherapie?".
634 Winkler/Marckmann, Eine ethische Orientierungshilfe, 140.

Winkler und Marckmann haben dazu einen Entscheidungsalgorithmus vorgelegt (▶ **Abb. 10**).

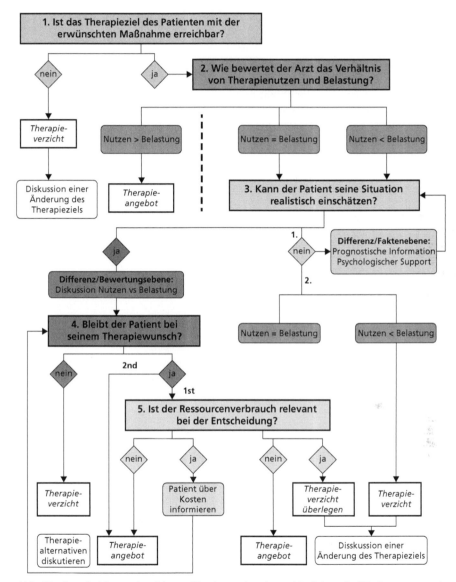

Abb. 10: Entscheidungsalgorithmus für ein strukturiertes Verfahren bei Patientenwunsch nach lebensverlängernder Therapie mit medizinisch fraglichem Nutzen von Winkler, Eva C., Marckmann, Georg. [635]

---

635 A. a. O., 141.

4.2 Bilanz: Die Problematik der Divergenz der Therapieziele zwischen Behandlern, Patienten und Angehörigen

Es ist wesentlich, sich dessen bewusst zu sein, dass die Ziele, die im Umgang mit der Erkrankung verfolgt werden, aus der Perspektive der Patienten, der Behandler und des Umfeldes der Betroffenen (oftmals unausgesprochen) divergieren und entsprechend miteinander in Konflikt geraten können. Außerdem sind kurz-, mittel- und langfristige Ziele zu unterscheiden. Manche Ziele, Fegg spricht von Krankheitsbewältigungsstrategien, können sich in einem Lebensbereich positiv auswirken, haben dafür aber negative Auswirkungen auf einen oder mehrere andere Lebensbereiche (allgemeine Lebenszufriedenheit, psychisches Wohlbefinden, Überleben, physischer Zustand und allgemeine Aktivität, familiäre Beziehungen, sexuelle Aktivität, beruflicher Status, finanzielle Situation, Aktivitäten im Sozial- und Freizeitbereich, Gesundheitsverhalten, Compliance).[636] So kann eine Berentung einerseits zu finanziellen Einbußen und dem Verlust sozialer Kontakte führen, andererseits aber auch zu physischer und psychischer Entlastung.[637]

4.2.1 Ziele aus der Sicht der Betroffenen

Aus der Sicht von Betroffenen denkbare Ziele sind in der Regel:

- „Wiedergewinnen von Körperintegrität nach Verletzung
- Wiedergewinnen von Wohlbefinden (nach Schmerz und Beschwerden)
- Wiederherstellen des emotionalen Gleichgewichtes nach belastenden Emotionen
- Subjektiv hohe Kompetenz im Umgang mit der Krankheit
- Optimale Lebensqualität/Lebenszufriedenheit
- Optimale Anpassung an neue Situationen
- Offene Kommunikation
- Maximale Überlebenszeit
- Erarbeiten von klaren Zukunftsperspektiven nach krankheitsbedingter Verunsicherung und Kontrollverlust
- Bestmögliche Anpassung an ungewohnte situative Bedingungen, wie z. B. bei Hospitalisation
- Durchstehen von unentrinnbarer existentieller Bedrohung, z. B. im terminalen Ausgang"[638]

---

636 Vgl. Fegg, Krankheitsbewältigung, 19-20.
637 Vgl. a. a. O., 19.
638 A. a. O., 20.

4.2.2 Ziele aus der Sicht des Umfeldes

Aus der Sicht des Umfeldes (Familie, Freunde, Arbeitskollegen, Vorgesetzte, etc.) sind in der Regel vor allem relevant:

- „Erfüllung der jeweiligen Rollenfunktionen
- Erhaltung des Gleichgewichts des Systems
- Aufrechterhalten oder Wiedergewinnen der familiären Rolle und Verantwortung
- Aufrechterhalten oder geeignete Umstellung in beruflicher Tätigkeit
- Aufrechterhaltung der Beziehungsfähigkeit und der Kommunikation in der Partnerschaft
- Sichern der finanziellen und sozialen Ressourcen
- Pflege der sozialen und freundschaftlichen Beziehungen"[639]

4.2.3 Ziele aus der Sicht von Ärzteschaft und Pflegepersonal

Aus der Sicht von Ärzteschaft und Pflegepersonal werden in der Regel insbesondere als wesentlich angesehen:

- „Optimale Compliance im diagnostischen und therapeutischen Prozess
- Ertragen von schmerzhaften oder unangenehmen diagnostischen Verfahren; von behindernden oder iatrogen schädigenden therapeutischen Eingriffen
- Anpassung an die im jeweiligen Kontext geltenden sozialen Regeln (z. B. im Krankenhaus)
- Aktive Kooperation im Rehabilitationsprozess
- Bei Chronifizierung oder terminalem Ausgang ausreichende emotionale Stabilität, die den Umgang mit dem Patienten nicht zur Belastung für die Betreuer werden lässt"[640]

4.2.4 Folgerungen für die Arbeit der Klinikseelsorge

Es kann eine wesentliche Aufgabe des Seelsorgegesprächs sein, diese unterschiedlichen Perspektiven zumindest den Patienten selbst und ihren Angehörigen bewusst zu machen. Dabei wird es seitens des betreuenden Teams nicht immer möglich sein, klar abzusehen, ob das Vermeiden oder Abbrechen einer belastenden Therapie, z. B. einer Chemotherapie, die kurzfristig Erleichterung bringt, sich langfristig negativ auf den Krankheitsverlauf auswirkt oder die Spätschäden einer überflüssigen Chemotherapie sich möglicherweise ebenfalls langfristig negativ auf den Gesundheitszustand des Patienten auswirken. Für die Gestaltung der Krankheitssituation selbst wie auch für die spätere Verarbeitung des Geschehens ist es wesentlich, über die unterschiedlichen Einschätzungen und Gefühle ins Gespräch kommen zu können. Hierarchische Strukturen

---

639 Ebd.
640 Ebd.

im Medizinsystem führen immer wieder dazu, dass dieser Austausch sowohl im Behandlungsteam wie auch im Gespräch mit Patienten und Angehörigen nicht oder nicht ausreichend genug geschieht, gerade wenn es um schwerstkranke Menschen geht.[641]

---

641 Vgl. dazu auch die Abschnitte „Kommunikation zwischen Arzt und Patient, insbesondere im Aufklärungsgespräch" und „Aufklärung und Behandlung sterbender Patienten".

5 Aufklärung und Behandlung sterbender Patienten

Wenn man die Diskussion verfolgt, entsteht der Eindruck, dass Medizin und Rechtswissenschaft jeweils für sich beanspruchen, in der Frage der Aufklärung und Behandlung sterbender Patienten die letzte Instanz zu sein. Dieser Sachverhalt hat weitreichende Konsequenzen für die Situation der Patienten und deren Umfeld.

5.1 Die medizinische Sicht

Das Krankheitsspektrum hat sich gewandelt. Während um 1900 Infektionskrankheiten wie Tuberkulose und Lungenentzündung sehr häufig waren, stehen bei den Todesursachen heute chronisch-degenerative und systemische Erkrankungen (Herz-Kreislauf-Erkrankungen, Malignome) im Vordergrund.[642] Malignome führen nicht mehr in gleicher Weise wie früher rasch zum Tod, sondern lassen sich aufgrund der verbesserten therapeutischen Möglichkeiten vielfach lange im Zustand einer chronischen Erkrankung halten. Damit ist das Sterben heute häufiger als früher mit der Endphase einer chronischen Erkrankung verbunden. Die „Fortschritte der modernen Medizin haben das Sterben immer mehr zu einer eigenen Lebensphase werden lassen."[643]

Ohne Zweifel stellt die Aufklärung und Behandlung sterbender Patienten besondere Anforderungen. „Um vermeintlich Hoffnung nicht zu zerstören und den Kranken zu schonen, wird oft verschwiegen und auch „barmherzig gelogen". [...] In der medizinischen Wissenschaft wird der Topos Hoffnung kaum thematisiert, definiert oder gar empirisch erforscht."[644]

Ärztinnen und Ärzte aller Fachrichtungen tragen auch Verantwortung für den Umgang mit Patientinnen und Patienten an deren Lebensende, da sich der Tod in der Medizin nicht fachlich zuordnen lässt. Er kann letztlich überall und jederzeit auftreten.[645]

---

642 Vgl. RAU/PAULI, Medizinische Psychologie, Medizinische Soziologie systematisch, 189 und den Abschnitt „Einführung".
643 SCHMIDT-ROST, Sterben, Tod, Trauer, 15.
644 ERBGUTH, 1. Frank Erbguth (Medizin), 21. Vgl. dazu den Abschnitt „Keine Hoffnung mehr?".

Die diagnostische Feinarbeit führt zwar zu einem immer differenzierteren Bild des Krankheitsstatus, aber nicht unbedingt zu einer sicheren Prognose über den Verlauf. Durch die Komplexität der Behandlungsmöglichkeiten und die Verlängerung des Sterbevorgangs geht die Sicherheit der Situationsbeurteilung immer mehr verloren.[646]

Es kommt hinzu: Die moderne Medizin bringt den Arzt in die Rolle eines „Leistungserbringers" und „Case Managers". Insofern nun das Sterben selbst als eine Krankheit gesehen wird, muss der Arzt in den bisherigen Strukturen sichtlich „versagen".[647] Neben den damit möglicherweise verbundenen inneren Konflikten können daraus auch Konflikte mit Patienten und Angehörigen entstehen.

Noch 1998 heißt es im Leitartikel des Deutschen Ärzteblatts zu den Grundsätzen der Bundesärztekammer zu den Grundsätzen zur ärztlichen Sterbebegleitung vom 11. September 1998 (in der Frage der „aktiven Sterbehilfe"):

> „Die Ärzte fühlen sich an die Verpflichtung, Leben zu erhalten, weiterhin gebunden – unter anderem schon deshalb, weil der Tod ein irreversibler Zustand ist, der selbst durch intensivste Reanimationsbemühungen von Menschenhand nicht mehr rückgängig gemacht werden kann."[648]

Im Jahr 2007 lautete die Überschrift eines Interviews mit dem Herzchirurgen Bruno Reichart[649] „Ich hasse den Tod"[650]: Reichart formuliert darin:

> „Ich kann den Tod nicht leiden, ich mag auch nicht gerne über den Tod reden. Ich empfinde den Tod eines Patienten immer als eine persönliche Niederlage. Man hat nichts falsch gemacht, und der Patient stirbt."[651]

> „Wir Mediziner denken nie an den Tod, wenn ich jemanden vor einer Operation aufkläre, kommen die Wörter Tod und Sterben nicht vor. Ich spreche immer von der Chance des Überlebens, selbst wenn es eine sehr gefährliche Operation ist. Man muss ja wissen: Der Patient hat immer Todesangst, und man versucht ihn zu beruhigen."[652]

---

645 Vgl. EGGENBERGER/PLESCHBERGER, Sterben Erkennen, 34 und den Abschnitt „Medizinische Definitionsversuche des Sterbeprozesses und ihre Auswirkungen auf die Versorgung der Patienten am Lebensende".

646 Vgl. SCHMIDT-ROST, Tod und Sterben in der modernen Gesellschaft, 7 und SCHMIDT-ROST, Sterben, Tod, Trauer, 8.

647 Vgl. KAPPAUF, Medizin zwischen Heilskultur und Heilkunst, 16.

648 EGGERT BELEITES, Sterbebegleitung, Wegweiser für ärztliches Handeln, in: Bundesärztekammer (Arbeitsgemeinschaft der deutschen Ärztekammern) und Kassenärztliche Bundesvereinigung (Hrsg.), Deutsches Ärzteblatt, 95 (39), Köln, Deutscher Ärzte-Verlag, 1998, A-2365-2367, A-2365.

649 HANNS-BRUNO KAMMERTÖNS/STEPHAN LEBERT, Transplantationsmedizin: Ich hasse den Tod, Interview mit Prof. Bruno Reichart, in: Die Zeit, Nr. 24, 07.06.2007, ZEIT ONLINE, http://www.zeit.de/2007/24/Bruno-Reichart/komplettansicht, Zugriff vom 07.11.2011, [1-16, Seitenzahlen ergänzt durch die Verfasserin dieser Arbeit], 1, vgl. BORASIO, Über das Sterben, 26.

650 BORASIO, Über das Sterben, 26.

651 KAMMERTÖNS/LEBERT, Transplantationsmedizin, 12.

652 A. a. O., 13.

Borasio folgert nicht ganz zu Unrecht aus Sicht des Palliativmediziners und ohne Bezug zur Tötung auf Verlangen („aktive Sterbehilfe"): „Die Folgen dieser Einstellung waren und sind unnötiges Leiden für Patienten und ihre Familien sowie Frustration und Burn-out bei Ärzten und Pflegenden."[653] Auch Schmidt-Rost weist als Professor für Theologie und Psychologe darauf hin, dass die Forderung nach einer ärztlichen Sterbebegleitung, die die Distanz zum Kranken „ein Stück weit"[654] überwinden müsste, für den Arzt bzw. die Ärztin um so mehr zu einer Überforderung wird, je intensiver er/sie auf eine Rolle als Kämpfer/in für das Leben der Patienten festgelegt wird.[655]

> „Denn zum einen geht es bei einer Humanisierung des Sterbens durch Begleitung nicht mehr nur um die Phase unmittelbar vor dem Tod, sondern – vor allem bei einer weiteren Verbesserung der medizinischen Handlungsmöglichkeiten – um eine oft monatelange Betreuung und Pflege, die ein Arzt gar nicht leisten kann. Zudem braucht der behandelnde Arzt eine gewisse Distanz zum Kranken, er muß den Patienten in gewisser Weise zum Objekt machen, wenn er ihn nach den Regeln der Technik erfolgversprechend behandeln will. Sterbebegleitung aber ist kaum denkbar, ohne die Distanz der Tendenz nach aufzugeben. Eben deshalb gerät die Forderung einer ärztlichen Sterbehilfe um so mehr zu einer Überforderung, je intensiver der Arzt auf seine Rolle als Kämpfer für das Leben seiner Patienten festgelegt wird."[656]

Die Bundesärztekammer hat ihre Grundsätze zur ärztlichen Sterbebegleitung inzwischen an die aktuelle Rechtsprechung, veränderte gesellschaftliche Wertvorstellungen und „individuelle Moralvorstellungen von Ärzten in einer pluralistischen Gesellschaft"[657] angepasst, wobei weiterhin betont wird, dass diese Grundsätze „die eigene Verantwortung in der konkreten Situation nicht abnehmen können."[658] Gegenüber den Grundsätzen von 2004, in denen noch festgestellt wurde, dass die Mitwirkung des Arztes an der Selbsttötung des Patienten dem ärztlichen Ethos widerspricht, heißt es nun: „Die Mitwirkung des Arztes bei der Selbsttötung ist keine ärztliche Aufgabe."[659] Zu den ärztlichen Pflichten bei Sterbenden wird formuliert:

---

653 Borasio, Über das Sterben, 26.
654 Schmidt-Rost, Tod und Sterben in der modernen Gesellschaft, 7.
655 Vgl. ebd.
656 Schmidt-Rost, Sterben, Tod, Trauer, 7.
657 Jörg-Dietrich Hoppe, Vorwort zu den Grundsätzen der Bundesärztekammer zur ärztlichen Sterbebegleitung, in: Bundesärztekammer (Arbeitsgemeinschaft der deutschen Ärztekammern) und Kassenärztliche Bundesvereinigung (Hrsg.), Bundesärztekammer, Bekanntmachungen, Grundsätze der Bundesärztekammer zur ärztlichen Sterbebegleitung, Deutsches Ärzteblatt, 108 (7), Köln, Deutscher Ärzte-Verlag, 2011, C 278-280, C 278.
658 Ebd., vgl. auch Bundesärztekammer (Arbeitsgemeinschaft der deutschen Ärztekammern) und Kassenärztliche Bundesvereinigung (Hrsg.), Grundsätze der Bundesärztekammer zur ärztlichen Sterbebegleitung, in: Deutsches Ärzteblatt, 95 (39), Köln, Deutscher Ärzte-Verlag, 1998, A-2366-2367, A-2366.
659 Bundesärztekammer (Arbeitsgemeinschaft der deutschen Ärztekammern) und Kassenärztliche Bundesvereinigung (Hrsg.), Bundesärztekammer, Bekanntmachungen, Grundsätze der Bundesärztekammer zur ärztlichen Sterbebegleitung, Deutsches Ärzteblatt, 108 (7), C 278-280, C 278.

„Die Hilfe besteht in palliativmedizinischer Versorgung und damit auch in Beistand und Sorge für die Basisbetreuung. Dazu gehören nicht immer Nahrungs- und Flüssigkeitszufuhr, da sie für Sterbende eine schwere Belastung darstellen können. Jedoch müssen Hunger und Durst als subjektive Empfindungen gestillt werden. [...] Die Unterrichtung des Sterbenden über seinen Zustand und mögliche Maßnahmen muss wahrheitsgemäß sein, sie soll sich aber an der Situation des Sterbenden orientieren und vorhandenen Ängsten Rechnung tragen. Der Arzt soll auch Angehörige des Patienten und diesem nahestehende Personen informieren, soweit dies nicht dem Willen des Patienten widerspricht."[660]

In einem gesonderten Abschnitt neu gefasst[661] wurden die Grundsätze für die ärztliche Betreuung von schwerstkranken Kindern und Jugendlichen. Es gelten die gleichen Grundsätze wie für Erwachsene mit Besonderheiten aufgrund des Alters bzw. der Minderjährigkeit der Patienten, da die Sorgeberechtigten kraft Gesetzes für alle Angelegenheiten, einschließlich der ärztlichen Behandlung zuständig sind, über die ärztliche Maßnahmen aufgeklärt werden und darin einwilligen müssen:[662]

„Wie bei Erwachsenen ist der Arzt auch bei diesen Patienten zu leidensmindernder Behandlung und Zuwendung verpflichtet. [...] Schwerstkranke und sterbende Kinder oder Jugendliche sind wahrheits- und altersgemäß zu informieren. Sie sollten regelmäßig und ihrem Entwicklungsstand entsprechend in die sie betreffenden Entscheidungen einbezogen werden, soweit dies von ihnen gewünscht wird. Dabei ist anzuerkennen, dass schwerstkranke Kinder und Jugendliche oft einen frühen Reifungsprozess durchmachen. Sie können aufgrund ihrer Erfahrungen mit vorhergegangenen Behandlungen und deren Folgen ein hohes Maß an Entscheidungskompetenz erlangen, die bei der Entscheidungsfindung berücksichtigt werden muss. Soweit der Minderjährige aufgrund seines Entwicklungsstandes selbst in der Lage ist, Bedeutung und Tragweite der ärztlichen Maßnahme zu verstehen und zu beurteilen, steht ihm ein Vetorecht gegen die Durchführung zu, selbst wenn die Sorgeberechtigten einwilligen. Davon wird ab einem Alter von 16 Jahren regelmäßig ausgegangen."[663]

Zwar spielen innerhalb der Palliativmedizin Patientenverfügungen eine untergeordnete Rolle, weil bei Patienten, die palliativmedizinisch behandelt werden, die Entscheidung zur Therapiezieländerung vom kurativen zum rein palliativmedizinischen Ansatz schon gefallen ist, eine ärztliche Beratung bei Abfassung einer Patientenverfügung, wie z. B. von Borasio vorgeschlagen,[664] ist im

---

660 A. a. O., C 279.
661 Vgl. HOPPE, Vorwort zu den Grundsätzen der Bundesärztekammer zur ärztlichen Sterbebegleitung, hier C 278.
662 Vgl. Bundesärztekammer (Arbeitsgemeinschaft der deutschen Ärztekammern) und Kassenärztliche Bundesvereinigung (Hrsg.), Bundesärztekammer, Bekanntmachungen, Grundsätze der Bundesärztekammer zur ärztlichen Sterbebegleitung, Deutsches Ärzteblatt, 108 (7), C 279-280.
663 A. a. O., C 280. Den Nichtmediziner mag erstaunen, dass die Verpflichtung zu leidensmindernder Behandlung und Zuwendung gegenüber Kindern und Jugendlichen eigens erwähnt werden muss. Auch die Berücksichtigung entwicklungspsychologischer Prozesse ist offensichtlich keine Selbstverständlichkeit.
664 Vgl. GISELA KLINKHAMMER, Interview mit Prof. Dr. med. Gian Domenico Borasio: „Ohne Dialog gibt es keine guten Entscheidungen", in: Bundesärztekammer (Arbeitsgemeinschaft der deutschen Ärztekammern) und Kassenärztliche Bundesvereinigung (Hrsg.), Deutsches Ärzteblatt, 104 (5), Köln, Deutscher Ärzte-Verlag, 2007, A

Gesetz aber nicht vorgeschrieben. Das Klinikum der Universität München hatte bereits im Jahr 2004 eine Leitlinie zum Umgang mit Patientenverfügungen für die eigenen Mitarbeiter erstellt, die von vielen Kliniken übernommen, und die 2010 an die veränderten rechtlichen Rahmenbedingungen angepasst wurde. Dort heißt es:

> „Es ist ratsam, sich vor Abfassung einer Patientenverfügung ärztlich beraten zu lassen und dies auf der Verfügung zu vermerken. Nur so kann sichergestellt werden, dass der Betreffende die nötigen Informationen erhält, um selbstbestimmt zu entscheiden. Dies ist besonders wichtig, wenn der Betreffende bereits an einer tödlichen Erkrankung leidet und für konkret absehbare Situationen seines Krankheitsverlaufs vorsorgen will. [...] Wenn kein rechtlicher Vertreter vorhanden ist, prüft der Arzt, ob die Patientenverfügung auf die vorliegende Entscheidungssituation zutrifft. Ist dies der Fall, darf der Arzt die Patientenverfügung direkt umsetzen, ohne vorher einen Betreuer durch das Gericht bestellen zu lassen. Dies folgt aus dem Erforderlichkeitsprinzip im Betreuungsrecht (§ 1896 Abs. 2 S. 1 BGB) [...] Ratsam ist dabei der Dialog mit den Angehörigen (soweit vorhanden), um einen möglicherweise stattgefundenen Widerruf der Patientenverfügung durch den Patienten auszuschließen."[665]

5.2   Die juristische Sicht

Nach dem Grundgesetz der Bundesrepublik Deutschland gibt es ein Recht auf Leben, aber keine Pflicht zu leben. Die Grundrechte auf Würde, Selbstbestimmung und körperliche Unversehrtheit garantieren ein einklagbares Recht des Patienten auf ein selbstbestimmtes Sterben. Das gilt sowohl für die aktuelle Ablehnung einer Behandlung durch den bewussten Patienten aber auch in gleicher Weise, wenn diese Ablehnung für die Zukunft erklärt wird. Dazu kennt das Recht keine Formalien. Die schriftliche Patientenverfügung ist nur eines von vielen Instrumenten, den Patientenwillen eines nicht mehr äußerungsfähigen Patienten zu ermitteln.[666] Um eine Patientenverfügung aufsetzen zu können, muss der Patient nach den Vorgaben des Gesetzes volljährig und einwilligungsfähig sein. Einwilligungsfähigkeit meint dabei den Zustand geistiger Gesundheit und Klarheit, in dem ein freier Wille entfaltet und geäußert werden kann.[667] Aber

---

224-A 226. Der Münchener Palliativmediziner forderte Rechtssicherheit und plädiert für die Einführung des Fürsorgeaspektes bei Patientenverfügungen.

665 AK PATIENTENVERFÜGUNGEN AM KLINIKUM DER UNIVERSITÄT MÜNCHEN (Hrsg.), Leitlinie zur Frage der Therapiezieländerung bei schwerstkranken Patienten und zum Umgang mit Patientenverfügungen, 8.

666 Vgl. WOLFGANG PUTZ/BEATE STELDINGER, Patientenrechte am Ende des Lebens: Vorsorgevollmacht, Patientenverfügung, selbstbestimmtes Sterben, München, Deutscher Taschenbuch-Verlag, Beck-Rechtsberater, 4. Auflage, 2012 und das Grundsatzurteil des Bundesgerichtshofs zur Sterbehilfe vom 25.06.2010: Bundesgerichtshof, Urteil vom 25. Juni 2010, 2 StR 454/09, http://juris.bundesgerichtshof.de/cgi-bin/rechtsprechung/list.py?Gericht=bgh&Art=en&nr52999&pos==&anz=1, Zugriff vom 27.10.2011, 1-22.

auch in den Fällen, in denen keine perfekte schriftliche Vorsorge betrieben wurde, muss immer der aktuelle Wille des Patienten ermittelt werden. Dabei ist es gleichwertig, ob der Patient im Voraus Behandlungswünsche schriftlich („Patientenverfügung") oder mündlich festgelegt hat oder ob sein mutmaßlicher Wille ermittelt wird. Jede ärztliche Behandlung unter Missachtung des entgegenstehenden Patientenwillens kann heute als Körperverletzung strafrechtlich verfolgt werden, auch wenn sie das Leben verlängert.[668] Von grundsätzlicher Bedeutung ist hier die Entscheidung des Bundesgerichtshofs im sogenannten „Fall Putz".[669] Der Senat hatte dabei das Patientenverfügungsgesetz zu prüfen.[670]

Sterbehilfe durch Unterlassen, Begrenzen oder Beenden einer begonnenen medizinischen Behandlung (ein „Behandlungsabbruch" in der Terminologie des BGH) ist demnach gerechtfertigt, wenn dies dem tatsächlichen oder mutmaßlichen Willen des Patienten entspricht (§ 1901a BGB) und dazu dient, einem ohne Behandlung zum Tode führenden Krankheitsprozess seinen Lauf zu lassen. Das Zulassen des Sterbens (Behandlungsabbruch) kann sowohl durch Unterlassen als auch durch aktives Tun vorgenommen werden.[671] Juristisch besteht kein Unterschied darin, ob eine medizinische Maßnahme nicht begonnen oder nicht weitergeführt, also beendet wird.[672] Juristisch (und ethisch) liegt damit eine eindeutige Definition vor, die gegenüber den noch weit verbreiteten Begriffen „aktive" bzw. „passive" Sterbehilfe[673] den Vorteil bietet, nicht emotio-

---

667 Vgl. HELMUTH HOFFSTETTER/CHRISTIAN SCHILLER, Der freie Wille im Patientenverfügungsgesetz, in: Zeitschrift für Palliativmedizin, 13 (1), Stuttgart/New York, Georg Thieme Verlag, 2012, 18 mit Verweis auf das Patientenverfügungsgesetz, BGBl. IS. 2286, www.bgbl.de, 2009, Nr. 48.

668 Vgl. PUTZ/STELDINGER, Patientenrechte am Ende des Lebens, vgl. außerdem das Grundsatzurteil des Bundesgerichtshofs zur Sterbehilfe vom 25.06.2010: Bundesgerichtshof, Urteil vom 25. Juni 2010, 2 StR 454/09, http://juris.bundesgerichtshof.de/cgi-bin/rechtsprechung/list.py?Gericht=bgh&Art=en&nr52999&pos==&anz=1, Zugriff vom 27.10.2011, 1-22. MARCKMANN/MAYER, Ethische Fallbesprechungen in der Onkologie, 5: „Grundsätzlich hat jeder einwilligungsfähige Patient das Recht, eine nützliche und möglicherweise auch lebensrettende Behandlungsmaßnahme abzulehnen, auch wenn dies für Dritte – z. B. nahe Familienangehörige – mit erheblichen Nachteilen verbunden ist. Die aktuelle Gesetzgebung zur Patientenverfügung bestätigt, dass dieses Recht nicht erlischt, wenn man selbst nicht mehr in der Lage ist, selbst seine Entscheidung über die Durchführung der Maßnahmen zu äußern. Eine im einwilligungsfähigen Zustand geäußerte Ablehnung einer Therapie bleibt auch bei Verlust der Einwilligungsfähigkeit verbindlich".

669 Bundesgerichtshof, Urteil vom 25. Juni 2010, 2 StR 454/09, http://juris.bundesge‐richtshof.de/cgi-bin/rechtsprechung/list.py?Gericht=bgh&Art=en&nr52999&pos==&anz=1, Zugriff vom 27.10.2011, 1-22.

670 Vgl. HOFFSTETTER/SCHILLER, Der freie Wille im Patientenverfügungsgesetz, 18.

671 Vgl. BORASIO, Über das Sterben, 162.

672 Vgl. a. a. O., 161.

673 Vgl. z.B. das Schulbuch für den Religionsunterricht an Gymnasien (Kl. 10) von GERHARD KRAFT/DIETER PETRI/HARTMUT RUPP/HEINZ SCHMIDT/JÖRG THIERFELDER (Hrsg.), Das Kursbuch Religion 3, Stuttgart, Calwer Verlag Bücher und Medien und Braunschweig, Bildungshaus Schulbuchverlage Westermann Schroedel Diesterweg, Schöningh Winklers, © 2007, 3. Auflage 2009, 226.254. Auch das Stichwort

nal besetzt zu sein.[674] Die gerichtliche Prüfung ist auf die seltenen Fälle beschränkt, in denen Arzt und rechtlicher Vertreter sich nicht einigen können, ob eine indizierte Behandlung vom Patienten gewollt ist oder nicht. Das Selbstbestimmungsrecht schließt gemäß der Begründung zum Patientenverfügungsgesetz das Recht zur Selbstgefährdung bis zur Selbstaufgabe und damit auch die Ablehnung lebensverlängernder Maßnahmen unabhängig von der ärztlichen Indikation der Behandlung ein.[675] Das Betreuungsgericht hat nicht die Frage der medizinischen Indikation zu entscheiden, sondern zu prüfen, ob eine indizierte Maßnahme dem Willen des Patienten entspricht.[676]

> „Das Gericht wird dann keine eigene Entscheidung in der Sache fällen, sondern lediglich die Entscheidung des Betreuers oder Bevollmächtigten dahingehend überprüfen, ob der vorausverfügte oder mutmaßliche Wille des Betroffenen richtig ermittelt wurde. Kommt das Gericht zu der Auffassung, dass eine geplante oder bereits begonnene lebenserhaltende Behandlung nicht dem Patientenwillen entspricht, so wird die gerichtliche Entscheidung erst zwei Wochen nach Bekanntgabe wirksam, um die Möglichkeit einer Rechtsbeschwerde offen zu halten.“[677]

Der Bundesgerichtshof hat schon 1996 eine effektive Schmerzbekämpfung[678] für so bedeutsam angesehen, dass er sie auch dann zugelassen hat, wenn dadurch der Sterbevorgang beschleunigt wird.[679] „„Eine ärztlich gebotene

---

„Palliativmedizin“ erscheint in einem Arbeitsauftrag, vgl. a. a. O., 227. Der Begriff „palliativ“ wird im Glossar auf den Aspekt der Schmerztherapie reduziert: „palliativ: „schmerzlindernd“.“ Die Palliativmedizin sucht nach Behandlungsmethoden, die auch Schwerstkranken ein weitgehend schmerzfreies Leben ermöglichen. In Palliativstationen wird versucht, einen schmerzfreien Sterbeprozess zu ermöglichen.“ A. a. O., 254.

674 Das juristische Konstrukt der „passiven Sterbehilfe“ umfasst auch aktive Vorgänge wie die Beendigung einer künstlichen Beatmung. Mit „aktiver Sterbehilfe“ ist die direkte, aktive Beendigung des Lebens eines Menschen auf seinen expliziten Wunsch hin gemeint, was im deutschen Strafrecht als „Tötung auf Verlangen“ definiert wird und gemäß § 216 StGB strafbar ist. „(1) Ist jemand durch das ausdrückliche und ernstliche Verlangen des Getöteten zur Tötung bestimmt worden, so ist auf Freiheitsstrafe von sechs Monaten bis zu fünf Jahren zu erkennen. (2) der Versuch ist strafbar.“, http://www.gesetze-im-internet.de/stgb/__216.html, Zugriff vom 27.10. 2011, vgl. BORASIO, Über das Sterben, 157-162.165-166.

675 Vgl. HOFFSTETTER/SCHILLER, Der freie Wille im Patientenverfügungsgesetz, 18 mit Verweis auf BT-Drs. 16/8442, 8.

676 Vgl. Bundesärztekammer (Hrsg.), Bundesärztekammer, Bekanntmachungen: Empfehlungen der Bundesärztekammer und der Zentralen Ethikkommission bei der Bundesärztekammer zum Umgang mit Vorsorgevollmacht und Patientenverfügung in der ärztlichen Praxis, Deutsches Ärzteblatt, 107 (18), Köln, Deutscher Ärzte-Verlag, 2011, A 877-882, http://www.aerzteblatt.de/archiv/74652/, Zugriff vom 10.10. 2011, 1-9, 9.

677 AK PATIENTENVERFÜGUNGEN AM KLINIKUM DER UNIVERSITÄT MÜNCHEN (Hrsg.), Leitlinie zur Frage der Therapiezieländerung bei schwerstkranken Patienten und zum Umgang mit Patientenverfügungen Langfassung, http://www.klinikum.uni-muenchen.de, Zugriff vom 30.01.2011, 12.

678 Vgl. dazu auch die Abschnitte „Schmerzen“ und „Spirituelles Leiden und (spiritueller) Schmerz“.

679 Vgl. ZENZ (Hrsg. im Auftrag des Präsidiums der Deutschen Gesellschaft zum Studium des Schmerzes e. V. (DGSS)), Ethik-Charta, 16.

schmerzlindernde Medikation entsprechend dem erklärten oder mutmaßlichen Patientenwillen wird bei einem Sterbenden nicht dadurch unzulässig, dass sie als unbeabsichtigte, aber in Kauf genommene unvermeidbare Nebenfolge den Todeseintritt beschleunigen kann.""[680] Zu einer wirksamen Schmerztherapie am Lebensende kann auch eine palliative Sedierung gehören, wenn andere Möglichkeiten zur Unterdrückung schwerster Schmerzen nicht ausreichen.[681] Die Patienten werden in einen narkoseähnlichen Zustand versetzt, wobei die Einwilligung der Patienten oder ihrer Vertreter nach ausführlicher Aufklärung zwingend notwendig ist. Die palliative Sedierung kann z. B. bei Sedierungen aufgrund von deliranten Zuständen temporär sein und nach einer bestimmten Zeit zurückgefahren werden, um festzustellen, ob sich die Symptome gebessert haben.[682]

Die Möglichkeit, als Zwischenschritt vor der Anrufung des Gerichts einen Konsilardienst bei Fragen am Lebensende einzuschalten, der nicht mit klinischer Ethikberatung gleichzusetzen ist, wie es das Interdisziplinäre Zentrum für Palliativmedizin des Klinikums der Universität München den Behandlungsteams auf den anderen Stationen mit beratender Funktion anbietet, ist eine wirksame und kosteneffektive Möglichkeit der Verbesserung der Palliativversorgung in Akutkrankenhäusern.[683] Sie kann Bedingungen für eine gute Kommunikation für alle Beteiligten schaffen und die Rahmenbedingungen der Entscheidung klären.[684]

5.3 Verlorene Patienten?

„Verlorene Patienten" – so lautet der Titel eines Ratgebers für Patienten des emeritierten Professors für Innere Medizin Karlheinz Engelhardt.[685] „Chro-

---

680 BGHSt 42, 301; 46, 284/85, Urteil vom 15.11.1996, zitiert nach Zenz (Hrsg. im Auftrag des Präsidiums der Deutschen Gesellschaft zum Studium des Schmerzes e. V. (DGSS)), Ethik-Charta, 16.
681 Vgl. Zenz (Hrsg. im Auftrag des Präsidiums der Deutschen Gesellschaft zum Studium des Schmerzes e. V. (DGSS)), Ethik-Charta, 16.
682 Vgl. Borasio, Über das Sterben, 77-78.
683 In Bayern wurden diese Konsilardienste 2009 Teil des Fachprogramms „Palliativversorgung in Krankenhäusern". Dadurch wird einerseits eine Finanzierung dieser Dienste durch die Krankenkassen ermöglicht und gleichzeitig die notwendigen Qualitätsstandards festgeschrieben. Vgl. Borasio, Über das Sterben, 46, und http://www.stmug.bayern.de/gesundheit/krankenhaus/palliativstationen/pall_fachp.htm, Zugriff vom 23.10.2011.
684 Vgl. AK Patientenverfügungen am Klinikum der Universität München (Hrsg.), Leitlinie zur Frage der Therapiezieländerung bei schwerstkranken Patienten und zum Umgang mit Patientenverfügungen, Langfassung, http://www.klinikum. uni-muenchen.de, Zugriff vom 30.01.2011, 15 und Borasio, Über das Sterben, 46.
685 Engelhardt, Verlorene Patienten? Für mehr Menschlichkeit in der Medizin, Darmstadt, WGB (Wissenschaftliche Buchgesellschaft), 2011.

nisch Kranke sind mit ihren Symptomen, z. B. mit Schmerzen, Erschöpfung oder Atemnot, konfrontiert. Gleichzeitig wissen sie um ihre Krankheit. Symptome und Wissen zwingen zu einem Umgang, der ihren Zustand positiv oder negativ beeinflussen kann"[686], schreibt er dort und ergänzt: „Zur ärztlichen Hilfe gehört, dass der Arzt gut zuhört, dass er nicht autoritär ist und die Perspektive des Patienten versteht."[687] Dieser Hinweis klingt für den medizinischen Laien so selbstverständlich, dass er kaum erwähnenswert zu sein scheint. Die Praxis zeigt allerdings, dass der Stationsalltag noch immer auch andere Möglichkeiten zulässt. Ein Beispiel: Die Seelsorgerin an der Stationstheke, Arztbereich: „Können Sie mir sagen, wie es Herrn N. heute geht?" Antwort: „Das weiß ich nicht – ich bin Arzt."[688]

Häufig rätseln Patienten und Patientinnen auch an als kryptisch empfundenen ärztlichen Aussagen herum, ohne dass sie es wagen nachzufragen – auch aus der Angst heraus, dass ihre eigenen inneren Befürchtungen bestätigt werden könnten: Was heißt es, wenn der Arzt auf die Symptomschilderung des Patienten mit dem Satz reagiert: „Das ist sehr bedenklich." – und dann schweigt? Was hat es zu bedeuten, wenn der Röntgenologe davon spricht, dass man hier „eine unklare Raumforderung" vor sich hat?[689]

5.3.1 Wann beginnt das Sterben?

Wann beginnt das Sterben? Max Frisch hat diese Frage mit einer gewissen Radikalität beantwortet: „Schauen Sie sich Gesichter an: Das Tödliche beginnt, wenn jemand nicht mehr umdenken kann."[690]

Die Psychiaterin Elisabeth Kübler-Ross (1926–2004)[691] hatte erstmals das Sterben als eigenständige Lebensphase wahrgenommen. Um den Vorgang möglichst genau zu verstehen und dadurch eine einfühlsame Begleitung Sterbender zu ermöglichen, hatte sie ausgehend von einer ersten Dokumentation von Gesprächen aus dem psychiatrischen Konsiliardienst heraus ein Schema von fünf Phasen entwickelt (1. Verneinung, 2. Auflehnung, 3. Verhandeln, 4. Depression, 5. Annahme des Todes).[692] Sie hat diese ursprüngliche Idee später aufge-

---

686 A. a. O., 97.
687 A. a. O., 98.
688 Vgl. die Abschnitte „Das Erleben der Patienten", „Kommunikation zwischen Arzt und Patient, insbesondere im Aufklärungsgespräch", „Gespräche über den Tod".
689 Vgl. den Abschnitt „Einführung".
690 Max Frisch, in: Fritz J. Raddatz, Ich singe aus Angst – das Unsagbare. Gespräch mit Max Frisch, in: Fritz J. Raddatz (Hrsg.), Zeit-Gespräche 2, Frankfurt am Main, 1982, 41-48, 46, zitiert nach: Alf Christophersen, 2. Alf Christophersen (Theologie), in: Gian Domenico Borasio/Alf Christophersen, Leben im Angesicht des Todes, in: Praktische Theologie, Zeitschrift für Praxis in Kirche, Gesellschaft und Kultur, 46 (1), Gütersloh, Gütersloher Verlagshaus, 2011, 29-33, hier 31-33, 33.
691 Vgl. Elisabeth Kübler-Ross, On Death and dying, 1969, dt. Interviews mit Sterbenden, Freiburg i. Br., Kreuz-Verlag, (1. Auflage 1971), 2009.
692 Vgl. Schmidt-Rost, Sterben, Tod, Trauer, 17.

161

geben und gesehen, dass nicht alle Patienten alle Phasen durchlaufen. Manche bleiben auf einer Stufe stehen, manche durchleben die Phasen zirkulär, andere sind von allem Anfang an sehr abgeklärt.

Allen Phasenmodellen gegenüber kritisch anzumerken ist, dass sie Begleitende dazu verleiten können, den Patienten „Lernziele im Sterben"[693] vorzugeben. Hilfreicher scheint es zu sein, einige Faktoren zu beachten, von denen zu vermuten ist, dass sie das Verhalten Sterbender beeinflussen werden: 1. den Gesundheitszustand und seine Verschlechterung, 2. den Grad der Bewusstheit über die eigene Situation, 3. die emotionale Reaktion auf die Ausweglosigkeit der Situation, 4. die gegenwärtige Umgebung und 5. die Persönlichkeitsmerkmale des Sterbenden (v. a. Reaktionstendenzen auf Krisen überhaupt).[694]

5.3.2 Gespräche über den Tod

> „»Angst« [...] ist das, was bei Arzt-Patienten-Gesprächen über lebensbedrohliche Erkrankungen unausgesprochen im Raum steht und oft geflissentlich übersehen wird; sie ist das größte Hindernis für die Kommunikation über und im Sterben; und sie ist [...] der Hauptgrund für Fehlentscheidungen und leidvolle Sterbeverläufe."[695]

Gerade der Kommunikation kommt entscheidende Bedeutung zu, zunächst derjenigen zwischen Arzt und Patient.[696] Es ist noch lange nicht selbstverständlich, dass Grenzfälle mit den Patienten besprochen werden:

Immerhin ein Drittel der onkologischen Patienten, die in absehbarer Zeit sterben werden, möchte ihre Lebenszeit durch Ausschöpfung maximaler intensivmedizinischer Maßnahmen verlängern, aber nur 47 % der Patienten wurden in den Entscheidungsprozess einer Therapiebegrenzung einbezogen, so das Ergebnis einer Studie zur Therapiebegrenzung an der Universitätsklinik Großhadern von Winkler et al. aus dem Jahr 2009.[697] Die Ergebnisse in der Zusammenfassung:[698]

---

693 A. a. O., 18.
694 Vgl. ebd.
695 BORASIO, Über das Sterben, 9-10.
696 Vgl. den Abschnitt „Kommunikation zwischen Arzt und Patient, insbesondere im Aufklärungsgespräch".
697 GRÜBLER, Therapiebegrenzung bei infauster Prognose, C 1239, mit Verweis auf die Studie von E. C. Winkler/S. REITER-THEIL/D. LANGE-RIESS/N. SCHMAHL-MENGES/ W. HIDEMANN, Patient Involvement in Decisions to Limit Treatment: The Crucial Role of Agreement Between Physician and Patient, in: Journal of Clinical Oncology. Official Journal of the American Society of Clinical Oncology, 27 (13), Elsevier, 2009, 2225-30, Epub 2009 Mar 23, http://www.ncbi.nlm.nih.gov/pubmed/ 19307508?dopt=Abstract, Zugriff vom 10.10.2011. Vgl. dazu auch (ohne Bezug auf die Arbeit von Grübler): WINKLER/MARCKMANN, Eine ethische Orientierungshilfe, 140.
698 E. C. WINKLER/S. REITER-THEIL/D. LANGE-RIESS/N. SCHMAHL-MENGES/W. HIDE-MANN, Patient Involvement in Decisions to Limit Treatment, Abstract: "PURPOSE: The aim of this study was to describe, first the decision-making process concerning the limitation of life-prolonging treatment (DLT); second, the extent to which patients are actually involved in these decisions; and third, to detect medical end ethi-

"RESULTS: While the majority of patients were informed about their diagnosis, therapy, and course of disease (99 %, 97 %, 90 % respectively), only 47 % were involved in DLT. Two thirds of the patients preferred palliative care, they were more often in line with physicians' treatment goals than patients who were striving for longer survival (91.4 % v 46.7 %; P = .001). They also were involved significantly more often in DLT. Multivariate analysis showed that age, Karnofsky performance index or decision-making capacity hat no impact on patient involvement.

CONCLUSION: Only half of the patients were involved in DLT. Surprisingly, the main predictor of patient involvement was not their medical condition, but agreement with physicians' palliative treatment goals. These results show, that if physicians switch to comfort care in terminally ill patients and patients are not yet prepared to follow this line, treatment limitations are often decided without involving the patient."[699]

Wenn Patienten mittels Maximaltherapie Lebenszeit gewinnen möchten, auch wenn die Ärzte eher zu palliativer Symptomkontrolle raten, muss dies nicht (ausschließlich) in Verdrängungsmechanismen bei der Krankheitsverarbeitung begründet sein, sondern kann auch an einer unzureichenden Aufklärung liegen, darauf weisen Winkler und Markmann hin:[700] „So hatte beispielsweise in einer Studie weniger als die Hälfte der Patienten im fortgeschrittenen Tumorstadium verstanden, dass ihre Behandlung nicht mehr mit kurativer Intention erfolgte."[701]

„Studien zeigen, dass Patienten, die bei weit fortgeschrittener, unheilbarer Erkrankung eine auf Lebenszeitgewinn ausgerichtete Therapie wünschen im Gegensatz zu den Patienten, die eine palliative Versorgung wünschen, häufiger eine Erkrankungsdauer von unter zwölf Monaten haben. Das spricht dafür, dass Patienten eine gewisse Zeit benötigen, um eine realistische Einschätzung ihrer Situation entwickeln zu können. Eine frühzeitige palliative und psychoonkologische Begleitung kann diesen Prozess effektiv unterstützen."[702]

Nicht selten haben auch Angehörige den Eindruck, ihnen werde die Entscheidung über Leben und Tod des Patienten zugeschoben. In den USA scheint der Trend dahin zu gehen, dass Ärzte in der Furcht vor juristischen Auseinandersetzungen „durch eine übermäßige, reflexartige Achtung eines wenig reflektierten Konzepts der Patientenautonomie [...] bei lebenswichtigen Entscheidungen ihre

---

cal factors that affect patient involvement. PATIENTS AND METHODS: This prospective qualitative study enrolled 76 patients with incurable cancer with whom the limitation of life-prolonging treatment was discussed. Embedded researchers on the wards recorded the patient's history, medical condition, type of treatment limitation discussed, patient wishes, decision-making capacity, and patient involvement using an in-depth documentation procedure."

699 Ebd.
700 Vgl. WINKLER/MARCKMANN, Eine ethische Orientierungshilfe, 142.143. Vgl. dazu auch die Abschnitte „Patientenunmündigkeit und/oder Patientenautonomie?" und „Übertherapie oder Untertherapie?".
701 WINKLER/MARCKMANN, Eine ethische Orientierungshilfe, 142.
702 A. a. O., 143. Vgl. dazu auch die Abschnitte „Meaning-Centered-Psychotherapy (William Breitbart et al.)", „Palliative Care in der Onkologie", „Krankenhaus heute".

Meinung zurückhalten, selbst wenn sie ein Vorgehen für schädlich halten, und die Entscheidung, z. B. über Reanimation, ganz den Laien überlassen."[703]

Die Folge können Schuldgefühle und das Risiko pathologischer Trauerverläufe sein. Die gelungene Einbeziehung der Angehörigen mindert deren Risiko für posttraumatische Stressreaktionen, auch wenn solche Gespräche zweifellos (nicht nur) für Angehörige eine enorme Belastung darstellen, zumal wenn die Konsensfindung schwierig ist. Es ist davon auszugehen, dass Angehörige Gesprächsinhalte im Rahmen einer Stressreaktion im Nachhinein ausblenden. Auch unter diesem Aspekt ist eine schriftliche Dokumentation wesentlich.[704] Sie sollte auch den Angehörigen zur Verfügung gestellt werden. Ein Rückzug der Behandler auf eine fehlende medizinische Indikation in der Absicht, die Angehörigen emotional zu entlasten, bedeutet andererseits, „dass der Arzt die „Schuld" am Tod übernimmt und dies so auch von den Angehörigen wahrgenommen wird."[705]

Angst, Schuld und Aggression im Krankenhaus sind ein bleibendes Thema.[706] Ohly weist darauf hin, dass der mutmaßliche Wille ein Sozialkonstrukt ist, das sich grundsätzlich nicht irrtumsfrei darstellen lässt. Nicht das Wollen des Patienten werde im mutmaßlichen Willen rekonstruiert, sondern „allenfalls ein möglicher *Willensinhalt*."[707] Eine wesentliche theologische Dimension in Konflikten um lebensbedrohliche Behandlungsabbrüche liege darin, dass ethische Entscheidungsprozeduren erst dann konsensorientiert wirken können, wenn Menschen ihre existenziale Schuld angenommen haben und auf ihre Vergebung durch eine Instanz hoffen können, die die eigene Endlichkeit der Angehörigen überwindet. Auch wenn man alles richtig gemacht habe, bleibe ein Konflikt zurück. Deshalb sei es wesentlich, zu betonen, dass der Tod grundsätzlich auf der Beziehungsebene nichts ändert, die ethische Beziehung nicht abbricht.[708] Tatsächlich begegnet die Verfasserin in ihren Seelsorgegesprächen immer wieder Aussagen wie: „Sie werden es nicht glauben, aber es ist wirklich so: Seitdem mein Vater tot ist, verstehe ich mich viel besser mit ihm."

Gespräche über den Tod sind weder für Ärzte und Pflegekräfte[709] noch für Angehörige oder gar Patienten einfach, sie sind noch dazu personal- und kos-

---

703 FRIEDERIKE KLEIN, Die ärztlich verantwortete Entscheidung ist weiter gefragt, in: Zeitschrift für Palliativmedizin, 13 (1), Stuttgart/New York, Georg Thieme Verlag, 2012, 20.

704 Vgl. GRÜBLER, Therapiebegrenzung bei infauster Prognose, C 1240.

705 A. a. O., C 1240. Vgl. den von Winkler und Marckmann vorgelegten Entscheidungsalgorithmus: WINKLER/MARCKMANN, Eine ethische Orientierungshilfe, 141 und den Abschnitt „Patientenunmündigkeit und/oder Patientenautonomie?".

706 Vgl. LUKAS OHLY, Einstellung lebenserhaltender Maßnahmen und der gemutmaßte Wille von Koma-Patienten in: Wege zum Menschen, 58, Göttingen, Vandenhoeck & Ruprecht, 2006, 122-134 und HAART, Seelsorge im Wirtschaftsunternehmen Krankenhaus, 110-121.

707 OHLY, Einstellung lebenserhaltender Maßnahmen, 124.

708 Vgl. a. a. O., 133-134.

709 Vgl. insgesamt D. SCHWARZKOPF/W. MEISSNER/U. WEDDING/N. C. RIEDEMANN/R. PFEIFER/M. FRITZENWANGER/A. GÜNTHER/K. EGERLAND/M. HENKEL/H. SKUPIN/M. MUECKE/C. S. HARTOG, Kommunikation im Team und Burnout. Eine Befragung

tenintensiv. Man kann sich fragen, ob nicht die ärztliche Aufklärungspraxis des Industriezeitalters und ihre Wirkung auf die Patienten noch immer stärker in die gegenwärtige Situation hineinwirkt, als man es prima facie vermuten würde[710], insbesondere hinsichtlich des Umgangs mit infausten Prognosen. Die meisten ärztlichen Autoren zwischen 1800 und 1945 sprachen sich an diesem Punkt weiterhin gegen eine umfassende ärztliche Aufklärung aus, so Stolberg:

> „Die Schriften zur *Euthanasia medica* mahnten den ärztlichen Leser regelmäßig zu größter Zurückhaltung, sogar wenn der Patient ausdrücklich nach der wahren Prognose frage. Selbst der scheinbar stoische, unerschrockene Patient könne die Wahrheit oft nicht ertragen. Sorgfältig müsse der Arzt deshalb auch seine Gesten, seinen Gesichtsausdruck, seine Sprache kontrollieren. Die beobachteten die misstrauischen Patienten – und ganz besonders Frauen – nämlich mit größter Aufmerksamkeit."[711]

> „Zwiespältige Wirkungen auf die Erfahrung und Stimmung der Sterbenden hatte auch die weiterhin vorherrschende Praxis der Verheimlichung von schlechten Prognosen. Wenn Arzt und Mitwelt alles taten, um den Ernst der Lage zu verschleiern, ließen sie den Patienten weiter hoffen und verkürzten die Zeitspanne, die von ihm überhaupt trauernd oder niedergeschlagen als „Sterben" wahrgenommen werden konnte. Doch die Praxis der Verheimlichung war auch eine Quelle tiefer Verunsicherung. Die Kranken wussten ja, dass Ärzte und Angehörige sie gegebenenfalls pflichtgemäß anlügen würden. Sobald sie aber jene „Komödie" durchschauten, die, wie es bei Arthur Schnitzler heißt, gegenüber Schwerkranken „seit jeher mit wechselndem Glück gespielt wird", waren sie umso mehr auf sich selbst zurückgeworfen, ja von Einsamkeit und Isolation bedroht. Denn die Verheimlichung der Prognose beraubte sie der Möglichkeit des Gesprächs, des Austauschs. So lange Ärzte und Angehörige sich verpflichtet glaubten, dem Schwerkranken seine völlig berechtigten Todesahnungen auszureden, ließen sie den Kranken mit seiner Angst und Trauer allein. Und so mancher Moribunde hat es unter diesen Umständen wohl schon von sich aus vermieden, von Sterben und Tod zu sprechen, um seine Mitwelt seinerseits in dem Glauben zu lassen, dass er das Spiel nicht durchschaut habe."[712]

Fallbeispiel

Bei einer Patientin wird während der Schwangerschaft eine Krebserkrankung entdeckt. Die Behandlung wird nach der Geburt des Kindes mit kurativer Zielsetzung eingeleitet. Unter der Therapie wird deutlich, dass eine Heilung

---

von intensiv- und palliativmedizinischen Pflegekräften und Ärzten zu Therapiebeschränkungen am Lebensende, in: Zeitschrift für Palliativmedizin, 13 (6), Stuttgart/New York, Georg Thieme Verlag, 2012, 293-300, 299: „Die vorgestellte Studie mehrt Hinweise, dass die Interaktion im Team und mit Angehörigen, speziell im Rahmen von TB, einen Anteil an der Entstehung von Burnout haben könnte und dass Maßnahmen zur Verbesserung von Kommunikation und Zusammenarbeit im Rahmen von TB versprechen, Burnout zu verringern."

710 Vgl. dazu auch Hans-Georg Gadamer, Gesammelte Werke, Band 1, Hermeneutik: Wahrheit und Methode, 7. Auflage (durchges.), Tübingen, Mohr Siebeck, 2010, bes. II. 1. d) Das Prinzip der Wirkungsgeschichte, 305-311 und Hans-Georg Gadamer, Über die Verborgenheit der Gesundheit: Aufsätze und Vorträge, MedizinHuman, Band 10, Berlin, Suhrkamp Verlag, 2010.

711 Stolberg, Die Geschichte der Palliativmedizin, 179.

712 A. a. O., 189 mit Zitat von Arthur Schnitzler, Sterben, in: Arthur Schnitzler [Gesammelte Werke], Die erzählenden Schriften, Band 1, Frankfurt [a. M., S. Fischer], 1961, 98-175 (orig. 1892), 175.

nicht möglich ist. Als das Kind am Ende der Grundschulzeit ist, muss die Patientin wegen einer Lungenentzündung, die sie sich unter der Immunsuppression während der palliativen Chemotherapie zugezogen hat, auf die Intensivstation verlegt werden. Dort zeigt sich, dass die Maskenbeatmung nicht ausreicht. Die gynäkologischen Behandler haben die Hoffnung, dass sich die Patientin unter der maschinellen Beatmung erholt und die Chemotherapie noch wirken kann, so dass die Patientin noch wenige Wochen Lebenszeit mit Ehemann und Kind gewinnen könnte. Das Intensivpflegepersonal nimmt die Patientin als sehr entkräftet und „sterbend" wahr. Wegen des akuten Geschehens der Lungenentzündung müssen viele ärztliche Untersuchungen am Krankenbett durchgeführt werden. Die Patientin leidet sehr unter der Unruhe durch wechselnde Behandler und die Geräusche der Apparate, wodurch sie auch nachts kaum schlafen kann. Sie hat im Krankheitsverlauf bereits einmal eine maschinelle Beatmung erlebt und fordert eine solche nun vom Behandlungsteam ein: „Schließt mich endlich an, ich will endlich Ruhe haben." Der Ehemann hat Schwierigkeiten mit diesem Wunsch seiner Frau. Es finden mehrere ethische Fallbesprechungen statt. Dem Wunsch der Patientin wird entsprochen, da aus gynäkologischer Sicht die Chance besteht, dass sie noch etwas Lebenszeit gewinnen kann (es ist wenige Tage vor Weihnachten). Erst in diesen Behandlungstagen auf der Intensivstation kommt in der Klinik auch die Situation des Kindes in den Blick, das mit der schwerkranken Mutter aufgewachsen und unter dieser Lebenssituation deutliche Auffälligkeiten entwickelt hat. Auf Initiative der Seelsorge kann eine Behandlung für das Kind eingeleitet werden. Die Patientin stirbt nach wenigen Tagen an den belastenden Nebenwirkungen der maschinellen Beatmung.

In der retrospektiven Fallbesprechung mit dem Pflegeteam wird deutlich, dass eine genauere Klärung dessen, was die Patientin mit dem Satz „Ich will endlich Ruhe haben" meint, nicht stattgefunden hat, auch angesichts des Entscheidungsdrucks aufgrund ihres körperlichen Zustands. Rückblickend erweist es sich (jedenfalls für das Pflegeteam) als Problem, dass durch die Intubation Ehemann und Kind die Möglichkeit genommen war, noch mit der Patientin sprechen zu können. War der Patientin bewusst, dass ihr Krankheitszustand inzwischen weiter fortgeschritten war? Ist die Aufklärung über Risiken und Nebenwirkungen der Beatmung durch die Ärzte deutlich genug erfolgt? Gab es ein (stillschweigendes) Wissen und Einvernehmen unter den Ehepartnern? War die Patientin in ihrem Zustand wirklich entscheidungsfähig? Aus der Sicht des Pflegeteams „haben sich die Gynäkologen nicht mehr am Patientenbett blicken lassen, als sie merkten, dass es der Patientin schlechter ging" und damit sowohl die Patientin und ihre Angehörigen, als auch das Pflegeteam „verlassen".[713]

---

713 Vgl. zu den Schwierigkeiten der Einschätzung der realen Situation insbesondere bei längeren und intensiveren Behandlungsbeziehungen den Abschnitt „Medizinische Definitionsversuche des Sterbeprozesses und ihre Auswirkungen auf die Versorgung der Patienten am Lebensende".

Keine Hoffnung mehr?

Der Arzt Norbert Schmacke weist darauf hin, dass die unprofessionell verbalisierte Mitteilung „Wir können nichts mehr für Sie tun" von Patienten als desaströs erlebt wird.[714] In gleicher Linie betont der Mediziner Frank Erbguth, dass hinter dem Satz „Wir können Ihnen keine Hoffnung mehr machen." Reste einer falsch verstandenen paternalistischen Medizin stecken,

> „die zwar das Problematische nicht verschweigt und mit vermeintlich gut gemeinter Offenheit ausspricht, aber einen Übergriff auf die Verarbeitungs- und Hoffnungs-Autonomie des Patienten verübt. Der Arzt will sagen: Unsere medizinischen Ziele (auf Heilung oder auf Überleben) sind nicht mehr zu erreichen. Das ist aber etwas anderes als „keine Hoffnung mehr machen" oder gar das Unsägliche: „Wir können Ihnen nicht mehr helfen"."[715]

Er hält dagegen:

> „Offenheit der Aufklärung und Vermittlung von Hoffnung schließen sich nicht nur nicht aus, sondern bedingen sich gegenseitig. Ehrliche und empathische Kommunikation vermittelt auch unheilbar Kranken jenseits aller Informationen eine Hoffnung, nämlich die, als Gegenüber im letzten Lebensabschnitt ernst genommen zu werden. In einem umfassenden Verständnis von Hoffnung besteht eine hoffnungsstiftende Zuständigkeit und Kompetenz der Medizin bis zum Tod."[716]

Aus theologischer Sicht ließe sich ergänzen: Spirituelle Begleitung am Lebensende könnte bedeuten, nicht nur darüber zu sprechen, welche Hoffnungen es für den Patienten im Hier und Jetzt gibt, sondern, daran anknüpfend, auch mit dem Patienten zu überlegen, welche Hoffnungsbilder er über dieses Leben hinaus möglicherweise in sich trägt:

- In welchen Horizont kann ich stellen, was sich in meinem Leben ereignet?
- Wie lässt sich mein Lebensschicksal deuten im Horizont des Reiches Gottes?
- Welche Schicksalsdeutungen zeigen sich in der Bibel?
- Was bedeutet das Kreuz jetzt für mich?
- Gibt es eine Gegenwart Gottes im Leiden? Woran merke ich das?
- Was heißt Auferstehung?[717]
- Gemeinsam biblische Verheißungen zu erinnern: „So spricht der Herr: Fürchte dich nicht, denn ich habe dich erlöst; ich habe dich bei deinem Namen gerufen; du bist mein!" (Jes 43,1b). „Es ist jetzt Karfreitag, aber Christus spricht: „Siehe, ich bin bei euch alle Tage, bis an der Welt Ende." (Mt 28,20), „Selig sind, die da Leid tragen; denn sie sollen getröstet werden."

---

714 Vgl. Norbert Schmacke, 1. Norbert Schmacke (Medizin), in: Norbert Schmacke/Brigitte Enzner-Probst, Rituale, in: Praktische Theologie, Zeitschrift für Praxis in Kirche, Gesellschaft und Kultur, 46 (1), Gütersloh, Gütersloher Verlagshaus, 2011, 26-29, hier 26-27, 27.

715 Erbguth, 1. Frank Erbguth (Medizin), 22. Vgl. auch den Abschnitt „Die medizinische Sicht".

716 A. a. O., 23. Vgl. dazu auch den Abschnitt „Gibt es einen Zusammenhang zwischen religiöser Praxis und Gesundheit?".

717 Vgl. dazu den Abschnitt „Die Seelsorgekonzeption von Wolfram Kurz".

(Mt 5,4), „In der Welt habt ihr Angst; aber seid getrost, ich habe die Welt überwunden." (Joh 16,33). „Ich bin gewiss, dass weder Tod noch Leben, weder Engel noch Mächte noch Gewalten, weder Gegenwärtiges noch Zukünftiges, weder Hohes noch Tiefes noch eine andere Kreatur uns scheiden kann von der Liebe Gottes, die in Christus Jesus ist, unserm Herrn." (Röm 8,38.39).[718]

Übertherapie oder Untertherapie?

In der aktuellen Diskussion um Entscheidungen am Lebensende fürchten viele Patienten Übertherapie, andere dagegen Untertherapie. Hinzu kommt, dass die „Schuld am Tod" nicht selten zwischen den Beteiligten hin- und hergeschoben und zum zusätzlichen Belastungsfaktor wird.[719]

Zurzeit ist es nicht selten noch schwierig, der Falle „Übertherapie" zu entgehen: Patienten klammern sich an die (selbst-)suggerierte Resthoffnung, doch noch wieder gesund zu werden und weder Ärzte noch Angehörige möchten mit dem Gefühl weiterleben müssen, dem Patienten eine möglicherweise doch noch wirksame Therapie „«vorenthalten»"[720] zu haben.[721]

In diesem Zusammenhang ist es wichtig, sich bewusst zu machen, dass Rituale auch für die medizinische Praxis Bedeutung haben und sowohl positiv wie auch negativ konnotiert sein können: Das Rezeptieren, das Angebot einer weiteren Chemotherapie z. B., kann einerseits ein „short cut" sein, kann dem Patienten andererseits aber auch nonverbal signalisieren, dass seine Beschwerden ernst genommen werden.[722] Einem Patienten in aussichtsloser Lage eine weitere Chemotherapie in Aussicht zu stellen, interpretiert Schmacke als (ungeeigneten) Versuch, dem Krankheitsschicksal im Sinne eines Rituals in der Medizin einen Rahmen zu bieten: „Es wird eine Aufgabe der Palliativversorgung werden, die zwingend notwendige Rahmung derartiger Krankheitsschicksalen [sic!] auf andere als trügerische Weise wiederherzustellen."[723] Gebet und Segen als heilsame Rituale können hier aus der Sicht der Verfasserin einen wichtigen Beitrag leisten – im Bewusstsein, dass an den Grenzen erfahrbar wird, wo Chancen und Grenzen des Rituals liegen, dass Segensrituale keine Medikamente sind und keine Wirkstoffe enthalten, die gegen etwas kämpfen, aber auch kein Placebo sind, und dass sie auf Seiten der Segnenden Achtsamkeit und Behutsamkeit erfordern, z. B. in der Frage, ob das Gegenüber (jetzt) ein Ritual wünscht:[724] „Du

---

718 Vgl. dazu den Abschnitt „Religiöse Rückbindung und Sprachfindung".
719 Vgl. GRÜBLER, Therapiebegrenzung bei infauster Prognose, C 1240. Vgl. dazu den Abschnitt „Gespräche über den Tod".
720 BORASIO, Über das Sterben, 129.
721 Vgl. ebd.
722 Vgl. SCHMACKE, 1. Norbert Schmacke (Medizin), 26.
723 A. a. O., 27.
724 Vgl. RALPH KUNZ, «Heile heile säge» Beten und Segnen als heilsame [sic!] Ritual, München, 2011, http://www.klinikum.uni-muenchen.de/Interdisziplinaeres-Zentrum-

wirst hinter mir her sehen. Mein Angesicht aber wird nicht zu sehen sein." (Ex 33,22).[725]

Auch wenn juristisch kein Unterschied darin besteht, ob eine medizinische Maßnahme nicht begonnen oder nicht weitergeführt, also beendet wird,[726] ist es aus psychologischer Sicht für das medizinische Personal sehr schwierig, eine einmal begonnene Therapie zu beenden bzw. einem schwerstkranken Patienten „nichts anbieten"[727] zu können. Um dem starken Therapiewunsch der Patienten zu entsprechen (und unbewusst eigene Gefühle des Versagens und der Hilflosigkeit zu vermeiden) kommt es vor, dass Patienten, die in ihrer lebensbedrohlichen Erkrankung nicht selten geneigt sind, nach jedem Strohhalm zu greifen,[728] auch Behandlungen vorgeschlagen werden, von denen Mediziner „hinter vorgehaltener Hand dann sagen, dass sie diese Therapien weder für sich selbst noch für die eigenen Angehörigen in der gleichen Situation in Betracht ziehen würden."[729] Möglicherweise ist der Zenit dieser Auffassung (im Zusammenhang der Diskussion zu Kostenüberlegungen bei Therapieentscheidungen) allerdings bereits überschritten,[730] was auch zur Folge haben kann, dass schwerkranke Patienten zum Feindbild der Klinikmitarbeitenden werden, wie Dorothee Haart beschreibt:

> „[Es sind] gerade die schwer kranken PatientInnen mit ihren schwierig einzuordnenden Fallpauschalen, die im Wettbewerb der Abteilungen innerhalb der Klinik eine finanzielle Bedrohung für das Personal darstellen. Die betriebswirtschaftliche Verantwortung im Umgang mit nicht lukrativen Kranken hat die Klinikleitung inzwischen an das

---

fuer-Palliativmedizin/download/de/professur-fuer-spiritual-Care/iggs/gruendungssymposion/KUNZ_Limmud.pdf, Zugriff vom 17.06.2012, Folien 1-31, Folien 24-30.

725 Vgl. RALPH KUNZ, Rituelle Seelsorge – seelsorgliche Rituale. Überblick zu den Themen und Theorien im Schnittfeld von Ritual und Seelsorge, Vortrag beim Qualifizierungskurs Palliative Care für Seelsorgende, Ludwig-Maximilians-Universität München, Klinikum der Universität München, Interdisziplinäres Zentrum für Palliativmedizin, Christophorus Akademie, 14.03.2012, Folien 1-76, Folie 76.

726 Vgl. dazu den Abschnitt „Die juristische Sicht".

727 Vgl. BORASIO, Über das Sterben, 128.

728 Vgl. ebd.

729 Ebd.

730 „Diese Sorge war Mitte der 1990er Jahre sicher berechtigt, wie beispielhaft eine große Studie zur Versorgungswirklichkeit schwerkranker Patienten in den USA gezeigt hat: Die Mehrheit dieser Patienten hatte ihre Wünsche bezüglich einer intensiven Therapie am Lebensende nicht mit ihren Ärzten besprochen. Dies führte dazu, dass zwei Drittel der Patienten, die eine palliative Behandlung vorgezogen hätten, noch kurz vor ihrem Tod intensiv mit mindestens einer lebenserhaltenden Maßnahme behandelt wurden." WINKLER/MARCKMANN, Eine ethische Orientierungshilfe, 140 mit Verweis auf eine 1995 im „Journal of the American Medical Association" veröffentlichte Studie: [The Writing Group for the SUPPORT Investigators, ALFRED F. CONNORS ET AL., (Verfasserangabe hier korrigiert wiedergegeben, entsprechend: Correction in Authorship, in: JAMA, 275 (16), 1996, 1232)]: A controlled trial to improve care for seriously ill hospitalized patients. The study to understand prognoses and preferences for outcomes and risks for treatments (SUPPORT), in: Journal of the American Medical Association, 274 [(20)], 1995, 1591-1598, [http://jama.jamanetwork.com/], Zugriff vom 15.05.2012. Vgl. dazu die Ausführungen zur Mittelallokation im Abschnitt „Lebensqualität".

Personal weitergegeben, das im direkten Kontakt zu diesen Menschen steht – und damit auch die Schuldgefühle. So ist es naheliegend, dass das Feindbild der egoistischen, habgierigen KundIn jene moralisch entlastet, die diesen PatientInnen ein Medikament oder ein Gespräch vorenthalten müssen. Gilt es doch, etwa mit Bemerkungen wie ‚Wir sind ja hier nicht im Hotel!' aufkommende Unersättlichkeit in Grenzen zu halten."[731]

Zunehmend wird in der Medizinethik inzwischen die Frage gestellt, wo die Grenzen der Patientenautonomie liegen, wenn der Patient eine Behandlung wünscht, die aus ärztlicher Sicht unangemessen ist. Wann ist ein Verzicht auf eine intensive, lebensverlängernde Therapie auch ohne Zustimmung des Patienten ethisch vertretbar?[732]

Medizinische Definitionsversuche des Sterbeprozesses und ihre Auswirkungen auf die Versorgung der Patienten am Lebensende

Noch immer ist (abgesehen von spezialisierten Palliative-Care-Angeboten) in der Versorgung am Lebensende das Problem weitgehend unbearbeitet, dass das Sterben häufig nicht oder nicht rechtzeitig erkannt wird. Dies ist aber eine Grundvoraussetzung dafür, dass sich professionelle Helfer, Betroffene und Angehörige einstellen können und Anpassungen in Behandlung, Betreuung und Pflege erfolgen.[733] Reinhard Schmidt-Rost formuliert mit Recht:

„Eine Fülle von diagnostischen Daten erleichtert die Beurteilung der Situation eines Patienten nicht ohne weiteres, sie läßt allenfalls Vermutungen über den tödlichen Ausgang eines Krankheitsverlaufs zu. Man kann deshalb höchstens sagen, daß der Prozeß des Sterbens mit der *Frage* einsetzt, ob ein Patient im Sterben liegt."[734]

„Das Interesse an der Bestimmung eines solchen Zeitpunkts ist um so größer, als diese Angabe angesichts der Vielfalt von Lebensprozessen im menschlichen Organismus offenbar biologisch sinnlos ist. Das soziale Interesse an der Frage nach dem Anfang des Sterbens allerdings liegt umso näher, je wichtiger die organisatorischen Maßnahmen sind, die von dieser Antwort abhängen. Sowohl das soziale System der Klinik als auch die Lebensgemeinschaft eines Schwerkranken stellen sich unvermeidlich auf die Gewißheit ein, daß ein Patient in die Lebensphase des Sterbens eingetreten ist."[735]

Patienten und/oder Angehörige möchten sich vielfach über relativ lange Zeit hinweg nicht mit der Frage nach einer evtl. notwendig werdenden Pflege und dem dafür zu beschaffenden Bedarf an Pflegehilfsmitteln auseinandersetzen, selbst wenn ihnen dies von therapeutischer Seite her nahegelegt wird und wehren ab: „So weit ist es doch noch nicht!" Häufig kommt es z.B. vor, dass ein Pflegebett aus diesem Grund heraus nicht rechtzeitig beantragt wird – seitens

---

731 HAART, Seelsorge im Wirtschaftsunternehmen Krankenhaus, 118-119.
732 Vgl. WINKLER/MARCKMANN, Eine ethische Orientierungshilfe, 140 und die Abschnitte „Lebensqualität", „Patientenunmündigkeit und/oder Patientenautonomie?" und „Gespräche über den Tod".
733 Vgl. EGGENBERGER/PLESCHBERGER, Sterben Erkennen, 29.
734 SCHMIDT-ROST, Tod und Sterben in der modernen Gesellschaft, 5-6.
735 SCHMIDT-ROST, Sterben, Tod, Trauer, 16.

der Angehörigen in Unkenntnis des Sachverhalts, dass die Krankenkassen zur Prüfung des Anspruchs (Stand: 2012) nicht selten länger als 10 Tage benötigen und auch die ärztlich verordneten angeforderten Pflegehilfsmittel nicht ohne weiteres, oft erst auf Widerspruch hin, von den Kostenträgern genehmigt werden. Die nach Hause entlassenen Patienten finden sich sodann in der Situation vor, dass der ambulante Pflegedienst sich weigert, die häusliche Pflege zu übernehmen, da die nötigen Voraussetzungen für den Einsatz der Pflegekräfte nicht gegeben sind, wodurch sich die Lage für alle Beteiligten verschärft.

Die Schwierigkeiten der Einschätzung der realen Situation betreffen aber nicht allein Patienten und Angehörige, die bereits untereinander stark divergierende Wahrnehmungen (mit der Folge erheblicher Konflikte) haben können. Eine Falle besteht an diesem Punkt auch für Therapeuten. Die Erfahrung zeigt: Je länger und intensiver die Behandlungsbeziehung ist, desto unsicherer wird nicht selten die Beurteilung der Situation. Auch daraus erwachsen für die häusliche Versorgung in den letzten Tagen oft große Schwierigkeiten.

Hinzu tritt, dass das Sterben in der Ausbildung der Mediziner in manchen Fachgebieten allenfalls als Randphänomen Erwähnung findet:

Eine im Jahr 2012 veröffentlichte Analyse deutschsprachiger medizinischer Lehrbücher zu Palliative Care und palliativmedizinischen Inhalten von Eggenberger und Pleschberger ergibt, dass „das Sterben in der Geriatrie, der Inneren Medizin und der Onkologie besonders umfangreich abgehandelt wird, während es in der Neurologie und Chirurgie nur wenig Beachtung erfährt."[736] Die meisten Lehrbücher verweisen auf die Schwierigkeit einer Diagnose oder verbindlichen Einschätzung. Bei Krebserkrankungen wird die Diagnose einerseits als einfacher angesehen, jedoch wird auch hier in einem Lehrbuch auf Studien verwiesen, wonach Lebensdauer und Prognosen häufig schwierig einzuschätzen seien.[737]

Die konzeptionellen Zugangsweisen zum Sterben und Definitionsversuche des Sterbeprozesses aus medizinischer Sicht divergieren teilweise stark.[738] Einerseits kann formuliert werden:

> „„Wenn der Patient nun terminal (sterbend) wird, merken dies sowohl der Patient selbst als auch sein soziales Umfeld. Es ist kein einheitliches klinisches Zustandsbild, aber zunehmend kann man Folgendes beobachten: Der Patient wird öfters müde und still, es kommt zur Gewichtsreduktion, Inappetenz, die Hautfarbe wird blass, Akren [sic!] kalt, die Augen groß und die Wangen sind eingefallen. Die verschiedenen Körperfunktionen lassen nach und man wird zunehmend bettlägerig und angewiesen auf fremde Hilfe.""[739]

Andererseits wird aus medizinischer Sicht auch beschrieben, dass sterbende Menschen meist nicht mehr kommunizieren, aber häufig noch wach und

---

736 Eggenberger/Pleschberger, Sterben Erkennen, 28.
737 Vgl. a. a. O., 31-32.
738 Vgl. a. a. O., 34.
739 O. Frischenschlager, Medizinische Psychologie. Ein Leitfaden für Studium und Praxis mit Prüfungsfragen, Wien, Facultas Universität Verlag, 2002, ohne Seitenangabe zitiert nach Eggenberger/Pleschberger, Sterben Erkennen, 32.

manchmal unruhig sind. Die Ursache für Unruhe oder Zeichen des Leidens herauszufinden ist unter Umständen komplex und zeitintensiv. Inzwischen leisten viele hervorragend ausgebildete Schmerz- und Palliativmediziner eine sehr differenzierte Arbeit auf diesem Gebiet. Im Krankenhausalltag lässt sich dennoch weiterhin auch beobachten, dass die Kliniker an solchen Patienten wenig Interesse zeigen. Inzwischen bekommen als „sterbend" diagnostizierte Patienten in dieser Situation (auch) auf Normalstationen mit zunehmender Häufigkeit fast automatisch einen Morphin-Perfusor. Anschließend holt man nach der Beobachtung der Verfasserin auf manchen Stationen gerne „die Seelsorge, um dem Patienten noch etwas Gutes zu tun". Die Standarddosierung mit Morphinlösung über einen intravenösen Zugang beträgt 1 mg pro Stunde. Wenn Patienten bislang noch kein Morphin oder ähnliche Medikamente bekommen haben, ist das eine sehr hohe Dosis, etwa dreimal so hoch wie die oral verabreichte Anfangsdosis bei sehr starken Schmerzen. Die Patienten schlafen damit sehr tief und sind kaum erweckbar.[740] Borasio und Bausewein merken dieser Praxis gegenüber kritisch an:

> „Ob das auch ihr Wunsch ist, ob sie noch etwas erledigen wollen, ob behandelbare Ursachen für die gegebenenfalls vorhandene Unruhe vorliegen – all das wird nicht gefragt. Ein Sterbender hat ruhig zu sein. Das beruhigt die Angehörigen, die Ärzte, die Pflegenden und das ganze Umfeld. Dass dabei erwiesenermaßen die Zeit, die von den Ärzten und Pflegenden im Krankenzimmer verbracht wird dramatisch abnimmt, muss man wohl als unvermeidliche Konsequenz betrachten. Dem Patienten geht es ja so weit «gut», und sprechen kann man mit ihm ohnehin nicht."[741]

> „Leider erlebe ich es immer wieder, […] dass Kollegen zu mir sagen: „Was wollen Sie denn eigentlich? Warum machen Sie denn so einen Aufwand? Der stirbt doch sowieso." Oder Sie kennen das: die Visite geht dann vorbei, es wird nicht mehr in die Kurve geschaut, wie es dem Patienten geht oder was die Symptome sind."[742]

5.4   Verlorene Angehörige?

Die Ressourcen der Patienten und ihrer Angehörigen sind vielfach nicht nur im sozialen Bereich gering, sondern mehr noch in der Frage einer geistlichen Lebensgestaltung. Die Diagnose Krebs reißt auch die Angehörigen aus ihrer Alltagswirklichkeit und stürzt viele von ihnen in eine existenzielle Krise. Klinisch psychoonkologisch und in der seelsorglichen Arbeit zeigt sich, dass bei den Partnern von Krebspatienten mindestens ebenso häufig behandlungsbedürftige Ausprägungen von Depression, Angst, posttraumatischen Belastungsstörungen und Erschöpfung begegnen. Besonders imponierend ist ein Gefühl von Hilflo-

---

740 BORASIO, Über das Sterben, 132.
741 A. a. O., 132-133.
742 BAUSEWEIN, Was ist Palliative Care?, 6.

sigkeit, die sich manchmal in Hyperaktivität äußert. Manchmal werden solche Patienten mit ihren Angehörigen Opfer von Scharlatanen, die eine mögliche Heilung vorgaukeln, bis alle Ersparnisse der Familie aufgebraucht sind, und die Patienten ihre letzten Lebenstage dann doch auf einer Station der nächstgelegenen Klinik verbringen.

Fallbeispiel

Eine Pflegekraft einer onkologischen Schwerpunktstation meldet sich telefonisch bei der Seelsorgerin im Rufdienst: „Können Sie kommen? Bei uns ist eine Patientin verstorben. Ihr Mann hat noch versucht, sie zu reanimieren und dann unsere Ärztin die Wand hochgedrückt. Es hat ganz schrecklich ausgesehen. Wir trauen uns nicht mehr hinein. Wir wissen nicht, was er macht." Als ich das Zimmer vorsichtig betrete, fällt mein erster Blick auf die verstorbene Patientin, die ausgezehrt im Bett liegt. Ihr Mann hat sich abgewandt und schaut aus dem Fenster. Ich stelle mich vor, halte räumlich Abstand. „Es tut mir sehr leid für Sie. Sind Sie auch wütend auf Gott?" „Nein", sagt der Ehemann und beginnt die Geschichte seines verzweifelten Kampfes um das Leben seiner Frau zu erzählen. „Ich habe meiner Frau versprochen, dass ich sie rette. Wir haben nichts mehr, ich bin blank." Gewaltausbrüche gab es keine mehr. Den Pflegekräften schlage ich vor, wegen möglicher Suizidabsichten des Ehemanns im Abstand von zwanzig Minuten vorsichtig ins Zimmer zu schauen. Die Ärztin ist geschockt: „Wir haben wirklich alles getan, wir konnten einfach nichts mehr machen." Der Ehemann stellt Strafanzeige wegen unterlassener Hilfeleistung. Das Verfahren wird nach Prüfung der Krankenakte rasch eingestellt.

Es kommt in den Blick, dass Angehörige in einer Doppelrolle sind: einerseits Mitbetroffene, andererseits Unterstützungspersonen, die diese Unterstützungsfunktion oft bis zur Erschöpfung erfüllen.[743] Manchmal ist unklar, ob die als Patient identifizierte Person der eigentliche Patient ist. In der Regel wird zu wenig bedacht, wie wichtig es für Angehörige sein kann, mit den eigenen Nöten, selbst wenn diese aus der Außenperspektive vergleichsweise marginal zu sein scheinen, auch einmal im Zentrum der Aufmerksamkeit stehen zu dürfen. Dies gilt insbesondere für die Situation der oft bereits betagten Eltern von Krebspatienten, die Eltern bleiben, auch wenn ihre „Kinder" längst erwachsen sind – sie verlieren im Todesfall „ihr Kind".

---

743 Vgl. KÜNZLER/ZNOJ/BARGETZI, Krebspatienten sind anders, 346.

5.5   Bilanz: Ent-Sorgung?

Die vielbeschworene Autonomie der Patienten hat in der Praxis also deutliche Grenzen. „Die meisten Menschen werden mit großer Wahrscheinlichkeit nicht selbstbestimmt sterben, wie es vermeintliche Idealvorstellungen aus Politik, Recht und Ethik gegenwärtig einfordern",[744] folgert Prof. Dr. Axel W. Bauer, Professor für Geschichte, Theorie und Ethik der Medizin an der Universität Heidelberg. Primär lasse sich mit einer Patientenverfügung offenkundig nur das Abwehrrecht gegen eine Behandlung artikulieren, sie sei „im Grunde genommen eine inhumane und trostlose Zumutung"[745], um andere von der Verantwortung zu entlasten.[746]

Billings und Krakauer betonen, dass es die ureigenste ärztliche Aufgabe sei, die individuellen Werte und Präferenzen der Patienten gerade für Entscheidungen am Lebensende zu ermitteln.[747] Verantwortung der Ärzte sei es, auf dem Hintergrund dieser individuellen Werte und Wünsche aus der Perspektive des Patienten die medizinisch-technischen Entscheidungen zu treffen.[748] "Major choices about care for a patient with uncurable, widely metastatic carcinoma, for example, require experience and mature clinical judgement by the physician. However, they must also reflect the values and goals of the patient."[749]

Damit wird deutlich, dass für die ärztliche Profession mit diesem Themenbereich komplexe Herausforderungen verbunden sind.[750] Vermutlich wird die Situation in Deutschland noch für längere Zeit im Regelfall so bleiben, wie der Herzchirurg Professor Bruno Reichart sie für seine Arbeit auf der Intensivstation im Klinikum Großhadern im Jahr 2007 beschrieben hat:

> „Ein Patient liegt in einer schweren Krisensituation auf der Intensivstation. Wir behandeln ihn, solange wir eine Chance sehen, dass dieser Mensch überlebt. Von außen betrachtet, sieht das oft hoffnungslos aus, ist es aber nicht. Wir wissen was wir tun. Wenn ein Angehöriger kommt und sagt, der Patient hat in seiner Verfügung geschrieben, er will nicht abhängig von Maschinen sein: Soll ich den Patienten deshalb umbringen? Nein, ich ignoriere das. Schauen Sie, ich habe beides erlebt, Angehörige, die bet-

---

744 zitiert ohne Quellenangabe nach GRÜBLER, Therapiebegrenzung bei infauster Prognose, C 1240.
745 zitiert nach a. a. O., dort ohne Quellenangabe.
746 Vgl. dazu den Abschnitt „Die juristische Sicht".
747 Vgl. dazu den Abschnitt „Die medizinische Sicht".
748 So die Zusammenfassung des Aufsatzes von J. ANDREW BILLINGS/ERIC L. KRAKAUER, On Patient Autonomy and Physician Responsibility in End-of-Life Care, in: Archives of internal medicine, 171 (9), 2011, ©American Medical Association, All rights reserved, www.archinternmed.com, https://www.scmedical.org/uploads/files/On Patient Autonomy and Physician Responsibility in End-of-Life Care.pdf, Zugriff vom 17.01.2012, 849-853, bei KLEIN, Die ärztlich verantwortete Entscheidung ist weiter gefragt, 20.
749 BILLINGS/KRAKAUER, On Patient Autonomy and Physician Responsibility in End-of-Life Care, 851.
750 Vgl. die Abschnitte „Kommunikation zwischen Arzt und Patient, insbesondere im Aufklärungsgespräch", „Gespräche über den Tod" und „Keine Hoffnung mehr?".

teln, man solle den Patienten sterben lassen, und Angehörige, die betteln, wir sollen weiterbehandeln, nachdem wir ihnen sagen, es gibt keine Hoffnung mehr. Meine Erfahrung sagt, das lässt sich immer vernünftig klären, wenn man mit den Angehörigen redet. In extremen Fällen mag es dann die Situation geben, dass der Patient in einem hoffnungslosen Zustand nur noch an der Maschine hängt. Doch das kommt sehr selten vor, vielleicht dreimal im Jahr, und auch da sind wir immer zu einem vernünftigen Ende gekommen."[751]

Gefahren liegen, bei allen beschriebenen Vorteilen, auch in der Palliativmedizin: Palliativstationen sind, wie beschrieben, ja gerade keine Sterbestationen. Dennoch ist die Kritik des Mediziners und Medizinhistorikers Michael Stolberg für den Umgang mit Palliativpatienten grundsätzlich bedenkenswert:

„Die Palliativmedizin hat aus heutiger Sicht […] entscheidend dazu beigetragen, den Mantel von den Schrecken des Todes wegzuziehen. Die Gefahr aber, durch die Schaffung eigener Institutionen für Sterbende ungewollt deren gesellschaftliche Ausgrenzung zu fördern, bleibt präsent. Das gilt vor allem für jene, deren körperliche Veränderungen und Absonderungen starke emotionale Reaktionen auslösen. Von einer umfassenden Tabuisierung und Stigmatisierung des Todes kann heute nicht mehr ernsthaft die Rede sein, doch der Ekel vor körperlichem Verfall und seinen sinnlichen [sic!] wahrnehmbaren Folgen und deren Tabuisierung selbst innerhalb der Palliativmedizin bleibt eine der großen Herausforderungen für die Zukunft."[752]

Reinhard Schmidt-Rost gibt aus theologischer Sicht in eine ähnliche Richtung gehend zu bedenken, dass der Tod in der modernen Gesellschaft seine Bedeutung nicht für den einzelnen, aber in der öffentlichen Bewertung verliert. Er „wird nicht eigentlich verdrängt, aber er wird nicht mehr als der Unvermeidliche, sondern stets als der noch Vermeidbare angesehen: Dem Tod kann man lange entgehen, auch wenn man ihm letztlich nicht entgehen kann."[753]

„Seine Feststellung obliegt dem Arzt, seine Deutung scheint nicht mehr erforderlich zu sein. Der Tod wird bagatellisiert, und in diesem sozialen Sinne verdrängt. Nicht mehr die Bedeutung für das Leben wird diskutiert, sondern die Möglichkeiten zu seiner weiteren Eliminierung."[754]

Insofern sei es wesentlich zu bedenken, „daß gerade gut funktionierende Hospize die Gesellschaft durch Privatisierung des langsamen Todes »ent-sorgen«."[755]

---

751 KAMMERTÖNS/LEBERT, Transplantationsmedizin, 15.
752 STOLBERG, Die Geschichte der Palliativmedizin, 277.
753 SCHMIDT-ROST, Sterben, Tod, Trauer, 1.
754 A. a. O., 2.
755 A. a. O., 11.

175

6   ... und vor allem Gesundheit?

Oft wird von Patienten von vorne herein „eine aktive, konfrontative, realitäts-adäquate Auseinandersetzung"[756] mit ihrer Krankheitssituation erwartet. Gleichzeitig ist eine Krebserkrankung noch immer ein Tabuthema. In Todesanzeigen wird oft verallgemeinernd von einer „schweren Krankheit" gesprochen.[757] Aus Angst vor Vorurteilen und Ausgrenzung begegnet der Verfasserin nicht selten die Bitte von Angehörigen, der Name des verstorbenen Patienten möge selbst im Rahmen eines Gedenkgottesdienstes nicht öffentlich genannt werden. Ob die von Susan Sontag kritisierte psychologisierende Stigmatisierung von Krebskranken als seelisch und emotional defizitär heute tatsächlich nicht mehr die gleiche kulturelle Wirkmacht hat, wie Michael Stolberg meint,[758] ist somit zu fragen. Es erscheint durchaus vorstellbar, dass sich (unbewusst) auch in der Allgemeinbevölkerung Sichtweisen der Medizin aus dem 19. und frühen 20. Jahrhundert erhalten haben, wonach Krebs und Schwindsucht vermehrt mit moralischer Unreinheit und Verworfenheit assoziiert wurden.[759] Stolberg nennt als Beispiel den Gebärmutterhalskrebs, den das medizinische Schrifttum jener Zeit dem unmoralischen Sexualverhalten der betroffenen Frauen zuschrieb und mit Masturbation und Prostitution in Verbindung brachte.[760]

6.1   Was ist Gesundheit?

Die Frage, was eigentlich Gesundheit ist, beschäftigt Menschen gerade in Zeiten der Krankheit, also dann, wenn Gesundheit (unwiederbringlich?) verloren gegangen ist. Die Fragen: „Was ist Gesundheit?", „Was ist eigentlich eine schwere Krankheit?" sind insbesondere Thema des philosophischen und seelsorglichen Gesprächs mit den Patienten und denen, die ihnen nahestehen. Dafür, was

---

756   FEGG, Krankheitsbewältigung, 25.
757   Vgl. KÜNZLER/ZNOJ/BARGETZI, Krebspatienten sind anders, 345.
758   STOLBERG, Die Geschichte der Palliativmedizin, 275 mit Verweis auf SUSAN SONTAG, Illness as metaphor, [in: New York Review of Books, New York NY, Farrar, Straus and Giroux,] 1978.
759   Vgl. STOLBERG, Die Geschichte der Palliativmedizin, 274.
760   Vgl. a. a. O., 274-275.

Gesundheit ist, gibt es keine allgemein anerkannte Definition. Man hat sich daran gewöhnt, von einem Recht auf Gesundheit auszugehen: „Was auch immer wir in unserem Leben erstreben, wir benötigen die Gesundheit als Voraussetzung, um unsere Ziele und Pläne zu verwirklichen."[761] In gesundheitspolitischen Diskussionen wird häufig der Definitionsversuch der WHO zu Grunde gelegt, wonach Gesundheit mehr sein soll als das Fehlen von Krankheiten oder Behinderungen: vollständiges körperliches, psychisches und soziales Wohlbefinden[762] – ein Zustand, der dauerhaft auf dieser Welt weder erreichbar noch haltbar sein dürfte. Ob er überhaupt erstrebenswert ist, ist die Frage.

„Als transzendentales Gut stellt die Gesundheit eine Basisvoraussetzung für die Verwirklichung von Lebenszielen und damit für die Chancengleichheit in der Gesellschaft dar"[763], formuliert der Medizinethiker Marckmann. Man weiß, dass der Gesundheitszustand eines Menschen nur zum Teil vom Zugang zur medizinischen Versorgung im engeren Sinn abhängig ist. Faktoren wie Bildung, Arbeitsbedingungen, sozialer Status, Umweltqualität und individuelles Verhalten sind mindestens ebenso wichtig. Es „besteht ein systematischer Zusammenhang zwischen dem sozioökonomischen Status und der Mortalität"[764]. Internationale Vergleiche zeigen, dass es keinen direkten Zusammenhang zwischen dem (am Bruttoinlandsprodukt gemessenen) Wohlstand eines Landes und den gesundheitlichen Outcomes gibt. Marckmann fordert:

„Eine effektive und gerechte Gesundheitspolitik muss intersektoral ausgerichtet sein und einkommens-, arbeitsmarkt- und bildungspolitische Maßnahmen umfassen."[765]

Am effektivsten für den Gesundheitszustand ist offenbar eine gute soziale Vernetzung, durch die das Sterberisiko am deutlichsten gesenkt werden kann, wie eine Untersuchung aus dem Jahr 2010 zeigt (▶ Abb. 11).[766]

---

761 MARCKMANN, Gesundheit und Gerechtigkeit, 889.
762 WORLD HEALTH ORGANIZATION, WHO definition of Health: "Health is a state of complete physical, mental and social well-being and not merely the absence of disease or infirmity." Preamble to the Constitution of the World Health Organization as adopted by the International Health Conference, New York, 19-22 June, 1946; signed on 22 July 1946 by the representatives of 61 States (Official Records of the World Health Organization, no. 2, p. 100) and entered into force on 7 April 1948, http://www.who.int/about/definition/en/print.html, Zugriff vom 31.05.2010.
763 MARCKMANN, Gesundheit und Gerechtigkeit, 888.
764 Vgl. a. a. O., 887.
765 A. a. O., 888.
766 Vgl. zur hohen Bedeutung sozialer Beziehungen für das Sterberisiko: JULIANNE HOLT-LUNSTAD/TIMOTHY B. SMITH/J. BRADLEY LAYTON, Social Relationships and Mortality Risk: A Meta-analytic Review, in: PLoS Medicine, 7 (7), published June 17, 2010, doi: 10.1371/journal.pmed.10000316, http://www.plosmedicine.org/article/info%3Adoi%2F10.1371%2Fjournal.pmed.1000316, Zugriff vom 31.07.2012, 1-34.

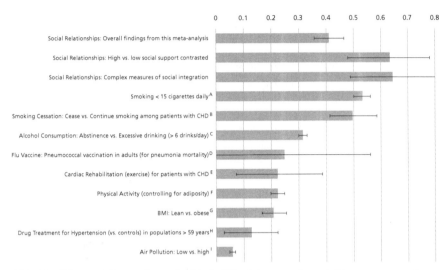

Abb. 11: "Figure 6. Comparison of odds (lnOR) of decreased mortality across several conditions associated with mortality."[767]

Wenn Gesundheit das höchste Gut einer Gesellschaft ist, geraten chronisch Kranke leicht an deren Rand, weil für sie Gesundheit im Sinne von Krankheitsüberwindung nicht mehr erreichbar ist.[768] Bereits das Wort „krank" gerät zunehmend in den Bereich gesellschaftlicher Tabuisierung. Sprachliche Indizien für diesen Trend zeigen sich darin, dass z. B. eine große Krankenkasse als „Gesundheitskasse" firmiert, Krankenhäuser zu „Kliniken" oder „Gesundheitszentren" werden, aus Behandlungen (selbst zu bezahlende) „individuelle Gesundheitsleistungen" und aus Krankenschwestern „Gesundheits- und Krankenpflegerinnen"[769].

> „Wenn heute überhaupt etwas auf dem Altar steht, angebetet und mit allerhand schweißtreibenden Sühneopfern bedacht wird, so ist es die Gesundheit. Unsere Vorfahren bauten Kathedralen, wie bauen Kliniken. Unsere Vorfahren machten Kniebeugen, wir machen Rumpfbeugen. Unsere Vorfahren retteten ihre Seele, wir retten unsere Figur."[770]

– so ein häufig zitierter Satz des Neurologen, Psychiaters, Psychotherapeuten und katholischen Theologen Manfred Lütz.[771]

Der Mediziner Jürgen von Troschke, Professor für medizinische Soziologie, formuliert: „Schönheit, Erfolg und Wohlbefinden sind die Metaphern für die Gottheiten unserer säkularen Welt."[772] Er schreibt weiter: „Für Ärzte ist Ge-

---

767 A. a. O., 14.
768 Vgl. z. B. KAPPAUF, Medizin zwischen Heilkultur und Heilkunst, 15.
769 Vgl. z. B. ebd.
770 MANFRED LÜTZ, Lebenslust. Wider die Diät-Sadisten, den Gesundheitswahn und den Fitness-Kult, München, Pattloch Verlag, 2002, Klappentext.
771 Vgl. KUNZ, «Heile heile säge», Folie 16.

sundheit vor allem das Ergebnis der eigenen Erfolglosigkeit in der Suche nach der Diagnose einer Krankheit."[773] Für von Troschke ist es wesentlich, Gesundheit nicht als Selbstzweck zum höchsten Wert zu stilisieren, sondern sie „als Mittel zum Erreichen höherer Ziele und Zwecke zu verstehen und zu nutzen."[774] Darin, dass wir zunehmend mit der Notwendigkeit von Rationierungen[775] konfrontiert werden, sieht er die Chance, „die längst überfällige Diskussion darüber zu führen, wie viel Krankheitserfahrungen dazu gehören, damit ein Menschenleben gelingen kann"[776] und verweist auf die Salutogeneseforschung, die gezeigt hat, dass Menschen mit starker seelischer Gesundheit trotz chronischer und unheilbarer Krankheit und Behinderung ein gelingendes Leben führen können, wenn sie bereit sind, ihre Probleme anzunehmen und zielorientiert nach persönlichen Problemlösungen suchen. Er definiert Gesundheit „als vis vitalis, als Ausdruck von Lebenskunst, die dem Menschen helfen kann, das Unmögliche zu wagen, sich der Welt zu stellen und Verantwortung zu übernehmen dafür, was er aus dem Geschenk des Lebens macht."[777]

Das salutogenetische Gesundheitsmodell des Gesundheitswissenschaftlers Aaron Antonovsky[778] sieht eine positive Verbindung zwischen Religiosität und Krankheitsverarbeitung und erklärt „theoretisch einigermaßen plausibel"[779] den Zusammenhang von Religion und Gesundheit.[780] Demnach helfen bei der Handhabung von Belastungen die körperlichen (v. a. die Widerstandsfähigkeit des Immunsystems), psychischen (psychische Stabilität und zugleich Flexibilität verknüpft mit Intelligenz und Wissen), materiellen (Geld, Arbeit, Wohnung etc. als wichtige Ausgangsbedingungen für eine gesunde Lebensführung) und psychosozialen Widerstandsreserven eines Menschen (zwischenmenschliche Beziehungen, soziale Vernetzung, Möglichkeiten zur Unterstützung, Austausch und Hilfe). Diese werden von der Lebenseinstellung beeinflusst, zu der auch die religiöse Orientierung gehört. Religion kann dann positiv wirken, wenn die Hand-

---

772 JÜRGEN VON TROSCHKE, Wie viel Gesundheit braucht der Mensch?, in: HADINGER (Hrsg.), Mut in Zeiten der Resignation, 137- 152, 139.

773 A. a. O., 141.

774 JÜRGEN VON TROSCHKE, Sinnvoll leben trotz Krankheit, in: WOLFRAM KURZ/GUNTHER KLOSINSKI (Hrsg.), Sinn in Zeiten der Resignation. Zum 100. Geburtstag von Viktor Frankl. Die Sinnfrage in Psychotherapie, Psychiatrie und Persönlichkeitsbildung, Institut für Logotherapie und Existenzanalyse Tübingen/Wien, Verlag Lebenskunst, 2006, 155-184, 155.

775 Vgl. die Abschnitte „Lebensqualität", „Gespräche über den Tod", „Übertherapie oder Untertherapie?".

776 TROSCHKE, Wie viel Gesundheit braucht der Mensch?, 150.

777 A. a. O., 152.

778 AARON ANTONOVSKY, (Dt. erw. Hrsg. Alexa Franke, Deutsche Gesellschaft für Verhaltenstherapie Tübingen. Aus dem Amerikan. Übers. Von Alexa Franke und Nicola Schulte), Salutogenese. Zur Entmystifizierung der Gesundheit, Forum für Verhaltenstherapie und psychosoziale Praxis, Bd. 36, Tübingen, Dgvt-Verlag, 1997.

779 KLESSMANN, Die Rolle der Seelsorge, 8.

780 Vgl. dazu die Abschnitte „Schmerzen", „„Spiritual Care"", „Bilanz: Konzepte von Religion und Spiritualität in Medizin und Psychotherapie", „Gibt es einen Zusammenhang zwischen religiöser Praxis und Gesundheit?".

lungsmöglichkeiten durch die Glaubensinhalte nicht eingeschränkt werden, sondern dadurch ein Bedeutungssystem zur Verfügung steht, das in krisenhaften Zeiten Sinn und haltgebende Orientierung bietet.[781] Die unterschiedlichen Ressourcen werden zusammengehalten und aktiviert von der zentralen subjektiven Kompetenz, die Antonovsky den „Kohärenzsinn" nennt, das Gefühl, dass es einen Zusammenhang im Leben gibt, dass das Leben nicht einem unbeeinflussbaren Schicksal unterworfen ist und nennt Hiob als Beispiel, weil ihn sein Vertrauen in die Gerechtigkeit Gottes trägt.[782]

Ähnlich wie Jürgen von Troschke argumentiert Boglarka Hadinger.[783] Sie weist darauf hin, dass karzinogene Erkrankungen ebenso wie die Erkrankungen des Herz-Kreislauf- und Blutgefäßsystems multifaktoriell entstehen und das Immunsystem von physiologischen und psychologischen Aspekten beeinflusst wird und insbesondere durch eine nachhaltig positive Gefühlslage rasch und intensiv beeinflusst werden kann.[784] Patientinnen, die ihre Erkrankung als Herausforderung auffassen, die versuchen, ihr eigenes Leben zu leben und eine gewisse Trotzhaltung entwickeln, haben demnach bessere Heilungschancen als apathisch-akzeptierende Patientinnen.[785]

Das Thema des Selbstbildes ist Gegenstand der psychoonkologischen wie der seelsorglichen Arbeit. Klessmann formuliert gerade im Blick auf Krebserkrankungen: „Die Menschlichkeit des Menschen hängt [...] nicht an der Gesundheit als solcher, sondern an der Fähigkeit, sich auf Beziehungen einzulassen, zu geben und zu nehmen, zu lieben und geliebt zu werden."[786] Letztlich geht es nicht um medizinische oder ökonomische Fragen, sondern um die Frage nach dem eigenen Leben. „Das bedeutet, in den vielen Spannungen und Ambivalenzen dieser Krankheit „Krebs" mit allen möglichen und unmöglichen Behandlungsmethoden sich selbst wahrzunehmen, sich selbst zu suchen, die eigenen Bedürfnisse zu entdecken, [...] seine eigene Würde zu retten."[787]

Für Patienten in ihrer Krankheitsverarbeitung ermutigend ist der in der logotherapeutischen Arbeit rezipierte Ansatz der transkulturellen „Positiven Psychotherapie" des 2010 verstorbenen Therapeuten Nossrat Peseschkian, dessen Gedanken einige Parallelen zu Frankl aufweisen. Peseschkian geht davon aus, dass jede Krankheit einen positiven Sinn in sich trägt, der auch aus ihren Sympto-

---

781 Vgl. Lublewski-Zienau/Kittel/Karoff, Religiosität, Klinikseelsorge und Krankheitsbewältigung, 284 und Klessmann, Die Rolle der Seelsorge, 8.

782 Klessmann, Die Rolle der Seelsorge, 8.

783 Boglarka Hadinger, Das Immunsystem des Menschen: seine physiologischen und psychologischen Modifikationsmöglichkeiten, Dissertation, Universität Wien, (Manuskript der Autorin), 1998 und Boglarka Hadinger, Das Zusammenspiel von Immunsystem und Psyche, http://www.logotherapie.net/Immunsystem%20kurz.pdf, Zugriff vom 09.09.2010, 1-9.

784 Vgl. Hadinger, Das Zusammenspiel von Immunsystem und Psyche, 1.4.

785 Vgl. a. a. O., 5 mit Verweis auf die psychologische Forschung von Lawrence LeShan, Der Krebs, Stuttgart, Klett-Cotta-Verlag, 1993 und den Abschnitt „Das Konzept der Krebspersönlichkeit".

786 Klessmann, Die Rolle der Seelsorge, 12.

787 Stiller, Seelsorge mit KrebspatientInnen, 100.

men zu eruieren ist. Es geht sodann darum, Aktualfähigkeiten und Grundfähig-
keiten des Kranken zu verändern und neu zu beleben. Feststehende Diagnosen
können dabei Hoffnungslosigkeit suggerieren und individuellen Aufbruch verhindern, kritisiert Peseschkian.[788] Für ihn ist wesentlich, konventionelle Krank-
heitsbegriffe in die Sprache der Fähigkeiten des Patienten zu übersetzen, was
für ein Krankheitsereignis wie einen Herzinfarkt besonders einleuchtend ist: Es
ist ein Unterschied, ob ein Herzinfarkt als „Gewebsuntergang der Herzmusku-
latur infolge eines Verschlusses von Herzkranzarterien"[789] gesehen wird oder
vielmehr als eine Fähigkeit, sich Belastungen und Risikofaktoren zu Herzen gehen zu lassen, die als momentaner Teil der Persönlichkeit wertgeschätzt wird –
ausbaufähig allerdings hinsichtlich der Korrektur des eigenen Leistungskon-
zepts, der Beziehung zum Ich und dem eigenen Körper etc. Der Mensch entwickelt sich nach Peseschkian aus der Periode der Krankheit immer neu auf das
„Positum", das Vorgegebene der Gesundheit hin.[790]

6.2 Objektive und subjektive Kausalätiologien zur Krebsgenese: Die Frage nach der Entstehung von Krebserkrankungen und ihre Auswirkungen auf die Situation und das Erleben der Patienten

6.2.1 Das Konzept der Krebspersönlichkeit

Bei Krebserkrankungen kommt es neben den Belastungen, die generell mit
schweren chronischen Erkrankungen einhergehen,[791] zu weiteren krankheitsspezifischen Belastungen. Dazu gehören negative soziokulturelle Stereotypen in
den Reaktionen des Umfeldes.[792] Hier spielt auch das Konzept der „Krebspersönlichkeit"[793] als implizite Annahme professioneller Helfer nach wie vor eine
große Rolle, oft im Zusammenspiel mit den subjektiven Krankheitstheorien der
Patienten.[794]

Psychosoziale Theorien zur Entstehung von Krebserkrankungen haben eine
lange Tradition. Emotionale Aspekte bei Krebserkrankungen vermuteten bereits

---

788 Vgl. ELSDÖRFER, Blick über den Tellerrand, 434.
789 NOSSRAT PESESCHKIAN, Auf der Suche nach Sinn. Psychotherapie der kleinen Schritte, Frankfurt a. M., Fischer-Verlag, 2006, 138 und ELSDÖRFER, Blick über den Tellerrand, 432-440.
790 Vgl. ELSDÖRFER, Blick über den Tellerrand, 434.
791 Vgl. den Abschnitt „Das Erleben der Patienten".
792 Vgl. FEGG, Krankheitsbewältigung, 16.
793 Vgl. dazu auch den Abschnitt „Versperrte Kommunikation: Die Bedeutung von
Ethik, Sprache, Ritual".
794 Vgl. FEGG/FRICK, Nach der Abkehr vom Konzept der Krebspersönlichkeit, 22.

Hippokrates (ca. 460–370 v. Chr.) und Galenus (ca. 129–199 n. Chr.).[795] Die Beeinflussbarkeit einer Reihe von Lymphozytenpopulationen durch Infektionen oder Stress über zentrale Hormone, Katecholamine und Neuropeptide ist unbestritten.[796]

> „Nicht nur die Alltagserfahrung, sondern auch kontrollierte Untersuchungen sprechen mittlerweile dafür, daß sich psychische Faktoren unmittelbar auf körperliche Prozesse auswirken können. Psychische Stressoren erhöhen die Infektanfälligkeit, verzögern die Wundheilung oder begünstigen die Entstehung oder Ausbreitung von Tumoren. Verantwortlich dafür ist die intensive Kommunikation und enge funktionelle Beziehung zwischen dem Nervensystem, dem Hormonsystem und dem Immunsystem."[797]

Für Mammakarzinompatientinnen wurden negative Korrelationen zwischen dem Ausmaß an berichtetem Stress, sozialer Unterstützung, Depressivität und der Aktivität der NK-Lymphozyten beobachtet.[798]

Von depressiven Verarbeitungsweisen zu unterscheiden ist das Vorliegen einer Depression im klinischen Sinn. Studien Ende der 1980er und Anfang der 1990er Jahre deuteten darauf hin, dass die Überlebenszeit von Krebspatienten durch psychosoziale Interventionen verlängert werden kann. Als problematisch erwiesen sich jedoch die Studiendesigns, z. B. aufgrund kleiner Gruppen von Studienteilnehmern, der Frage der Reproduzierbarkeit und mangelnder Vergleichbarkeit der eingesetzten therapeutischen Interventionen.

Joachim Bauer sieht das Konzept (ebenso wie Fegg und Frick) als überholt an, verweist aber gegen diese[799] auf Studien aus den 1990er Jahren, die zeigen, dass depressive Bewältigungsstile bei Tumorpatienten eine besondere Rolle spielen: „Der Anteil von Krebspatienten, die an einer klinisch signifikanten seelischen Störung leiden wird im Mittel auf über 40% [sic!] angegeben [...]. Depressive Störungen finden sich bei mindestens 25% [sic!] "[800]. Die depressive Verarbeitung belastender Lebensereignisse erhöht das Tumorrisiko. Für Lun-

---

795 Vgl. a. a. O., 18.
796 Vgl. a. a. O., 19.
797 M. Schedlowski/M. U. Goebel/U. Tewes/H. J. Schmoll, Psychoneuroimmunologie, in: Kompendium Internistische Onkologie, Springer, 15.7, 2006, DOI: 10.1007/3-540-31303-6_47, http://www.springerlink.com./content/r3h4h5485575540x/, Zugriff vom 29.12.2011, 759-765, 759. Siehe außerdem Manfred Schedlowski, Psychoneuroimmunologie: Wie Gehirn und Immunsystem miteinander kommunizieren, Zürich, Verlag Bildarchiv der ETH-Bibliothek Prod., 2005, doi:10.3929/ethz-a-004897025, http://e-collection.library.ethz.ch/view/eth:27627, Zugriff vom 29.12.2011.
798 Vgl. Fegg/Frick, Nach der Abkehr vom Konzept der Krebspersönlichkeit, 19 mit Verweis auf Schedlowski/Goebel/Tewes/Schmoll, Psychoneuroimmunologie, und Fawzy I. Fawzy/Nancy W. Fawzy/Christine S. Hyun/Robert Elashoff/Donald Guthrie/John L. Fahey/Donald L. Morton, Malignant Melanoma. Effects of an Early Structured Psychiatric Intervention, Coping, and Affective State on Recurrence and Survival 6 Years Later, in: Archives of General Psychiatry, 50, 1993, 681-689, doi: 10.1001/archpsyc.1993.01820210015002, Abstract, http://archpsyc.jamanetwork.com/article.aspx?articleid=496313, Zugriff vom 23.11.2012. Vgl. zu Fawzy et al. auch Hadinger, Das Immunsystem des Menschen: seine physiologischen und psychologischen Modifikationsmöglichkeiten, 152-153.
799 Vgl. Fegg/Frick, Nach der Abkehr vom Konzept der Krebspersönlichkeit, 20.

genkrebsarten konnte gezeigt werden, dass das Erkrankungsrisiko stark mit dem Grad sozialer Verbundenheit bzw. Depression zusammenhängt.[801] Unbehandelte Depressionen verschlechtern den Verlauf. Nach einer Studie von Watson et al. (1999) hatten Brustkrebspatientinnen mit einer depressiven Erkrankung im Beobachtungszeitraum von fünf Jahren eine um das 3,6-fache erhöhte Mortalität.[802]

Fegg und Frick betonen, dass es zwar Hinweise für eine erhöhte Mortalität bei depressiv verstimmten Krebskranken gibt, nicht aber für einen Einfluss depressiver Verstimmungen auf die Krebsinzidenz.[803] Sie kommen zu dem Schluss, dass diese Vorstellung in empirischer Hinsicht als überholt anzusehen ist, da sich die Ergebnisse zum großen Teil widersprechen und die Studien eine Vielzahl methodischer Mängel aufweisen:[804]

„Retrospektive Studien sind zur Untermauerung von kanzerogenen Kausalschlüssen nicht geeignet, da sie sich auf bereits erkrankte Menschen beziehen und krankheitsdependente Befindlichkeitsveränderungen und psychosoziale Bewältigungsstrategien erfassen, nicht aber prämorbide Persönlichkeitseigenschaften."[805]

Die wenigen prospektiven Studien weisen methodische Mängel auf: Meistens wurden Daten von Studien zu anderen Problembereichen nachträglich (historisch prospektiv) ausgewertet. Es konnten keine eindeutigen Zusammenhänge zwischen Persönlichkeitsfaktoren und Krebsmorbidität bzw. -letalität nachgewiesen werden. Meist wurden außerdem Persönlichkeitsprofile von an Krebs Verstorbenen herangezogen, um Rückschlüsse auf Erkrankungsrisiken zu ziehen.[806] Bei bedingt prospektiven (sogenannten präskriptiven) Untersuchungen

---

800 JOACHIM BAUER, Seelische Gesundheit und Krebserkrankungen. Psychosomatische Einflüsse auf Entstehung und Verlauf von Krebserkrankungen durch depressive Erkrankungen, http://www.psychotherapie-prof-bauer.de/navigation.html, Zugriff vom 30.07.2012 u. a. mit Verweis auf Hosaka et al.. Vgl. TAKASHI HOSAKA/TAKAYUKI AOKI, Depression among cancer patients, in: Psychiatry and Clinical Neurosciences, 50 (6), 1996, 309-312, 309 (doi:10.1111/j.1440-1819.1996.tb00570.x), Abstract, http://onlinelibrary.wiley.com/doi/10.1111/j.1440-1819.1996.tb00570.x/abstract, Zugriff vom 30.07.2012.

801 BAUER, Seelische Gesundheit und Krebserkrankungen, http://www.psychotherapie-prof-bauer.de/navigation.html, Zugriff vom 30.07.2012 mit Verweis auf PAUL KNEKT/RAIMO RAITASALO/MARKKU HELIÖVAARA/VILLE LEHTINEN/EERO PUKKALA/ LYLY TEPPO/JOUNI MAATELA/ARPO AROMAA, Elevated Lung Cancer Risk among Persons with Depressed Mood, in: American Journal of Epidemiology, Oxford University Press, 144 (12), 1996, 1096-1103, [http://aje.oxfordjournals.org/content/144/12/1096.abstract, Zugriff vom 30.07.2012].

802 BAUER, Seelische Gesundheit und Krebserkrankungen, mit Verweis auf Watson [M. WATSON/J. S. HAVILAND/S. GREER/J. DAVIDSON/J. M. BLISS], [Influence of psychological response on survival in breast cancer: a population-based cohort study], in: The Lancet, 354 [(9187), October 16, Elsevier, 1999, 1331-1336], 1331, [(doi:10.1016/S0140-6736(98)11392-2), Abstract, http://www.thelancet.com/journals/lancet/article/PIIS0140-6736%2898%2911392-2/abstract, Zugriff vom 30.07.2012.]

803 Vgl. FEGG/FRICK, Nach der Abkehr vom Konzept der Krebspersönlichkeit, 20.

804 A. a. O., 18.

805 A. a. O., 20.

konnte zudem ein „„präbioptisches Vorwissen""[807] nachgewiesen werden: Trotz der Doppelblindsituation ist davon auszugehen, dass sowohl Patienten als auch Interviewer zum Zeitpunkt der Biopsie wegen der vorangegangenen Verdachtsdiagnose, auf Grund derer die Biopsie vorgenommen wird, von (richtigen) Vorannahmen mitgeprägt sind und somit keine prämorbiden Persönlichkeitseigenschaften erfasst werden konnten.[808]

Die Rolle des Faktors Psyche ist noch nicht lückenlos geklärt.[809] Zu den Möglichkeiten, das Immunsystem positiv zu modifizieren, hat Hadinger gearbeitet. Sie verweist insbesondere auf die (zwischenzeitlich in einer Kombination von Längsschnittstudie und experimentellen Interventionen weitergeführte)[810] prospektive Studie von Grossarth-Maticek[811] sowie auf eine psychoneuroimmunologische Studie von Spiegel et al. aus dem Jahr 1982[812] und die in den Folgejahren von Fawzy et al. wiederholte Untersuchung mit gleichzeitiger Immunstatus-Kontrolle[813]. Sie fasst zusammen:

---

806 Ebd.

807 Ebd.

808 A. a. O., 21.

809 Vgl. HADINGER, Das Immunsystem des Menschen: seine physiologischen und psychologischen Modifikationsmöglichkeiten, 126.

810 Vgl. RONALD GROSSARTH-MATICEK/HERMANN VETTER, Gottesbeziehung, Gesamtüberleben und Lebensqualität bei Krebspatienten im multifaktoriellen Zusammenhang. Ergebnisse einer prospektiven Interventionsstudie, in: Wege zum Menschen, 63, Göttingen, Vandenhoeck & Ruprecht, 2011, 577-593, 577: „(Es handelt sich um eine 35 Jahre dauernde prospektive Studie, wobei die Patienten von der Diagnosestellung bis zum Tode begleitet wurden. Erstbefragung: 1973 bis 1976, letzte Nachuntersuchung: 2008-2010)." Vgl. auch den Abschnitt „Gibt es einen Zusammenhang zwischen religiöser Praxis und Gesundheit?"

811 R[ONALD] GROSSARTH-MATICEK, Soziales Verhalten und Krebserkrankung [: empir. Studien, Differentialdiagnostik, experimentelle Therapieforschung], Weinheim/[Basel, Beltz Verlag], 1979. Bei Grossarth-Maticek wurde gezeigt, dass diejenigen Personen die größere Chance haben den 10-Jahresgrenze zu überleben, die ihre eigene Person nicht geringer bewerten als die Personen, zu denen sie wichtige Beziehungen pflegen, sich auch ohne die ständige Nähe wichtiger Beziehungspersonen wohlfühlen können, bereit sind, eigene Gefühle und Bedürfnisse anderen Menschen mitzuteilen und notfalls auch Konfliktsituationen eingehen können, auch wenn dadurch eine harmonische Atmosphäre zerstört wird. Die Studie geriet einerseits aufgrund der Behauptung, es gebe „so etwas wie eine Krebspersönlichkeit" in die Kritik, zum anderen „weil die Replikationsuntersuchungen nicht mehr dieselben Ergebnisse wie die Studie Grossarth-Maticeks erbrachten und die Frage aufgeworfen wurde, ob die Untersuchung korrekt durchgeführt worden war.": HADINGER, Das Immunsystem des Menschen: seine physiologischen und psychologischen Modifikationsmöglichkeiten, 116.

812 HADINGER, Das Immunsystem des Menschen: seine physiologischen und psychologischen Modifikationsmöglichkeiten, 116-117, ohne Quellenangabe zu Spiegel et al. Vgl. auch: D. SPIEGEL/J. R. BLOOM/H. KRAEMER/E. GOTTHEIL, Psychological support for cancer patients, in: The Lancet, 2 (8677), December 16, Elsevier, 1989, 1447.

813 FAWZY/FAWZY/HYUN/ELASHOFF/GUTHRIE/FAHEY/MORTON, Malignant Melanoma. Vgl. zu Fawzy et al. auch HADINGER, Das Immunsystem des Menschen: seine physiologischen und psychologischen Modifikationsmöglichkeiten, 152-153.

„Die klinischen Studien zeigen, daß die medizinische Betreuung einer schweren Erkrankung selbstverständlich unersetzbar ist. Offensichtlich gibt es jedoch auch andere Kriterien für eine Genesung. Im Blick auf die oben genauer dargestellten klinischen Forschungsergebnissen [sic!] wird deutlich, daß folgende psychische Faktoren eine gesunde Immunfunktion und dadurch die Wahrscheinlichkeit einer endogenen Krankheitsbekämpfung erhöhen:

- aktive Copingstrategien in bezug auf die Erkrankung
- Widerstand gegen veränderbare destruktive Lebensumstände
- kreatives Tun und Denken
- die Fähigkeit zur Selbstbestimmung (Gegenpol: Fremdbestimmung)
- die Fähigkeit, sich im Leben Ziele zu setzen und sich für diese zu engagieren (Sinn- und Wertorientierung)
- die Fähigkeit zu einer autonomen Lebensführung
- die Fähigkeit, angesichts einer bedrohlichen Erkrankung das eigene Leben nicht aufzugeben, sondern die Krankheit als eine Herausforderung anzusehen ("Sinn-Botschaft")
- die Fähigkeit, das Leben zumindest zeitweise auch von der humorvollen Seite wahrzunehmen
- die Fähigkeit, positive soziale Beziehungen zu pflegen
- die Möglichkeit, dasjenige Leben zu führen, zu dem man sagen kann: "Das ist **mein** Leben."

Außerdem verändern folgende Techniken das Immunsystem biochemisch meßbar:

- Entspannungstechniken
- Visualisierungstechniken
- Positive Konditionierung."[814]

Ihr Ergebnis wird gestützt durch die Arbeitsergebnisse von P. Becker und Lawrence LeShan, die Hadinger ebenfalls aufgreift.

P. Becker unterstreicht die Bedeutung des Vertrauens, das als Schutzfaktor gegen körperliche Erkrankungen wirkt:

„Ein offensichtlich sehr wichtiger Faktor für die seelische Gesundheit eines Menschen ist die Fähigkeit, Vertrauen in andere Menschen, in sich selbst und in die Zukunft zu entwickeln. P. Becker zeigte in mehreren Studien, daß die "vertrauensvoll-optimistische Einstellung" eines Menschen hoch signifikant mit der habituellen Gesundheit derselben Person korreliert."[815]

---

814 HADINGER, Das Immunsystem des Menschen: seine physiologischen und psychologischen Modifikationsmöglichkeiten, 125-126.

815 P. BECKER, Die Bedeutung von Vertrauen für die seelische und körperliche Gesundheit, in: Logotherapie und Existenzanalyse, Zeitschrift der Deutschen Gesellschaft für Logotherapie und Existenzanalyse, Sonderheft, [Titisee-Neustadt, DGLE-Telehaus], 1993, 52-69, 58. Literaturangabe bei HADINGER, Das Immunsystem des Menschen: seine physiologischen und psychologischen Modifikationsmöglichkeiten, 151-152.

Die Untersuchungen des Psychoonkologen LeShan über einen Zeitraum von 40 Jahren ergaben, dass diejenigen Karzinompatienten die beste Chance haben, wieder zu genesen,

> „die die eigene Hilf- und Hoffnungslosigkeit überwinden und aktiv nach Lösungsstrategien, die zu ihrer Person "passen", suchen. Es entspricht allerdings nicht der Ansicht des Autors, daß sich die Betroffenen nach der Karzinomdiagnose die "think positive"-Ideologie aneignen müßten. "Wer über bestimmte Dinge nicht verzweifelt, ist geistig nicht normal"[816] Nicht die Traurigkeit ist belastend für das Immunsystem, sondern der destruktive Umgang (Verheimlichung, Harmonisierung, Überspielen durch Aktivität) mit ihr. Den klinischen Erfahrungen LeShans zufolge ist es wichtig, daß Karzinompatienten

- keine "Rolle" spielen, sondern **echt** sein können,
- ihren **Widerstand** gegen ihre lebenshindernden Zustände wecken und
- ihren je **eigenen Lebenssinn** finden, und zwar denjenigen, der zu ihrer Persönlichkeit und zu ihren Anlagen stimmt."[817]

Mit der Frage der Bedeutung der Einstellung der Betroffenen zu ihrer Erkrankung beschäftigen sich auch Künzler et al. Sie argumentieren, dass die Datenlage zur Frage, ob eine aktive, kämpferische Haltung[818] („fighting spirit") sich auf den Verlauf einer Krebserkrankung auswirkt, uneinheitlich sei und plädieren dafür, das Copingverhalten als Persönlichkeitseigenschaft und Mittel der Emotionsregulation und des Umgangs mit der Belastungssituation zu verstehen. Kämpferische wie pessimistisch denkende Patienten sollten ihren Copingstil einsetzen dürfen:[819]

> „Von einem chronischen Pessimisten im Angesicht einer Krebsdiagnose zu verlangen, jetzt positiv zu denken, stellt für diesen eine nicht zu bewältigende Forderung dar und erzeugt Stress – also genau das Gegenteil des Beabsichtigten. Nicht selten ist die Situation für Angehörige (und manchmal auch Behandler) eines deprimierten Patienten schwieriger als für diesen selbst."[820]

6.2.2 Die Frage nach dem „Warum": Konflikte, Verantwortung und Schuld

Es ist ein grundlegendes menschliches Motiv, sich selbst und die Welt verstehen zu wollen. Solange Menschen glücklich sind, fragen sie sich in der Regel nicht,

---

816 L[AWRENCE] LeShan, He, ich habe beschlossen, um mein Leben zu kämpfen!, in: Psychologie heute [sic!], [Weinheim, Beltz Verlag], 6/1992, 34-39, 38, zitiert nach Hadinger, Das Immunsystem des Menschen: seine physiologischen und psychologischen Modifikationsmöglichkeiten, 118.

817 Hadinger, Das Immunsystem des Menschen: seine physiologischen und psychologischen Modifikationsmöglichkeiten, 118-119 mit Verweis auf L[AWRENCE] LeShan, Diagnose Krebs. Wendepunkt und Neubeginn, Stuttgart, Klett-Cotta Verlag, 1995.

818 Vgl. den Abschnitt „... und vor allem Gesundheit?".

819 Vgl. Künzler/Znoj/Bargetzi, Krebspatienten sind anders, 345.

820 A. a. O., 345-346.

warum das so ist. Die Frage nach dem „Warum", nach den zugrundeliegenden Ursachen wird vor allem im Kontext negativer Ereignisse gestellt.[821]

Die Krankheitsverarbeitung ist abhängig von individuellen, krankheitsspezifischen, situativen und sozialen Faktoren, die Fegg wie folgt darstellt:[822]

> „[...] *Individuelle, persönlichkeitsspezifische Faktoren bzw. Ressourcen des Erkrankten*

- Geschlecht
- Alter/Lebensphase
- Entwicklungsstand, kognitive und emotionale Ressourcen
- Grundsätzliche Lebenseinstellungen, weltanschauliche und spirituell/religiöse Haltung
- Frühere Erfahrungen mit Erkrankungen, Krisensituationen und Verlusterlebnissen und deren Bewältigung (eigene Erfahrungen und miterlebte Erfahrungen anderer)
- Physische Variablen: Körperliche Leistungsvoraussetzungen wie sonstige Gesundheit, und Abwesenheit von zusätzlichen Erkrankungen und körperlichen Belastungen
- Psychische Variablen: momentane emotionale Verfassung, psychische Belastbarkeit, Erleben von Hilf- und Hoffnungslosigkeit; Fähigkeit, Hilfe annehmen zu können, ohne dies als selbstwertmindernd zu erleben
- Subjektives Krankheitsmodell und Kausalattributionen
- Kontrollüberzeugungen"[823]

Tatsächlich scheint es so zu sein, dass durch die Krebserkrankung alte, bisher verdeckte Konflikte aufsteigen können, die lange vor dem Ausbruch der Krankheit bestanden haben und gravierende Belastungen weniger von den Problemen ausgehen, die durch die Krankheit selbst entstanden sind. Durch die Krebsdiagnose wird „die ganze bisherige, für normal gehaltene Lebenskonstruktion samt der sie stützenden „Sinnwelt" erschüttert oder gar zum Einsturz gebracht", so Gerdes und eine Reihe von ihm zitierter Forschungsarbeiten bereits aus den 1980er Jahren.[824]

Zwischen Kausalität, Verantwortung und Schuld scheint ein enger Zusammenhang zu bestehen.[825] H. Becker fand 1984 bei einer Untersuchung von Patientinnen mit Mammakarzinom, dass etwa ein Drittel der Befragten ihre subjektive Krankheitstheorie mit Vorstellungen von Schuld und Strafe verbinden.[826] Künzler et al. stellen fest:

---

821 FEGG, Krankheitsbewältigung, 29.
822 Vgl. a. a. O., 20.
823 Ebd.
824 GERDES, Der Sturz aus der normalen Wirklichkeit, 21. Vgl. dazu auch die Abschnitte „Kommunikation zwischen Arzt und Patient, insbesondere im Aufklärungsgespräch", „Gespräche über den Tod" und „Die Bedeutung der logotherapeutischen Sinnorientierung für die seelsorgliche Begleitung", dort insbesondere die Abschnitte „Angst und Grübeln als Diagnosefolgen", „Der Krankheit einen Sinn abringen" und „Versperrte Kommunikation: Die Bedeutung von Ethik, Sprache, Ritual".
825 FEGG, Krankheitsbewältigung, 29.

„Typischerweise sind es Frauen, die sich vorwerfen, zu viel Ärger «geschluckt» oder zu viel für andere und zuwenig für sich selbst getan zu haben. Sie laden sich damit zusätzlich und unnötigerweise Schuldgefühle auf. In einer Schweizer Untersuchung gaben ein halbes Jahr nach einer Krebsdiagnose 22 % [sic!] der Patientinnen an, unter starken Schuldgefühlen zu leiden."[827]

Es ist auch zu bedenken, dass die Suche nach krankmachenden Faktoren von bereits erkrankten Menschen so empfunden werden kann, dass sie in jedem Fall in einer Schuldzuweisung für sie als Betroffene endet: Man ist z. B. deshalb selbst schuld an seiner Krankheit, weil man nicht die richtige Einstellung zum Leben hatte und somit die Möglichkeit vertan hat, die Krankheit, den Krebs, zu besiegen.[828] Harald Stiller kritisiert:

„Der/Die PatientIn wird Täter und Opfer zugleich. Er ist schuld an seiner Krankheit, wird dessen [sic!] Opfer, und er kann, so der neue Mythos einer Alternativmedizin, sich selbst heilen, wenn es ihm gelingt, seine Selbstheilungskräfte zu aktivieren. Sollte das aus irgendwelchen Gründen nicht möglich sein, ist er wohl selber wieder schuld. Verantwortlich für solches Denken ist die Tatsache, dass die Gesundheitsbewegung heute zu einem Hort diffuser Sehnsüchte und zu einem Zuhause spiritueller Bedürftigkeit geworden ist."[829]

Frick stellt auch „ein fatalistisches karmisches Denken" in die Reihe jener Krankheitstheorien, die die Schuld für eine Krebs- oder sonstige Erkrankung dem Kranken selbst anlasten wollen.[830] Kirchenkritisch äußert sich Elke Wasner. Sie hat den Zusammenhang von Logotherapie und Hospizarbeit untersucht und stellt dabei einem eingesperrten kirchlichen Glauben[831], den „Segen"[832] der spirituellen Begleitung in der Hospizbetreuung gegenüber.[833] Sie kritisiert, dass die Übernahme der Verantwortung für die Krankheit im Sterben für die Patienten durch die Verknüpfung mit Schuld in der kirchlichen Tradition erschwert sei. „Alles wird ihnen [den Patienten, Ergänzung der Verfasserin dieser Arbeit] zum Selbstvorwurf: dass sie aus dem Leben gehen, dass sie ihre Familie „im Stich lassen", den Begleitenden „zur Last fallen", „zu nichts mehr nütze" sind."[834] In der Fußnote zu dieser Aussage ergänzt sie: „Wie sie es mit dem alten Kirchenlied gelernt haben: *Hilf Herr meiner Seele, dass ich dort nicht fehle, wo ich nötig bin.* *„Hilf Herr meiner Tage, dass ich nicht zur Plage meinem*

---

826 Vgl. ebd. mit Verweis auf H. BECKER, Die Bedeutung der subjektiven Krankheitstheorie des Patienten für die Arzt-Patient-Beziehung, in: Psychotherapie Psychosomatik medizinische Psychologie, 34, 1984, 313-321.
827 KÜNZLER/ZNOJ/BARGETZI, Krebspatienten sind anders, 345.
828 Vgl. STILLER, Seelsorge mit KrebspatientInnen, 95 und den Abschnitt „Das Konzept der Krebspersönlichkeit".
829 STILLER, Seelsorge mit KrebspatientInnen, 95.
830 FRICK, Glauben ist keine Wunderdroge, 44.
831 Vgl. WASNER, Sterben als Entwicklungsprozess, 266. Ebd.: „Etwas gab ihr [der Patientin, Anmerkung der Verfasserin] die Sicherheit, dass sie in *„das Licht"* eingehen werde. Das Licht, von dem sie sagt, dass sie es auch sehen könne, war kein eingesperrter kirchlicher Glaube."
832 Vgl. a. a. O., 267.
833 Vgl. dazu den Abschnitt „„Spiritual Care"".
834 WASNER, Sterben als Entwicklungsprozess, 267.

Nächsten bin."[835] – Zitate aus den Strophen 2 und 4 des Liedtextes von Gustav Lohmann, EG 419. Es ist tatsächlich nicht auszuschließen, dass Patienten die Bitte „dass ich dort nicht fehle, wo ich nötig bin" in einer Situation, in der sie krankheitsbedingt nicht für die Familie sorgen können, als ein von Gott nicht gewolltes „im Stich lassen" der Familie empfinden und ihren Zustand als „Plage" und Zumutung gegenüber ihrem Umfeld wahrnehmen. Schuldgefühle liegen dann nahe. Es wäre dann natürlich Aufgabe des betreuenden Teams, zunächst zu klären, ob hier möglicherweise eine behandlungsbedürftige Depression vorliegt und speziell Aufgabe der Mitarbeitenden in der Seelsorge, mit den Patienten über die Aussagen dieses Textes zu sprechen, der in neueren Gesangbuchausgaben mit einem Kanon zu Mt 28,20 kombiniert und damit auch in seiner Aussage so interpretiert ist, dass Missverständnisse (weitgehend) vermieden werden können.[836]

Subjektive Krankheitstheorien, „Attributionen", können eine durchaus positive Funktion haben und damit letztlich im Dienst der Krankheitsbewältigung stehen, betont Martin Fegg: Wenn es gelingt, Ereignisse auf zugrundeliegende Ursachen zurückzuführen, können scheinbar zufällige Schicksalsschläge in eine sinnvolle, verstehbare und gerechte Welt eingeordnet werden. Das Individuum sieht sich in die Lage versetzt, das Ereignis im Nachhinein zu verstehen und ein erneutes Auftreten in Zukunft beeinflussen zu können. Leitmotiv ist es, den Verlust personaler Kontrolle über das eigene Leben zu verhindern oder einen eingetretenen Kontrollverlust wieder rückgängig zu machen – Ursachenerklärungen haben die Funktion, das Bewältigungsverhalten zu regulieren:[837]

> „Die vielfältigen Anstrengungen kranker Menschen, die auf eine Veränderung von Ernährung oder Lebensstilen abzielen, können z. T. darauf zurückzuführen sein, dass diese ihre Krankheitsentstehung attributiv in bestimmter Weise strukturiert haben und nun versuchen, die Wirksamkeit der identifizierten Ursachen für den weiteren Verlauf der Erkrankung auszuschließen. Es scheint, dass viele Verhaltensweisen, die man an Krebspatienten beobachten kann, über spezifische Annahmen der Verursachung ihrer Krankheit vermittelt sind."[838]

> „Zunächst ist der Eintritt einer Krebserkrankung für den Patienten mit einem Höchstmaß an Hilflosigkeit und Orientierungslosigkeit verbunden. Mit der individuellen Zuschreibung von Ursachen für die Entstehung von Krebserkrankungen ist es möglich, eine Komponente der Erkrankung zu benennen: das, was in Begriffen ausdrückbar ist, erscheint dem Menschen in der Regel handhabbarer und „fassbarer" als das Unbekannte. Es spielt dabei keine Rolle, wie realitätsangemessen vorgegangen wird."[839]

---

835 Ebd.
836 Vgl. EVANGELISCHE LANDESKIRCHE IN WÜRTTEMBERG (Hrsg.), Evangelisches Gesangbuch. Antwort finden in alten und neuen Liedern, in Texten und Bildern, Ausgabe für die Evangelische Landeskirche in Württemberg, Stuttgart, Gesangbuchverlag Stuttgart, 1996, 799. EG 419 stellt das Lied „Hilf, Herr meines Lebens" von Gustav Lohmann und Markus Jenny (1962/1970) mit der Vertonung von Mt 28,20 „Siehe, ich bin bei euch alle Tage", von Wolfgang Fischer (1967) zusammen, die gemeinsam musiziert werden kann und damit auch eine Interpretationshilfe anbietet.
837 Vgl. FEGG, Krankheitsbewältigung, 29-30.
838 A. a. O., 30.
839 Ebd.

Attributionen können auch die Funktion haben, das eigene Selbstwertgefühl zu schützen und der Abwertung durch andere vorzubeugen. Sie haben auch eine emotionsregulative Wirkung.[840] Die Krankheitsverarbeitung ist außerdem abhängig von krankheitsspezifischen, situativen und sozialen Faktoren. Fegg nennt:

- „Art und Stadium der Erkrankung
- Prognose bzw. Ausmaß der Bedrohung
- Schmerzen
- Belastungsgrad durch diagnostische und therapeutische Maßnahmen
- Entscheidungskonflikte (z. B. Behandlungsart)
- Einschränkungen von Körperfunktionen und Möglichkeiten und daraus folgende Veränderungen von Selbstkonzept und Zukunftsvisionen
- Grad der Erwünschtheit bzw. Unerwünschtheit der Veränderungen
- Grad der Eindeutigkeit bestimmter Symptome, Ungewissheit, Warten auf Befunde, Befundunsicherheit
- Grad der Vorhersagbarkeit des Krankheitsverlaufes bzw. bestimmter Ereignisse
- Umgebungsveränderung (Isolation durch Krankenhausaufenthalt, Besuchsregelungen, Intensivstation mit Kontaktbeschränkungen)
- Grad der Kontrollierbarkeit der Erkrankung bzw. einzelner Symptome"[841]

Soziale Faktoren bzw. Ressourcen, die eine wichtige Rolle spielen:

- „Familienstand, familiäre Situation
- Beziehung zum Partner, kommunikative Fähigkeiten
- Belastbarkeit bzw. Reaktion des Partners auf die Erkrankung
- Berufliche Situation
- Finanzielle Situation (Schulden, Rente)
- Wohnsituation (z. B. allein oder betreut, Erreichbarkeit für den Betroffenen über Lift etc., Entfernung Wohnort – Behandlungsort)
- Beziehung und Vertrauen zu den behandelnden Ärzten bzw. zum Pflegepersonal"[842]

Bei der Verarbeitung krankheitsbedingter Belastungen spielen auch unbewusste Mechanismen und Abwehrmechanismen eine wichtige Rolle: „Abwehr ist an sich nicht pathologisch, sondern lebensnotwendig; sie dient der Stabilisierung des inneren Gleichgewichts. Wichtige Abwehrmechanismen sind: Verdrängung, Verleugnung, Rationalisierung/Affektisolierung, Identifizierung, Kontrollieren, Projektion, Dissoziation und Regression."[843]

---

840 Vgl. a. a. O., 29-30.
841 Vgl. a. a. O., 20-21.
842 A. a. O., 21.
843 A. a. O., 18.

6.3   Bilanz: Saluti et solatio aegrotum?

In der Neurobiologie wurde in den letzten Jahren eine Vielzahl von Erkenntnissen hinzugewonnen. Die medizinische Forschung kennt inzwischen die neurobiologischen Grundlagen der Empathie, die Mechanismen der Aktivierung des Motivationssystems und körpereigener Opioide im Gehirn durch freundlich-zugewandte Andere.

Wir kennen die biologischen Grundlagen dafür, wie wichtig es für Menschen ist, persönlich „gesehen" und wahrgenommen zu werden, und dass es ohne Beziehung zu anderen keine Lebensfreude gibt.

Wir wissen gleichzeitig, dass verweigerte Gerechtigkeit und Ausgrenzung den Nährboden für Aggression und Grenzen der Empathiebereitschaft bilden und dass bei ca. 15 % der Nervenzellbereiche Spiegelungen möglich sind, die nicht nur eigenes Empfinden und Fühlen vermitteln, sondern die auch dann aktiv werden, wenn jemand miterlebt, wie ein anderes Individuum handelt oder fühlt (Spiegelneurone).[844]

Diese Erkenntnisse sind wesentliche Erklärungsfaktoren für den starken Antrieb von Behandlern, Therapeuten und Seelsorgenden, alle Möglichkeiten ins Spiel zu bringen, um das Leiden und den Schmerz von Patienten, der immer auch mit dem eigenen Leiden in Resonanz geht, zumindest zu lindern.

Sie machen es außerdem einleuchtend, dass eine gute soziale Vernetzung für den Gesundheitszustand eines Menschen am effektivsten ist[845] und bildungspolitischen Maßnahmen in Gesundheitsfragen hohe Bedeutung zukommt.[846] Diese Auffassung von Marckmann wird gestützt durch Untersuchungen des Neurobiologen Prof. Dr. Gerald Hüther.[847] Er betont die Bedeutung der Entwicklung von Werten und Einstellungen für die Bildung. Die Fähigkeit, sich vorhandenes Wissen nutzbar zu machen und es zu werten, ist, so Hüther, entscheidend, um in der Wissens- und Ideengesellschaft des 21. Jahrhunderts neuen Herausforderungen begegnen und unbekannte Probleme lösen zu können. Menschliche Werte wie Mitgefühl können trainiert werden, da das Gehirn in jenen Momenten geprägt wird, in denen Kinder Begeisterung und Faszination erleben. Entscheidend ist, dass Kinder, um ihre Potenziale entfalten zu können, gerade in den ersten Jahren feste Beziehungen erleben und sich bereits in den Familien, in Kinderkrippen und Kindergärten subjektiv geborgen, unterstützt und vor allem wertgeschätzt fühlen.

Die Bedeutung von Wertschätzung und Zuwendung, die in der Neurobiologie gerade erst entdeckt wird, war für Viktor Frankl bereits zentral. „Saluti et

---

844 Vgl. dazu die Abschnitte „Schmerzen", „Krankenhaus heute", „Das Konzept der Krebspersönlichkeit".
845 Vgl. den Abschnitt „Was ist Gesundheit?"
846 Vgl. MARCKMANN, Gesundheit und Gerechtigkeit, 888.
847 Vgl. GERALD HÜTHER, Bedienungsanleitung für ein menschliches Gehirn, Göttingen, Vandenhoek & Ruprecht, 2001 und GERALD HÜTHER, Die Macht der inneren Bilder, Göttingen, Vandenhoek & Ruprecht, 2004.

solatio aegrorum" ist das Leitwort, unter das er die Ausführungen des dritten und letzten Hauptteils seiner „Ärztlichen Seelsorge" stellt.[848] Es ist die Inschrift, die Kaiser Joseph II., Stifter des Allgemeinen Krankenhauses in Wien, dort über dem Tor anbringen ließ. Er widmete die Klinik somit nicht nur der Heilung, sondern auch der Tröstung der Kranken.[849] Für Frankl ist es wesentliche Aufgabe jedes Arztes, auch die Seele seiner Patienten zu trösten und diese darauf hinzuweisen, dass sie die Sinnmomente ihrer Existenz in allen Lebensbezügen zur Geltung bringen können.[850]

> „Die ärztliche Seelsorge ist primär Angelegenheit jedes Arztes! Der Chirurg bedarf ihrer mindestens so sehr und so oft wie der Neurolog oder der Psychiater bzw. der Psychotherapeut. Nur daß die Zielsetzung der ärztlichen Seelsorge eine andere, eine weitere ist, als etwa die des Chirurgen. Wenn der Chirurg eine Amputation vorgenommen hat, dann streift er seine Operationshandschuhe ab und scheint seine ärztliche Pflicht getan zu haben. Wenn der Patient dann aber Selbstmord verübt, weil er als Verstümmelter nicht weiterleben will – was bleibt dann vom realen Effekt der chirurgischen Therapie noch übrig? [...] Wo der Chirurg als solcher die Hände in den Schoß legt, dort fängt die ärztliche Seelsorgearbeit erst an!"[851]

Er schließt: „Ärztliche Seelsorge liegt zwischen zwei Reichen. So ist sie ein Grenzgebiet. Als Grenzgebiet ist sie ein Niemandsland. Und doch – welch ein Land der Verheißung!"[852]

---

848 Vgl. FRANKL, Ärztliche Seelsorge, 292.
849 Vgl. a. a. O., 308.
850 Vgl. a. a. O., 168.
851 A. a. O., 306.
852 A. a. O., 312.

7 Was ist Logotherapie?

Logotherapie ist sinnzentrierte, im Prinzip ressourcenorientierte Psychotherapie. Patienten, die – im Zustand existenzieller Frustration – unfähig sind, Sinn in ihrem Leben zu entdecken und zu realisieren, sollen zu eigenständiger Sinnentdeckung und Sinnverwirklichung befähigt werden.

Aus logotherapeutischer Sicht wird der Mensch nicht allein als psychosomatisches Wesen wahrgenommen, sondern auch in seiner geistigen Person. Er wird als Wesen gesehen, das schöpferisch tätig sein kann und soll und dem die Aufgabe zukommt, auch im Leiden für seine Lebensgestaltung Verantwortung zu übernehmen. „„Wir müssen lernen und die verzweifelten Menschen lehren, dass es nie und nimmer darauf ankommt, was wir vom Leben noch zu erwarten haben, vielmehr lediglich darauf: was das Leben von uns erwartet.""[853]

Viktor Frankl, der Begründer der Logotherapie, hat im Konzentrationslager die Erkenntnis gewonnen, dass das Überleben vor allem davon abhängt, wieweit es einem Menschen gelingen kann, im Leben einen Sinn zu erkennen, der über die eigene Person hinausweist und dadurch Kräfte vermittelt.[854] Die Sprache seiner Texte ist auf diesem Hintergrund zu verstehen und auch Ausdrucksweise seiner Generation.

Die der Logotherapie zugrundeliegende Anthropologie hat die Intention, diese Perspektive auch medizinisch fruchtbar zu machen.[855] Aus logotherapeutischer Sicht kommt der Sinn- und Wertorientierung eines Menschen eine wesentliche Bedeutung zu. Wenn ein Mensch in eine Krise gerät, wird er möglicherweise ganz auf sich und seine vor allem negativen Empfindungen und

---

853 VIKTOR E. FRANKL, Der Mensch vor der Frage nach dem Sinn. Eine Auswahl aus dem Gesamtwerk. Vorwort von Konrad Lorenz. Serie Piper 289, München, 2011, zitiert in der Ausgabe München, Piper-Verlag, 1988, 173, nach ULRICH OECHSLE, Wozu Krisen uns herausfordern und was wir aus ihnen lernen können, in: Vorstand der Deutschen Gesellschaft für Logotherapie und Existenzanalyse e. V. (Hrsg.), Existenz und Logos – Zeitschrift für sinnzentrierte Therapie Beratung Bildung, Titisee-Neustadt, DGLE-Telehaus, 2011, 18-31, 24.

854 Vgl. TROSCHKE, Sinnvoll leben trotz Krankheit, 162 und insgesamt: VIKTOR E. FRANKL, ... trotzdem Ja zum Leben sagen. Ein Psychologe erlebt das Konzentrationslager, ungekürzte Ausgabe September 1982, 27. Auflage, München, Deutscher Taschenbuch Verlag, 2006, [erstm. 1946 unter dem Titel „Ein Psycholog erlebt das Konzentrationslager"]; VIKTOR E. FRANKL, Der Wille zum Sinn, ausgewählte Vorträge über Logotherapie, 4. Auflage, München, Piper Verlag, 1997, [erstm. 1972].

855 Vgl. WOLFRAM KURZ, Der Mensch auf dem Weg zu sich selbst, in: KURZ/SEDLAK (Hrsg.), Kompendium, Kapitel 2, 39-68, 39.

Gedanken zurückgeworfen. Wenn dadurch seine Sinn- und Wertmöglichkeiten für ihn immer weniger sichtbar werden oder vollkommen unerreichbar erscheinen, werden der Lebensmut und die Lebensenergie reduziert, was sich wiederum negativ auf sein ursprüngliches Leiden auswirken kann. Der Logotherapie geht es um die Frage, inwieweit ein Mensch, der unter einer lebensbedrohlichen Erkrankung leidet, auch Unterstützung im Hinblick auf die Stärkung seiner geistigen Fähigkeiten benötigt, um sein Leben (wieder) als wertvoll zu erfahren, vor allem bei negativen und unabänderlichen Schicksalswendungen:[856]

> „Denn das Leben erweist sich grundsätzlich auch dann noch als sinnvoll, wenn es weder schöpferisch fruchtbar noch reich an Erleben ist. Es gibt nämlich eine weitere Hauptgruppe von Werten, deren Verwirklichung eben darin gelegen ist, wie der Mensch zu einer Einschränkung seines Lebens sich einstellt. [...] Denn wie der Mensch sich zu einem unabänderlichen Schicksal einstellt, darauf kommt es hier an."[857] [...]

> „Sobald wir [...] die Einstellungswerte in den Bereich möglicher Wertkategorien einbezogen haben, zeigt es sich, daß menschliche Existenz eigentlich niemals wirklich sinnlos werden kann: *das Leben des Menschen behält seinen Sinn* bis »in ultimis« – demnach *solange er atmet*; solange er bei Bewusstsein ist, trägt er Verantwortung gegenüber Werten und seien es auch nur Einstellungswerte. [...] Mensch-sein heißt [sic!] Bewusst-sein und Verantwortlich-sein."[858]

> „Alles kommt auf die Haltung an, auf die Einstellung zum Leiden – selbstverständlich nur zu schicksalhaft notwendigem Leiden als allein sinnerfüllbarem und die Verwirklichung von Einstellungswerten ermöglichendem Leiden. Die Antwort, die der leidende Mensch durch das Wie des Leidens auf die Frage nach dem Wozu des Leidens gibt, ist allemal eine wortlose Antwort; aber – wiederum: diesseits der Gläubigkeit an einen Übersinn – ist sie die einzig sinnvolle Antwort."[859]

7.1 Logotherapie als angewandte Anthropologie

Es kommt immer wieder vor, dass Patienten im Zuge einer onkologischen Erkrankung auch psychiatrisch erkranken oder sich diese Erkrankungen durch die Krebsdiagnose verstärken. Nicht immer werden diese Patienten derzeit in allen Erkrankungsbereichen medizinisch, psychotherapeutisch, seelsorglich adäquat versorgt. Die Patienten selbst und/oder ihre Behandler halten ihr Schicksal für besiegelt. Gerade schwer Kranke rutschen schnell durch die Lücken des Systems, wenn „ihr Fall so nicht vorgesehen ist".

---

856 Vgl. TIRIER, Die Bedeutung der Logotherapie für Psychoonkologie und Palliativmedizin, 3.
857 FRANKL, Ärztliche Seelsorge, 92-93.
858 A. a. O., 93.
859 FRANKL, Der leidende Mensch, 241.

Fallbeispiel

Eine schwer krebskranke Patientin wird wegen ihrer starken Ängste und Depressionen zur stationären Aufnahme in die Psychiatrie überwiesen. Einige Wochen später erfolgt der Anruf einer Psychologin aus dieser Klinik beim Palliative Care Team des überweisenden Krankenhauses: „Wir haben hier schon seit Wochen eine onkologische Patientin, die auf unser Therapiekonzept überhaupt nicht anspricht. Außerdem hat sie Schmerzen und braucht Pflege. Sie ist auch stuhlinkontinent. Kommen Sie dann jetzt zur Betreuung? Wir bräuchten Sie vor allem in der Nacht." Der onkologische Fachkrankenpfleger: „Das ist ja wohl klar. Die Patientin stirbt, da hat sie natürlich andere Probleme als andere Leute mitten im Leben. Habt ihr das noch nicht gemerkt? Und: Nein, wir klären den häuslichen Betreuungs- und Behandlungsbedarf und leiten ihn auch ein, wir machen die Schmerz- und Symptomkontrolle zu Hause, in Absprache mit den behandelnden Ärzten, aber doch nicht in der Psychiatrie. Ihr seid doch selber eine Klinik!"

Welche Möglichkeiten kann die Logotherapie bieten? Logotherapie beschreibt den Menschen als Person, die sich nicht allein aus ihren körperlichen und psychischen Bedingtheiten heraus erfassen lässt. Die „geistige Person" im Menschen ermöglicht es ihm, als weltoffenes Wesen aktiv die eigenen Lebensmöglichkeiten zu gestalten. „Der Mensch will nicht da sein um jeden Preis, sondern was er wirklich will ist: sinnvoll sein."[860] Dieses Menschenbild der Logotherapie ist wesentlich für die Haltung, in der der Therapeut dem Patienten begegnet. Einige Zitate aus Frankls Buch „Ärztliche Seelsorge" mögen diesen Ansatz veranschaulichen:

„Mensch-sein bedeutet nicht nur Anders-sein, sondern auch Anders-können." [861]

„Für gewöhnlich sieht der Mensch nur das Stoppelfeld der Vergänglichkeit; was er übersieht, sind die vollen Scheunen der Vergangenheit[862]. Im Vergangensein ist nämlich nichts unwiederbringlich verloren, vielmehr alles unverlierbar geborgen. Nichts lässt sich aus der Welt schaffen, was einmal geschehen ist; kommt nicht alles nur um so mehr darauf an, dass es in die Welt geschaffen wird?"[863]

Im Blick auf das „biologische Schicksal" formuliert Frankl:

„[...] wer sein Schicksal für besiegelt hält, ist außerstande, es zu besiegen."[864]

---

860 VIKTOR FRANKL, Homo patiens. Versuch einer Pathodizee, Wien, Verlag Franz Deuticke, 1950, 72, zitiert nach URSULA TIRIER, Die Bedeutung der Logotherapie in der Palliativmedizin, in: Zeitschrift für Palliativmedizin, 7 (4), Stuttgart/New York, Georg Thieme Verlag, 2006, 118-121, 118.
861 FRANKL, Ärztliche Seelsorge, 132.
862 Vgl. dazu auch die Abschnitte „Bilanz: Welche Bedeutung hat die Logotherapie für die Seelsorge?", „Ergebnisse für die Situation der Patienten" und „Quintessenz dieser Arbeit".
863 FRANKL, Ärztliche Seelsorge, 134.
864 A. a. O., 136.

„Das Leiden, die Not gehört zum Leben dazu, wie das Schicksal und der Tod. Sie alle lassen sich vom Leben nicht abtrennen, ohne dessen Sinn nachgerade zu zerstören. Not und Tod, das Schicksal und das Leiden vom Leben abzulösen, hieße dem Leben die Gestalt, die Form nehmen. *Erst unter den Hammerschlägen des Schicksals, in der Weißglut des Leidens an ihm, gewinnt das Leben Form und Gestalt. Das Schicksal, das ein Mensch erleidet, hat also erstens den Sinn, gestaltet zu werden – wo möglich – , und zweitens, getragen zu werden – wenn nötig.* [...] Erst wenn der Mensch [...] wirklich außer Stande ist, das Schicksal zu gestalten, erst dann können Einstellungswerte verwirklicht werden, erst dann hat es einen Sinn, „sein Kreuz auf sich zu nehmen".“[865]

Für den Umgang mit seelischen Erkrankungen empfiehlt er:

„In vielen Fällen seelischer Erkrankung wird die mögliche freie geistige Einstellung zu ihr sich am besten in Form einer Versöhnung mit dem Krankheitsschicksal vollziehen lassen. Ist es doch gerade das vergebliche immerwährende Ankämpfen gegen jene „kreatürlichen" Zustände, das zu einer zusätzlichen Depression führt; während derjenige, der die in Frage stehenden Zustände unverkrampft einfach hinnimmt, eher über sie hinwegkommt."[866]

Der Wille zum Sinn, der Sinn des Lebens, die Freiheit des Menschen und damit verbunden seine Verantwortlichkeit sind die anthropologischen Grundkategorien der Existenzanalyse Viktor Fankls. Diese anthropologischen Konstitutiva verweisen auf die geistige Person des Menschen. Die unbewusste Geistigkeit des Menschen ist „eine durchaus ich-hafte [...], in der gerade die großen, existentiell echten Entscheidungen fallen"[867]. Als geistige Person besitzt der Mensch die Fähigkeit zur Selbstdistanzierung und Selbsttranszendenz.[868]

Allen Methoden der Logotherapie geht es um Ressourcenaktivierung.[869] Aus der Sicht Frankls hat der Mensch weitgehend die Freiheit des Willens (anthropologische Grundthese), einen ursprünglichen Willen zum Sinn (psychotherapeutische Grundthese), und hat sich mit dem Konzept des unbedingten Sinns dieses Lebens zu konfrontieren (philosophische These).[870] Der Schwerpunkt in der existenzanalytischen Beratung liegt darin, die Lebens- und Selbstgestaltungspotenziale, die Beziehung zum Sinn, herauszuarbeiten und dadurch eine veränderte Einstellung zu traumatisierenden Erlebnissen, Gedanken oder Gefühlen zu erreichen.

Spezifisch für die beraterisch-therapeutische Begegnung ist in der Sicht Frankls die gegenseitige Wertschätzung der Gesprächspartner als einmalige und einzigartige Personen. Die therapeutische Begegnung ist existenzielle Begegnung, bei der die Einsicht entscheidend ist, dass wir in der therapeutischen oder

---

865 A. a. O., 162. Vgl. dazu auch die Abschnitte „Kritik am Konzept „Spiritual Care"" und „Relgiöse Rückbindung und Sprachfindung".
866 A. a. O., 143.
867 FRANKL, Der unbewusste Gott, 46.
868 RÖHLIN, Sinnorientierte Seelsorge, 175.
869 Eine Datenbank der 15 derzeit erfassten logotherapeutisch/existenzanalytischen Testinstrumente ist zugänglich unter http://logotherapy.proboards46.com/index.cgi, Zugriff vom 24.08.2009.
870 Vgl. RIEMEYER, Die Logotherapie Viktor Frankls und ihre Weiterentwicklungen, 287.

seelsorglichen Begleitung primär nicht durch therapeutisches Instrumentarium wirken, sondern durch die jeweilige personale Gesamtverfassung, der deshalb besondere Beachtung zu schenken ist.[871] Frankl hat um die Bedeutung der Haltung des Therapeuten gegenüber seinen Klienten gewusst und in seinem sogenannten „psychotherapeutischen Credo" unterstrichen. Er beschreibt dies als den Glauben „an diese Fähigkeit des Geistes im Menschen, unter allen Bedingungen und Umständen irgendwie abzurücken vom und sich in fruchtbare Distanz zu stellen zum Psychophysikum an ihm."[872]

Logotherapeutisch wesentlich ist der Aspekt des Personal-Geistigen, die „Trotzmacht des Geistes".[873] Sie fungiert bei noogenen[874] Störungen als spezifische Therapie. Vor allem geht es um die Annahme der eigenen Person mit ihren Fähigkeiten und Grenzen, darum, die Fähigkeiten zu Selbstdistanzierung und Dereflexion, zum Erfühlen und Erkennen persönlicher Werthaltungen zu wecken und die Einsicht in sinn- und werthemmende Reaktionsweisen. Logotherapie leistet Hilfestellung im Umgang mit sinnhemmenden Verhaltensweisen, gibt Anleitung zu Paradoxer Intention[875] und Einstellungsmodulation und stärkt die Fähigkeit zur Selbsttranszendenz bei der Verwirklichung eigener Sinnmöglichkeiten, z. B. auch durch wertorientierte Imagination.[876]

Frankl selbst plädierte bereits seinerzeit für eine Humanisierung der Medizin:

„Wer sich als Médecin technicien geriert, beweist nur, dass er im Kranken einen »Homme machine« sieht. Der Medicus humanus aber wird des »Homo patiens« gewahr, er sieht hinter der Krankheit den leidenden Menschen. Und er wird des Humanissimum gewahr: des Willens zum Sinn, »des Ringens um Sinn«, das vor dem Leiden nicht haltmacht und auch nicht haltmachen soll; denn wir müssen zwischen

---

871 Vgl. Wolfram K. Kurz, Suche nach Sinn. Seelsorgerliche, logotherapeutische, pädagogische Perspektiven. Ausgewählte Aufsätze. (Studien zur Theologie; Herausgegeben von Gottfried Adam. Universität Würzburg, Rainer Lachmann. Universität Bamberg, Band 5), Würzburg, Stephans-Buchhandlung Wolfgang Mittelstädt, 1991, 121 und Christoph Riedel, Existenzanalyse und Logotherapie – die Stimme des Personalen in der Psychotherapie, in: Riedel/Deckart/Noyon, Existenzanalyse und Logotherapie: ein Handbuch für Studium und Praxis, 19-46, 45.

872 Frankl, Der Wille zum Sinn, 116, zitiert nach Karlheinz Biller/Maria de Lourdes Stiegeler, Wörterbuch der Logotherapie und Existenzanalyse von Viktor E. Frankl, Wien/Köln/Weimar, Böhlau Verlag, 2008, 331.

873 Eine Wortschöpfung Frankls, die das umschreibt, was den Menschen von klein auf als geistiges Wesen kennzeichnet. Sie ist jene Qualität des Geistes, die dem Menschen hilft, gegenüber den (von außen oder innen kommenden) Wahrnehmungen des Körpers und der Seele gegenüber Stellung zu beziehen. Bei Krankheit ist der Körper, nicht aber der Geist, vielfach geschwächt, so dass sich die Trotzmacht des Geistes nicht mehr angemessen ausdrücken kann. Vgl. Biller/Stiegeler, Wörterbuch, 478-479.

874 Durch Geistiges entstanden, etwa durch einen Gewissenskonflikt, vgl. a. a. O., 274.

875 Alfried Längle, Im Bann der Angst. Das versteckte Wirkprinzip der Paradoxen Intention von V. Frankl, in: Wege zum Menschen, 59, Göttingen, Vandenhoeck & Ruprecht, 2007, 266-280, 280 zum Problem der Erwartungsangst: „So führt uns die Angst zu der Erfahrung heran, dass es für unsere menschlichen Möglichkeiten entlastend und gut ist, mit dieser Begrenztheit und Endlichkeit zu leben. Und dass wir auf diese Weise „*endlich* leben können"."

876 Vgl. Biller/Stiegeler, Wörterbuch, 12.

Leiden und Verzweifeln unterscheiden. Ein Leiden, eine Krankheit mag unheilbar sein; aber der Patient verzweifelt erst dann, wenn er im Leiden keinen Sinn mehr sehen kann."[877]

Am Beispiel seiner Arbeit mit neurologischen und onkologischen Patienten illustriert Frankl diese Erfahrung:

> „[...] *ich kenne die Burschen, die gestern noch auf der Yamaha dahingesaust sind und heute querschnittsgelähmt daliegen, und die Mädchen, die gestern noch in der Disco getanzt haben und heute mit der Diagnose eines Hirntumors konfrontiert werden*; ich bin Zeuge davon, wessen der Mensch fähig ist, wenn es gilt, solche Schicksale zu meistern. Unsere Patienten, lässt sich sagen, ringen dem Leben selbst in extremis und in ultimis einen Sinn ab."[878]

Nach Frankl realisiert sich hier Sinnverwirklichung durch Einstellungswerte.

> „Erst derjenige, der sich mit einem inoperablen Tumor konfrontiert sieht, kann in der Art und Weise, wie er sein Schicksal auf sich nimmt, Einstellungswerte verwirklichen und so auch noch seinem Leiden Sinn geben."[879]

Gerade aufgrund der zentralen Sinnorientierung ist die Logotherapie auch für die Bearbeitung spiritueller Bedürfnisse offen.[880] So schreibt R. C. Leslie zusammenfassend zur Wirkungsgeschichte des Frankl'schen Ansatzes:

> "His approach has had its greatest appeal and its greatest therapeutic success with those who have not been helped by more traditional psychotherapeutic efforts, and who have become disillusioned by the dehumanisation of much of current psychological thinking."[881] [...]

> "Recognizing that many people who seek help for organic and/or psychological distress are really struggling with a sense of existential vacuum, a feeling of emptiness characterized by a lack of any real hold on meaning, Frankl sees the spiritual task as the most essential part of the therapeutic endeavor."[882]

William Breitbart hebt in seiner Interpretation des Werkes und der Zielsetzung Frankls hervor:

> "Frankl's logotherapy was not designed for the treatment of patients with life-threatening illness. However, his concepts of meaning and spirituality clearly have applications in psychotherapeutic work among patients with advanced medical illness: many seek guidance and help in understanding their illness and sustaining meaning and hope while avoiding overt religious emphasis."[883]

---

877 Viktor E. Frankl, Die Sinnfrage in der Psychotherapie, München, Piper-Verlag, 1981, 50-51.
878 A. a. O., 64.
879 Viktor E. Frankl, Theorie und Therapie der Neurosen: Einführung in Logotherapie und Existenzanalyse, 9. Auflage, München, Ernst Reinhardt Verlag, 2007, [erstm. 1956], 207.
880 Vgl. Kriz, Spiritualität in der Psychotherapie, 11.
881 R. C. Leslie, Logotherapy, in: Rodney J. Hunter (General Editor); H. Newton Malony/Liston O. Mills/John Patton (Associate Editors), Dictionary of pastoral care and counselling, Nashville, Abdingdon Press, 1990, 661-663, 662.
882 A. a. O., 663.
883 Breitbart/Gibson/Poppito/Berg, Psychotherapeutic Interventions at the End of Life, 370.

7.2 Logotherapie und Religion

7.2.1 Religion und Sinn

„Das eigentliche Sein des Menschen ist die Existenz und der letzte Sinn unseres Lebens ist die Transzendenz. [...] Von der Transzendenz allein her lässt sich der letzte Sinn des Leidens finden. [...] Sowohl die Existenzanalyse als auch die Logotherapie haben nicht nur das Recht, sondern auch die Pflicht, sich mit solchen Fragen auseinanderzusetzen, und zwar aus einem einfachen Grunde: Bereits im Rahmen ihres psychotherapeutischen Anwendungsbereichs stoßen beide notwendig auf eine religiöse Problematik. Während die Existenzanalyse, wie sich aus unseren Untersuchungen über unbewußte Religiosität ergeben hat, sich darum bemühen muß, die Verdrängung der Religiosität ins Unbewußte zu beheben, ist die Logotherapie gezwungen, den Widerstand gegen die nun einmal bewusst gewordene Religiosität zu beseitigen. Im Gegensatz zur Psychoanalyse jedoch – der beide Begriffe entlehnt sind – halten wir dafür, dass dieser Widerstand nicht durch Übertragung behoben werden kann, sondern durch Widerlegung beseitigt werden muß. Haben wir uns doch oft genug dagegen ausgesprochen, dass der Psychotherapeut seine Weltanschauung dem Patienten aufoktroyieren dürfe. [...] So wahr es jedoch ist, dass der Mensch letztlich erst von Gott her verstanden werden kann, ebenso wahr ist es, dass er den Zugang zu Gott vielfach nur von sich, nur vom Menschen her finden kann. Gilt es, dem Andern einen Weg zu Gott zu weisen, so können wir nicht vom Rationalen, sondern müssen vom Emotionalen ausgehen. Am Grunde unseres Seins liegt eine Sehnsucht, die dermaßen unstillbar ist, dass sie gar nichts anderes meinen kann als Gott."[884]

Mit seiner These vom „unbewussten Gott" meint Frankl, dass Gott und die Beziehung zu ihm unbewusst sein kann, d. h. verdrängt und dem Menschen selbst verborgen. Aus seiner Entdeckung unbewusster Religiosität bei Patienten, die sich selbst als atheistisch oder nicht-religiös bezeichneten, zieht er die Folgerung, „dass Gott von uns unbewusst immer schon intendiert ist, dass wir eine, wenn auch unbewusste, so doch intentionale Beziehung zu Gott immer schon haben."[885]

„In jedem Glaubensentscheid spricht ebenso viel für die eine Denkmöglichkeit wie für die andere – z. B. ebenso viel für einen letzten Unsinn des Daseins wie für einen letzten Sinn, einen Übersinn. So ist sowohl die Existenz Gottesals auch seine Nichtexistenz je eine Denkmöglichkeit, aber eben nur eine Denkmöglichkeit, nicht etwa eine Denknotwendigkeit. Nur zu einem Wissen kann ich gezwungen sein – zum Glauben nicht. Gerade dort fängt ja der Glaube überhaupt erst an, wo ich frei zu wählen, mich zu entscheiden habe für eine der Möglichkeiten, wo also die Waagschalen des Für und Wider gleich hoch stehen: ebendort wirft der Wählende und Wägende sich selbst, das Gewicht seiner eigenen Existenz, in eine der beiden Waagschalen. Der Glaube ist nicht ein Denken, vermindert um die Realität des Gedachten, sondern ein Denken, vermehrt um die Existentialität des Denkenden[...]"[886, 887].

An anderer Stelle schreibt Frankl:

---

884 FRANKL, Der leidende Mensch, 233.
885 FRANKL, Der unbewusste Gott, 47.
886 FRANKL, Der leidende Mensch, 234.
887 Vgl. auch den Abschnitt „Vorblick auf die Anlage dieses Buches".

„Während der seiner Verantwortung nicht bewusste Mensch das Leben als eine bloße Gegebenheit hinnimmt, lehrt die Existenzanalyse, das Leben in seiner Aufgegebenheit zu sehen. Hierzu müssen wir aber folgendes bemerken: Es gibt Menschen, die einen Schritt weiter gehen, das Leben gleichsam in einer weiteren Dimension erleben. Für sie ist die Aufgabe sozusagen etwas Transitives. Sie erleben gleichzeitig eine Instanz, von der die Aufgabe kommt, sie erleben jene Instanz hinzu, welche die Aufgabe stellt. Sie erleben die Aufgabe als Auftrag. Das Leben erscheint dann in der Transparenz auf einen transzendenten Auftraggeber hin. Damit wäre unseres Erachtens ein Wesenszug des homo religiosus umrissen; als eines Menschen, für dessen Bewusstsein und Verantwortlichsein mit dem Lebensauftrag der Auftraggeber mitgegeben ist."[888]

Frankl antwortet auf die Frage nach dem Verhältnis von Logotherapie und Religion: „Religion sucht Seelenheil, Logotherapie sucht seelische Heilung."[889] Die Ziele von Psychotherapie und Religion bewegen sich demnach auf unterschiedlichen Ebenen.

„Die Dimension, in die der religiöse Mensch vorstößt, ist also eine höhere, will heißen umfassendere als die Dimension, in der sich so etwas wie die Psychotherapie abspielt. Der Durchbruch in die höhere Dimension geschieht aber nicht in einem Wissen, sondern im Glauben. [...] Wir sind schon froh, wenn Gott nicht mehr als „nichts weiter denn" eine Vater-Imago und die Religion nicht mehr als „nichts anderes denn" eine Menschheitsneurose hingestellt und solcherart in den Augen des Patienten herabgesetzt wird."[890]

Frankl sieht „die Wirklichkeit des den Menschen transzendierenden Sinngehalts in einer Dimension, die wir nicht ganz erfassen, aber doch in unserem existentiellen Streben erahnen, die nicht utopisch, nicht unwissenschaftlich, nicht spiritistisch ist, aber auch nicht trivial-naturwissenschaftlich."[891] Kreuzer schließt daraus, dass sich Frankl der Nähe der Logotherapie zur Religion bewusst ist.[892]

Selten hat sich Frankl so offen und ausführlich über seine eigenen religiösen Anschauungen geäußert, wie in dem 2004 im Rahmen der Erfassung des privaten Archivs entdeckten Dialogs mit Pinchas Lapide.[893] Es geht ihm darum, so Batthyany, den Menschen nicht nur in seiner psychischen Verfasstheit wahrzunehmen, sondern auch in seiner Geistigkeit und Personalität, „gleichgültig, ob und wie sie sich in weltanschaulichen Bezügen äußern mag."[894] Mit diesem Ansatz sollte die Psychologie davor bewahrt werden, die Grenzen ihres Erklärungspotenzials methodisch, formal und inhaltlich zu überschreiten. „Religiosität ist für Frankl Ausdruck der menschlichen Suche nach Sinn und als Aus-

---

888 FRANKL, Ärztliche Seelsorge, 105.
889 FRANZ KREUZER, Vorwort, in: FRANKL, Die Sinnfrage in der Psychotherapie, 9-19, 13, FRANKL, Ärztliche Seelsorge, 294: „Das Ziel der Psychotherapie ist seelische Heilung – das Ziel der Religion jedoch ist das Seelenheil.".
890 FRANKL, Ärztliche Seelsorge, 295.
891 KREUZER, Vorwort, in: FRANKL, Die Sinnfrage in der Psychotherapie, 13.
892 Ebd.
893 Vgl. ALEXANDER BATTHYANY, Gottsuche und Sinnfrage. Über dieses Buch, in: VIKTOR FRANKL/PINCHAS LAPIDE, Gottsuche und Sinnfrage, Gütersloh, Gütersloher Verlagshaus, 2005, 33-45, 33.36.
894 A. a. O., 37.

druck der Sinnsuche ebenso wenig reduzierbar und hinterfragbar wie die Sinnsuche selbst."[895] Es geht Frankl nicht darum, das Anliegen des religiösen Menschen psychologisch zu bewerten oder inhaltlich zu beurteilen.

> „Im übrigen soll man nicht geringschätzig davon sprechen, daß so manchen Menschen «Not beten lehrt». Es ist nicht einzusehen, warum das Beten in der Not weniger echt, weniger eigentlich, weniger ursprünglich sein sollte. *Die Religion, die man erst hat, sobald es einem schlecht geht, – in den USA heißt sie Fox Hole Religion – sie ist mir lieber als die Religion, die man nur hat, solange es einem gut geht – ich möchte sie nennen die Business Men Religion.* Wie oft sind es erst die Ruinen, die den Blick freigeben auf den Himmel!"[896]

Batthyany betont: „Logotherapie endet streng genommen dort, wo die Theologie beginnt."[897]

Aufgrund Frankls Verständnis des Menschen als Sinn suchendes Wesen sind die Anliegen des religiösen Menschen von weitaus größerer Bedeutung als die Anliegen der Religion als solcher. Frankl zitiert in diesem Zusammenhang gerne Paul Tillich.[898] Paul Tillich formuliert:

> „"**Glaube ist** der Zustand des Ergriffenseins durch das, worauf sich die Selbsttranszendierung richtet: das Unbedingte in Sein und Sinn. Auf eine kurze Formel gebracht, kann man sagen: Glaube ist Ergriffensein durch das, was uns unbedingt angeht ... In diesem formalen Sinn von Glauben als unbedingtem Anliegen hat jeder Mensch Glauben, denn es gehört zum Wesen des menschlichen Geistes – im Sinne der Selbst-Transzendierung des Lebens – auf etwas Unbedingtes bezogen zu sein.""[899]

Die Tragik des Menschen besteht nach Tillich darin, Bedingtes mit dem Unbedingten zu verwechseln.[900]

Frankl spricht, wenn er seine persönliche Bindung an seine Glaubenswurzeln beschreibt, für sich als Privatperson und vor der religiösen Frage nach dem Weltganzen, nicht mehr nur als Psychiater und Neurologe und auch nicht mehr für die Logotherapie im Allgemeinen. Als sinnzentrierte Psychotherapie ist die Logotherapie überwiegend mit dem Sinn *im* Leben bzw. der konkreten Einzelsituation befasst. Die metaphysischen Sinnbegriffe (Sinn *des* Lebens und Sinn des Weltganzen) sind aus erkenntnistheoretischer Sicht nach Frankl nicht mehr rational oder intellektuell erfassbar. Aus der Perspektive der Psychologie und Medizin ist hier eine Antwort nicht nachweisbar richtiger oder verbindlicher als die andere.

Der Schwerpunkt der Logotherapie liegt auf dem konkreten Sinn. Der Sinn ist das, was der Einzelne in der konkreten Situation darin sieht und daraus macht. Das sinnvolle Gestalten des eigenen Lebens ermöglicht dessen Entfaltung. Dazu einige Zitate aus den Arbeiten von Frankl:

---

895 A. a. O., 38.
896 FRANKL, Der leidende Mensch, 237.
897 BATTHYANY, Gottsuche und Sinnfrage, 40.
898 A. a. O., 39.
899 TILLICH, Systematische Theologie Band III, Das Leben und der Geist, 155, zitiert nach KURZ, Logotherapie und Seelsorge.
900 Vgl. ebd. Vgl. zum Verhältnis von Frankl und Tillich auch PEEK, Suizid und Seelsorge, sowie ANZENBERGER, Der Mensch im Horizont von Sein und Sinn.

„Wenn nach alledem der Sinn des Lebens darin liegt, daß der Mensch je sein Wesen zum Sein bringt, dann versteht sich von selbst, daß der Sinn des Daseins immer nur ein konkreter sein kann; er gilt jeweils nur ad personam – und *ad situationem* (denn nicht nur jeder einzelnen Person, sondern auch jeder persönlichen Situation entspricht je ihre Sinnerfüllung). Die Frage nach dem Lebenssinn lässt sich also nur konkret stellen – und nur aktiv beantworten: auf die «Lebensfragen» antworten, heißt allemal, sie ver-antworten – die Antworten «tätigen»."[901]

„Der Film hat seinen Sinn als Ganzes, aber der geht uns erst auf, wenn wir die Bilder im Zusammenhang sehen. Der Lebenssinn geht uns erst auf, wenn wir auf unserem Totenbett liegen. Bestenfalls."[902]

„Entweder das Leben hat einen Sinn, dann behält es ihn auch unabhängig davon, ob es lang oder kurz ist, ob es sich fortpflanzt oder nicht; oder das Leben hat keinen Sinn, dann erhält es auch keinen, wenn es noch so lange dauert oder sich unbegrenzt fortpflanzen könnte. ... Das Leben transzendiert sich selbst nicht in die „Länge" – im Sinne seiner eigenen Fortpflanzung –, sondern „in die Höhe" – indem es einen Sinn intendiert."[903]

„In Wirklichkeit kann weder Leid noch Schuld noch Tod – kann die ganze Trias der Tragik nicht dem Leben dessen Sinn nehmen." [904]

7.2.2 Seelsorge

In der Logotherapie spielt neben der Sinnfrage auch der Begriff der Seelsorge eine wichtige Rolle.[905] Eines der Hauptwerke von Viktor Frankl trägt den Titel „Ärztliche Seelsorge". Ärztliche und religiöse Seelsorge werden darin zunächst deutlich unterschieden.

„Wie verschieden diese beiden Zielsetzungen voneinander sind, mag daraus hervorgehen, dass der Priester um das Seelenheil seines Gläubigen unter Umständen ringen wird ganz bewusst auf die Gefahr hin, ihn eben dadurch nur noch in größere emotionale Spannungen zu stürzen – er wird es ihm nicht ersparen können; denn primär und ursprünglich liegt dem Priester jedes psychohygienische Motiv fern."[906]

Ärztliche Seelsorge wird dagegen definiert als tröstendes Gespräch mit dem Ziel, die Einstellung des Patienten dahingehend zu modulieren, dass er befähigt wird, mit seiner Leidenssituation optimal umzugehen und die ihm verbliebenen Sinnmöglichkeiten zu erkennen; im Extremfall meint dies: ein Schicksal, das äußerlich nicht mehr zu bewältigen ist, durch die Weise, in der es getragen wird, dennoch innerlich zu bewältigen.

---

901 FRANKL, Der leidende Mensch, 200.
902 FRANKL/LAPIDE, Gottsuche und Sinnfrage, 118.
903 FRANKL, Ärztliche Seelsorge, 122-123.
904 VIKTOR E. FRANKL, Logotherapie und Existenzanalyse. Texte aus sechs Jahrzehnten, neue, erweiterte Ausgabe, Berlin/München, Verlag Quintessenz, 1994, [erstm. 1985], 142, zitiert nach WASNER, Sterben als Entwicklungsprozess, 262.
905 Vgl. zum Folgenden KURZ, Logotherapie und Seelsorge, und http://www.logothera¬pie-inter-ges.com/lth9.html, Zugriff vom 23.08.2009.
906 FRANKL, Ärztliche Seelsorge, 294 mit Blick auf das damals stark katholisch geprägte Wien.

„Die Aufgabe, die ein Mensch im Leben zu erfüllen hat, ist also grundsätzlich immer da und niemals prinzipiell unerfüllbar. Worauf es der Existenzanalyse im allgemeinen ankommt, ist sonach, den Menschen seine Verantwortlichkeit für die Erfüllung je seiner Aufgaben erleben zu lassen; je mehr er den Aufgabencharakter des Lebens erfasst, um so sinnvoller wird ihm sein Leben erscheinen."[907]

Ärztliche Seelsorge ist nach Frankl „eigentlich keine Therapie", aber Aufgabe aller Ärzte, „wann immer sie einen Patienten vor sich haben, der einem schicksalhaft notwendigen Leiden gegenübergestellt ist."[908] Dementsprechend schreibt er in der „Ärztlichen Seelsorge":

> *„Ärztliche Seelsorge soll kein Ersatz für Religion* sein; [...] Dem religiösen Menschen, der sich im verborgenen Metaphysischen geborgen weiß, haben wir nichts zu sagen, hätten wir nichts zu geben. Ein Problem für sich ist es jedoch, was mit den faktisch nichtreligiösen Menschen geschehen soll, wenn sie sich, lechzend nach einer Antwort auf jene Fragen, die sie zutiefst bewegen, nun einmal an den Arzt wenden."[909]

Ähnlich äußert sich Frankl in seinem Buch „Der leidende Mensch"[910], einem Neuabdruck vergriffener Werke und weiterer Aufsätze, Vorträge und Reden unter der Überschrift „Philosophische Grenzfragen der psychotherapeutischen Praxis" zur Methode des „Sokratischen Dialogs"[911]:

> „Zu solchen sokratischen Dialogen muß der Arzt von heute den Mut aufbringen, wenn er seine Aufgabe ernst nimmt, nicht nur Krankheiten, sondern Menschen zu behandeln; denn der Zweifel an einem Lebenssinn, die Verzweiflung eines Menschen ob des scheinbaren *Sinnmangels* seines Lebens, ist eben *keine* Krankheit, sondern eine wesentliche Möglichkeit des Menschseins. Während sich der Zweifelnde und Verzweifelte früher an den Seelsorger wandte, geht er heute den Seelenarzt um Rat und Hilfe an. Dieser Tatbestand berechtigt den Arzt nicht nur, er verpflichtet ihn, sich – jenseits leiblicher und seelischer Krankheit – der geistigen Not des Patienten als eines Menschen und nicht eines Kranken zu stellen."[912]

Diese Wahrnehmungen und Äußerungen Frankls passen in den Gesamtkontext der Zeit: Im 19. und frühen 20. Jahrhundert konfrontierte das Sterben viele Menschen stärker, unmittelbarer und persönlicher auch mit grundlegenden Sinnfragen als zuvor.[913] „Man habe im Namen der Wissenschaft den Jenseitsglauben zerstört, „der den Elenden ihr monate- und jahrelanges qualvolles Sterbelager erträglich macht", und dafür keinen Ersatz geboten, begründet Roland Gerkan 1913 sein Plädoyer für ein Recht auf Sterbehilfe."[914] Bereits nahe am Denken Frankls befindet sich der Arzt Carl Haeberlin, der 1919 schreibt: „„Leid ohne Zusammenhang mit Anderem betrachtet" [...] werde vom Leidenden „als Grausamkeit, als Sinnloses empfunden das ihn quält und

---

907 A. a. O., 105.
908 FRANKL, Theorie und Therapie der Neurosen, 204.
909 FRANKL, Ärztliche Seelsorge, 292-293.
910 Siehe Anm. 59.
911 Vgl. den Abschnitt: „Die Bedeutung der logotherapeutischen Sinnorientierung für die seelsorgliche Begleitung".
912 FRANKL, Der leidende Mensch, 39.
913 Vgl. STOLBERG, Die Geschichte der Palliativmedizin, 190.
914 Ebd. mit Verweis auf ROLAND GERKAN, Euthanasie, in: Das monistische Jahrhundert 2, 1913, 169-174, 170-171.

peinigt".“[915] Aufgabe des Arztes sei es, „durch seelische Einwirkung auf „Bejahung und Werte"“[916] hinzuwirken und dem Kranken zu helfen, „sein Leiden bewusst als innerste Notwendigkeit zu akzeptieren. Dann könne der Kranke, „der vorher nur sein Leid besaß und aus seiner ihn zwingenden und fesselnden Gewalt keinen Ausweg sah", lernen, „unter Umständen durch neue Einstellungen seines Betrachtens und seines Seelenlebens auch in Krankheiten, aus denen sein Leben nicht mehr siegreich hervorgehen wird, Werte zu gewinnen, die doch Erweiterung und Vertiefung seines Seins auch unter diesen Umständen noch, oder gerade erst recht, in sich zu tragen vermögen.“"[917]

Per effectum kann nach Frankl Religion psychotherapeutisch wirksam werden, indem sie dem Menschen die Verankerung in der Transzendenz ermöglicht,[918] ebenso, wie es unbeabsichtigter Nebeneffekt der Psychotherapie sein kann, dass ein Patient zurückfindet „zu längst verschüttet gewesenen Quellen einer ursprünglichen, unbewussten, verdrängten Gläubigkeit.“[919] Ärztlich verantwortete Seelsorge[920] ist demnach zu unterscheiden von theologisch verantworteter Seelsorge. Ob jene ärztliche Seelsorge dem religiösen Menschen tatsächlich „nichts" zu sagen hat, wie Frankl formuliert, ist zu fragen.

7.3 Vergänglichkeit und Tod in den Werken Viktor Frankls

Die Themen Vergänglichkeit und Tod spielen in Frankls Werken eine zentrale Rolle. Die Gründe liegen in der Profession Frankls, den zeithistorischen und biographischen Geschehnissen und der Logotherapie selbst, in der der Tod als Garant dafür gilt, dass Menschen einen Grund sehen, ihre Vorhaben zu vollenden. Er ist damit die Bedingung für die Sinnhaftigkeit des Lebens, macht das Leben vollständig und den Menschen geistig. Er macht auf die Verantwortung aufmerksam, die der Mensch gegenüber den Sinnmöglichkeiten des Lebens hat, die nur er allein verwirklichen kann:[921] So formuliert Frankl beispielsweise:

---

915 CARL HAEBERLIN, Vom Beruf des Arztes, Frankfurt, 1919, 89-90, zitiert nach STOLBERG, Die Geschichte der Palliativmedizin, 191.
916 STOLBERG, Die Geschichte der Palliativmedizin, 191 mit Verweis auf HAEBERLIN, Vom Beruf des Arztes, 83-84.
917 Ebd. mit Verweis auf HAEBERLIN, Vom Beruf des Arztes, 83-84.
918 Vgl. FRANKL, Ärztliche Seelsorge, 294.
919 A. a. O., 295. Vgl. außerdem FRANKL, Theorie und Therapie der Neurosen, 210-11.
920 Aus Sicht der Verfasserin sind hier im multiprofessionellen Team des modernen Gesundheitswesens auch alle weiteren Therapeuten und Mitarbeitenden, die im Patientenkontakt stehen, mit zu denken.
921 Vgl. BILLER/STIEGELER, Wörterbuch, 466.

„Aber zu den Dingen, die dem menschlichen Leben den Sinn zu nehmen scheinen, gehört nicht nur das Leiden, sondern auch das Sterben, nicht nur die Not, sondern auch der Tod. Nur umso weniger dürfen wir müde werden, darauf hinzuweisen, dass eigentlich nur die Möglichkeiten vergänglich sind: sobald sie einmal verwirklicht wurden, haben wir sie hineingerettet ins Vergangensein, wo sie vor der Vergänglichkeit – bewahrt sind; denn *im Vergangensein ist nichts unwiederbringlich verloren, vielmehr alles unverlierbar geborgen*. Die Vergänglichkeit unseres Daseins macht es also keineswegs sinnlos."[922]

„Müssen wir uns jetzt nicht fragen, ob wir jemals dazu berechtigt sind einem todgeweihten Kranken die Chance zu nehmen, ‚seinen Tod' zu sterben; die Chance, noch bis zum letzten Augenblick seines Daseins dieses mit Sinn zu erfüllen, mag es sich auch dann nur mehr darum handeln, Einstellungswerte zu verwirklichen, also um die Frage, wie der Patient, der ‚Leidende', eben zu seinem Leiden an dessen Höhepunkt und Schlusspunkt sich einstellt?"[923]

„Der Sinn des menschlichen Daseins ist in seinem irreversiblen Charakter fundiert. Die Lebensverantwortung eines Menschen ist daher nur dann zu verstehen, wenn sie als eine Verantwortung im Hinblick auf Zeitlichkeit und Einmaligkeit verstanden wird."[924]

7.4 Bilanz: Welche Bedeutung hat die Logotherapie für die Seelsorge?

Inzwischen hat sich die Logotherapie weiter ausdifferenziert.[925] In Deutschland wurden die ersten Ausbildungsinstitute für Logotherapie noch in der alten Bundesrepublik zwischen 1982 und 1989[926] durch vier von Viktor Frankl selbst ausgebildete und autorisierte Schüler gegründet.[927]

---

922 Viktor E. Frankl, Psychotherapie in der Praxis. Eine kasuistische Einführung für Ärzte, (erstm. 1947), ungekürzte Taschenbuchausgabe nach der 4., erweiterten und bearbeiteten Auflage 1982, Wien, 1. Auflage Juni 1986, 4. Auflage Oktober 1997 Verlag Franz Deuticke, 1997, 73, zitiert nach Biller/Stiegeler, Wörterbuch, 471.
923 Vgl. Frankl, Ärztliche Seelsorge, 95. Vgl. dazu außerdem Wasner, Sterben als Entwicklungsprozess, 261.
924 Frankl, Ärztliche Seelsorge, 119.
925 Eine Darstellung der Vorgeschichte der Institutionalisierung der Logotherapie und Existenzanalyse und ihrer Etablierung findet sich bei Raskob, Die Logotherapie Viktor E. Frankls, 77-134.
926 Nach dieser Pionierzeit sind weitere, in der Deutschen Gesellschaft für Logotherapie und Existenzanalyse zusammengeschlossene logotherapeutische Institute entstanden. Seit 2011 ist die Bezeichnung „Logotherapeut DGLE®" als Europäisches Markenzeichen geschützt. International engagiert sich das Viktor Frankl Institut Wien (VFI) für eine weitere Professionalisierung der Logotherapie (internationale Akkreditierung der Logotherapie-Ausbildungsinstitute und –Initiativen, Zertifizierung praktisch arbeitender Logotherapeuten und Existenzanalytiker).
927 Uwe Böschemeyer (*1939), Gründer des ersten Logotherapieinstituts in Deutschland (1982 in Hamburg) enwickelte auf der Basis der Existenzanalyse und in Anlehnung

Durch die Entwicklung der Logotherapie angefragt ist auch die theologische Seelsorge. Eine ihrer entscheidenden Aufgaben wird zukünftig darin liegen, auch gegenüber den Lebenseinstellungen eines kirchendistanzierten Gegenübers anschluss- und inklusionsfähig zu sein. Die Thematisierung der Sinnfrage ist hier in weiten Bereichen ein geeigneter Ansatzpunkt, da sie die Möglichkeit bietet, die Individualität des Einzelnen zu würdigen. Dieser Aspekt gewinnt in einer allgemein sehr individualisierten Gesellschaft und unter Rahmenbedingungen, die für Individualität andererseits so wenig Raum lassen wie ein Akutkrankenhaus, besondere Bedeutung. Ärztliche und theologische Seelsorge können hier nahe beieinander liegen.

Der Schmerz über die Endlichkeit des Lebens, die Vergänglichkeit des Daseins, geht bei vielen Menschen Hand in Hand mit der Empfindung, dass Leiden, Not, Sterben und Tod dem Leben den Sinn nehmen, ähnlich wie es Viktor Frankl formuliert hat.[928] Es erweist sich im Gespräch mit Patienten und Ange-

---

an Frankls Konzept des „geistig Unbewussten" das Konzept der „Wertimagination" (WIM®) und der „Wertorientierten Persönlichkeitsbildung" (WOP®). Walter Böckmann (*1923) erarbeitete den Entwurf der „Sinnorientierten Führung" für Arbeitswelt, Wirtschaft und Politik. Sein *Westdeutsches Institut für Logotherapie und Psychologie der Arbeitswelt* in Bielefeld bestand von 1983 bis zu seiner Pensionierung 1991. Elisabeth Lukas (*1942) gründete 1985 gemeinsam mit ihrem Mann Gerhard Lukas das *Süddeutsche Institut für Logotherapie* in Fürstenfeldbruck. Sie hat die klassische Logotherapie z. B. mit dem Konzept der sinnorientierten Familientherapie verbunden und ein eigenes Selbsterfahrungs- und Biographiearbeitskonzept auf logotherapeutischer Basis entwickelt. In ihren zahlreichen Büchern hat sie die dichten Texte Frankls in eine Sprache übersetzt, die viele Menschen erreicht und konkretisiert in ihren Arbeiten anhand vieler praktischer Fallbeispiele, wie Logotherapie wirksam werden kann. Vgl. ELISABETH LUKAS, Der Schlüssel zu einem sinnvollen Leben. Die Höhenpsychologie Viktor E. Frankls, München, Kösel Verlag, 2011, ELISABETH LUKAS, Aus Krisen gestärkt hervorgehen, Kevelaer, Butzon & Bercker Verlag, 2013, ELISABETH LUKAS, Die Kunst der Wertschätzung. Kinder ins Leben begleiten, München/Zürich/Wien, Verlag Neue Stadt, 2013. Wolfram Kurz (*1943) hat 1989 gemeinsam mit Boglarka Hadinger (*1955), zunächst als Zweiginstitut des *Süddeutschen Instituts für Logotherapie, das Institut für Logotherapie und Existenzanalyse* in Tübingen (seit 1992 selbstständiges *Institut für Logotherapie und Existenzanalyse Tübingen/Wien*) gegründet, die Logotherapie für den Bereich der Religionspädagogik und der Allgemeinpädagogik ausdifferenziert und befasst sich mit empirischer Psychotherapieforschung. Boglarka Hadinger hat die logotherapeutische Methodik erweitert. Ihrer Arbeit verdanken sich zahlreiche logotherapeutische Methoden zur Persönlichkeitsentwicklung und zur Entwicklung des Selbstwertgefühls sowie Wege zur Reifeentwicklung. Vgl. BOGLARKA HADINGER, Psychologie der Lebenskunst – Persönlichkeitsbildung im Horizont von Herausforderung und Antwort –, in: WOLFRAM KURZ (Hrsg.), Die Kunst, sinnvoll zu leben. Vorlesungsreihe an der Universität Gießen zum Universitätsjubiläum, 400 Jahre Universität Giessen 1607-2007, Institut für Logotherapie und Existenzanalyse Tübingen Wien, Verlag Lebenskunst, Tübingen, 2008, 39-71, BOGLARKA HADINGER, Woher die Kraft? Wohin, in welche Richtung? Und was kann gelingen?, in: Kulturverein Schloss Goldegg (Hrsg.), Wofür und wovon wir leben [Tagungsband], 30. Goldegger Dialoge, Goldegg, Kulturverein Schloss Goldegg, 2011, 56-76.

928 „Aber zu den Dingen, die dem menschlichen Leben den Sinn zu nehmen scheinen, gehört nicht nur das Leiden, sondern auch das Sterben, nicht nur die Not, sondern auch der Tod.": FRANKL, Psychotherapie in der Praxis, 73, zitiert nach BILLER/STIE-

hörigen als hilfreich, den Gedanken zu entfalten, dass in der Sicht Frankls „eigentlich nur die Möglichkeiten vergänglich sind"[929]. Die Idee, dass die im eigenen Leben verwirklichten Möglichkeiten im Mittel ihrer Verwirklichung ins Vergangensein hineingerettet und im Vergangensein gerade nicht unwiederbringlich verloren, sondern vielmehr bewahrt, ja *unverlierbar geborgen*"[930] sind, hat auch für gläubige Menschen, nicht nur für die „religiös Unmusikalischen", eine große Anziehungskraft.

Der Gedanke, dass die Vergänglichkeit unseres Daseins das Leben gerade nicht sinnlos, sondern vielmehr das Leben kostbar macht, ist für viele Patienten im Rückblick auf ihr Dasein tröstlich und stärkend. Er trägt bei zu einer Vergewisserung darüber, was im eigenen Leben an Gutem verwirklicht werden konnte und unverlierbar in die Welt gekommen ist – auch ohne dass der Patient davon in einem bewussten Sinn Kenntnis haben muss.

Für Individuen, die wesentlich durch den westlichen Kulturkreis geprägt sind, ist der Schwerpunkt der Logotherapie auf dem konkreten Sinn, der Gedanke des sinnvollen Gestaltens des je eigenen Lebens, die Idee, dass der Sinn individuell darin besteht, was der Einzelne in der konkreten Situation darin sieht und daraus macht, eine ansprechende Überlegung, die das Gespräch öffnen kann für die Frage nach Gott.

Gerade der Aufgabencharakter der Logotherapie bedeutet aber auch eine Limitierung dieses Ansatzes. In einer Gesellschaft, die jedenfalls in Teilen zunehmend dazu zu neigen scheint, sich permanent (mit der Gefahr des Burn-out) zu überfordern, besteht eine Nebenwirkung darin, hier in negativem Sinn verstärkend zu wirken. Außerdem haben im interkulturellen Kontakt z. B. durch den Buddhismus geprägte Personen Schwierigkeiten, die logotherapeutische Gedankenwelt unmittelbar nachzuvollziehen.

Insgesamt als problematisch erweist sich Frankls philosophische Idee, dass es für ein gelingendes Leben darauf ankommt, etwas in die Welt zu schaffen, das im Geschaffensein unverlierbar ist, der Gedanke der gefüllten „Scheunen der Vergangenheit"[931]. Diese Überlegung bildet gewissermaßen die Kehrseite der Vorstellung von der Unverlierbarkeit der verwirklichten Sinnmöglichkeiten. Leider zeigt sich im Umgang mit Patienten häufig, „dass da nichts ist", die „Scheunen" vermeintlich oder auch tatsächlich „leer" sind, worüber auch die Patienten selbst sehr erschrecken können.

Insbesondere in der Palliativsituation muss daher sehr genau abgewogen werden, bei welchen Patienten davon auszugehen ist, dass dieser Gedanke über-

---

GELER, Wörterbuch, 471. Vgl. dazu den Abschnitt „Vergänglichkeit und Tod in den Werken Viktor Frankls".

929 FRANKL, Psychotherapie in der Praxis, 73, zitiert nach BILLER/STIEGELER, Wörterbuch, 471. Vgl. dazu den Abschnitt „Vergänglichkeit und Tod in den Werken Viktor Frankls".

930 Ebd. Vgl. dazu den Abschnitt „Vergänglichkeit und Tod in den Werken Viktor Frankls".

931 FRANKL, Ärztliche Seelsorge, 134. Vgl. die Abschnitte „Logotherapie als angewandte Anthropologie" und „Ergebnisse für die Situation der Patienten".

8 Die Bedeutung der logotherapeutischen Sinnorientierung für die seelsorgliche Begleitung

Für schwere chronische Erkrankungen generell ist es kennzeichnend, dass es sich dabei um ein weitgehend irreversibles Geschehen handelt, in dessen Verlauf immer wieder Phasen erneuter Krankheitsaktivität, Progredienz oder akute Komplikationen auftreten können.[932]

Gerade in der Onkologie sind erfolgreiche Heilungen längerfristig oft nicht möglich. Im Krankheitsverlauf können verschiedene sich verändernde Anforderungen und Belastungen auftreten, die von jedem Betroffenen entsprechend seiner jeweiligen „„individuellen Wirklichkeit""[933] unterschiedlich erlebt werden. Entsprechend sind auch der Begleitungsbedarf und die in der jeweiligen Krankheitsphase relevanten Themen sehr unterschiedlich. Harald Stiller hat beobachtet:

> „Wer sich auf Begleitung und Seelsorge von KrebspatientInnen einlässt, wird zunächst diese Unsicherheit zwischen „Tauen und Gefrieren" in einer Häufigkeit erleben, wie sie bei kaum einem anderen Krankheitsbild zu finden ist. Mit der Diagnosestellung beginnend, ist es eine immerwährende Ambivalenz von Hoffen und Bangen, von Freude und Enttäuschung, von Besserung und Rückfall, von schmerzvoll und schmerzfrei, von Sicherheit und Unsicherheit, von „Leben auf Sparflamme und Leben in vollen Zügen", von objektiver Wahrheit der Diagnose und Deutung durch die Medizin und aller im kleineren und größeren Umfeld betroffenen therapeutischen Dienste bis hin zu den Angehörigen."[934]

Die Schulmedizin kann die Frage nach dem Sinn der Krankheit nicht beantworten.[935] „Ihr pathogenetisch dominiertes Denken gibt dem Umgang des Kranken mit seiner Krankheit keinen anderen Hinweis, als an die Wirksamkeit ihrer Therapien zu glauben. Aber was geschieht, wenn die Therapien nicht wirken?"[936] Trotz umfassender diagnostischer Maßnahmen bleibt häufig eine beträchtliche diagnostische und prognostische Unsicherheit,[937] die sich den Patienten auch nonverbal mitteilt. Operationen, Chemo- und/oder Radiotherapie sind nebenwirkungsreich und werden von den Patienten in der Regel als (große)

---

932 Vgl. Fegg, Krankheitsbewältigung, 16.
933 A. a. O., 15.
934 Stiller, Seelsorge mit KrebspatientInnen, 96.
935 Vgl. Michael Nüchtern, Die Sehnsucht nach Heilung. Über Medizin, Therapie und Weltanschauung, Evangelische Zentralstelle für Weltanschauungsfragen, EZW-Information Nr. 116, Stuttgart XI/1991, http://www.ekd.de/download/EZWINF¬116.pdf, Zugriff vom 09.02.2012, 10.
936 Ebd.
937 Vgl. Fegg, Krankheitsbewältigung, 17.

Belastung erlebt. Es kann zu schwierigen Entscheidungskonflikten kommen (Lebensqualität vs. Überlebensdauer), die die Patienten oft intensiv beschäftigen.[938] Häufig übersehen wird seitens der Medizin z. B. die Bedeutung der finanziellen Situation der Patienten und ihrer Angehörigen. Diese (auch) in der seelsorglichen Begleitung zu thematisieren ist deshalb gerade bei jüngeren Patienten wichtig. Die oft gravierenden finanziellen Notlagen sind gerade für die Patienten selbst oft eine enorme Belastung bis in die letzten Lebenstage hinein.

Noch kaum im Blick ist die seelische und körperliche Situation der Langzeitüberlebenden. Allein in Deutschland geht man in diesem Bereich von 1,7 Millionen Patienten aus.[939] Auch bei Patienten, die geheilt werden oder langjährige Remissionen erleben, bleibt „häufig ein Gefühl von Desillusionierung der normalen Wirklichkeit"[940] zurück. Stolberg konstatiert: „Wie tief dieses Bedürfnis nach Sinngebung bei vielen Menschen ist, zeigt auch der anhaltende Erfolg populärwissenschaftlicher Werke mit Titeln wie *Schicksal als Chance* oder *Krankheit als Weg*."[941]

Im Gespräch mit Patienten (und ärztlichen bzw. psychologischen Therapeuten) erweist sich der Gedanke von Batthyany als hilfreich, dass die Logotherapie als Psychotherapie den religiösen Menschen zum Gegenstand machen kann, da es sich kein psychologisches Modell langfristig erlauben kann, die religiöse Suche des Menschen auszublenden oder aufgrund bestimmter vorgegebener Prämissen zu pathologisieren.[942]

8.1 Angst und Grübeln als Diagnosefolgen

Unabhängig vom Lebensalter reißt die Diagnose Krebs Patienten aus ihrer Alltagswirklichkeit und stürzt viele in eine existenzielle Krise. Ein dramatisch verändertes Bewusstsein der Endlichkeit des Lebens ist eine der auffallendsten Veränderungen.[943] Wenn die bisherige Wirklichkeitskonstruktion zerbricht, kann der psychische Schock zu einer radikalen Neubestimmung der Prioritäten und Handlungsmöglichkeiten führen. Dieser Umbruch kann von starken Angstge-

---

938 Vgl. ebd.
939 STRASSMANN, Im Überleben alleingelassen, 29.
940 GERDES, Der Sturz aus der normalen Wirklichkeit, 19. Vgl. dazu auch die Abschnitte „Kommunikation zwischen Arzt und Patient, insbesondere im Aufklärungsgespräch", „Gespräche über den Tod", „Die Frage nach dem „Warum": Konflikte, Verantwortung und Schuld" und die Abschnitte „Angst und Grübeln als Diagnosefolgen", „Der Krankheit einen Sinn abringen" und „Versperrte Kommunikation: Die Bedeutung von Ethik, Sprache, Ritual".
941 STOLBERG, Die Geschichte der Palliativmedizin, 248-249.
942 Vgl. BATTHYANY, Gottsuche und Sinnfrage, 39.
943 Vgl. KÜNZLER/ZNOJ/BARGETZI, Krebspatienten sind anders, 345.

fühlen und permanentem Grübeln begleitet sein. Eine solche Krise kann auch schlagartig die spirituelle Suche nach Sinn ins Bewusstsein bringen.[944]

Angst verzerrt die Wahrnehmung.[945] Ein großer Teil der Krebspatienten fühlt sich von der Krankheit so stark bedroht, dass die Angst auch das krankheitsfreie Leben dominiert, unabhängig von der verstrichenen Zeit seit der Diagnosestellung. Progressions- oder Rezidivangst umfasst nicht nur eine ausgeprägte Angst vor der Zukunft, sondern auch fortwährendes Grübeln.[946] Bei dem als so quälend empfundenen Grübeln geht es, so vermutet Gerdes, „wahrscheinlich um den Versuch, der Unerträglichkeit des Unbekannten zu entkommen und Anschluss an die bekannte, normale Welt mit ihrer Geborgenheit, fraglosen Sinnhaftigkeit und überschaubaren Sicherheit zu behalten."[947] Dieser Versuch ist nach Gerdes grundsätzlich zum Scheitern verurteilt, jedenfalls solange eine betroffene Person „unter der realen Todesdrohung steht"[948], da es keine gemeinsame Wirklichkeit mehr mit denen gibt, die mit ihrem ungestörten Weiterleben rechnen. Zwangsläufig beginnen Patienten in dieser Situation deshalb immer wieder neu mit dem Versuch, trotzdem eine solche gemeinsame Wirklichkeit herzustellen, allerdings ohne damit zu einer Lösung gelangen zu können.[949] Nicht selten nehmen solche Patienten sowohl die therapeutischen als auch alle weiteren unterstützenden Begleitungsangebote an, sind „gut zu führen", arbeiten aktiv mit. Die Falle der Therapeuten und Begleitenden kann darin bestehen, dass die Begleitung scheinbar leicht geht und die Patienten gute Fortschritte zu machen scheinen – während die Patienten selbst im eigenen Empfinden innerlich immer tiefer rutschen und die innere Verzweiflung immer größer wird – bis sie scheinbar plötzlich verstummen, damit beginnen, Behandlungstermine zu verschieben oder diese gar nicht mehr wahrnehmen. Gerdes hat beobachtet:

> „Eine gewisse Verbindung kann erst dann wiederhergestellt werden, wenn die Todesdrohung aus dem Bewusstsein zurücktritt; wenn also nach Therapie und Rekonvaleszenz und nach Ablauf einer längeren rezidivfreien Zeit langsam die Zuversicht wächst, vielleicht doch geheilt zu sein und vielleicht doch noch ein normales Leben und einen "normalen Tod" (was immer das sein mag) vor sich zu haben. Damit kann in gewisser Weise wieder der bekannte Alltag beginnen, und das Grübeln lässt nach."[950]

Für Krebskranke in der Palliativsituation (die bereits mit der Diagnosestellung beginnen kann)[951] ist Zeit kostbar, die Ungewissheit der Lebensspanne, sofern

---

944 Vgl. Frick, Glauben ist keine Wunderdroge, 41.
945 Vgl. Borasio, Über das Sterben, 10.
946 Vgl. Künzler/Znoj/Bargetzi, Krebspatienten sind anders, 346.
947 Gerdes, Der Sturz aus der normalen Wirklichkeit, 18. Vgl. dazu auch die Abschnitte „Kommunikation zwischen Arzt und Patient, insbesondere im Aufklärungsgespräch", „Gespräche über den Tod", „Die Frage nach dem „Warum": Konflikte, Verantwortung und Schuld", „Die Bedeutung der logotherapeutischen Sinnorientierung für die seelsorgliche Begleitung", „Der Krankheit einen Sinn abringen" und „Versperrte Kommunikation: Die Bedeutung von Ethik, Sprache, Ritual".
948 Gerdes, Der Sturz aus der normalen Wirklichkeit, 18.
949 Vgl. ebd.
950 A. a. O., 19.

dieses Wissen nicht verdrängt wird, bewusst. Die Intensität des Erlebens und der Fluss der Zeit gewinnen eine besondere Bedeutung.[952] Dies gilt zumindest in den tieferen Schichten des Bewusstseins auch dann, wenn in weiteren Phasen des Krankheitsverlaufs (wieder) ein kurativer Behandlungsansatz verfolgt werden sollte. „Mit einer Krebsdiagnose, die verbreitet als Todesurteil empfunden wird, bricht die Realität des spürbar nahenden Todes durch die normale Abschirmung des Bewusstseins und entzieht der sinnhaften Wirklichkeitskonstruktion, in der man bisher gemeinsam mit den anderen Menschen gelebt hatte, schlagartig den Boden."[953] Innerhalb der gesellschaftlich vorgegebenen „normalen" Sinnwelt, etwa dem Traum von der (vielleicht unerfüllt gebliebenen) großen Liebe oder Karriere gibt es nichts, was dem Leben innerhalb dieser Kategorien noch einen Sinn geben könnte.[954] Auch wenn Patienten sich vordergründig mit allen Kräften in der vertrauten Wirklichkeit zu halten versuchen, ist dieser „Sturz", so Gerdes, auch wenn er in den meisten Fällen mit vielfältigen Brechungen und nicht direkt thematisch erfahren wird, im Hintergrund des Bewusstseins präsent.[955]

> „Alle Sinnhaftigkeit, die man kennt, bezieht sich auf das Leben in dieser bekannten Welt – und in der ist man plötzlich nicht mehr zu Hause. Man kann sie zwar noch betreten – Straßenbahn fahren, fernsehen, die Arbeit erledigen usw. – aber dies alles hat nun irgendwo keinen „Boden" mehr und hat den Sinn verloren, den es früher hatte."[956]

In den Worten eines Betroffenen:

> „Plötzlich wird nichts mehr so weitergehen wie bisher, und nichts im eigenen Leben ist noch normal. Der Körper nicht, die Zukunftsaussichten nicht, das Zusammenleben oder Alleinsein nicht und auch die ungelösten Konflikte und das verborgene Unglück nicht. Auch die normale Vertröstung auf die Zukunft funktioniert nicht mehr – denn diese Zukunft wird es möglicherweise gar nicht mehr geben. Man ist plötzlich nicht mehr wie die anderen und steht deshalb allein vor dem eigenen Leben – und da reden die bislang verdeckten Konflikte und unerfüllten Sehnsüchte auf einmal in der Sprache des eigenen Lebens: Es ist ihnen völlig gleichgültig, ob es „den anderen" besser oder schlechter oder genauso geht, – das eigene Wesen will etwas vom Leben, und es misst das Erreichte einzig und allein an der eigenen Sehnsucht. Angesichts der schlagartig real gewordenen Nähe des Todes wird deshalb alles bisher Ungelöste und Unerfüllte sichtbar und drängt auf eine Lösung, die wegen der vielleicht nur noch kurzen verbleibenden Zeit jetzt angegangen werden muss."[957]

---

951 Vgl. auch die Abschnitte „Palliative Care in der Onkologie" und „Der Wandel der Lebenswelten".
952 Vgl. CSEF, Die Frage nach dem Sinn, 17 mit Verweis auf BREITBART, Balancing life and death, 57-58.
953 GERDES, Der Sturz aus der normalen Wirklichkeit, 16.
954 Vgl. a. a. O., 22.
955 Vgl. a. a. O., 16.
956 Ebd.
957 A. a. O., 22.

8.2 Die Haltung der Wahrnehmung in der Logotherapie

Welche Bedeutung hat die Logotherapie für die Seelsorge? Logotherapie ist „aufgrund ihrer interdisziplinären Lehre eine Grenzgängerin"[958] und verbindet die Bereiche von Medizin, Philosophie, Psychotherapie und Religion. Sie erscheint deshalb als besonders geeignet für die Arbeit mit Tumorpatienten, bei denen es in jeder einzelnen Phase der Erkrankung darum geht, das anzunehmen und zu gestalten, was tatsächlich aktuell in der Verantwortung des Einzelnen liegt. Ein Teil des Krankheitsprozesses ist immer schicksalhaft, sowohl in der Entstehung der Erkrankung, als auch im weiteren Verlauf, der vom Patienten nur bedingt mit gestaltet werden kann.[959]

> „Der an einem irreversiblen Schicksal Leidende erlebt die vermutlich tiefste Identitäts- und Sinnkrise seines Lebens. Wer mit einem solchen Menschen spricht, wird selbst zutiefst berührt werden von den Fragen nach Grund, Wesen und Sinn menschlichen Seins überhaupt und den schweren Fragen des ihm gegenüber sitzenden Menschen im besonderen [sic!]. Die Beziehung ist tief, die Gespräche sind dicht, und entsprechend sensibel sind die Möglichkeiten, einander zu verletzen und zu befreien. Das bedeutet, daß die persönliche Einstellung des Therapeuten zu irreversiblem Schicksal und seine Haltung dem Klienten gegenüber von großer Bedeutung sind."[960]

In den ersten Gesprächen (mit den im Krankenhaus oft im wahrsten Sinne des Wortes gezwungenermaßen „flach" liegenden Patienten) wird es daher zunächst immer um Wahrnehmung gehen. Darum, Patienten und Patientinnen darin zu unterstützen, das in den Blick zu nehmen, was sich in ihrem Leben verändert hat: Wie erlebt der Patient den Klinikalltag? Was nimmt die Erkrankung dem Patienten? Wie erlebt die Patientin den (vorübergehenden) Verlust sozialer Rollenfunktionen? Was hat die Erkrankung dem Patienten gelassen? Was hat sie der Patientin möglicherweise auch gegeben? Die geistige Fähigkeit zur Selbstdistanzierung wird aktualisiert, indem der Patient dazu angeregt wird, seine konkrete Lebenssituation (möglichst genau) zu beschreiben.

Häufig lässt sich bei onkologischen Patienten eine Instabilität in der psychischen Verfassung beobachten; sie ist nicht neurotisch, sondern Teil des Krankheitsverlaufs. Deshalb ist es wichtig, mit den Patienten immer wieder zu besprechen, wie sie selbst den Krankheitsverlauf einschätzen, wie sie bislang mit den Schmerzen, den bedrückenden Gefühlen, den sozialen Auswirkungen der Erkrankung umgegangen sind. Wie gehen sie jetzt damit um? Wie sollen die nächsten Schritte aussehen?[961]

---

958 Vgl. RIEMEYER, Die Logotherapie Viktor Frankls und ihre Weiterentwicklungen, 87.

959 Vgl. URSULA TIRIER, Wenn alles sinnlos erscheint. Logotherapie in der Begleitung lebensbedrohlich erkrankter Menschen, Gütersloh, Gütersloher Verlagshaus, 2003, 78-79.

960 UWE BÖSCHEMEYER, Existenzanalytische Beratung bei unabänderlichem Schicksal, in: KURZ/SEDLAK (Hrsg.) Kompendium, Kapitel 24, 347-355, 354.

961 Vgl. TIRIER, Die Bedeutung der Logotherapie für Psychoonkologie und Palliativmedizin, 4.

Mit dem Fortschreiten der Erkrankung wie auch im weiteren Gesprächsverlauf gewinnt die Frage nach dem Wozu[962] an Bedeutung: Welche Aufgabe(n) hat der Patient, die Patientin jetzt (noch) zu erfüllen? Lässt sich aus der jetzigen Krise möglicherweise etwas lernen – für die eigene Person oder vielleicht mehr noch für die Angehörigen und andere nahestehende Menschen?[963] Welche positiven Veränderungen könnten sich aus dem Erleben der Krankheit für die künftige Lebensgestaltung der Angehörigen und Freunde ergeben?

8.3   Logotherapeutischer Umgang mit Ängsten

Vielfach geht es (wie bereits dargelegt) in der Begleitung onkologischer Patienten um Ängste. Diese werden oft nur indirekt und/oder nonverbal geäußert und deshalb von Seiten der medizinischen Behandler in ihrer Bedeutung für das Erleben und die Lebensqualität der Patienten weniger wahrgenommen oder in ihrem Ausmaß unterschätzt.

> **Fallbeispiel**
> Fallschilderung des Arztes gegenüber der Psychoonkologin und der Seelsorgerin:
> Junge Patientin, Mitte 50, metastasiertes Colon-CA, Zweitlinientherapie. So schlecht sieht es nicht aus, auch wenn die Chancen natürlich geringer sind, wenn sie auf die erste Chemotherapie nicht angesprochen hat. Großes psychisches Problem, extrem fordernd, klagt fortlaufend über Schmerzen. Der Schmerztherapeut war da. Sie lehnt alle „Medis" ab oder nimmt sie nur ein einziges Mal ein, aber nicht weiter, auch wenn sie das Medikament gut vertragen hat. Aus medizinischer Sicht keine Nebenwirkungen, leichte Dyspnoe, aber nicht gefährlich. Ich habe jetzt die Sauerstoffsättigung messen lassen um ihr zu beweisen, dass sie genug Sauerstoff hat. Was ist das Problem? Viel Vergnügen mit ihr.

Logotherapeutisch geht es darum, die Angst in den Blick zu nehmen und so begreifbar wie möglich zu machen: Wovor konkret hat die Patientin Angst? Wie fühlt sich das an? Wo spürt die Patientin das in ihrem Körper? Was könnte schlimmstenfalls passieren? Welche Worte, welche ‚Schlüsselworte' benutzt die Patientin, wenn sie von ihren Ängsten spricht? Dadurch wird auch für die Patienten selbst immer deutlicher sichtbar, welche Ängste sich auf ein konkretes, reales Geschehen beziehen und welche Ängste dadurch entstehen, dass man sich in Gedanken mit negativen Wahrscheinlichkeiten befasst. Welche Ängste

---

962 Vgl. dazu auch den Abschnitt „Logotherapeutischer Umgang mit Ängsten".
963 Vgl. OECHSLE, Wozu Krisen uns herausfordern, 24.

sind berechtigt? Wie können Patienten „über"-ängstlichen Gedanken entgegentreten? Die Logotherapie spricht hier von der „Trotzmacht des Geistes".

Weitere Interventionsmöglichkeiten sind die Übertreibung der Angst im Mittel der Paradoxen Intention oder die Personifizierung von Ängsten: Gedanklich oder visualisiert werden die Ängste zu lebendigen Personen, die benannt werden, von denen man sich distanzieren kann. Ziel ist es, dass die Angst nicht mehr das Leben eines Menschen bestimmt, sondern dass er damit umgehen kann.[964] Für die Einstellungsmodulation kann es hilfreich sein, mit den Patienten Bilder zu entwickeln, etwa so, wie es Ursula Tirier beschreibt:

> „Stellen Sie sich vor, das Unabänderliche türmt sich wie eine stabile Mauer vor uns auf. Was können wir tun? Wir können dagegen treten, mit den Fäusten dagegen hämmern, unseren Kopf einschlagen ... Die Mauer wird sich keinen Millimeter fortbewegen. Wir können uns auch dagegen lehnen, weinen und klagen. Auch dadurch lässt sich die Mauer nicht erweichen.
>
> Wir können uns aber auch umdrehen und mit dem Rücken zur Mauer stellen. Dann eröffnet sich uns ein ganz anderes Blickfeld. Wir schauen nicht länger auf das, was unabänderlich ist, sondern auf das, was vor der Mauer an Möglichkeiten gegeben ist. Und: Wir negieren die Mauer nicht, sondern beziehen sie durch unsere Akzeptanz mit in unser Leben ein."[965]

Sinn- und wertorientiert ist auch das sogenannte „dichte Gespräch" der existenzanalytischen Logotherapie[966] nach dem Hamburger Modell, das im Vergleich mit der klassischen Logotherapie stärker auf das Unbewusste konzentriert ist. Es wird in der Art eines sokratischen Dialogs geführt. Die Kunst der Fragestellung besteht darin, dass der Klient selbst seine wesentlichen Antworten findet und bisher Unbewusstes als für sich wesentlich entdeckt, empfindet, erkennt. Aufgabe des Therapeuten, der begleitenden Person, ist es, zum Wechsel der Gesprächsebenen (Bewusstes, Vorbewusstes, Unbewusstes) anzuregen. Bei dieser Gesprächsform geht es darum, den Patienten Schritt für Schritt zu motivieren und dazu hinzuführen, seine Äußerungen immer genauer anzuschauen und zu hinterfragen. „Ist das, was er (der Klient) dazu sagt, das, was er denkt und fühlt? Und: Ist das, was er tut, das, was er tun will, soll und kann? Anders gewendet: Entspricht das, was der Klient fühlt, denkt, sagt und tut, seinem eigenen Wert- und Sinngefühl?"[967] Z.B.: „Sie sprechen von Lebensgestaltung. Was meinen Sie damit, wenn Sie von Gestaltung sprechen? Was bedeutet für Sie „Leben"?" Die Logotherapeutin Elisabeth Lukas spricht in diesem Zusammenhang auch von „Schlüsselworten"[968]. Gerade in der Beantwortung solcher

---

964 Vgl. dazu TIRIER, Die Bedeutung der Logotherapie in der Palliativmedizin, 119.

965 TIRIER, Wenn alles sinnlos erscheint, 55. Die Auslassungszeichen im Zitat finden sich in dieser Form bei Tirier.

966 „Es geht in der Existenzanalyse um »Explikation personaler Existenz«, um die Entwicklung, Ent-faltung und Ent-bindung der spezifisch humanen, also geistigen Möglichkeiten: der Selbsttranszendierung und Selbstdistanzierung, der Freiheit und Verantwortlichkeit, der Wahr-nehmung von Sinn und Werten." UWE BÖSCHEMEYER, Existenzanalytische Gesprächsführung, in: KURZ/SEDLAK (Hrsg.), Kompendium, Kapitel 23, 339-346, 340.

967 A. a. O., 342.

968 LUKAS, Lehrbuch der Logotherapie, 65.

Fragen kann es gelingen, Autonomie zu fördern und wiederherzustellen, was auch als Aufgabe der Psychoonkologie angesehen wird.[969] Ziel ist es, eine „„personale Begegnung""[970] zwischen dem Patienten und der beratenden bzw. begleitenden Person zu ermöglichen.[971]

Effektiv ist die Methode, das „Innere Team"[972] darzustellen und in Bewegung zu bringen durch Figuren. „Auch im logotherapeutischen Kontext ist die Berücksichtigung des Vor- und Unbewußten in vielen Fällen eine unerläßliche Voraussetzung für den therapeutischen Erfolg."[973]

> „Entscheidend [...] ist die Einsicht, daß die am „Inneren Team" orientierte logotherapeutische Intervention im Prinzip prozeßorientierte Intervention ist: demzufolge eine Interventionsart, die Unbewußtes ins helle Bewußtsein ruft. Indem der Patient veranlaßt wird, sehr genau die inneren Stimmen auf der Bühne des Inneren wahrzunehmen, indem er auch den kleinsten Laut vernimmt und die damit verbundenen Assoziationen, ereignet sich ein Prozeß der Bewusstmachung. Dem Patienten wird bewusst, daß er viele Stimmen in sich trägt; daß sie alle etwas Sinnvolles wollen; daß sie einen bestimmten Wert vertreten; daß sie sich u. U. widersprechen und so zur Inkonsistenz der psychischen Lage beitragen; daß sie in einer bestimmen [sic!] Situation nicht alle zum Zug kommen dürfen; daß sie auf der Bühne des Inneren so aufgestellt werden müssen, daß innen- und außenorientierte Stimmigkeit entsteht: also im Blick auf die innere Situation und im Blick auf die äußere Situation.
> Und natürlich sollte auch geprüft werden, ob die Stimmen und die damit verbundenen Wert- und Sinnvorstellungen dem potentiellen ethischen Niveau eines Patienten entsprechen. Dazu ist es nötig, daß der Therapeut auch in der Lage ist, ein philosophisches Gespräch mit dem Patienten zu führen."[974]

Indem die Patienten die Möglichkeit bekommen, die Vielfalt ihrer Gedanken und Gefühle auf konkrete Figuren zu projizieren, wird die psychische Komplexität auf die Symbolfiguren reduziert, das psychische Chaos entwirrt:[975]

---

969 Vgl. dazu auch den Abschnitt „Psychoonkologie".
970 RENATE DECKART, Existenzanalytische Logotherapie (Hamburger Modell) nach U. Böschemeyer, in: RIEDEL/DECKART/NOYON, Existenzanalyse und Logotherapie: ein Handbuch für Studium und Praxis, 380-382, 381.
971 Vgl. UWE BÖSCHEMEYER, Existenzanalytische Logotherapie nach dem Hamburger Modell. Eine erste Bilanz in acht Abschnitten, Zeitschrift des Hamburger Instituts für Existenzanalyse und Logotherapie 9, 1998, 3-6, und DECKART, Existenzanalytische Logotherapie (Hamburger Modell) nach U. Böschemeyer, 380-81.
972 Vgl. FRIEDEMANN SCHULZ VON THUN, Miteinander reden: 3, Das «Innere Team» und situationsgerechte Kommunikation, Rowolt Taschenbuch Verlag, Reinbek bei Hamburg, 1998 und zur Bedeutung des Modells vom „Inneren Team" für die logotherapeutische Gesprächsführung: WOLFRAM KURZ, Suche nach Sinn durch Bewältigung intrapsychischer Wertkonflikte. Die existenzanalytisch-teamorientierte Methode, in: WOLFRAM KURZ (Hrsg.), Logotherapeutische Methodenreihe, Bd. 2, BOGLARKA HADINGER/WOLFRAM KURZ/RENATE MRUSEK, Methoden zum Inneren Team, Institut für Logotherapie und Existenzanalyse GmbH, Verlag Lebenskunst, Tübingen, 2008, 7-40.
973 KURZ, Suche nach Sinn durch Bewältigung intrapsychischer Wertkonflikte, 32.
974 KURZ, Suche nach Sinn durch Bewältigung intrapsychischer Wertkonflikte, 36-37.
975 Vgl. RENATE MRUSEK, Logotherapeutische Praxis. Das Innere Team dargestellt und in Bewegung gebracht durch Holzfiguren, in: KURZ (Hrsg.), Logotherapeutische Methodenreihe, Bd. 2, 43-85, 50.

„Das Leiden (Krankheit = pathos) gestalten, kreativ verändern (= plastizieren) ist das logotherapeutische Prinzip der Pathoplastik.

Auch im Leiden bleibe ich als geistige Person potentiell derjenige, der gestaltet, selbst im unveränderbaren Leiden kann ich noch meine Einstellung und Haltung bestimmen. Mit der Methode der inneren Bühne zu arbeiten bedeutet, all das zu berücksichtigen, was Frankl zu den Einstellungswerten und zur Einstellungsveränderung ausgeführt hat."[976]

Selbsterkenntnis und Selbstkompetenz werden in der existenziellen Beantwortung der Frage nach dem Wozu[977] gestärkt: Wer bin ich? Will ich derjenige sein, der ich heute bin? Bin ich der, der ich sein könnte? Lebe ich das Beste aus mir heraus? Was war bisher meine Hauptsache im Leben? Wer möchte ich werden? Wer möchte ich am Ende geworden sein? Lebe ich gegenwärtig so, dass ich mich dieser Gestalt annähere? Mag ich mich? Kann ich zu mir stehen und mich selbst bejahen? Was wäre, wenn ich das, was ich unbedingt haben will aber jetzt nicht mehr haben kann, langsam aber sicher, wenn auch mit Schmerzen verbunden, loslassen würde?[978]

Welche Gesprächsergebnisse lassen sich hier im Allgemeinen beobachten? Die Wahrnehmung von William Breitbart stimmt mit den Beobachtungen der Verfasserin überein. Er zieht aus dem Umgang mit Patienten, denen die Begrenztheit ihrer Lebenserwartung (durch die Diagnosestellung oder auch den fortschreitenden Krankheitsverlauf) bewusst ist, das Fazit:

"For some people it may not change their priorities, i.e., what is most meaningful may have always been family and relationships, but this finite timeline further clarifies and intensifies the value of these priorities. One of our goals is to give people these resources to help them sustain their sense of meaning or even enhance it."[979]

8.4 Es gibt keine größere existenzielle Krise als die, dem eigenen Tod ins Auge zu blicken: Die Bedeutung der vertieften Auseinandersetzung mit Sinnfragen in der Palliativsituation

William Breitbart bringt es auf den Punkt: "There is no greater existential crisis than that of facing one's own death."[980] Es gibt keine größere existenzielle Krise als die, dem eigenen Tod ins Auge blicken zu müssen. Die Rahmenbedingun-

---

976 A. a. O., 47.
977 Vgl. dazu auch den Abschnitt „Die Haltung der Wahrnehmung in der Logotherapie".
978 Vgl. OECHSLE, Wozu Krisen uns herausfordern, 24.
979 BREITBART/HELLER, Reframing hope, 8.
980 BREITBART/GIBSON/POPPITO/BERG, Psychotherapeutic Interventions at the End of Life, 370.

gen, unter denen diese Auseinandersetzung geschieht, sind wesentlich für die individuellen Bearbeitungsmöglichkeiten der Betroffenen und ihrer Angehörigen.

8.4.1 Der Wandel der Lebenswelten

Vor ca. 110 Jahren lag das durchschnittliche Sterbealter bei 37 Jahren, vor ca. 250 Jahren im Schnitt bei 28,1 Jahren.[981] Sterben und Lebensende waren nahezu identisch, der schnelle Tod war die Regel, man fürchtete sich vor allem davor, unvorbereitet sterben zu müssen.[982] Das Psalmwort Ps 90,12 „Lehre uns bedenken, dass wir sterben müssen, auf dass wir klug werden."[983] dürfte vielen Menschen präsent gewesen sein.

Beispiele für diese Haltung finden sich (nicht nur) im christlichen Liedgut der vergangenen Jahrhunderte, das noch in den aktuellen Ausgaben des Evangelischen Gesangbuchs enthalten ist. Das Lied: „Aus meines Herzens Grunde", steht heute in der Rubrik der Morgenlieder „Glaube – Liebe – Hoffnung". Der Text von Georg Niege stammt von 1592, die Melodie aus dem 16. Jahrhundert. In der zweiten Strophe geht es um die Dankbarkeit für die Bewahrung in der Nacht. Die dritte Strophe lautet:

> „Du wollest auch behüten / mich gnädig diesen Tag / vors Teufels List und Wüten, / vor Sünden und vor Schmach, / vor Feu'r und Wassersnot, / vor Armut und vor Schanden, / vor Ketten und vor Banden, / vor bösem, schnellem Tod." [984]

Ämilie Juliane Gräfin zu Schwarzburg-Rudolstadt dichtet 1688:

> „Wer weiß, wie nahe mir mein Ende! / Hin geht die Zeit, her kommt der Tod; / ach wie geschwinde und behände / kann kommen meine Todesnot. / Mein Gott, mein Gott, ich bitt durch Christi Blut: / Machs nur mit meinem Ende gut. /

> Es kann vor Nacht leicht anders werden, / als es am frühen Morgen war; / solang ich leb auf dieser Erden, / leb ich in steter Todsgefahr./ ... Laß mich beizeit' mein Haus bestellen, / daß ich bereit sei für und für ..."[985]

Als weiteres Beispiel soll Wolfgang Amadeus Mozart zitiert werden, der 1787 an seinen Vater schreibt:

> „Mon très cher père! [...] Nun höre ich aber, daß Sie wirklich krank seien! Wie sehnlich ich einer tröstenden Nachricht von Ihnen selbst entgegen sehe, brauche ich Ihnen doch wohl nicht zu sagen, und ich hoffe es auch gewiß, – obwohl ich es mir zur

---

981 Vgl. Heinrich Pompey, Religiosität: Ein Element der Lebens- und Leidbewältigung bei Tumorpatienten. Empirische Befunde und ihre Bedeutung für die psychosoziale Patientenbegleitung, urn:nbn:de:bsz:25-opus-38289, http://www.freidok.uni-freiburg.de/volltexte/3828/, Originalbeitrag erschienen in: Cammilianum 9 (1998), 227-252, Publikationsdatum: 14.12.2007, Zugriff vom 30.09.2010, 230.
982 Vgl. Schmidt-Rost, Sterben, Tod, Trauer, 15.
983 Deutsche Bibelgesellschaft (Hrsg.), Die Bibel, nach der Übersetzung Martin Luthers, Stuttgart, 1987.
984 Evangelische Landeskirche in Württemberg (Hrsg.), Evangelisches Gesangbuch, Nr. 443, 834.
985 A. a. O., Nr. 530, 972.

Gewohnheit gemacht habe, mir immer in allen Dingen das Schlimmste vorzustellen. Da der Tod (genau zu nehmen) der wahre Endzweck unseres Lebens ist, so habe ich mich seit ein paar Jahren mit diesem wahren, besten Freunde des Menschen so bekannt gemacht, daß sein Bild nicht allein nichts Schreckendes mehr für mich hat, sondern sehr viel Beruhigendes und Tröstendes! Und ich danke meinem Gott, daß er mir das Glück gegönnt hat, mir die Gelegenheit (Sie verstehen mich) zu verschaffen, ihn als den S c h l ü s s e l zu unserer wahren Glückseligkeit kennen zu lernen. Ich lege mich nie zu Bette, ohne zu bedenken, daß ich vielleicht (so jung als ich bin) den andern Tag nicht mehr sein werde; und es wird doch kein Mensch von Allen, die mich kennen, sagen können, daß ich im Umgange mürrisch oder traurig wäre; und für diese Glückseligkeit danke ich alle Tage meinem Schöpfer, und wünsche sie vom Herzen Jedem meiner Mitmenschen.“[986]

Heute dürfte dagegen in der westlichen Welt für den Umgang mit dem Thema Tod – unabhängig vom Lebensalter – weithin gelten:

„»Konstitutiv für die Verdrängung der Todesdrohung ist die mit ihr zusammenfallende Herrschaft der Gesellschaft über die Inhalte, in denen der einzelne seine Existenz als einen sinnvollen Prozeß begreift. Der Tod, der durch diese Inhalte nicht berührt wird, ist damit zum Unwirklichen schlechthin geworden. Die gesellschaftliche Konstruktion der Wirklichkeit konstruiert quasi die Unwirklichkeit des Todes mit. Damit wird aber die immer noch notwendige Sinngebung des Todes zu einer rein privaten Angelegenheit.«“[987]

Mit dieser Aufgabe sind vermutlich die meisten Menschen überfordert, wenn sie keine Hilfestellung erhalten. Ein Teil dieser Hilfestellung könnte auch in der Weiterentwicklung einer neuen Medizinkultur liegen, die z. B. auf eine Übermedikalisierung des Lebensendes verzichtet.

Eine wichtige Rolle für den Umgang mit der Situation spielt das Alter, in dem die Erkrankung auftritt. William Breitbart hat beobachtet:

"Frankl talked about the tragic triad of the existential facts of life: pain, suffering, and guilt. When you have cancer and you're 22 years old, you are confronted with these existential facts of life prematurely. Even when you've got cancer at age 55, it still may be a little premature. When cancer starts to take its toll on your physical and cognitive abilities, your ability to work, and your sense of who you are, several things can happen. You can have a profound loss of a sense of meaning, and those, I think, are the patients whom I see who want to die. These patients see no value and meaning in going on for living for another month or two. Or, for some rare individuals, the cancer experience can actually enhance their sense of meaning in life. It can change their priorities and they value life even more."[988]

Insgesamt ist das Sterben heute im Wesentlichen im höheren Lebensalter zu bewältigen, darum sind für die Terminalphase des Lebens auch die gerontologischen Forschungen zur Religiosität im Alter relevant[989] sowie die Ergebnisse

---

986 Ludwig Nohl (Hrsg.), Mozarts Briefe. Nach den Originalen herausgegeben von Ludwig Nohl, Salzburg, 1865, Sechste Abteilung, 243, Wien, 4. April 1787, 437-439, http://www.zeno.org./nid/20007766181, Zugriff vom 19.12.2011.
987 Armin Nassehi/Georg Weber, Tod, Modernität, Gesellschaft [: Entwurf einer Theorie der Todesverdrängung], Opladen, [Westdeutscher Verlag], 1989, 204, zitiert nach Schmidt-Rost, Sterben, Tod, Trauer, 3.
988 Breitbart/Heller, Reframing hope, 8.
989 Vgl. Pompey, Religiosität, 230.

thanatologischer Forschung.[990] Was ist, wenn das Rechtsgut „Leben" von Hochbetagten nicht mehr als „Gut" erlebt wird?[991] Wie erleben Menschen ihre Situation, die von altersbedingtem Verfall ihrer Kräfte betroffen sind, z. B. neben einer Demenz zusätzlich von einer Krebserkrankung? Was bedeutet es, in fortgeschrittenem Krankheitsstadium als onkologischer Patient gleichzeitig den dementen Partner zu pflegen? Steht angesichts der Symptomlast die Sehnsucht nach Erlösung (von Schmerzen) im Vordergrund?[992] Geht es darum, durch den Tod dem Leid zu entkommen oder geht es (auch) um annäherungsorientierte Akzeptanz des Todes, der als Beginn eines neuen Lebens oder einer Vereinigung mit Gott gesehen wird?[993]

Viele Patienten mit einer fortgeschrittenen Erkrankung gehen dem Tod mit Empfindungen von Trost und Sinn entgegen und schildern gleichzeitig Gefühle der Lebensmüdigkeit.[994] Traugott Roser weist darauf hin, dass die Grenze existenziell und institutionell der eigentliche Ort von Seelsorge ist,[995] ein Raum der Ambivalenz, und Seelsorge mit der Wahrnehmung der Ambivalenz beginnt.[996] „Das Leben satt haben, weil es nur noch Leiden bedeutet, ist etwas anderes als lebenssatt zu sein, weil man die Fülle der Tage erreicht hat."[997]

Grundsätzlich weiß man, dass spirituelle/religiöse Fragen hinsichtlich Lebenssinn und Lebensqualität im Allgemeinen erst in höherem Lebensalter zunehmende Bedeutung erlangen.[998] Auch deshalb sind jüngere Menschen auf das Auftreten einer schweren Erkrankung in ihrer Lebensplanung heute nicht mehr vorbereitet, schon gar nicht darauf, in eine palliative Situation zu geraten.[999] In Bildungsinstitutionen wird der Themenbereich Krankheit und Tod kaum thematisiert.[1000] Selbst im Fachbereich Religion sind nicht immer die entsprechenden Kompetenzen vorhanden. Das Bewusstsein dafür, dass liturgische Vollzüge einschließlich der Kasualien einer lebensgeschichtlich gewachsenen

---

990 Vgl. dazu aus logotherapeutischer Sicht: Randolph Ochsmann, Zur psycho-sozialen Situation von Sterbenden: Ergebnisse empirischer Forschungen mit logotherapeutischen Schwerpunkten, in: Kurz/Klosinski (Hrsg.), Sinn in Zeiten der Resignation, 225-241. Die Bearbeitung dieser Fragen kann hier nicht geleistet werden, könnte aber eine lohnende weitere Forschungsaufgabe sein.

991 Vgl. Schmidt-Rost, Lebens-Wert, 55.

992 Vgl. Schmidt-Rost, Tod und Sterben in der modernen Gesellschaft, 11.

993 Vgl. Roser, Lebenssättigung als Programm, 404.

994 Vgl. a. a. O., 403. Vgl. dazu auch den Abschnitt „Bilanz: Was bedeutet wachstumsorientierte Seelsorge in der Palliativsituation?"

995 Vgl. a. a. O., 401.

996 Vgl. a. a. O., 402.

997 A. a. O., 404.

998 Fegg/Kramer/Bausewein/Borasio, Meaning in Life in the Federal Republic of Germany, 6: "In advanced age (70 years and above, psychosocial stage – "Ego Integrity vs. Despair"), spirituality/religion and experience of nature/animals are getting more and more important and support overall MiL satisfaction." Ähnlich Lublewski-Zienau/Kittel/Karoff, Religiosität, Klinikseelsorge und Krankheitsbewältigung, 292.

999 Vgl. dazu auch die Abschnitte „Palliative Care in der Onkologie" und „Angst und Grübeln als Diagosefolgen".

1000 Vgl. dazu auch den Abschnitt „Der Krankheit einen Sinn abringen".

Vertrautheit mit ihren Inhalten und ihrer Formensprache im Sinne ganzheitlichen Lernens bedürfen,[1001] war in der Vergangenheit in der religionspädagogischen Praxis wenig ausgeprägt. Zwar werden Religionslehrer inzwischen zunehmend zur Krisenintervention und für die Gestaltung von Gedenkfeiern und Segensfeiern in Anspruch genommen,[1002] oft wird Expertise seitens der Schulleitungen und in den Kollegien allerdings weiterhin nur bei entsprechend proaktiver Vorarbeit abgefragt. Die Folgen sind weitreichend, wie Reinhard Schmidt-Rost beobachtet hat:

> „Da sich Wirklichkeit im wesentlichen durch die Teilhabe an einem intersubjektiven Wissensvorrat ausbildet und eine Sinngebung des Todes nicht in die »Zuständigkeit« technischer Produktion und bürokratischer Verwaltung fällt, muß der Tod aus dem öffentlichen Geschehen der Moderne abgedrängt werden."[1003]

Es wäre wünschenswert, dass das, was Schmidt-Rost als Aufgabe der christlichen Seelsorge festhält, sich im Einflussbereich der Kirchen nicht nur in den Themenfeldern der Jugendarbeit und Erwachsenenbildung niederschlagen würde, sondern auch in der Gottesdienstgestaltung jenseits der entsprechenden Kasualgottesdienste:

> „Zu einer realistischen Vorbereitung auf den Tod gehört […], daß der einzelne mit seiner Endlichkeit mitten im Alltag konfrontiert wird. Zu ihr gehört die Besinnung auf die Konsequenzen, die aus dieser Konfrontation für eine verantwortliche Lebensgestaltung zu ziehen sind. Nicht das Sterben leben, sondern das Leben im Hinblick auf den Tod verantwortungsvoll zu führen, entspricht der christlichen Deutung des Todes."[1004]

Die Frage nach der verantwortlichen Lebensgestaltung spitzt sich zu beim Thema des ärztlich assistierten Suizids[1005] als einer speziellen Frage zukünftiger Medizinkultur, auf die hier nicht ausführlich eingegangen werden kann, die aber auch im Zusammenhang einer angestrebten europäischen Rechtsvereinheitlichung zunehmend diskutiert wird: Einer im *Deutschen Ärzteblatt* 2010 veröffentlichten repräsentativen Umfrage im Auftrag der Bundesärztekammer zufolge lehnt eine Mehrheit (62 %) der deutschen Ärzte die gesetzliche Regelung des ärztlich begleiteten Suizids ab, immerhin ein Drittel könnte sich aber vorstellen, den Wunsch eines Patienten nach Unterstützung bei einer Selbsttötung zu erfüllen[1006], was in Fachkreisen als Dammbruch betrachtet wird (▶ **Abb. 12**).

1001 Vgl. Roser, Lebenssättigung als Programm, 409-410.
1002 Vgl. a. a. O., 410.
1003 Schmidt-Rost, Sterben, Tod, Trauer, 3.
1004 Schmidt-Rost, Tod und Sterben in der modernen Gesellschaft, 23.
1005 Vgl. auch die Abschnitte „Die medizinische Sicht" und „Forschungsergebnisse von William Breitbart zur Umsetzung der Logotherapie im klinischen Alltag".
1006 Befragt wurden 527 im ambulanten und stationären Bereich tätige Ärztinnen und Ärzte. Vgl. Alfred Simon, Einstellung der Ärzte zur Suizidbeihilfe: Ausbau der Palliativmedizin gefordert, in: Bundesärztekammer (Arbeitsgemeinschaft der deutschen Ärztekammern) und Kassenärztliche Bundesvereinigung (Hrsg.), Deutsches Ärzteblatt, 107 (28-29), Köln, Deutscher Ärzte-Verlag, 2010, A-1383/B-1223/C-1203, http://www.aerzteblatt.de/archiv/77636, Zugriff vom 29.07.2012, 1-2, 1.

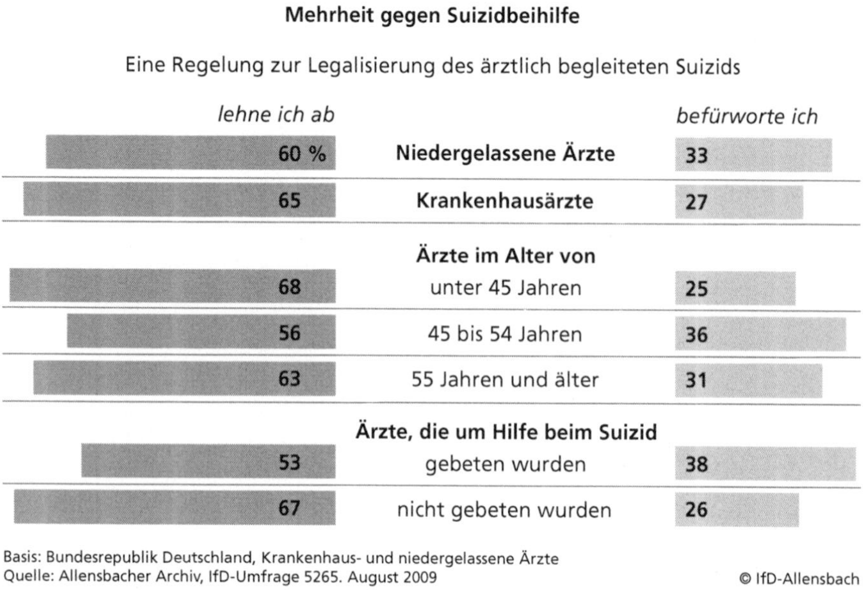

Mehrheit gegen Suizidbeihilfe

Eine Regelung zur Legalisierung des ärztlich begleiteten Suizids

lehne ich ab		*befürworte ich*
60 %	Niedergelassene Ärzte	33
65	Krankenhausärzte	27
	Ärzte im Alter von	
68	unter 45 Jahren	25
56	45 bis 54 Jahren	36
63	55 Jahren und älter	31
	Ärzte, die um Hilfe beim Suizid	
53	gebeten wurden	38
67	nicht gebeten wurden	26

Basis: Bundesrepublik Deutschland, Krankenhaus- und niedergelassene Ärzte
Quelle: Allensbacher Archiv, IfD-Umfrage 5265. August 2009   © IfD-Allensbach

Abb. 12: Umfrage im Auftrag der Bundesärztekammer 2009[1007]

Friedemann Nauck ist zuzustimmen, der in der Tötung keine therapeutische Option sieht. Vielmehr werde nur ein Konflikt beendet ohne das zugrundeliegende Problem zu lösen.[1008] Diese Problematik wird auch von Vertretern der Medizin in Frankreich und dem Vereinigten Königreich gesehen, sowohl hinsichtlich des Lebensendes als auch im Blick auf Screeningverfahren beim ungeborenen Leben:

> „Enfin, l'eventuelle dépénalisation de l'eutanasie modifiera certes les conceptions du soin mais aussi les modalités du « vivre ensemble » [sic!]. Si l'interdit de l'euthanasie n'est plus un repère collectif, chaque citoyen, chaque soignant, chaque équipe devra se constituer ses propres repères afin de déterminer ce qui fait sens ou non-sens pour lui, pour ses proches, mais aussi pour l'ensemble de la société."[1009]

> „Offrir des soins palliatifs aux enfants atteints de malformations létales est coûteux sur le plan psychologique, personnel et institutionnel mais est dans mon expérience un aspect profondément gratifiant et orienté vers la vie de la néonatologie moderne."[1010]

1007 „Grafik 1", Allensbacher Archiv, IfD Umfrage 5265, August 2009, in: SIMON, Einstellung der Ärzte zur Suizidbeihilfe, 1.

1008 FRIEDEMANN NAUCK, De l'autre côté de la frontière: état de la médecine palliative en Allemagne, Vortragsmitschrift der Verfasserin beim 18. Kongress der *Société Française D'Accompagnement Et De Soins Palliatifs, Strasbourg*, 29.06.2012.

1009 GODEFROY HIRSCH, Réflexion à propos du risque de dépénalisation de l'euthanasie. Pratiques soignantes et dépénalisation de l'euthanasie, in: 18ème congrès de la sfap, Sommaire, Strasbourg, 28-30 juin 2012, 112-113, 113.

1010 JOHN WYATT, Soins palliatifs pour les nouveau-nés porteurs de malformations léthales, in: 18ème congrès de la sfap, Sommaire, Strasbourg, 28-30 juin 2012, 61.

8.4.2 Der Krankheit einen Sinn abringen

In der Begegnung, im Gespräch mit Patienten und ihren Angehörigen, lässt sich beobachten, dass viele Menschen sich erstmals mit Sinn- und Wertfragen beschäftigen, wenn die bisherige Lebensplanung durch eine schwere Erkrankung ins Wanken gerät.[1011] Häufig konnten sie in ihrem Umfeld und in ihrer Lebensgeschichte kaum Vorbereitung auf ein solches Ereignis erfahren.[1012] Auch wenn eine Beschäftigung mit der Thematik in gesunden Zeiten stattgefunden hat, ist deren Tragfähigkeit in der Krankheitssituation offen. Niemand kann voraussagen, wie er selbst auf die Diagnose einer schweren Krankheit reagieren würde, so auch die Philosophin Corinne Pelluchon:

> „Parler de la vulnérabilité en fin de vie suppose d'abord que l'on s'interroge sur l'énigme qu'est à chacun sa propre mort. Nul d'entre nous ne sait vraiment comment il réagira à l'annonce de sa mort prochaine ni ce qu'il éprouvera quelques jours, quelques heures avant de mourir. La mort n'est pas un événement. Nous avons cependant accès à la mort lorsque nous sommes confrontés à la mort de l'autre, du proche que l'on accompagne. Il s'agira de mettre au jour la spécifité de l'accompagnement, qui implique d'aller chercher la personne là où elle est et renvoie à une réflexion sur la temporabilité propre aux personnes en fin de vie."[1013]

In der Logotherapie wird dem Menschen als geistigem Wesen Freiheit und Verantwortlichkeit zugesprochen, gerade im Hinblick auf Sterben und Tod. Aufgabe der Begleitenden[1014] ist es, Patienten darin zu unterstützen, die für sie passende Lösung zu suchen und zu finden; beispielsweise alles zu tun, damit es dem Betreffenden gelingt, die Art und Weise zu bestimmen, wie er „seinen" Tod sterben möchte.[1015] „Dies ist eine der letzten Möglichkeiten, der Krankheit einen Sinn abzuringen: Wenn ich schon sterben muss, dann aber so, wie ich das will. Hier schwingt sich der Mensch zum letzten Mal „trotzig" über das Unabänderliche auf und bleibt als Vorbild in Erinnerung."[1016]

1011 Vgl. zur Rolle der Seelsorge in der Palliativmedizin: S. Husebø, Psychosoziale Fragen, 5.9 Seelsorge, in: Husebø/Klaschik, Palliativmedizin: Grundlagen und Praxis; Schmerztherapie, Gesprächsführung, Ethik, 360-365.

1012 Vgl. dazu den Abschnitt „Der Wandel der Lebenswelten".

1013 Corinne Pelluchon, La vulnérabilité en fin de vie, in: 18ème congrès de la sfap, Sommaire, Strasbourg, 28-30 juin 2012, 111.

1014 In diese Aufgabe sind im Krankenhaus Angehörige verschiedener Berufsgruppen einbezogen, z. B. Ärzte, Pflegepersonal, Sozialdienst, Psychoonkologie, Seelsorge.

1015 Es ist interessant, dass die Ehik-Charta der Deutschen Gesellschaft zum Studium des Schmerzes e. V. in großer Nähe dazu für die Sicht des Christentums formuliert: „Dort aber, wo die medizinische Leistungsfähigkeit Grenzen erreicht, ist es besonders wichtig, den Wunsch des gläubigen Patienten nach Seelsorge und Fürbitte zu respektieren und ihm zu entsprechen [...] Es ist der Sterbende, der am Ende seines Lebens über sich selbst bestimmen dürfen muss. Der Patient darf, wenn er will, mittels der Möglichkeiten der Medizin eine weitgehende Schmerzlinderung auch dann beanspruchen, wenn diese mit dem Risiko der Lebensverkürzung verbunden ist." Zenz (Hrsg. im Auftrag des Präsidiums der Deutschen Gesellschaft zum Studium des Schmerzes e. V. (DGSS)), Ethik-Charta, 17.

1016 So formuliert von Biller/Stiegeler, Wörterbuch, 682.

Die vertiefte Auseinandersetzung mit Sinnfragen in der Palliativsituation ist aus logotherapeutischer Sicht für die meisten Krebskranken hilfreich bei der Krankheitsverarbeitung und bei der Sterbebegleitung. Die Frage nach dem Sinn des Lebens stellen sich Menschen angesichts ihrer schweren Erkrankung sehr häufig und mit großer Intensität. Sie ist die Frage nach der Bedeutung unseres Lebens, dem Grund unseres Daseins, nach dem, was uns trägt, Orientierung bietet. Sie kann dann Bedrohung bedeuten, wenn ein Mensch keine Antwort auf seine Frage findet.[1017] Dann kann „die Sinnfrage in ihrer ganzen Radikalität einen Menschen geradezu überwältigen"[1018]. Herbert Csef spricht vom in der psychoonkologischen Literatur beschriebenen „Damoklesschwertsyndrom"[1019] eines Lebens auf Abruf in der Palliativsituation, einer ständigen Lebensbedrohung bei gleichzeitiger Ungewissheit hinsichtlich der Stunde und der Art und Weise des Sterbens.[1020]

Gleichzeitig steht nicht bei jedem der einzelnen Schritte hin zur Erfahrung sinnvollen Lebens die Sinnfrage im Vordergrund und wird als solche auch thematisiert. Gerade in der Palliativsituation ist es wichtig, sehr gründlich die individuellen Bedürfnisse und Ressourcen zu identifizieren. Auch wenn möglicherweise nicht alle Bedürfnisse erfüllt werden können, ist es entscheidend, dass die Patienten zumindest die Möglichkeit haben, offen über ihre Wünsche zu sprechen.

Sehr häufig steht in diesen Gesprächen zunächst das ganz konkrete Leiden im Vordergrund, das den Sinnhorizont verdunkelt.[1021] Oechsle weist darauf hin, dass es manchmal auch sein kann, dass ein Mensch nicht mehr die Kraft hat, seiner Krise einen Sinn abzuringen. „Dann kommt es darauf an, zuzulassen, was ist. Gerade dann, wenn wir loslassen und nicht mehr krampfhaft an etwas festhalten oder darum kreisen, bricht sich ein Sinngefühl (z. B. Hoffnung) wie ein Lichtstrahl die Bahn in uns, bewirkt Vertrauen und eröffnet neue Perspektiven."[1022] Wenn eine Begleitung gelingt, kann sie die Betroffenen in der Wahrnehmung unterstützen,

> „mit ihrer plötzlich so brüchig und fragwürdig gewordenen Existenz vielleicht den Raum des "Normalen", nicht aber den Raum des Menschlichen und des Lebendigen

---

1017 Vgl. Tirier, Die Bedeutung der Logotherapie in der Palliativmedizin, 119.
1018 Frankl, Der Wille zum Sinn, 40.
1019 Vgl. Csef, Die Frage nach dem Sinn, 12. Das Damoklesschwertsyndrom findet sich auch bei Künzler et al. bereits mit der Diagnosestellung und zeigt sich auch als Progressions- oder Rezidivangst. Vgl. Künzler/Znoj/Bargetzi, Krebspatienten sind anders, 346. Dort auch zur Herkunft des Begriffs: „Nach der Überlieferung wurde Damokles zu einem Festmahl eingeladen. Man bot ihm an, an der königlichen Tafel zu sitzen. Zuvor jedoch liess der König über Damokles' Platz ein Schwert aufhängen, das lediglich von einem Pferdehaar gehalten wurde. Als Damokles das Schwert über seinem Kopf bemerkte, war es ihm unmöglich, den dargebotenen Luxus zu genießen."
1020 Csef, Die Frage nach dem Sinn, 12.13.
1021 Vgl. Tirier, Wenn alles sinnlos erscheint, 29.
1022 Oechsle, Wozu Krisen uns herausfordern, 26.

verlassen zu haben. Sondern im Gegenteil: Diesen Raum des Menschlichen und Lebendigen in seiner wahren Tiefe vielleicht jetzt erst überhaupt zu betreten."[1023]

In der Sprache der Patienten zeigt sich dieses Gelingen in Sätzen wie: „Hier ist es ganz normal, dass ich Brustkrebs habe." „Hier ist es ganz normal, dass ich ein Pflegebett und Hilfe brauche. Das tut mir so gut."

Die Haltung des „Zulassens, was ist", ist auch dann von Bedeutung, wenn es zu derilanten Symptomen (Fehlwahrnehmungen, albtraumartigen Tagträumen, Orientierungsverlust mitten im Satz, ausgeprägter Unruhe, oft in der absoluten Terminalphase) kommt. Solche Phänomene lassen sich im Gesprächsverlauf, überhaupt beim Besuch am Krankenbett, immer wieder beobachten. Ihre Behandlung geht im Alltag der Akutstation allerdings oft unter, die Ursachen sind häufig schwierig zu klären. Der Einsatz antipsychotischer Medikamente kann wichtig sein. Die Frage, ob eine „psychische Überlagerung" vorliegt, lässt sich nicht immer eindeutig klären.

8.4.3 Versperrte Kommunikation: Die Bedeutung von Ethik, Sprache, Ritual

„Kommunikation und Ethik haben in der Palliativmedizin ihren besonderen Stellenwert durch die Herausforderungen, die entstehen, wenn ein Mensch mit seinem Lebensende konfrontiert wird."[1024] Frankl sah bereits deutlich die Grenzen der sprachlichen Kommunikation an den Grenzen des Lebens:

> „Ein letztes Wort, das nicht den leidenden Menschen, sondern den leidenden Mitmenschen, den mitleidenden Menschen angeht: Ebenso sinnvoll wie das Leiden selbst ist der Mitvollzug des Leidens, ist das Mitleiden – ebenso sinnvoll und ebenso wortlos: der Zuspruch hat Grenzen – wo alle Worte zu wenig wären, dort ist jedes Wort zuviel."[1025]

Häufig ist nicht bewusst, wie wichtig die ruhige Anwesenheit einer Person aus dem Team der Mitarbeitenden für Patienten und Angehörige sein kann. Das Gefühl, in der Not von allen verlassen zu sein, einsam zurückgelassen zu werden, stellt sich gerade dann häufig ein, wenn die Mitarbeitenden aus dem ärztlichen Dienst nicht oder nur noch sehr selten nach den Patienten sehen.

Wesentliche Aufgabenbereiche der Logotherapie in der Palliativsituation bestehen (wie auch in der Seelsorge[1026]) darin, im Kontakt mit Patienten und

---

1023 GERDES, Der Sturz aus der normalen Wirklichkeit, 23. Vgl. dazu auch die Abschnitte „Kommunikation zwischen Arzt und Patient, insbesondere im Aufklärungsgespräch", „Gespräche über den Tod", „Die Frage nach dem „Warum": Konflikte, Verantwortung und Schuld" und „Die Bedeutung der logotherapeutischen Sinnorientierung für die seelsorgliche Begleitung", dort insbesondere die Abschnitte „Angst und Grübeln als Diagnosefolgen" und „Versperrte Kommunikation: Die Bedeutung von Ethik, Sprache, Ritual".

1024 KLASCHIK, Palliativmedizin, 22.

1025 FRANKL, Der leidende Mensch, 241.

1026 Vgl. RALPH CHARBONNIER, Behandlungsentscheidungen als Kasus der Krankenhausseelsorge. Überlegungen zur ethischen Dimension seelsorglichen Handelns und

Angehörigen aber auch mit den Therapeuten/Begleitenden Unterstützung und Hilfestellungen zu geben bei der Herausforderung, sich ethischen Fragen zuzuwenden und für den sprachlichen Umgang miteinander:[1027] Wir wissen, dass auch auf der Leitungsebene von Pflegenden und Ärzten zwei Drittel der Befragten kompetente Ansprechpartner vermissen,[1028] dass dies also nicht allein ein Problem von Patienten und Angehörigen ist.

Eine der Hauptschwierigkeiten sowohl der medizinisch-pflegerischen als auch der logotherapeutischen und seelsorglichen Begleitung liegt darin, dass Patienten häufig nicht sofort das formulieren, was ihr eigentliches Anliegen ist. Insbesondere für die Diagnose und den Umgang mit einer schweren Erkrankung, für die Palliativsituation, gilt, dass Patienten und Patientinnen ihre Gedanken und Gefühle zunächst oft kaum in Worte fassen können. Es besteht dann nicht selten eine große Diskrepanz zwischen der Thematik, die Therapeuten und Seelsorgende im jeweiligen Krankheitsstadium beim Patienten erwarten und dem, was Patientinnen und Patienten als Anliegen benennen. Es kann z. B. sein, dass ein schwerstkranker Patient als größtes Problem benennt, im Moment krankgeschrieben zu sein und davon spricht, bald wieder voll ins Berufsleben zurückzukehren, allenfalls vorübergehend seine Tätigkeit um wenige Stunden zu reduzieren.

Das Palliative Care Team berichtet, dass eine Patientin im luxuriös eingerichteten Haus „auf der Gartenliege, stylish aber unbequem, vor sich hinstirbt", weil der Ehemann Pflegehilfsmittel nicht zulassen will. Es laufe ja auch noch Therapie. Die Hauptschwierigkeit scheint für ihn darin zu bestehen, dass das Pflegebett stilistisch nicht zur Schlafzimmereinrichtung passt.

Die Frage ist dann, ob es dem Patienten, dem Angehörigen wirklich um das geht, was er seinen Gesprächspartnern als Problem benennt, oder ob sein Anliegen möglicherweise ein ganz anderes ist, eines, dass er selbst vielleicht erst erahnt oder (noch) nicht besprechen kann oder will.

> „Der Patient hegt in der Regel ein doppeltes Interesse. Ein vorrangiges und ein nachrangiges. Die Falle der Therapie besteht darin, daß der Patient normalerweise das nachrangige Interesse formuliert. Das vorrangige verschweigt."[1029]

---

zu Konsequenzen für die Aus- und Weiterbildung, in: Wege zum Menschen, 59, Göttingen, Vandenhoeck & Ruprecht, 2007, 520-532.

1027 Vgl. TIRIER, Die Bedeutung der Logotherapie in der Palliativmedizin, 118-121.

1028 Vgl. HERRMANN, Vom Rat zur Tat, 24. Herrmann verweist dort auch auf die Studie im europäischen Raum von Hurst et al. (2007), die in einer Befragung von "general internists" in Norwegen, der Schweiz, Italien und dem Vereinigten Königreich zu ähnlichen Ergebnissen kommt: "The types of help most often identified as potentially useful were professional reassurance about the decision being correct (47.5 %), someone capable of providing specific advice (41.1 %), help in weighing outcomes (36 %) and clarification of the issues (35.9 %). Few of the types of help expected to be useful varied among countries." S. A. HURST/A. PERRIER/R. PEGORARO/S. REITER-THEIL/R. FORDE/A.-M. SLOWTHER/E. GARRETT-MAYER/M. DANIS, Ethical difficulties in clinical practice: experiences of European doctors, in: Journal of Medical Ethics, 33 (1), 2007, 51-57, doi: 10.1136/jme.2005.014266, Abstract, http://jme.bmj.com/content/33/1/51.abstract, Zugriff vom 07.02.2011.

Letztlich geht es um die Thematisierung existenzieller Fragen: Will ich als Patient so weiterleben? Würde ich (als Mitarbeitende des therapeutischen Teams oder Angehörige) als Betroffene so weiterleben wollen? Wer entscheidet, was „gut" oder „schlecht" ist? Was macht das Leben lebenswert?

Ursula Tirier hat hierzu einige Arbeiten aus medizinisch-logotherapeutischer Sicht veröffentlicht.[1030] Sie nennt als wesentliche Aspekte hinsichtlich des Einsatzes der Sprache aus logotherapeutischer Sicht: Zuhören, Informationsfragen, sinn- und wertorientiertes Gespräch, „Sokratischer Dialog"[1031]. Tirier vertritt die These, dass Patienten aus „Respekt vor dem Umgang mit der Sprache"[1032] im Umgang mit schwerem Leid, Sterben und Tod lieber schweigen. Sie schreibt allerdings aus dem Blickwinkel einer Logotherapeutin, die im Grundberuf Ärztin ist.

Aus Sicht der Verfasserin sollte hier zumindest in einem weiteren Schritt auch die Frage mit bedacht werden, ob die immer wieder zu beobachtende sprachliche Zurückhaltung von Patienten und Angehörigen (und ggf. auch der Mitarbeitenden im therapeutischen Team) wirklich primär im Respekt vor der Sprache liegt und nicht vielmehr möglicherweise auch darin, dass die meisten Menschen schon im alltäglichen Lebensvollzug kaum darin geübt sind, Gedanken und Gefühle zu verbalisieren und an den Grenzen des Lebens ohne Unterstützung von außen naturgemäß überfordert sind. Solche Zurückhaltung lässt sich immer wieder auch bei Mitarbeitenden in den Kliniken beobachten, deren berufliche Aufgabe es schwerpunktmäßig ist, mit Sterben und Tod umzugehen. Auch sie erleben wiederkehrend Situationen, in denen es ihnen schwer fällt, die

---

1029 WOLFRAM KURZ, Logotherapie als Psychotherapie, http://www.logotherapie.net/lth1.html, Zugriff vom 30.06.2010.
1030 Vgl. TIRIER, Die Bedeutung der Logotherapie in der Palliativmedizin, 118-121, TIRIER, Die Bedeutung der Logotherapie für Psychoonkologie und Palliativmedizin, 1-12, URSULA TIRIER, Den letzten Weg ein Stück gemeinsam gehen, Medizinische und psychotherapeutische Betreuung onkologischer Patienten in der Endphase ihres Lebens, in: Existenz und Logos, Zeitschrift der Deutschen Gesellschaft für Logotherapie und Existenzanalyse, Titisee-Neustadt, DGLE-Telehaus, 2001, 211-215, Tirier, Ursula: Ja zum Leben auch angesichts seiner Endlichkeit?, Logotherapeutische Aspekte in der Betreuung onkologischer Patienten, in: Existenz und Logos, Zeitschrift der Deutschen Gesellschaft für Logotherapie und Existenzanalyse, Titisee-Neustadt, DGLE-Telehaus, 2000, 1998-2007, URSULA TIRIER, Schuld – Vergebung – Hoffnung, in: Logotherapie und Existenzanalyse, Zeitschrift der Deutschen Gesellschaft für Logotherapie und Existenzanalyse, Titisee-Neustadt, DGLE-Telehaus, 1997, 209-217.
1031 Vgl. FRANKL, Der leidende Mensch, 39 und TIRIER, Die Bedeutung der Logotherapie in der Palliativmedizin, 118, dort mit Verweis auf die Ausgabe von 1984. Renate Deckart führt zur Methode des Sokratischen Dialogs ein Beispiel an, in dem anhand einer (psychosomatisch) erkrankten Patientin der Effekt dieser Gesprächsform so beschrieben ist: „Christina: „Ich brauche anscheinend jemand, der mir sagt, was ich weiß, damit ich's glaube!" – Dabei hatte ich gar nichts gesagt, sondern nur gefragt ...". RENATE DECKART, Logotherapie als Psychotherapie, in: RIEDEL/DECKART/NOYON, Existenzanalyse und Logotherapie: ein Handbuch für Studium und Praxis, 231-274, 344.
1032 TIRIER, Die Bedeutung der Logotherapie in der Palliativmedizin, 118.

„letzten Dinge" anzusprechen. Hinzu kommt, dass ihnen im Arbeitsalltag, zumindest im Akutkrankenhaus, häufig kaum Zeit zugestanden wird, um belastende Situationen in geschützter Atmosphäre besprechen zu können.

Dieser Mangel an Zeit und Ruhe dürfte mit großer Wahrscheinlichkeit zugleich einer der Gründe dafür sein, dass Krebspatienten nach außen häufig als emotional ambivalent[1033] wahrgenommen werden. „Patienten zeigen sich als gefasst, emotional unbetroffen, überangepasst, rigide, tapfer und altruistisch – während im (geschulten) Beobachter die tiefe Betroffenheit, Angst und Hoffnungslosigkeit im Hintergrund des Erlebens spürbar bleibt."[1034] Patienten zeigen häufig ein Verhalten, von dem sie annehmen können, dass es sozial erwünscht ist, z. B. um Zuwendung zu erhalten und sich Konflikte zu ersparen, während sie sich innerlich in wachsender Verzweiflung zurückziehen – oder sie kippen in selbst- und/oder fremdaggressives Verhalten.

Auch für die Arbeit in Logotherapie und Seelsorge ist zu bedenken, dass fraglich ist, ob „das "normale Bewusstsein", das so eifrig und hellsichtig die Verdrängungen bei den Krebskranken diagnostiziert, bereit ist, sich von eben diesen Krebskranken seinerseits auf die normale Verdrängung der Tiefendimension des Lebens aufmerksam machen zu lassen [...]"[1035]. Bedenkenswert ist die Überlegung von Gerdes, dass Krebskranke gar keine andere Möglichkeit haben, als die innere Fassungslosigkeit zu überdecken und den anderen ein akzeptables Selbstbild vorzuspielen, da jeder, der mit anderen Menschen in Interaktion treten will oder muss, dem anderen „eine definierte Identität des eigenen Selbst anbieten"[1036] muss. Die eigenen Abgründe wären für die anderen weder kommunizierbar, zumutbar oder verständlich, da diese in einer ganz anderen Wirklichkeit leben. Gerdes vermutet: Was als „Krebspersönlichkeit"[1037] in die Literatur eingegangen ist und gedeutet wurde, könnte möglicherweise eine Folge davon sein, „dass eine unbefangene Interaktion zwischen Krebskranken und „Normalen" gar nicht möglich ist, solange ein Krebskranker unmittelbar unter der Todesdrohung steht, während die „Normalen" in der alltäglichen Illusion ihrer Unsterblichkeit leben."[1038] Ein „„fassadenhaftes Selbst""[1039] könnte weniger Ausdruck einer Persönlichkeitsstruktur sein als vielmehr „Ausdruck der versperrten Kommunikation zwischen Betroffenen und Nichtbetroffenen."[1040]

1033 Vgl. GERDES, Der Sturz aus der normalen Wirklichkeit, 20. Vgl. dazu auch die Abschnitte „Kommunikation zwischen Arzt und Patient, insbesondere im Aufklärungsgegspräch", „Gespräche über den Tod", „Die Frage nach dem „Warum": Konflikte, Verantwortung und Schuld" und „Die Bedeutung der logotherapeutischen Sinnorientierung für die seelsorgliche Begleitung", dort insbesondere die Abschnitte „Angst und Grübeln als Diagnosefolgen", und „Der Krankheit einen Sinn abringen".
1034 GERDES, Der Sturz aus der normalen Wirklichkeit, 20.
1035 A. a. O., 19.
1036 A. a. O., 20.
1037 Vgl. dazu den Abschnitt „Das Konzept der Krebspersönlichkeit".
1038 GERDES, Der Sturz aus der normalen Wirklichkeit, 20.
1039 A. a. O., 21.
1040 Ebd.

Da die Deutungshoheit bei den Nichtbetroffenen liegt, wird den Betroffenen die Schuld am Nichtgelingen der Kommunikation zugeschoben. Es könnte auch zutreffend sein, dass „die Nichtbetroffenen die normalitätserschütternde Wucht der Wirklichkeitserfahrung von Krebskranken nicht aushalten"[1041] und die Betroffenen damit faktisch dazu zwingen, ein fassadenhaft normales Selbst aufzubauen, damit zumindest der Anschein einer Interaktion entstehen kann.

Nur die wenigsten Patienten dürften über soviel Mut, Kraft, sprachliche Ausdrucks- und Reflexionsfähigkeit verfügen wie Hans-Martin Gutmann, der als Theologe über die Erfahrung eigener Verletzlichkeit schon während der Phase akuter Erkrankung (für die Fachöffentlichkeit) reflektiert, im Bewusstsein, damit möglicherweise auch Schamgrenzen zu verletzen:[1042] Fünf Wochen nach der Diagnosestellung (Lymphom im Knochenmark)[1043] beschreibt er seine Erfahrungen und Gedanken so: „Ich spüre die Krankheit [...] vor allem als Einbruch in meiner Lebensgewissheit [...]. Ich weiß noch nicht, wie schlimm es wird, was auf mich zukommt, aber ich weiß schon – nicht als bloß kognitiv verarbeitbare Information, sondern als existenzielle Verunsicherung – dass nicht mehr alles einfach weitergeht."[1044] Gutmann empfindet die Konfrontation mit der eigenen Verletzlichkeit durch die Diagnose ambivalent, sieht in der Erkrankung neben der Verletzlichkeit auch die neuen Lebensmöglichkeiten:

„Es ist verstörend. Aber es ist nicht nur schlimm. Ich kann das Leben in seiner Zerbrechlichkeit und Schönheit deutlicher wahrnehmen als zuvor. Die Zeit wird plötzlich reicher, gefüllter, stellt sich nicht mehr vor allem dar als eine Reihe von Dingen, die geschafft und erledigt werden müssen. Kurz: all das, was ich schon lange weiß und aufsagen kann über „Kontingenz" und die Rolle von Religion in diesem Feld, bekommt plötzlich existenziell unausweichlichen Sinn."[1045]

„Ich habe als Prediger und Theologe oft darüber gesprochen, dass wir die Begrenztheit und Endlichkeit unseres Lebens im Vertrauen auf Gott als Chance annehmen lernen müssen. Der Glaube an die Auferstehung Jesu Christi und daran, dass das neue Leben in Christus und die Zugehörigkeit zur Gemeinschaft der Heiligen mit dem biologischen Tod nicht zu Ende sind, sind für mich schon lange wichtige und tragende Einsichten – jetzt bekommen sie eine mich selbst unmittelbar angehende existenzielle Relevanz."[1046]

„Die dunkle Seite der Ambivalenz erfahre ich als Verstörung von Lebensgewissheit. Die helle Seite liegt in der Unterbrechung der Alltags-Mühlen gerade in ihren zerstörenden Zügen und in einem Gewinn an Aufmerksamkeit füreinander als menschliches Antlitz. Diese Chance wird dann (allerdings auch nur dann) eröffnet, wenn die, die mit der Erfahrung eigener Verletzlichkeit konfrontiert sind, dies nicht nur für sich behalten, sondern darüber sprechen, auch wenn vielleicht Schamgrenzen und Intimitätsschranken verletzt werden."[1047]

1041 Ebd.
1042 Vgl. GUTMANN, Wenn Medizin und Theologie existenziell werden, 8.
1043 A. a. O., 6.
1044 A. a. O., 7.
1045 A. a. O., 5.
1046 A. a. O., 7.
1047 A. a. O., 8.

Gutmann erkennt auch eine Chance und einen Sinn seiner Erkrankung darin, seine Wahrnehmungen, sein Erleben, seinen Umgang mit der Erkrankung, die damit für ihn verbundene existenzielle Einsicht, seine (in der Sprache Frankls) „Verankerung in der Transzendenz"[1048] zu veröffentlichen.

Die meisten Patienten benötigen allerdings (weit mehr als) ein Gegenüber um eine solche Haltung entwickeln und möglicherweise (mit zeitlichem Abstand) auch formulieren zu können. Die Erfahrung zeigt: Patienten Raum zu bieten für Verzweiflung, Scham und Schuld kann im ärztlichen Gespräch gelingen und etwas besser auch in der Psychotherapie, ist aber vor allem eine Aufgabe der Seelsorge.

Für Menschen, die die rituellen Antworten des christlichen Glaubens nicht mehr entziffern können, könnte es deshalb zunehmend wichtig sein, performative, frei gestaltete Rituale zu entwickeln, die die individuelle Bilderwelt eines Menschen aufnehmen und durch Symbole und Rituale gestalten. „Gerade in ihnen wird etwas vom Sinnhorizont menschlichen Lebens erahnt."[1049]

8.5 Forschungsergebnisse von William Breitbart zur Umsetzung der Logotherapie im klinischen Alltag

Die konkrete Umsetzung der Logotherapie im klinischen Alltag ist insgesamt noch im Anfangsstadium, obwohl diese Methode für Krebskranke große konstruktive Möglichkeiten eröffnet.[1050] Innovativ sind hier Arbeiten des Forschungsteams um William Breitbart, der in den letzten Jahren in den USA damit begonnen hat, Frankls Ansatz für die psychotherapeutische Arbeit mit onkologischen Patienten fruchtbar zu machen.

8.5.1 Die Ausgangssituation

Breitbart hatte zunächst mit AIDS-Patienten gearbeitet und die Frage untersucht, welche Faktoren zum Wunsch von Patienten nach ärztlich assistiertem Suizid führten: "We discovered, that depression and psychosocial factors, such as general psychological distress, concern about being a burden, and hopelessness were very important factors that predicted interest in physician-assisted suicide."[1051]

1048 FRANKL, Ärztliche Seelsorge, 294.
1049 ENZNER-PROBST, 2. Brigitte Enzner-Probst (Theologie), 28.
1050 CSEF, Die Frage nach dem Sinn, 16.
1051 BREITBART/HELLER, Reframing hope, 1.

Hinzu kamen Beobachtungen in seiner konsilarischen Arbeit als Psychiater mit onkologischen Patienten am *Memorial Sloan-Kettering Cancer Center* (New York City, USA) im Bereich "Pain and Palliative Care Services" ("Those services currently include pain and symptom management, psychiatric consultation, and a bereavement program; we also involve clergy and chapels."[1052]):

> "One of the more common reasons I get called to see patients is because they have expressed a desire to die, or may even have asked a physician to put a stop to their suffering by killing them. Close to 20-25 percent of the patients whom I was seeing were people in great despair who wanted to die, and who wanted their death hastened. Although not all of them were asking their doctors to assist them specifically by giving a prescription or euthanizing them, they wanted to die fast. They couldn't deal with the suffering, and saw no meaning or value in living."[1053]

In einem ersten Schritt verglichen Breitbart et al. die Beziehung zwischen Depression und dem Wunsch nach einem beschleunigten Tod bei AIDS- und Krebspatienten. Seine Forschungsgruppe hatte sich dabei zunächst mit dem Vorurteil auseinanderzusetzen, dass Depressivität bei einer verbleibenden Lebenszeit von vier bis acht Wochen normal sei und dass diese klinischen Depressionen nicht effektiv therapierbar seien.[1054]

> "Most people understand that pain is a distressing experience. If pain were uncontrolled at the end of life, we wouldn't see that as a good death or a good outcome of care. Yet, I think many clinicians may not identify depression, anxiety, fear, hopelessness, and despair as distressing and preventable experiences. I have patients who tell me that having panic attacs, anxiety, or profound depression is more painful to them than their pain from the cancer. [...] As our research progressed, we found that depression was a very important factor, but other factors, such as hopelessness and loss of meaning, were equally important. As medical psychiatrists, however, we didn't have a convenient drug therapy to treat those factors."[1055]

Für die Arbeit mit fortgeschritten erkrankten Patienten gab es zu dieser Zeit kaum Forschungsergebnisse:

> "Thus, despite the seeming importance of enhancing one's sense of meaning and purpose, few clinical interventions have been developed that attempt to address this critical issue. [...] none have examined the impact on spiritual well-being or a sense of meaning and purpose. Moreover, little intervention research has focused on patients with advanced cancer or other terminal illnesses."[1056]

1052 A. a. O., 9.
1053 A. a. O., 2.
1054 Vgl. ebd.
1055 Ebd.
1056 William Breitbart/Barry Rosenfeld/Christopher Gibson/Hayley Pessin/ Shannon Poppito/Christian Nelson/Alexis Tomarken/Anne Kosinski Timm/ Amy Berg/Colleen Jacobson/Brooke Sorger/Jennifer Abbey/Megan Olden, Meaning-centered group psychotherapy for patients with advanced cancer: a pilot randomised controlled trial, in: Psycho-Oncology, Journal of the Psychological, Social and Behavioral Dimensions of Cancer, 19 (1), 2010, 21-28, published online 9 March 2009 in Wiley InterScience, http://www.onlinelibrary.wiley.com/doi/ 10.1002/pon.1556/pdf, Zugriff vom 17.12.2011, 21-28, 22. Vgl. zur Bedeutung von "faith" und "meaning" als den beiden wesentlichen Aspekten von "spirituality" auch: W. Breitbart, Spirituality and meaning in supportive care: spirituality –

Eher zufällig stieß Breitbart in diesem Prozess auf die Arbeiten von Frankl:

> "I started to read Frankl's work because it seemed relevant to caring for a dying patient. [...] Frankl asserts that this need for meaning makes up a spiritual component of the human experience: we are mind, body, and spirit, and so sustaining a sense of meaning in a person's life allows for a sense of well-being, peace, and contentment and facilitates a self-transcendence and a sense of connectedness with others and that which is greater than oneself. Whereas Frankl's work wasn't necessarily directed toward the treatment of cancer patients, I started to see some of his writings about meaning as being very relevant to the patients whom I saw, particularly those who had this desire for hastened death. [...] Although we didn't have a medication or a drug to treat hopelessness or loss of meaning, I had stumbled across an approach that I thought could help people sustain a sense of meaning and purpose, and thus help them deal with related issues like hopelessness and depression."[1057]

Breitbart et al. haben inzwischen[1058] auf der Basis der Schriften von Viktor Frankl eine sinnzentrierte, auf eine Intervention von acht Wochen und Sitzungen hin konzipierte Gruppentherapie für Krebspatienten entwickelt und entwickeln diese weiter.[1059] Hier werden beispielhaft die Ergebnisse von Veröffentlichungen aus den Jahren 2002 bis 2004, 2009 und 2012 vorgestellt.

8.5.2 Entwicklung der Forschungsziele und Ergebnisse

Untersuchungen 2002–2004

Ziel war es initial, (so Breitbart in einem Interview 2002), Patienten mit fortgeschrittenen Krebserkrankungen darin zu unterstützen, neben den Sinnquellen, die ihnen nicht mehr erreichbar sind (z. B. ihre Arbeit), weitere Quellen von Lebenssinn zu identifizieren. Neben der Informationsvermittlung "a mini-course

---

and meaning-centered group psychotherapy interventions in advanced cancer, in: Supportive care in cancer: official journal of the Multinational Association off Supportive Care in Cancer, 10 (4), May 2002, 272-280, published online 28 Aug, Abstract, http://www.ncbi.nlm.nih.gov/pubmed/12029426, Zugriff vom 15.05. 2012. Eine detailliertere Zusammenfassung desselben Artikels bietet: CARLA RIPAMONTI, Article Of The Month, Aug 2002, WILLIAM BREITBART, Spirituality and meaning in supportive care: spirituality – and meaning-centered group psychotherapy interventions in advanced cancer, in: International Association for Hospice and Palliative Care, Abstract, http://www.hospicecare.com/AOM/2002/aug2002 article.htm, Zugriff vom 21.05.2012, 1-2.

1057 BREITBART/HELLER, Reframing hope, 4.
1058 Erstmals 2000, vgl. M. GREENSTEIN/W. BREITBART, Cancer and the experience of meaning: a group psychotherapy program for people with cancer, in: American Journal of Psychotherapy. Official Journal of the Association for the Advancement of Psychotherapy, 54 (4), New York, 2000, 486-500, Abstract, http://www.ncbi. nlm.nih.gov/pubmed/11109133, Zugriff vom 15.05.2012.
1059 Vgl. BREITBART/HELLER, Reframing hope, BREITBART/GIBSON/Poppito/BERG, Psychotherapeutic Interventions at the End of Life, 370-71, BREITBART/ROSENFELD/ GIBSON/PESSIN/POPPITO/NELSON/TOMARKEN/KOSINSKI TIMM/BERG/JACOBSON/ SORGER/ABBEY/OLDEN, Meaning-centered group psychotherapy for patients with advanced cancer, 21-28.

on Frankl"[1060] sollten die Patienten in den Sitzungen jeweils auch anwendungs-bezogen (neue) Erfahrungen machen können. Die Gruppenintervention von acht Sitzungen gliederte sich zunächst wie folgt:

"Session 1. Summary of concepts and sources of meaning
Session 2. Cancer and meaning
Sessions 3 and 4. Meaning derived from the historical context of life
Session 5. Meaning derived from attitudinal values
Session 6. Meaning derived from creative values and responsibility
Session 7. Meaning derived through experiential values
Session 8. Termination and feedback."[1061]

Das Durchschnittsalter der Teilnehmenden lag bei 60 Jahren. Bei den Studienteilnehmern handelte sich um ambulante Patienten mit einem Karnofsky-Index von mehr als 60, um zu gewährleisten, dass die Teilnehmenden in der Lage waren, über acht Wochen hinweg an einer wöchentlichen Gruppensitzung teilzunehmen. Es ergab sich, dass beide Geschlechter in gleicher Anzahl vertreten waren, obwohl dies nicht bewusst angestrebt worden war – ein Vorteil gegenüber vielen anderen Studien, die vor allem mit Brustkrebspatientinnen[1062] durchgeführt worden waren.[1063] Die Rekrutierung war schwierig, da die angesprochenen Onkologen in der Regel das Eigeninteresse verfolgen, zunächst selbst Studienteilnehmer für eigene Projekte zu rekrutieren.[1064] "Patient-recruitment is a hands-on process, talking to doctors, and trying to catch patients in various clinics when they're seeing the doctor."[1065] Um die sinnzentriert arbeitende Gruppe nicht zu stark von der Vergleichsgruppe abzuheben, wurde auf den Einladungsplakaten nicht von sinnzentrierter Psychotherapie gesprochen, sondern vielmehr formuliert: ""Are you having difficulty coping with cancer? Has cancer affected your sense of meaning and purpose in life? If so, you may be eligible to participate in a research project entitled 'Meaning-centered Intervention

---

1060 BREITBART/HELLER, Reframing hope, 4.
1061 BREITBART/GIBSON/POPPITO/BERG, Psychotherapeutic Interventions at the End of Life, 371.
1062 Vgl. dazu den Abschnitt „Das Konzept der Krebspersönlichkeit".
1063 Vgl. BREITBART/HELLER, Refraiming hope, 7.
1064 Aus Sicht der Verfasserin wäre es unter ethischen Gesichtspunkten wünschenswert, im Interesse der Patienten grundsätzlich genauer abzuwägen, ob es Patienten mit so deutlich begrenzter Lebenszeit zugemutet werden sollte, parallel an acht und mehr Studien teilzunehmen. Vgl. dazu auch: A. J. APPLEBAUM/W. G. LICHTENTHAL/H. A. PESSIN/J. N. RADOMSKI/GÖKBAYRAK N. SIMAY/A. M. KATZ/B. ROSENFELD/W. BREITBART, Factors associated with attrition from a randomized controlled trial of meaning-centered group psychotherapy for patients with advanced cancer, in: Psycho-oncology, Journal of the Psychological, Social and Behavioral Dimensions of Cancer, Article first published online 12 Jul 2011, [ohne Seitenangabe], doi: 10.1002/pon.2013, Abstract, http://www.ncbi.nlm.nih.gov/pubmed/21751295, Zugriff vom 15.05.2012. Der häufigste Grund zum Abbruch war, dass sich die Patienten zu krank fühlten. "These findings highlight the challenge of maintaining advanced cancer patients in longitudinal research and suggest the need to consider alternative approaches (e.g., telemedicine) for patients who might benefit from group interventions but are too ill to travel."
1065 BREITBART/HELLER, Reframing hope, 8.

for Cancer Patients'.""[1066] Die Patienten wurden randomisiert entweder einer "meaning group" oder einer "support group" zugeordnet.

Breitbart ist es explizit wichtig, dass es sich bei diesen Konzept um eine psychotherapeutische Intervention handelt, die weder seitens der Behandler noch der Patienten Religiosität voraussetzt. Obwohl die Methode aus seiner Sicht sowohl mit Patienten angewandt werden kann, die nicht religiös sind, wie auch mit gläubigen Patienten, wurden Klinikseelsorgende bewusst nicht in die Studie einbezogen, "in order to make it more universally acceptable."[1067]:

> "I often worry that people may perceive this intervention as having a religious focus, but we don't talk a lot about faith and God. We do talk about meaning, spirituality, transcendence, and being connected with something greater than oneself. For some people, these ideas are expressed in a religious context, because that is what makes sense to them, but the vast majority of the people in the groups we have conducted to date don't see it as religious [...] One of the things I wanted to show with this kind of work is that the spiritual domain of well-being for terminally ill patients is not exclusively the domain of the clergy, that this is a legitimate domain of interest and provision of care by traditional medical and mental health care providers. Spirituality and spiritual well-being are existential, philosophical, psychological issues."[1068]

Ergebnisse im Einzelnen

1. Im Focus dieser sinnzentrierten Gruppentherapie steht das Ziel, onkologischen Patienten in der Palliativsituation Lernerfahrungen zu anzubieten, die es ihnen ermöglichen, eine andere Sicht auf ihre Lebenssituation zu entwickeln. Die Teilnehmenden können gemeinsam erleben, dass es in ihrem Leben identifizierbare unterschiedliche Sinnquellen gibt.

> "It was almost more a learning experience than it was a psychotherapy experience. We wanted to provide a group psychotherapy experience that did not rely primarily on expressing emotions or developing a support network, but rather one that facilitated participant's learning experiences around several concepts relating to meaning through experiential exercises in a group setting."[1069]

2. Die Intervention erwies sich gerade für männliche Patienten, die (nicht nur) nach der Erfahrung von Breitbart ansonsten psychotherapeutischen Gruppenangeboten insgesamt eher reserviert gegenüberstehen, als gewinnbringend.[1070] Sie fühlten sich von dieser sinnzentrierten Interventionsmethode besonders angesprochen:

> "The men in the groups have been really enthusiastic about it and they've been terrific in it. In my experience, men don't like to go to touchy-feely psychotherapy groups in which they have to talk about their feelings, but they do find it appealing to talk about meaning in life. They also relate to the structured nature of the groups

---

1066 Ebd.
1067 A. a. O., 6.
1068 Ebd.
1069 A. a. O., 4.
1070 Dies gilt nach der Erfahrung der Verfasserin nicht selten auch für seelsorgliche Angebote.

and the experiential exercises. It's very concrete. And we're talking about profound, philosophical, heady stuff. [...], the tone is not confessional."[1071]

3. Bereits in den ersten Auswertungen zeigt sich:

"[...] what we're seeing in the meaning-centered group is an enhancement in spiritual well-being and a sense of meaning to a significantly greater degree than in the support group."[1072]
"People have an incredible number of very important hopes when they are facing death: they hope not to die alone; they hope not to suffer; they hope not to have pain. They hope to be able to live whatever time they have left with meaning and joy and purpose. They hope not to be a burden to others. They hope to be remembered."[1073]

4. Die Intervention macht den Patienten bewusst, dass sie in ihrem Dasein zwar unausweichlich auf unabänderliches Leid, unvermeidbare Schuld und den Tod als sicherste Tatsache des Lebens treffen, aber dennoch die Möglichkeit haben, ihre individuelle Lebensgeschichte auch in schwerer Krankheit durch eine veränderte Einstellung gegenüber Leiden und Tod bis zuletzt weiter zu gestalten und eine gewandelte Sicht auf den Sinn des Lebens zu entwickeln.

"Frankl's "tragic triad" of suffering, guilt and death become less threatening as one actively pursues the meanings inherent within them. Feelings of anxiety and panic in the face of a poor prognosis may be quelled by bringing such feelings to active awareness and choosing one's attitude toward them. This process can be liberating and transformative for dying patients. They are encouraged to become the agents, authors, and producers of their unfolding story of life, illness, and death. The emptiness and seeming futility (Frankl's "existential vacuum" [...]) of facing one's suffering and death become transformed by active engagement with the meanings of life and living. Death anxiety becomes less something to avoid and evade and more something to explore and learn from. Palliative care practitioners have the privilege of promoting, witnessing and validating patient's existential explorations within this unfolding dialogue."[1074]

5. Aus der Sicht von Breitbart greift die Diagnose „Depression" oder das Symptom „Hoffnungslosigkeit" für die Beschreibung der Situation schwerstkranker Menschen zu kurz. Oftmals sei es wegen der häufig überlappenden Symptomatik z. B. schwierig, zwischen Depression und Hoffnungslosigkeit zu unterscheiden.

"However, we often emphasize such symptoms as worthlessness, guilt, preoccupation with thoughts of death, suicidal ideation, as well as hopelessness. Those patients who meet a diagnosis of major depressive syndrome may or may not have hopelessness as a prominent symptom of depression. In our research with terminally ill patients with cancer and AIDS, a significant percentage of patients scored highly on the Beck Hopelessness Scale[1075], but did not meet criteria for a clinical diagnosis of major depression. In our study, scoring highly on this hopelessness

---

1071 BREITBART/HELLER, Reframing hope, 9.
1072 Ebd.
1073 A. a. O., 5.
1074 BREITBART/GIBSON/POPPITO/BERG, Psychotherapeutic Interventions at the End of Life, 370.

scale in the absence of a clinical diagnosis of depression was a very important pre-dictor of desire for hastened death."[1076]

6. Die Messung spirituellen Wohlbefindens anhand der "FACIT spiritual well-being scale" zeigte:

> "It turns out that spiritual well-being, in particular loss of meaning, is more highly correlated to that whole constellation of constructs that make up despair at the end of life than depression alone or hopelessness alone. So, we believe that if one mani-pulates this sense of meaning and spiritual well-being, one can have a beneficial effect on the whole construct at the end of life."[1077]

Gemessen wurde anhand dieser Skala in beiden Vergleichsgruppen zum Zeitpunkt der Rekrutierung der Patienten (ein bis zwei Wochen vor der ers-ten Gruppensitzung), unmittelbar vor der ersten Gruppensitzung, nach der letzten Sitzung und drei Monate nach Abschluss der Gruppentherapie.

7. Breitbart fasst deshalb unter dem globaleren Konzept ""despair at the end of life""[1078] Phänomene wie den Wunsch nach beschleunigtem Tod, Demo-ralisierung, Verlust von Würde, suizidale Ideenbildung, die Besorgnis, eine Belastung zu sein, Schuld, Langeweile, finanzielle Sorgen, zusammen – und sieht das Modell als weiterentwicklungsfähig an. "And I'm sure, there are other components that we haven't even thought of yet."[1079]

Eine 2002 veröffentlichte Untersuchung bei 162 an Krebs[1080] bzw. AIDS[1081] erkrankten Patienten und Patientinnen aus fünf großen Palliative Care Einrich-tungen im Stadtgebiet von New York City mit einer Lebenserwartung von we-niger als sechs Monaten[1082] zur Frage, welche Wirkungen Spiritualität und Re-ligiosität auf die Stärke depressiver Symptome in diesen Patientengruppen haben[1083] legt nahe, dass die positiven Effekte von Religion sich primär auf spi-rituelles Wohlbefinden beziehen, weniger auf religiöse Praktiken per se. Abge-

---

1075 Anmerkung der Verfasserin: Dieses Messinstrument wurde eigentlich zur Messung von Hoffnungslosigkeit bei physisch gesunden im psychiatrischen Sinn depressiven Patienten entwickelt und ist daher nicht in allen Items auf die Situation terminal kranker Patienten übertragbar, vgl. BREITBART/HELLER, Reframing hope, 2.
1076 BREITBART/HELLER, Reframing hope, 3.
1077 Ebd.
1078 Ebd.
1079 Ebd.
1080 84 Personen, durchschnittlich 59,8 Jahre alt, 40 % männlich, 60 % weiblich, 70 % weiß, 23 % schwarz, 7 % hispanoamerikanisch, 49 % katholisch, 17 % jüdisch, 11 % protestantisch, 8 % baptistisch, vgl. CHRISTIAN J. NELSON/BARRY J. ROSEN-FELD/WILLIAM BREITBART/MICHELE GALIETTA, Spirituality, Religion and Depres-sion in the Terminally Ill, in: Psychosomatics, 43 (3), May-Jun, The Academy of Psychosomatic Medicine, 2002, 213-220, http://psy.psychiatryonline.org/cgi/con¬tent/full/43/3/213, Zugriff vom 19.07.2012, 1-8, 3.
1081 78 Personen, durchschnittlich 44 Jahre alt, 78 % männlich, 22 % weiblich, 23 % weiß, 46 % schwarz, 14 % hispanoamerikanisch, 49 % katholisch, 18 % baptis-tisch, 6 % protestantisch, 5 % jüdisch, vgl. ebd.
1082 Vgl. a. a. O., 2-4.
1083 Vgl. a. a. O., 1.

fragt wurde: ""Do you consider yourself a religious person" (with possible responses of "very much," "slightly," or "not at all") and "How often do you attend religious services" ("regularly," "sometimes," or "never")."[1084] Nach Diskussion der methodischen Einschränkungen der Studie, der Interpretation der vorgenommenen Messungen und der Vor- und Nachteile der zur Anwendung gebrachten Skalen (FACIT misst nicht Spiritualität per se, sondern spirituelles Wohlbefinden, zur Erfassung des Bereiches „Religiosität" hätte eine multidimensionale Abfrage zu abweichenden Ergebnissen führen können), es fehlen zudem Langzeitstudien[1085], halten die Mediziner fest:

> "However, it should be noted that the two-item religiosity measure *did* provide a significant contribution to the prediction of depression scores but in the opposite direction (higher levels of religiosity corresponded to higher levels of depression)."[1086]

Ergebnis insgesamt

Die positiven Effekte von Spiritualität auf die Stärke depressiver Symptome bei onkologischen und bei AIDS-Patienten legen nahe, dass dabei vor allem der Fähigkeit eines Individuums, der Sinnthematik für die eigene Person Raum zu geben und die individuelle Erkrankung in einen breiteren Kontext zu stellen, eine wesentliche Bedeutung zukommt. Dafür, ob Religiosität als Ressource erlebt werden kann oder im Gegenteil Stress und Depression befördert, spielt das Gottesbild der Patienten eine wichtige Rolle. Es ist wesentlich, in welcher Weise die seelsorgliche Begleitung der terminal erkrankten Patienten geschieht.

> "In fact, these data represent the first empirical study of the interrelationships among depression, spirituality, and religion in terminally ill populations. In our sample of patients with cancer and AIDS, we found a negative association between spirituality and depression, with more spiritual individuals demonstrating lower levels of depressive symptoms. Religiosity, on the other hand, appeared to have a negligible or even small positive assiciation with depression (depending on the analysis), which indicates that those individuals who considered themselves more religious had equal or greater numbers of depressive symptoms than did nonreligious participants. [...]
> These results, and the strong negative association between depression and the meaning/peace subscale of the FACIT in particular, suggest that the beneficial aspect of spirituality may be largely related to one's ability to search internally for strenghth and meaning – to place their illness in a broader context and accept their circumstances. [...]
> Among the terminally ill, one's religion may be a potential source of stress for those individuals who cannot perceive a deeper, more spiritual component. This may be due to a feeling of anger that patients sometimes feel toward a God who has caused them and their family so much pain. Because individuals with strong religious beliefs may not be comfortable with these angry feelings or are unable to accept or express the anger they feel toward their God, the resulting conflict may fuel the psychological distress these individuals already face. In addition, when patients suffer a crisis in faith, such as when they feel unprepared for their situation and are unable to find

---

1084 A. a. O., 3.
1085 Vgl. A. a. O., 6.
1086 Ebd.

guidance through their religious beliefs, the religion that was once a source of strength or comfort may instead become a source of stress. Of course, these findings by no means diminish the importance of religion for many individuals. Religion and pastoral counselling are likely quite beneficial for those terminally ill individuals who are able to draw support from their religion and may help resolve many of the conflicts that arise in the course of a terminal illness (e.g., a crisis in faith)."[1087]

2003 veröffentlichten Breitbart et al. in *The Lancet* die Ergebnisse eine Studie an 160 Patienten und Patientinnen an einem Palliative Care Hospital in New York, NY, USA im Zeitraum von 18 Monaten (zwischen Dezember 2000 und Juni 2002) unter dem Titel: "Effect of spiritual well-being on end-of-life despair in terminally-ill cancer patients"[1088]. Alle Studienteilnehmer wurden kurz nach ihrer Aufnahme rekrutiert und hatten eine terminale Krebsdiagnose mit einer Lebenserwartung von unter drei Monaten. Vor allem wegen des schlechten Gesundheitszustandes der Patienten konnten von 3 212 Betroffenen nur 160 Frauen und Männer im Untersuchungszeitraum an der Studie teilnehmen:

"During the 18-month study period, 3212 patients were admitted for end-of-life care. Of these, 2352 (73 %) were ineligible to participate because severity of their medical disorder precluded provision of meaningful informed consent or study data-eg [sic!], they were comatose, severely cognitively impaired, or otherwise too ill to participate – or they died almost immediately after admission."[1089]

Die Studienergebnisse liefern interessante Indizien, lassen andererseits aber auch viele Fragen offen: Unter dem Kriterium "psychological functioning"[1090] zeigt die Studie deutlich die Bedeutung spirituellen Wohlbefindens für schwerstkranke Patienten.[1091]

"Understanding the mechanism by which spiritual well-being affects psychological functioning is difficult. One clue is the importance of meaning versus faith. We saw significantly stronger associations with the meaning subscale of FACIT-SWB than with the faith subscale with respect to hopelessness, desire for hastened death, and suicidal ideation. Thus, the ability to find or sustain meaning in one's life during terminal illness might help to deter end-of-life despair to a greater extent than spiritual well-being rooted in one's religious faith. Of course, any conclusions about the importance of spirituality linked to or independent of religion are premature in view of the absence of any specific measure of religious beliefs in this study. [...]
Thus, spiritual well-being might buffer the effect of depression on desire for hastened death, but does not affect the relation between depression and hopelessness or suicidal ideation. Because many religions specifically prohibit suicide, even individuals who are very depressed and are low in spiritual well-being (but still religious) might still not consider suicide as an option because of their religious beliefs."[1092]

1087 A. a. O., 5.
1088 COLLEEN S. MCCLAIN/BARRY ROSENFELD/WILLIAM BREITBART, Effect of spiritual well-being on end-of-life despair in terminally-ill cancer patients, in: The Lancet, 361 (9369), May 10, Elsevier, 2003, 1603-1607 und Abstract, http://www.ncbi. nlm.nih.gov/pubmed/12747880, Zugriff vom 15.05.2012.
1089 A. a. O., 1605.
1090 A. a. O., 1607.
1091 Vgl. a. a. O., 1606.
1092 Ebd.

Weniger klar ist, welche Interventionen Patienten darin unterstützen können, zu einer Verbesserung des spirituellen Wohlbefindens zu gelangen. "Mental-health and pastoral-care interventions can target spiritual well-being, although the effect of these has rarely been systematically studied."[1093] Da die Untersuchung an einem katholischen Krankenhaus gemacht wurde und sich 50 % der mehrheitlich der weißen Bevölkerungsgruppe angehörenden Studienteilnehmer dieser Glaubensgemeinschaft zurechneten, bleibt in dieser Studie offen, ob die Ergebnisse bei Patienten mit anderem ethnischen oder religiösen Hintergrund anders ausgefallen wären.[1094] Dennoch wird im Ergebnis die Bedeutung interdisziplinärer Zusammenarbeit hervorgehoben:

> "Mental-health care for the terminally ill would probably benefit from a more thorough incorporation of pastoral-care principals and practices. Our findings show the importance of an interdisciplinary approach to palliative care."[1095]

Eine Untersuchung zum Thema "Belief in an afterlife, spiritual well-being and end-of-life despair in patients with advanced cancer"[1096] an 276 terminal erkrankten Krebspatienten (mehrheitlich kaukasischer Herkunft und ebenfalls katholisch[1097]) kommt 2004 zu dem Ergebnis:

> "The influence of afterlife beliefs on psychological functioning at the end of life is an increasingly interesting question for mental health clinicians and researchers. This study, which represents one of the first systematic analyses of afterlife beliefs in terminally ill patients, found lower levels of end-of-life despair (hopelessness, desire for hastened death and suicidal ideation) among those individuals who believe in an afterlife compared to those who are either unsure or do not maintain such beliefs. However, when multivariate analyses included a measure of spiritual well-being, the beneficial effect of afterlife beliefs disappeared, suggesting that spirituality has a much more powerful effect on psychological functioning than beliefs held about an afterlife. This finding is consistent with Marrone's suggestion that the process in which one finds comfort and protection during the end of life is more important than the actual belief in life after death."[1098]

Untersuchungen 2009

In weiteren Untersuchungen wurden die Ergebnisse einer sinnzentrierten Gruppentherapie über acht wöchentliche Sitzungen zu je 90 Minuten (gegenüber dem Modell von 2002 etwas differenzierter) einer supportiven Gruppentherapie gegenübergestellt (▶ Tab. 2).[1099]

1093 Ebd.
1094 Vgl. a. a. O., 1607.
1095 Ebd.
1096 COLLEEN McCLAIN-JACOBSON/BARRY ROSENFELD/ANNE KOSINSKI/HAYLEY PESSIN/JAMES E. CIMINO/WILLIAM BREITBART, Belief in an afterlife, spiritual well-being and end-of-life despair in patients with advanced cancer, in: General Hospital Psychiatry. Psychiatry, Medicine and Primary Care, 26 (6), Elsevier, 2004, 484-486.
1097 Vgl. a. a. O., 486.
1098 Ebd.

Tab. 2: "Figure 1. Weekly topics covered in MGGP versus SGP"[1100]

Session	MCGP	SGP
1	Concepts and Sources of Meaning	Group Member Introductions
2	Cancer and Meaning	Group Member Introductions cont.
3	Historical Sources of Meaning (Legacy: past)	Coping with Medical Tests and Communicating with Providers
4	Historical Sources of Meaning (Legacy: present and future)	Coping with Family and Friends
5	Attitudinal Sources of Meaning: Encountering Life's Limitations	Coping with Vocational Issues
6	Creative Sources of Meaning: Creativity and Responsibility	Coping with Body Image and Physical Functioning
7	Experiential Sources of Meaning: Nature, Art, and Humor	Coping with the Future
8	Termination: Goodbyes, and Hopes for the Future	Termination: Where Do We Go From Here?

Ergebnis

Im Vergleich zeigen sich deutliche Unterschiede zwischen den Effekten der sinnzentrierten Gruppentherapie (MCGP) gegenüber einer supportiven Gruppentherapie (SGP). Meaning Centered Group Psychotherapy führte zu signifikant größeren Fortschritten hinsichtlich des spirituellen Wohlbefindens, der empfundenen Sinnhaftigkeit und im Umgang mit Ängsten und Todeswünschen.

> "MCGP resulted in significantly greater improvements in spiritual well-being and a sense of meaning. Treatment gains were even more substantial (based on effect size estimates) at the second follow-up assessment. Improvements in anxiety and desire for

---

1099 "The supportive psychotherapy intervention (SGP) utilized as the comparison was based on the model developed by Cain et al. and manualized by Payne et al." BREITBART/ROSENFELD/GIBSON/PESSIN/POPPITO/NELSON/TOMARKEN/KOSINSKI TIMM/BERG/JACOBSON/SORGER/ABBEY/OLDEN, Meaning-centered group psychotherapy for patients with advanced cancer, 24 mit Verweis auf E. N. CAIN/E. I. KOHORN/K. QUINLAN/K. LATIMER, Psychosocial benefits of a cancer support group, in: Cancer, 57 (1), 1986, 183-189, [published online 29 Jun 2006, Wiley Online Library, http://dx.doi.org/10.1002/1097-0142(19860101)57:1183::AID-CNCR28205701353.0.CO;2-3, Zugriff vom 01.05.2012] und D. K. PAYNE/J. C. LUNDBERG/M. F. BRENNAN/J. C. HOLLAND, A Psychosocial Intervention for Patients with Soft Tissue Sarcoma, in: Psycho-Oncology, Journal of the Psychological, Social and Behavioral Dimensions of Cancer, 6 (1), 1997, 65-71, [http://onlinelib¬ rary.wiley.com/doi/10.1002/%28SICI%291099-1611%28199703%296:1%3C65:: AID-PON236%3E3.0.CO;2-2/abstract, Zugriff vom 01.05.2012].

1100 Tabellarische Darstellung nach BREITBART/ROSENFELD/GIBSON/PESSIN/POPPITO/ NELSON/TOMARKEN/KOSINSKI TIMM/BERG/JACOBSON/SORGER/ABBEY/OLDEN, Meaning-centered group psychotherapy for patients with advanced cancer, 23.

death were also significant (and increased over time). There was no significant improvement on any of these variables for patients participating in SGP."[1101]

Weiter verfolgt wurde auch die Frage nach einem möglichen Zusammenhang von Religiosität, Spiritualität und Depression mit dem Ergebnis, dass die Entwicklung und Förderung der Lebensbereiche „Sinn" und „Frieden" dazu beitragen kann, Depressionen zu reduzieren. Auch in der Auswertung dieser Studie an Patienten mit Prostatakrebs wird betont, dass das Behandlungsziel aus Sicht der Verfasser nicht nur durch religiöse Interventionen im eigentlichen Sinn erreicht werden kann:

> "When examining religiosity and spirituality, the main component that may help reduce depression is a sense of meaning and peace. These results highlight the potential importance of developing a patient's sense of meaning through activities/interventions (not exclusive to religious involvement) to achieve this goal."[1102]

Untersuchungen 2012

Manche Fragestellungen mögen aus theologischer Sicht konstruiert wirken. Angesichts hoher Behandlungskosten für medikamentöse Therapien und Interventionen mit „Stahl und Strahl" fragt sich der medizinische Laie, ob es nicht möglich sein müsste, schwer kranken Menschen unterstützend sowohl Gespräche als auch beispielsweise Massagen anzubieten. Ebenso dürfte auf der Hand liegen, dass gute zwischenmenschliche Beziehungen generell wesentlich sind und unkontrollierter physischer Schmerz naturgemäß zu Gefühlen der Hoffnungslosigkeit führt.

Jedenfalls konnte in einer 2012 veröffentlichten randomisierten Studie an Patienten mit fortgeschrittener Krebserkrankung (Stadium 3 oder 4, n = 120, 7 Sitzungen), gezeigt werden, dass die individuelle sinnzentrierte Kurzintervention (IMCP) kurzfristig im Blick auf spirituelles Leiden und Lebensqualität deutlich besser wirksam ist als die therapeutische Massage (TM) in der Kontrollgruppe. Zwei Monate nach Abschluss der Intervention waren die beobachteten Verbesserungen allerdings nicht mehr signifikant größer als in der Vergleichsgruppe.[1103]

1101 A. a. O., Abstract, 21.

1102 CHRISTIAN J. NELSON/COLLEEN M. JACOBSON/MARK I. WEINBERGER/VIDHYA BHASKARAN/BARRY ROSENFELD/WILLIAM BREITBART/ANDREW ROTH, The role of spirituality in the relationship between religiosity and depression in prostate cancer patients, in: Annuals of behavioural medicine: a publication of the Society of Behavioral Medicine, Oct, 38 (2), 2009, 105-114, http://www.ncbi.nlm.nih.gov/pmc/articles/PMC2877207/?tool=pubmed, NIH Public Access, Author Manuscript, Zugriff vom 19.07.2012, 1-7, 1.

1103 WILLIAM BREITBART/SHANNON POPPITO/BARRY ROSENFELD/ANDREW J. VICKERS/YUELIN LI/JENNIFER ABBEY/MEGAN OLDEN/HAYLEY PESSIN/WENDY LICHTENTHAL/DANIEL SJOBERG/BARRIE R. CASSILETH, Pilot Randomized Controlled Trial of Individual Meaning-Centered Psychotherapy for Patients With Advanced Cancer, in: Journal of Clinical Oncology. Official Journal of the American Society of Clinical Oncology, Elsevier, Published online before print February 27, 2012, doi: 10.1200/

Eine weitere Studie untersuchte an 22 terminal erkrankten Krebspatienten das Verhältnis zwischen Hoffnung und Hoffnungslosigkeit anhand von halbstrukturierten Interviews.

"Hope and hopelessness were identified as distinct, often co-occurring, and dialectically interacting constructs. The relationship between hope and hopelessness often balanced on acceptance, perceived as diametrically opposed to hopelessness, and conducive to redirecting hope toward new goals. Positive interpersonal relationships enhanced hope, and uncontrolled physical pain increased vulnerability to hopelessness."[1104]

8.6 Bilanz für die Situation der Patienten und das betreuende Team

8.6.1 Ergebnisse für die Situation der Patienten

"The process of meaning making becomes vitally significant as one faces the physical pain of disease and the emotional suffering of separating from life and loved ones. Death punctuates life, giving it solidity and meaning. This meaning is no longer vague or trivial; rather, it becomes imbued with a sense of urgency and signification that must be discovered, not imposed. Finding meaning at the end of life is no small endeavour: it takes courage, commitment, and conviction to reflect upon and take ownership of one's own existence."[1105]

Es wurden nur wenige negative Folgen der Intervention durch das Forschungsteam beobachtet. Allerdings trat häufiger das Problem auf, dass Patienten in der Rückschau auf ihr Leben keine (in der Sprache Frankls) gefüllten „Scheunen der Vergangenheit"[1106] erkennen konnten: "What's come up more frequently is the *absence* of meaning, the sense that there is nothing that people can grasp onto that's meaningful in their lives."[1107] Allerdings erfuhren diese Patienten Trost durch andere Gruppenteilnehmer: ""You're so helpful to me; that's meaningful, [sic!] ""[1108]

JCO.2011.36.2517, Abstract, http://jco.ascopubs.org/content/early/2012/03/21/JCO.2011.36.2517.abstract, Zugriff vom 29.03.2012, 1-2.

1104 E. Sachs/E. Kolva/H. Pessin/B. Rosenfeld/W. Breitbart, On Sinking and Swimming. The Dialectic of Hope, Hopelessness, and Acceptance in Terminal Cancer, in: American Journal of Hospice and Palliative Medicine, Published online before print May 2, 2012, [ohne Seitenangabe], doi: 10.1177/1049909112445371, Abstract, http://www.ncbi.nlm.nih.gov/pubmed/22556280, Zugriff vom 15.05.2012.

1105 Breitbart/Gibson/Poppito/Berg, Psychotherapeutic Interventions at the End of Life, 367.

1106 Frankl, Ärztliche Seelsorge, 134. Vgl. dazu auch die Abschnitte „Logotherapie als angewandte Anthropologie" und „Quintessenz dieser Arbeit".

1107 Breitbart/Heller, Reframing hope, 10.

1108 Ebd.

Auch die Teilnahme an einer psychosozialen Studie am Lebensende wurde von der Mehrheit (75 %) der Patienten einer entsprechenden Studiengruppe (68 terminal erkrankte Krebspatienten mit einer durchschnittlichen Lebenserwartung von weniger als zwei Monaten in einer stationären Palliative Care Einrichtung) nicht als belastend eingestuft. Viele Patienten (75 %) empfanden die soziale Interaktion, die Möglichkeit, durch ihre Teilnahme etwas für die Gesellschaft bewirken zu können (57 %), und die Möglichkeit, über die Krankheit zu sprechen (47 %), als wohltuend.[1109]

8.6.2 Ergebnisse für die Arbeit des therapeutischen Teams

In zwei Zitaten lassen sich die Ergebnisse prägnant zusammenfassen:

"What's really striking about this is that clinicians often assume: if I can't tell patient [sic!] they're going to be cured, then they will have no hopes whatsoever, and there's nothing that I can do to help sustain hope. But our experience with the patients in our study has shown us that when hope for a cure is lost, there are still so many critically important hopes that remain. We have to be more aware of that, so that we can help patients to understand and sustain these hopes."[1110]

"Palliative care practitioners may seize the opportunity to encourage patients to find meaning in suffering as they face death. This meaning-making process can be generative for patients: feelings of anxiety, guilt, or hopelessness that seem punishing and unrelenting at the end of life can be transformed into ways of actively exploring the relationship to self and others. [...] The meaning of guilt may shift from not measuring up to others' expectations to not meeting one's own needs and not fulfilling one's own potential. [...] Negative emotions change from impediments to sources of healing and instruments to promote emotional and spiritual well-being."[1111]

8.6.3 Mögliche Konsequenzen für eine weiter zu entwickelnde sinnorientierte Seelsorge

Breitbarts Untersuchungen haben zwar explizit die Situation der Mediziner und Psychotherapeuten im Blick. Gleichwohl sind die Ergebnisse der Forschungsgruppe auch für die Arbeit der Seelsorgenden hilfreich, sowohl in der Arbeit mit den Patienten als auch für die Zusammenarbeit im und mit dem therapeutischen Team. Es erscheint deshalb sinnvoll, diese Ergebnisse für die seelsorgliche Arbeit aufzugreifen, sowohl für Patienten in der Palliativsituation wie auch für Überlebende von Krebserkrankungen und hinterbliebene Angehörige.

1109 H. PESSIN/M. GALIETTA/C. J. NELSON/R. BRESCIA/B. ROSENFELD/W. BREITBART, Burden and benefit of psychosocial research at the end of life, in: Journal of Palliative Medicine, Mary Ann Liebert, Inc., publishers, New Rochelle, New York, 11 (4), 2008, 627-632, Abstract, http://www.ncbi.nlm.nih.gov/pubmed/18454616, Zugriff vom 15.05.2012.

1110 BREITBART/HELLER, Reframing hope, 5.

1111 BREITBART/GIBSON/POPPITO/BERG, Psychotherapeutic Interventions at the End of Life, 367.

Gleichzeitig lässt sich feststellen, dass vieles, was im Rahmen der Psychotherapie neu oder wieder entdeckt wird, längst zum Erfahrungswissen und zum selbstverständlich praktizierten Arbeitsalltag von Seelsorgenden gehört, ohne dass bislang in der theologischen Forschung die Notwendigkeit gesehen worden wäre, diese Erkenntnisse kleinschrittig einer differenzierteren Untersuchung zuzuführen und deren Ergebnisse, wiederum im Rahmen relativ eng gefasster Fragestellungen, zu publizieren. Dies liegt auch darin begründet, dass die Theologie einerseits mit anderen Instrumentarien arbeitet und sich ihre Arbeitsergebnisse andererseits außerdem in – in der Regel – vergleichsweise umfangreichen Texten niederschlagen. Diese Praxis könnte der theologischen Forschung in der öffentlichen Wahrnehmung angesichts veränderter Lesegewohnheiten zukünftig zum Nachteil gereichen.

Die Entwicklung von Methoden birgt immer die Gefahr in sich, dass diese in der Folge, ungeachtet ihrer Eignung in der individuellen Situation, den Patienten quasi „verordnet" und übergestülpt werden, was einen Rückfall in frühere und nicht immer segensreiche Traditionen bedeuten könnte. Der Kern einer eigenen Methode seelsorglicher Intervention sollte gerade darin liegen, weniger eine Methode im eigentlichen Sinn zu entwickeln, als vielmehr mit breiten Wissen um die Vielfalt der Möglichkeiten und entsprechenden medizinischen und psychologischen Erkenntnissen im Hintergrund, präsent, flexibel und wertschätzend in die Situation zu gehen. Die Gegenwart Gottes kann und muss nicht „gemacht" werden, vielmehr gilt es, den Kairós (gr. καιρός) eines Gesprächs, einer vertrauensvollen Begegnung, wahrzunehmen, wenn er sich ereignet.

Die eigentliche Qualifikation der Seelsorgenden wie auch aller anderen Angehörigen helfender Berufe würde dann vor allem darin liegen, Persönlichkeit zu entwickeln, eine reflektierte Einstellung zum Glauben und zum Leben. Wir brauchen umfassend ausgebildete Seelsorgepersonen am Krankenbett. Wir brauchen mehr Ärzte und Ärztinnen, die z. B. einen an einer Krebserkrankung sterbend in die Notaufnahme eingelieferten Menschen nicht mehr auf die Intensivstation verlegen und die, sollte es dennoch so geschehen, diesen Patienten dort auch nicht mehr sinnlos reanimieren, allein aufgrund der Tatsache, dass er jetzt eben auf eine Intensivstation verbracht wurde.

9 Ist Seelsorge Sinnsorge? Beobachtungen in der Begleitung onkologischer Patienten

9.1 Spirituelle und religiöse Suche nach Sinn

Wie sollte das seelsorgliche Gespräch geführt werden, damit man dem Willen zum Sinn, der, so die Hypothese, auch den Gesprächspartner bestimmt, gerecht wird? Welche Bedeutung hat die Logotherapie für die Seelsorge? Welche Bedeutung hat die Seelsorge für die Logotherapie?

Für eine Kooperation von Logotherapie und Seelsorge im Rahmen einer interdisziplinären Thanatologie hatte sich schon Franz Schmatz ausgesprochen, der neben der fehlenden interdisziplinären Zusammenarbeit in Palliativsituationen eine (damalige) katholische Seelsorgepraxis kritisiert: „Der Seelsorger kommt auch heute noch gar nicht selten, um den Patienten zu betreuen, zu unterweisen und zu „bekehren", also im Verständnis einer versorgenden und wenig begleitenden Pastoral."[1112] Dass eine solche Seelsorgepraxis sich ähnlich auch in der Arbeit evangelischer Seelsorgender finden lässt, ist nicht auszuschließen. Es könnte sogar sein, dass solche Formen der Seelsorge aufgrund von Stellenkürzungen verstärkt zurückkehren, z. B. wenn katholische Priester nur noch zum Spenden der Krankensalbung gerufen werden können und auch evangelische Pfarrerinnen und Pfarrer in manchen Regionen zunehmend nur mit geringen Stellenanteilen oder im Rahmen von Vertretungsdiensten zu Notfällen, häufig also zu sterbenden Patienten, ins Krankenhaus kommen können. Manchmal wird auch Ehrenamtlichen ohne jede Ausbildung Seelsorge selbst in schwierigen Fällen übertragen, in der Hoffnung, dies sei auf jeden Fall besser, als keinerlei geistliche Begleitung anbieten zu können.

Dass Studienergebnisse aus den USA aufgrund der unterschiedlichen Gesundheitssysteme und Einstellungen zumindest nicht unmittelbar auf die Situation in Deutschland übertragbar sind, insbesondere in Fragen von Religion und Spiritualität, wurde bereits ausgeführt.[1113] Für die Situation in Deutschland ist es unerlässlich zu beachten, dass das Thema des religiösen Glaubens im Klinikalltag ambivalent besetzt ist, zum Teil auch in der Seelsorge selbst.[1114]

1112 SCHMATZ, Die Bedeutsamkeit der Logotherapie für den seelsorglichen Sterbebeistand, 166.

1113 Vgl. dazu die Abschnitte „Lebensqualität", „„Spiritual Care"", „Religionspsychologie".

1114 Vgl. dazu den Abschnitt „Spirituelles Leiden und (spiritueller) Schmerz".

Dieter Seiler, Theologe und Seelsorger sowie psychoanalytischer Psychotherapeut hat für die Psychiatrie beobachtet:

> „Nicht nur für die offizielle Psychiatrie, sondern auch mit wenigen Ausnahmen für die Patienten selbst sind Glaube und Religion schwer ansprechbar. Wie in der ambulanten psychotherapeutischen Praxis spüren diese auch in der Klinik, dass Religion nicht „in" ist. Sie vermeiden ein direktes Ansprechen auch deshalb, weil sie nicht zu Unrecht [sic!] befürchten, ihre Religiosität würde ihnen als Krankheit angerechnet oder zumindest in einen abgetrennten Privatbereich verschoben. Auch für die Seelsorge gilt diese Hemmung: Explizit religiöse Anliegen und Themen werden nur selten vorgebracht, und deshalb sind auch Seelsorgerinnen und Seelsorger gehemmt. Sie möchten nicht als „Missionare" angesehen werden."[1115]

Ähnliche Beobachtungen lassen sich auch in den „somatischen" Abteilungen vieler Krankenhäuser machen.

9.1.1 Die Seelsorgekonzeption von Wolfram Kurz

Der evangelische Theologe und Logotherapeut Wolfram Kurz beschreibt (kirchliche) Seelsorge in ihrem Kern als christologisches Geschehen und unterscheidet existenzielle, wachstumsorientierte und schicksalsorientierte Seelsorge.

Diese Aspekte sind, übertragen auf das Praxisfeld der Klinikseelsorge, je nach den Umständen des konkreten Einzelfalls unterschiedlich zu gewichten. An ein und demselben Patientenbett begegnet die Seelsorgerin Menschen, die unter jenen existenziellen Grundbefindlichkeiten leiden, die jedes Menschsein kennzeichnen, die sich damit nicht aussöhnen können, etwa mit der je eigenen Sterblichkeit und Endlichkeit aller Dinge, mit Angst, Schuld, Zweifel am Sinn des Lebens, Entfremdung, Unvollkommenheit[1116] und die daneben u. U. außerdem wachstumsorientierte Seelsorge im Sinne einer Begleitung an Phasenübergängen des Lebens benötigen, da sie der Notwendigkeit, permanent zu wachsen und zu reifen, nicht oder nur ungenügend entsprechen und in der Gefahr stehen, neurotisch oder psychotisch zu dekompensieren.

> „In Anlehnung an den allgemeinen logotherapeutischen Sprachgebrauch verstehe ich unter „Sinn" etwas Einfaches: glückendes Leben. Begreift man den Menschen in diesem Sinne als sinnorientiert, dann begreift man ihn als ein Wesen, das seiner Essenz nach das Gelingen seines Lebens will bzw. das Scheitern seines Lebens verhindern will."[1117]

1115 DIETER SEILER, ind002me1017Religion, gesund oder krank?, in: Wege zum Menschen, 58, Göttingen, Vandenhoeck & Ruprecht, 2006, 441-455, 442.

1116 Vgl. WOLFRAM KURZ, Existentielle, wachstumsorientierte, schicksalsorientierte, berufsorientierte Seelsorge – Ein Seelsorgemodell, in: KURZ/SEDLAK (Hrsg.), Kompendium, Kapitel 31, 416-428, 416-418.

1117 WOLFRAM K. KURZ, Seel-Sorge als Sinn-Sorge – Zur Analogie von kirchlicher Seelsorge und Logotherapie, in: WOLFRAM K. KURZ, Suche nach Sinn. Seelsorgerliche, logotherapeutische, pädagogische Perspektiven. Ausgewählte Aufsätze. (Studien zur Theologie; Herausgegeben von Gottfried Adam. Universität Würzburg, Rainer

„Macht Logotherapie vertraut mit demjenigen, was dem Klienten natürlicherweise an Sinn in den Sinn kommen kann, so macht Seelsorge mit demjenigen vertraut, was dem Klienten natürlicherweise an Sinn niemals in den Sinn kommen kann: daß das Leben nicht als Zufall der Materie, sondern als Schöpfung zu verstehen ist; daß der Mensch in der Entfremdung vom Grund seines Seins lebt, die Entfremdung im Glauben aber überwunden erscheint; [...] Mit einem Wort : daß es in der Welt eine ungeheure Fülle von bedingten Sinnmöglichkeiten gibt, daß all diese Möglichkeiten aber von einem unbedingten Seinsgrund umfangen sind."[1118]

Im Blick auf die (onkologischen) Patienten selbst geht es (zunächst) vor allem um schicksalsorientierte Seelsorge, die den Menschen unter dem Aspekt der Kontingenz in den Blick nimmt und einen vom Glauben her bestimmten Umgang mit dem Leiden eröffnen soll. In der Perspektive des Glaubens kann der sich in Jesus Christus artikulierende Gott als derjenige wahrgenommen werden, der die Tödlichkeit des Lebens überwindet und alles zu seiner Erfüllung bringen wird.[1119] Unter dem Begriff der „„ästhetischen Seelsorge""[1120] fasst Wolfram Kurz die Aufgabe, Menschen dazu anzuleiten, nicht nur „den Wider-Sinn in dieser Welt präzise zu rekonstruieren, vielmehr auch zu überwinden oder auszuhalten, ohne daran zu zerbrechen"[1121] und systematisch die Wahrnehmungsfähigkeit gelingenden Lebens zu stärken[1122] und kritisiert eine problemfixierte Ausrichtung von Seelsorge und Medizin: „Was [...] ist Diagnose anders als Rekonstruktion des Negativen? Und im Blick auf die Therapie müßte man fragen: geht sie wirklich in der Negation des Negativen auf?"[1123] Es „geht um die Entwicklung von Möglichkeiten, den Menschen in eine psychische Disposition zu versetzen, die es ihm erlaubt, konstruktiv mit den dämonischen Seiten seines Lebens umzugehen."[1124]

„Wichtig ist [...] die Erkenntnis, daß letztgültige Bedeutsamkeit im Sinne unbedingter Sinnhaftigkeit nur in Relation zum größtmöglichen Horizont, in dem der Sinn des einzelnen Phänomens zu entdecken ist, ausgemacht werden kann. In theologischer Perspektive ist dies nicht die Welt, auch nicht der Kosmos, vielmehr Gott als die alles umfassende, tragende, bergende Wirklichkeit; Gott als der Grund von allem, was ist."[1125]

Lachmann. Universität Bamberg, Band 5), Würzburg, Stephans-Buchhandlung Wolfgang Mittelstädt, 1991, 9-25, 11.
1118 A. a. O., 13-14.
1119 Vgl. WOLFRAM KURZ, Das Verhältnis von Seelsorge und Psychotherapie, in: KURZ/ SEDLAK (Hrsg.), Kompendium, Kapitel 30, 399-415, KURZ, Existentielle, wachstumsorientierte, schicksalsorientierte, berufsorientierte Seelsorge – Ein Seelsorgemodell, 420-421, WOLFRAM KURZ, Die Wechselseitigkeit von Sinnfrage und Schuldfrage im Kontext des Beichtgesprächs, in: KURZ/SEDLAK (Hrsg.), Kompendium, Kapitel 33, 446-469, und KURZ, Logotherapie und Seelsorge und http:// www.logotherapie-inter-ges.com/lth9.html, Zugriff vom 23.08.2009.
1120 KURZ, Seel-Sorge als Sinn-Sorge – Zur Analogie von kirchlicher Seelsorge und Logotherapie, in: Suche nach Sinn, 18.
1121 Ebd.
1122 Vgl. a. a. O., 19-20.
1123 A. a. O., 16.
1124 A. a. O., 21.

> „Wenn es richtig ist, daß in der Chiffre „Gott" derjenige Sinn zur Sprache kommt, über den hinaus kein größerer Sinn gedacht werden kann, dann hat gerade die Theologie allen Anlaß, den Menschen primär als sinnorientiertes Wesen zu verstehen. Dabei kommt es u. a. auch darauf an, den unbedingten Sinn immer wieder im Geheimnis und Gleichnis des Bedingten wahr-zunehmen."[1126]

Logotherapie stellt die Würde des leidenden Menschen heraus, Theologie denkt „von jeher über den Zusammenhang der Passionsgeschichte Gottes in Jesus Christus mit den Passionsgeschichten der Menschen"[1127] nach. In Jesus Christus, in dem, was er sagt, tut, was an ihm geschieht, so beschreibt es Kurz, sorgt sich Gott um den Menschen. Seelsorge, die durch den Menschen geschieht, ereignet sich als Entsprechungshandeln. Der Selbst-Transzendenz Gottes in Jesus Christus entspricht die seelsorgliche Selbst-Transzendenz des Menschen, der sich um seinen Mitmenschen sorgt, indem er an seinem Leiden teilnimmt.[1128]

> „Sinn-voll zu leben heißt [...]: Gott in der Eigenart eines Menschen, mit sich und der Welt umzugehen, Gestalt werden zu lassen. [...] indem wir ins Angesicht Gottes außerhalb von uns, wie er sich in Jesus von Nazareth spiegelt, blicken. Getroffen von diesem Spiegelbild spüren wir, wer wir im *Grunde* sind."[1129]

Theologisch verantwortete Seelsorge ist so Lebenshilfe durch Glaubenshilfe, nämlich „Hilfe zur Freisetzung des Menschen zu seinem wahren Wesen, wie es in Jesus Christus transparent geworden ist. Daß Seelsorge so Sinn-Sorge ist, bedarf der Erklärung kaum."[1130] Ausgehend vom stützenden Gespräch zur Situation mit den Patienten, „mit einer völlig absichtslosen Hinwendung zum leidenden Menschen, die diesem Mut macht, sich in unbefangener, ja rücksichtsloser Weise auszusprechen"[1131], kann das bedeuten, im weiteren Gesprächsverlauf Fragen zu erörtern, wie: In welchen Horizont kann ich stellen, was sich in meinem Leben ereignet? Wie lässt sich mein Lebensschicksal deuten im Horizont des Reiches Gottes? Welche Schicksalsdeutungen zeigen sich in der Bibel? Was bedeutet das Kreuz jetzt für mich? Gibt es eine Gegenwart Gottes im Leiden?

1125 A. a. O., 13. In der Fußnote zu diesem Zitat schreibt Wolfram Kurz ebenda: „Die Korrespondenz der Begriffe „Sinn" und „Horizont" und die in diesem Zusammenhang aufbrechende Nötigung, sich zum Zwecke einer möglichst tragenden Sinnvergewisserung zu entscheiden, erklären die Affinität der Logotherapie zur Theologie. Eine Stärke der Logotherapie aber besteht im diesbezüglichen Verbund von Diskretion und Offenheit. Sie zwingt niemanden, sich in demjenigen Horizont zu verstehen, der dem Glaubenden als letztgültig erscheint. Und doch überzeugt sie gerade auch Menschen, die in der Betroffenheit von einer Macht stehen, die alles, was ist, transzendiert, trägt, gebiert, erhält, vollendet."

1126 A. a. O., 24.

1127 Ebd.

1128 Vgl. Kurz, Das Verhältnis von Seelsorge und Psychotherapie, 400-402 und Wolfram Kurz, Seel-Sorge als Sinn-Sorge: Zur Analogie von kirchlicher Seelsorge und Logotherapie: Viktor E. Frankl zum 80. Geburtstag, in: Wege zum Menschen, 37, Göttingen, Vandenhoeck und Ruprecht, 1988, 225-237.

1129 Kurz, Seel-Sorge als Sinn-Sorge – Zur Analogie von kirchlicher Seelsorge und Logotherapie, in: Suche nach Sinn, 15.

1130 A. a. O., 14.

1131 Ebd.

Woran merke ich das? Wie wird Lebensdeutung im Kirchenjahr gestaltet? Was heißt Auferstehung?

9.1.2 Spirituelles Leiden und (spiritueller) Schmerz

Seitens der Medizin bzw. Psychotherapie ist es in der Tat so, dass ein „spirituelles Leiden" in den üblichen medizinischen Diagnosesystemen DSM-IV bzw. ICD- nicht vorgesehen ist, es sei denn (falsch diagnostiziert und pathologisiert) in der Kategorie „Wahnvorstellungen"[1132]. Der Umgang mit spirituellem Leiden fällt sowohl hinsichtlich der Diagnostik als auch hinsichtlich der psychotherapeutischen Behandlung durch das Raster des gegenwärtigen evidenzbasierten Medizinsystems. Der Zusammenhang zwischen der Dynamik von unerfüllter Sehnsucht nach Spiritualität oder nach krisenhaft verlaufender Erfahrung von Spiritualität und dem medizinischen Modell diagnostizierbarer Krankheit passt, so Jürgen Kriz, nicht in einfache Ursache-Wirkungs-Gefüge einer Psychotherapieforschung.[1133]

Bei der Frage nach Schmerzen im Rahmen der Symptomkontrolle durch das therapeutische Team[1134] ist nach wie vor der Gedanke an einen möglicherweise vorhandenen spirituellen Schmerz nur selten mit im Blick, ungeachtet der vielzitierten Definition der WHO zur Palliativbetreuung. Dieser Befund dürfte in vielen Fällen auch für die Arbeit der Klinikseelsorgenden gelten, je nachdem, in welchem Kontext sie tätig sind und in wieweit sie dafür sensibilisiert sind, im Gespräch mit den Patienten eigenständig eine „spirituelle Anamnese" zu erfragen.

Dafür, dass dies nicht allzu häufig geschieht, dürften Untersuchungen aus den USA eine Rolle spielen, denen zufolge „spirituelle Krisen" eher selten sind:[1135]

1132 Vgl. KRIZ, Spiritualität in der Psychotherapie, 12 und die Klassifikation Wahnhafter Störungen gemäß ICD-, vgl. F20-F29, Schizophrenie, schizotype und wahnhafte Störungen, in: WELTGESUNDHEITSORGANISATION (Hrsg.), Internationale Klassifikation psychischer Störungen, ICD-10 Kapitel V (F), Klinisch-diagnostische Leitlinien, übersetzt und herausgegeben von H. Dilling (Lübeck), W. Mombour ind002-me1022(München), M. H. Schmidt (Mannheim) unter Mitarbeit von E. Schulte-Markwort, 5., durchgesehene und ergänzte Auflage unter Berücksichtigung der Änderungen entsprechend ICD-10-GM 2004/2005, Bern/Göttingen/Toronto/Seattle, Verlag Hans Huber AG, 2005, 103-127. DSM (Diagnostic and Statistical Manual of Mental Disorders) ist zunächst das diagnostische Manual für psychische Störungen der Amerikanischen Psychiatrischen Gesellschaft für die USA und Grundlage der klinischen und epidemologischen Forschung. Die im Mai 2013 veröffentlichte 5. Version DSM-V bildet fließende Übergänge, unterschiedliche Ausprägungen, milde Verlaufsformen psychischer Störungen besser ab als die Vorgängerversion DSM-IV von 1994. Sie könnte Modellcharakter für die Entwicklung des Klassifikationssystems ICD-11 der WHO haben, das die Grundlage für das deutsche Gesundheitssystem darstellt.
1133 Vgl. KRIZ, Spiritualität in der Psychotherapie, 10.
1134 Vgl. den Abschnitt „Symptomkontrolle".
1135 NATIONAL CANCER INSTITUTE AT THE NATIONAL INSTITUTES OF HEALTH, Spirituality in Cancer Care (PDQ®), Health Professional Version, Updated: 06/30/2011,

> "Spiritual distress may result from the belief that cancer reflects punishment by God or may accompany a reoccupation with the question "Why me?" A cancer patient may also suffer a loss of faith. Although many individuals may have such thoughts at some time following diagnosis, only a few individuals become obsessed with these thoughts or score high on a general measure of religious and spiritual distress. [...] High levels of spiritual distress may contribute to poorer health and psychosocial outcomes."[1136]

Erhard Weiher vertritt dagegen die These, dass letztlich die spirituelle Lebensvorstellung und Lebenseinstellung des Menschen das innerste Motiv vieler Leiden ist und die Spiritualität bei mentalen, emotionalenund sozialen Problemen mit betroffen ist, auch wenn sie nicht im Vordergrund steht.[1137]

> „Um ›spirituelles Leid‹ handelt es sich dann, wenn Menschen existenziell betroffen sind und dabei ihr innerster spiritueller Horizont in Mitleidenschaft gezogen wird. Dieser Horizont ist oft eine innere Überzeugungswelt, die zwar weniger bewusst mitspielt, die aber doch eine innere Kraftquelle ist oder ein spirituelles Grundempfinden, das keine ausgeprägte Gestalt und eine mehr oder weniger namenlose Qualität hat."[1138]

Vom Betroffenen kann dabei nicht erwartet werden, die verschiedenen Dimensionen seines subjektiven Schmerzerlebens in verschiedene Dimensionen zu unterteilen, aber es ist Aufgabe der Helfenden, in ihrer beruflichen Praxis die Schmerzebenen zu unterteilen und entsprechend zu behandeln.[1139]

> „Wenn Spiritualität die Beziehung ist, durch die sich der Mensch mit dem Geheimnis des Lebens als heiligem Geheimnis in Verbindung weiß, dann entstehen spirituelle Schmerzen in einem impliziten Sinn überall da, wo sich der Mensch in seiner Verbindung zum Geheimnis des Lebens bedroht oder abgeschnitten sieht. [...] Der eine Patient kann den Zerfall seines Körpers, der andere seine Schwäche und sein Angewiesensein auf andere, ein dritter seine eingeschränkte Selbstverfügung als wesentliche Verletzung seines Innersten erleben."[1140]

Die Verfasserin konnte beobachten, dass in schwerer Krankheit nicht nur der somatische, sondern auch der psychische Schock durchaus zu einer radikalen Neubestimmung der Prioritäten und Handlungsmöglichkeiten eines Patienten und/oder seiner Angehörigen führen können. In spiritueller Hinsicht kann es hier zum Zusammenbruch der bisherigen Welt- und Lebenskonstruktion kommen.[1141]

Screening and Assessment of Spiritual Concerns, Table 1. Assessment of Religion and Spirituality in Cancer Patients, 2.

1136 NATIONAL CANCER INSTITUTE AT THE NATIONAL INSTITUTES OF HEALTH, Spirituality in Cancer Care (PDQ®), Health Professional Version, Last Modified: 06/30/2011, Definitions, 2. Vgl. zu den Interventionsmethoden im interdisziplinären Team: NATIONAL CANCER INSTITUTE AT THE NATIONAL INSTITUTES OF HEALTH, Spirituality in Cancer Care (PDQ®), Health Professional Version, Last Modified: 06/30/2011, Modes of Intervention, http://cancer.gov/cancertopics/pdq/supportivecare/spirituality/HealthProfessionalVersion, Zugriff vom 22.12.2011, 1-3.

1137 Vgl. WEIHER, Das Geheimnis des Lebens berühren, 217.

1138 A. a. O., 219.

1139 Vgl. a. a. O., 216-217.

1140 A. a. O., 217.

1141 Vgl. FRICK, Glauben ist keine Wunderdroge, 45.

„Der religiöse Mensch kann, etwa durch die Diagnose einer Tumorerkrankung, plötzlich mit den Abgründen seines Gottesbildes in Berührung kommen, wofür er weder in seinem Kinderglauben noch in der üblichen Sonntagspredigt Antworten findet."[1142]

Aufgabe der Seelsorgeperson könnte es dann z. B. sein, mit dem Patienten darüber ins Gespräch zu kommen, was es heißt, um die dunkle, verborgene Seite Gottes zu wissen und diese möglicherweise gerade existenziell zu erleben, sich aber dennoch an den sich in Christus offenbarenden, menschgewordenen Gott zu halten.

In jedem der Krankenzimmer der Palliativstation München/Großhadern hängt ein Kreuz. Es gab nach Auskunft der Mitarbeitenden (2012) dort bislang noch keinen Patienten, der sich daran gestört hätte. In vielen anderen Kliniken ist diese Symbolik nicht mehr vorhanden. Dass in der Mitte der christlichen Theologie ein leidender Gott, der gekreuzigte Gottessohn steht, dass Leiden, dessen konkrete Äußerung der an Körper und Seele erfahrene Schmerz darstellt, ein Thema ist, das in der christlichen Theologie eine hervorgehobene Stellung inne hat[1143], bedarf gegenüber vielen Patienten der Erklärung.

Dabei ist es hilfreich, dass die neuere Theologie die Frage nach dem leidenden Menschen in den Blick nimmt:

„Die Theologie der Menschwerdung Gottes sieht in den Schmerzen, die Jesus Christus erleidet, ein Zeichen der Menschlichkeit des Sohnes Gottes. Der Sohn Gottes macht menschliche Schmerzerfahrungen, und darin zeigt sich, dass Gott zum Mitleiden menschlichen Schmerzes in der Lage ist."[1144]

„Die Tatsache, dass Gottes Sohn selbst durch schlimmste körperliche und seelische Schmerzen bis in den Tod gegangen ist, macht ihn in seiner Zusage des Mit-uns-Seins glaubwürdig bis in die letzte Qual. Die Mitleidensfähigkeit Gottes ist daher ein zentrales Element zum Beispiel der Befreiungstheologie. Die Hoffnung auf ein Ende der Schmerzen wird durch die Auferstehung Christi begründet und nährt Reich-Gottes-Vorstellungen im Sinne gegenwärtiger wie zukünftiger Eschatologie, so dass damit nicht nur leidendes Einverständnis, sondern auch aktiver Kampf gegen die Leidensursache hervorgerufen wird."[1145]

Erhard Weiher weist darauf hin, dass schon körperlicher Schmerz die ganze Innen- und Umwelt des Menschen „›reizt‹"[1146] und die Stärke der Leidensempfindung viel mit der Persönlichkeit und neben anderen Faktoren auch der religiösen Lerngeschichte zu tun hat.[1147] Überraschend weit verbreitet ist bei

---

1142 Ebd.
1143 Vgl. MAREIKE LACHMANN, 2. Mareike Lachmann (Theologie), in: HABERLAND/LACHMANN, Leiden und Schmerz, in: Praktische Theologie, Zeitschrift für Praxis in Kirche, Gesellschaft und Kultur, 46 (1), Gütersloh, Gütersloher Verlagshaus, 2011, 17-21, hier 19-21, 19.
1144 ALBRECHT, Ethische Aspekte des Schmerzes, 70.
1145 LACHMANN, 2. Mareike Lachmann (Theologie), 20 mit Verweis auf JÜRGEN MOLTMANN, Der gekreuzigte Gott. Das Kreuz Christi als Grund und Kritik christlicher Theologie, München (1972), 7. Auflage [(in neuer Ausstattung), Gütersloh, Kaiser, Gütersloher Verlagshaus], 2002.
1146 WEIHER, Das Geheimnis des Lebens berühren, 215.
1147 Vgl. ebd.

Patienten und Patientinnen der Gedanke, ihre Schmerzen seien (im Anschluss an Gen 3,16) Strafe für ihre Sünden bzw. Strafe für die Sünde, die auf allen Menschen lastet – und zwar unabhängig von der Konfession: „Was habe ich falsch gemacht? Ist es, weil …?" Die reformatorische Trennung des Zusammenhanges zwischen den Werken eines Menschen und seiner Stellung vor Gott und damit auch die Auflösung des Zusammenhangs von Sünde und Schmerzen[1148] gehört nicht unbedingt zum religiösen Wissen der Allgemeinbevölkerung.

Im kollektiven Gedächtnis viel deutlicher verankert sind, auch bei säkular aufgewachsenen Menschen, die hochmittelalterlichen Höllendarstellungen von Schmerzen gepeinigter Menschen, die sich z. T. nicht nur im Inneren von Kirchenräumen, sondern auch manchmal auch an den Einfriedungen von Kirchhöfen finden. Konzipiert als Strafandrohung, die die Gläubigen auf dem Pfad der Tugend halten sollen[1149], ist die Auseinandersetzung mit dem körperlichen Schmerz hier vor allem auf der religiösen Bedeutungsebene angesiedelt.[1150]

Der Theologe Christian Albrecht verweist auf die symbolische Dimension des Schmerzes:

> „Der Schmerz ist vielfach eine Weise des Menschen, sich mit der komplexen Gemengelage aus veränderbaren und nicht veränderbaren Bedingungen des Lebens auseinanderzusetzen. […] Der Schmerz ist insofern nicht unbedingt nur als eine Störung des Lebens einzuschätzen, sondern er bildet den Anlass, auf die Veränderbarkeit von Lebensbedingungen zu sinnen und ist damit geradezu ein Instrument des Überlebens. Für den Schmerz gilt darum, was man in einem umfassenden Sinn auch über die Krankheit gesagt hat: Er muss, statt zu den Lebensstörungen, eher zu den Lebensleistungen gezählt werden."[1151]

> „Wer Schmerzen hat, leidet. Es tut ihm nicht nur dies oder jenes weh, sondern es leidet der Mensch als ganzer. Der Schmerz wird zum Symbol dafür, dass der Mensch sich selbst mehr ist als dieser oder jener eingrenzbare somatisch-funktionale Defekt. Denn es leidet, wie gesagt, der Mensch als ganzer. Der Schmerz wird darum zum Symbol der Ganzheit des Menschen, zugleich aber zum Symbol der Individualität des einen und bestimmten ganzen Menschen, der leidet. Der Mensch, der unter Schmerzen leidet, wird sich seiner selbst als der unverwechselbare und eigene Mensch, der er ist, bewusst. Er wird sich seiner selbst in seiner Unverwechselbarkeit, aber zugleich in seiner Unvertretbarkeit bewusst: das Leben, das er führt und auch erleidet, führt nur er und keiner sonst [sic!] Schmerz, so kann man darum sagen, zeigt Individualität. […] Wer Schmerzen hat, hat Recht. […] Wer Schmerzen hat, nimmt das Recht seiner Subjektivität in Anspruch – und zwar gegenüber all denjenigen, die es anders oder besser zu wissen meinen."[1152]

Er befindet sich in großer Nähe zur Logotherapie, wenn er schreibt:

> „Es ist nicht zynisch zu sagen: Wer unter nicht therapierbaren Schmerzen leide [sic!], vollbringt damit in gewisser Weise eine Lebensleistung. Denn er passt eine biographische und biographiebestimmende Krise den medizinischen Kriterien an, ohne dass

---

1148 Vgl. ALBRECHT, Ethische Aspekte des Schmerzes, 70.
1149 Vgl. ebd.
1150 Vgl. a. a. O., 69.
1151 A. a. O., 77 mit Verweis auf RÖSSLER, Der Arzt zwischen Technik und Humanität, 19.
1152 ALBRECHT, Ethische Aspekte des Schmerzes, 76.

diese Krise ganz in den medizinischen Kriterien aufginge. Der Schmerz symbolisiert den Anspruch des Menschen, mehr zu sein als das, was aus der Perspektive der rein medizinischen Verrechnung von ihm sichtbar ist, und dieser im Schmerz symbolisierte Anspruch ist vielfach die Bedingung für das Überleben des ganzen Menschen unter den Bedingungen somatisch-organischer Eingeschränktheit."[1153]

Während in der theologischen Auseinandersetzung die Frage der Deutung und des Umgangs mit dem Thema Leiden und Schmerz eine wichtige Rolle spielt, sind die Leidens- und Krankengebete der Psalmen bei vielen Patienten kaum bekannt, insbesondere solche, in denen deutlich wird, dass körperlicher und seelischer Schmerz nicht zu trennen sind (z. B. Pss 22, 38, 41, 69, 88).[1154] „In den Psalmen ist ebenso wie in der Psychosomatik ersichtlich, wie schnell daraus ein Schuldzusammenhang werden kann, der den Leidenden den Grund für ihre Schmerzen auflastet."[1155] Auch darüber sollte mit den Patienten gesprochen werden, ebenso wie über das kritische Potenzial der Psalmen. Sie sind in der Seelsorge hilfreich, weil sie zunächst den Schmerz im Zusammenhang mit dem ganzen Leben und den Beziehungen des/der Betenden zur Sprache bringen und dadurch Raum schaffen, um sich anschließend wieder an Hoffnung und Gottvertrauen zu erinnern.[1156]

> „Im Schmerz ist neben der Trauer um Verlorenes auch die Sehnsucht auf Ausstehendes so präsent und klar wie sonst kaum im Leben. Diese Sehnsucht zu wecken, ist Aufgabe des Seelsorgers, und kann Raum schaffen für die Kraft der Hoffnung hier und jetzt wie auch für das Leben nach dem Tod."[1157]

9.1.3 Religiöse Rückbindung und Sprachfindung

Der Onkologe Thomas Cerny hat für den Verlauf von Krebserkrankungen beobachtet:

> „Eine Kraft oder Dimension, die mit dem Wort „Gott" oder „Heiligem" umschrieben wird, ist mit oder ohne Bezug zur Religion eine tragende Wirklichkeit für viele unserer Patienten. Hineingewoben in diese äußersten unfassbaren Erlebnisse ist immer wieder die Frage nach dem Sinn, nach dem Einordnen und Verstehen des Gegenwärtigen, des Vergangenen und des Kommenden. [...]
> Der Onkologe am Krankenbett nimmt wahr, dass sich in den gleichen Menschen etwas verändert, gelegentlich eindrücklich sogar das Beschwerdebild und das Atmosphärische im Raum. [...] All dies soll keineswegs darüber hinwegtäuschen, dass der Sterbeprozess alle Seiten des Leidens in sich bergen kann und wir die ganze Professionalität der modernen Palliativmedizin immer wieder einsetzen müssen; und nicht immer glückt es uns."[1158]

1153 A. a. O., 77.
1154 Vgl. LACHMANN, 2. Mareike Lachmann (Theologie), 20.
1155 Ebd.
1156 Vgl. a. a. O., 21.
1157 Vgl. a. a. O., 20 mit Verweis auf HENNING LUTHER, Schmerz und Sehnsucht. Praktische Theologie in der Mehrdeutigkeit des Alltags, in: HENNING LUTHER, Religion und Alltag. Bausteine zu einer praktischen Theologie des Subjekts, Stuttgart, [Radius-Verlag], 1992, 239-256.
1158 THOMAS CERNY, Vorwort, in: RENZ, Grenzerfahrung Gott, 11-13, 12.

In gesunden Zeiten wird die religiöse Rückbindung, zumal eine religiöse Rückbindung im engeren Sinn, häufig als vernachlässigbares Randgebiet des Lebens angesehen. Vielen Menschen fehlen zudem Gesprächspartner, Raum und Zeit zum Austausch in Fragen von Religion und Spiritualität. In einer Zeit, in der Wirtschaftlichkeit und Schnelligkeit fast überall das entscheidende Kriterium zu sein scheinen, so beobachtet Jürgen Kriz,

> „fällt es Menschen schwer, überhaupt noch Gehör für etwas zu finden, das irgendwie „jenseits" einer so effizienten Welt liegt und das sie selbst nicht klar, kurz und knapp in verständliche Sprache kleiden können: dieses *Etwas*, das – wie dann den Schilderungen zu entnehmen ist – sie berührt hat, so zart und leise, dass sie es selbst nur allmählich bemerkt haben, und sich dennoch hie und da meldet, vielleicht in Form einer Art Anfrage „Wer bin ich eigentlich in dieser Welt, wie stehe ich zu ihr und wie stellt sie sich zu mir?". Oder dieses *Etwas*, das sie plötzlich und überraschend ergriffen hat, bei einem Konzert, im Blick eines Säuglings, in der Natur oder auch nur beim Hören eines profanen Schlagers, als eine massive Erfahrung davon, dass hinter den Wolken der Alltagswelt Fragen, Erfahrungen und Sichtweisen liegen, die deren Grenzen weit durchdringen […] Oder auch dieses *Etwas*, das eigentlich immer schon irgendwie da war, vielleicht in Form einer sehnsüchtigen Gewissheit von einer Welt mit anderen Wertigkeiten und mit Räumen zu tieferen Begegnungen, als es die gegenseitigen stillschweigenden Beteuerungen über die Beschaffenheit der Welt des Alltags vorgeben."[1159]

Er stellt für die psychotherapeutische Arbeit fest, dass Menschen sich enttäuscht wieder abwenden, „wenn sie spüren, dass ihre Erfahrungsräume nicht gewürdigt werden, sondern ihnen eine vorgestanzte, sektenartige Struktur und Deutung übergestülpt werden soll".[1160]

> „Es ist oft gerade zunächst die Erfahrung einer diffusen Sehnsucht, die eigene Existenz auch aus einer anderen als der alltagsweltlichen – und noch mehr der auf Symptome reduzierten fachklinischen – Perspektive ansehen zu können und auf diesem Weg offen und behutsam begleitet zu werden. Erst wenn durch das Aushalten dieser Diffusität viel Vertrauen in die Möglichkeit dialogischer Begegnung gewachsen ist, können die intimen Räume spirituellen Berührt-Seins betreten werden."[1161]

Diese Beobachtung sollte auch in der seelsorglichen Arbeit Beachtung finden:[1162] Wenn Patienten die Erfahrung machen, das für das *„Etwas"* kein Gesprächspartner, kein Raum und keine Zeit zur Mitteilung vorhanden sind, werden sie womöglich tatsächlich versuchen „dies besser auch gar nicht mehr so genau zu spüren, und stattdessen diese Erlebensprozesse mit denselben Aktivitäten zu übertünchen, die auch sonst überall im Alltag zu beobachten sind."[1163] Wird andererseits verstummten Patienten genügend Zeit und Raum gegeben, zeigt sich gerade in Seelsorgegesprächen immer wieder, dass sie tatsächlich sprachlos geworden, verstummt sind, das Angebot der Seelsorge nicht mehr nachfragen, weil sie in der Vergangenheit die schmerzhafte Erfahrung gemacht haben, mit vorgestanzten Antworten abgespeist, missverstanden worden

---

1159 Kriz, Spiritualität in der Psychotherapie, 9.
1160 Ebd.
1161 Kriz, Spiritualität in der Psychotherapie, 17.
1162 Vgl. dazu den Abschnitt „Keine Hoffnung mehr?"
1163 Kriz, Spiritualität in der Psychotherapie, 9.

zu sein. Sie flüchten in das Schweigen, „weil eben die verwendeten Worte weitgehend etwas anderes bedeuten, als man vermitteln möchte."[1164] Die ersten Versuche der Versprachlichung sind manchmal eigentümlich antiquiert wirkende sprachliche Versatzstücke, deren sich Patienten hilfsweise bedienen und die sich deutlich von deren sonstiger Ausdrucksweise abheben. Auch für die Seelsorge gilt: „Der Mut, spirituelle Erfahrungen genauer zu erkunden und mit-zu-teilen wird unterstützt, wenn der Druck genommen wird, den einen, richtigen, ganz adäquaten Ausdruck finden zu müssen."[1165] Es geht darum, „einen möglichst offenen Raum des Dialogs anzubieten, in dem sich die spirituelle Suche nach Sinn, Hoffnung und Transzendenz artikulieren kann. Rituale, Sakramente, Feiern und eine persönliche Verkündigung sind meist hilfreicher als theologische Erklärungsversuche."[1166]

Im Krankenhaus sind es oft beiläufige Bemerkungen, Andeutungen, Halbsätze, die Indizien sein können für die spirituellen, religiösen Nöte und Bedürfnisse von Patienten auf der Suche nach Sinn und in der Frage nach Gott. Diese Mitteilungen richten sich auch nicht unbedingt sofort und exklusiv an die Pfarrerin oder den Seelsorger. Die Patientin, die sich, etwa mit einer Traumerzählung, an die Krankenschwester wendet, erwartet in erster Linie von dieser auch eine Reaktion, eine Antwort und wird möglicherweise (zunächst) verstummen, wenn die Station aufgrund ihrer Erzählung die Pfarrerin „zum Konsil" holt. Es lässt sich wiederkehrend beobachten, dass Patienten sich unter Umständen durchaus auch an mehrere Personen aus dem Team der Mitarbeitenden wenden. Das kann auch ein Mitarbeiter im Sozialen Jahr, die Reinigungskraft, die Physiotherapeutin sein. Entscheidend ist, gerade im Palliativteam, dass alle Mitarbeitenden es als ihre Aufgabe ansehen, auf diese Signale einzugehen.[1167] „Erst in der Gesamtschau ergeben die mehr oder minder versteckten Hinweise plötzlich einen Sinn."[1168] Langfristig treffen die Patienten ihre eigene Wahl, mit wem sie sprechen möchten. Für die anderen Teammitglieder wäre es dann sinnvoll, diese Wahl zu akzeptieren und sich eher zurückzuziehen. Dies gelingt aufgrund der Leistungsnachweise, die die medizinisch-therapeutisch-pflegerischen Berufsgruppen führen müssen nicht immer und geht manchmal auch zu Lasten der Patienten. Mit Balfour Mount gesprochen: „«So you worked in teams? Show me your scars.»"[1169]

Immerhin: Patienten, die eine religiöse Sozialisation erfahren haben, so gering sie auch gewesen sein mag, haben die Möglichkeit, sich in der Krankheitssituation darauf zu beziehen und ihre bisherige religiöse Lebensgeschichte zu bearbeiten. Viele meiner Patienten berichten, dass sie „wieder" beten, über den Sinn ihres Lebens nachdenken und darüber, was nach dem Tod sein wird. Szenen aus dem Religionsunterricht, dem Kindergottesdienst, Bilder, Bibeltexte,

---

1164 A. a. O., 15.
1165 A. a. O., 16.
1166 FRICK, Glauben ist keine Wunderdroge, 43.
1167 Vgl. auch BORASIO, Über das Sterben, 95.
1168 Ebd.
1169 Zitiert nach BORASIO, Über das Sterben, 62, dort ohne Quellenangabe.

(geistliche) Lieder werden aktualisiert und gewinnen manchmal hohe Bedeutung.[1170]

> **Fallbeispiel**
> Ein Patient, etwa 30 Jahre alt, erzählt der Verfasserin während einer stationären Chemotherapie vom Kindergottesdienst, den er in der Grundschulzeit besucht hatte: „Ich bin eben gegangen, weil meine Eltern mich geschickt haben. Selber sind sie nicht in die Kirche gegangen. Mir war es auch nicht wichtig, ich habe nicht darüber nachgedacht. Aber jetzt plötzlich, ist alles wieder da. Ich erinnere mich an die Geschichten. Auch manche Melodien und Textzeilen fallen mir wieder ein. Und plötzlich merke ich, wie wichtig das war, dass ich damals hingegangen bin. Wie wichtig das jetzt für mich ist, wie sehr mir das hilft. Das hätte ich mir nie vorstellen können."

Hier ist gelungen, was Wolfram Kurz generell als „Kompetenz zur Bewältigung eines individuellen Leidens" beschreibt:[1171]

> „Die Kompetenz zur Bewältigung eines individuellen Leidens zu erwerben sollte [...] auch Thema religiöser Erziehung sein. In dieser Hinsicht wird es ein besonderes Anliegen werden, Möglichkeiten der positiven Leidensbewältigung aufzuweisen. Der Rückgriff auf Geschichten, die in exemplarischer Weise zeigen, wie der durch Glauben geprägte Mensch böses Schicksal immer wieder auch in gelassener Weise tolerieren kann, ist in diesem Zusammenhang sicherlich angezeigt. Denn Lernen am identifikationswürdigen Modell steht hier im Vordergrund des Interesses. Die Einsicht, dass gerade der homo patiens in der erfinderischen Verarbeitung seines Geschicks in besonderer Weise sinnproduktiv sein kann, mag den jungen Menschen so prägen, dass er sich im Ernstfall erinnert und adäquat handelt. Dabei geht es natürlich nicht um die Verherrlichung des Leidens[1172]. Es geht vielmehr darum, auf der Basis eines innerlich bewältigten bösen Zufalls die verbliebenen Lebensmöglichkeiten optimal zu nutzen."[1173]

9.1.4 Gibt es einen Zusammenhang zwischen religiöser Praxis und Gesundheit?

Grossarth-Maticek und Vetter meinen zeigen zu können, dass eine Wohlbefinden erzeugende Gottesbeziehung und Beten für Heilung „eine hochsignifikante Wirkung auf das Gesamtüberleben und die Lebensqualität"[1174] haben und dass es außerdem eine gegenseitige Beeinflussung gibt „zwischen der Fähigkeit,

---

1170 Ähnlich FRICK, Glauben ist keine Wunderdroge, 43-44.
1171 Vgl. KURZ, Existentielle, wachstumsorientierte, schicksalsorientierte, berufsorientierte Seelsorge – Ein Seelsorgemodell, 420-421.
1172 Vgl. dazu auch die Abschnitte „Kritik am Konzept „Spiritual Care"" und „Logotherapie als angewandte Anthropologie".
1173 KURZ, Existentielle, wachstumsorientierte, schicksalsorientierte, berufsorientierte Seelsorge – Ein Seelsorgemodell, 421.
1174 GROSSARTH-MATICEK/VETTER, Gottesbeziehung, Gesamtüberleben und Lebensqualität, 578. Vgl. außerdem den Abschnitt „Das Konzept der Krebspersönlichkeit".

Wohlbefinden erzeugende Zustände eigenaktiv zu erreichen, und einer Wohlbefinden erzeugenden Gottesbeziehung."[1175]

Seelsorge kann in längerer Begleitung helfen, die Schwellenzeit des Krankseins als Zeit der „Wandlung" zu qualifizieren. Sie repräsentiert einen transzendenten Sinnhorizont. Klage, Enttäuschung, Wut, Zorn gegenüber einer als stumm erfahrenen transzendenten Wirklichkeit können adressiert und rituell gestaltet werden, führt Brigitte Enzner-Probst als Stärke der Seelsorge an.[1176] Zu ergänzen ist: Auch wenige, kürzere Begegnungen können viel bewirken. Dies zu wissen ist auch für die Psychohygiene der Seelsorgenden selbst wichtig, die aufgrund der äußeren Rahmenbedingungen – auch des eigenen Dienstauftrags – (zunehmend) zu einer sehr rationellen Zeiteinteilung gezwungen sind. Erhard Weiher formuliert:

> „Palliativ arbeiten heißt: die „Tragflächen" des Menschen zu verbreitern, nicht ihn selbst tragen wollen. Die spirituellen Kräfte sind nachweislich die am tiefsten verankerten, bis zuletzt wirksamen Fähigkeiten im Menschen. Es muss also nicht alles psychologisch angeeignet und durchgearbeitet werden! Im Gegenteil: „Seelsorge im weiteren Sinn" meint, den Patienten zu begegnen, die sich oft kaum noch ausdrücken und nicht durcharbeiten können; dennoch bringen die Helfer den großen Horizont – am Ende den Heiligen Horizont mit, in dem alles Leben und Sterben steht."[1177]

Im Rahmen dieses Durchgangs nicht vertieft werden kann die Frage nach der Bedeutung des Rituals in der Seelsorge, z.B. unter den Aspekten: Wann ist welches Ritual (nicht) angebracht? Wie werden Rituale eingeleitet? Gibt es Rituale, die (auch) den Seelsorgenden selbst unheimlich sind? Welche Rolle spielen positive oder negative Schlüsselerlebnisse? Es wäre lohnend, ausführlicher zu thematisieren, dass es zwar gut ist, vor dem Ritual Respekt zu haben, es aber andererseits auch wesentlich ist, die Hemmung vor der expliziten Geste zu überwinden.[1178] „Rituale sind wichtige Sinn-Inseln in der Schwellenzeit des Krankseins. Sie bahnen den Weg, um mit dem eigenen Selbst und transzendenter Wirklichkeit in Kontakt zu kommen."[1179] „Rituale sind „Sinn-Inseln" im routinisierten Alltag."[1180]

1175 GROSSARTH-MATICEK/VETTER, Gottesbeziehung, Gesamtüberleben und Lebensqualität, 578.

1176 Vgl. ENZNER-PROBST, 2. Brigitte Enzner-Probst (Theologie), 28. Vgl. auch BRIGITTE ENZNER-PROBST, Rituelle Seelsorge. Zur Bedeutung der rituellen Dimension für die seelsorgerliche Begleitung, in: Pastoraltheologie, Monatsschrift für Wissenschaft und Praxis in Kirche und Gesellschaft, 98, Göttingen, Vandenhoeck & Ruprecht, 2009, 187-209.

1177 ERHARD WEIHER, Spiritualität in der Sterbebegleitung kommunizieren. Wie geht das konkret? in: Vorstand der Deutschen Gesellschaft für Logotherapie und Existenzanalyse e.V. (Hrsg.), Existenz und Logos – Zeitschrift für sinnzentrierte Therapie Beratung Bildung, Sterben, Tod und Trauer. Logotherapeutische, ethische und klinische Aspekte (Dokumentation zum Kongress der Deutschen Gesellschaft für Logotherapie und Existenzanalyse e.V. vom 30.03.-10.04.2001 in Mainz), Titisee-Neustadt, DGLE-Telehaus, 2001, 173-180, 179.

1178 Diese Überlegungen verdankt die Verfasserin KUNZ, «Heile heile säge» und KUNZ, Rituelle Seelsorge – seelsorgliche Rituale.

1179 ENZNER-PROBST, 2. Brigitte Enzner-Probst (Theologie), 29.

Verbunden mit dem Bereich des Rituals ist auch die Frage des Gottesbildes. Zum einen ist das Gottesbild der Seelsorgeperson entscheidend dafür, in welcher Weise er/sie seelsorglich tätig sein wird.[1181] Von großer Bedeutung ist gleichzeitig das Gottesbild des Patienten, der Patientin. Nicht nur in der Psychiatrie begegnet die Seelsorgerin, ebenso wie der Therapeut, der das Gespräch über diese Thematik zulässt[1182], im Gespräch mit Patienten erschreckend vielen Gottesbildern aus einer „christlich"-kirchlichen Sozialisation „in denen es primär um einen kleinkarierten, strafenden, besserwisserischen und rechthaberischen, ja sogar sadistischen, böswilligen und feindseligen Gott geht, welcher Lebens- und Erlebensprozesse eher behindert, Entfaltungsmöglichkeiten verstümmelt und Zugänge der Menschen zu sich selbst verbaut."[1183] Leider geschieht es immer wieder, dass diese Vorstellungen von Bezugspersonen der Patienten befeuert werden, die, wie oft auch die Patienten selbst, dualistisch ausgerichteten Glaubensgruppierungen angehören, die das gesamte soziale Bezugsfeld der Patienten ausmachen. Solche missbräuchlichen Formen seelsorglicher Begleitung, im Sinne einer Gleichung: „Wer wirklich glaubt, wird auch geheilt", werden von vielen Patienten zu Recht gefürchtet und können (im günstigeren Fall) zu vorsichtiger Distanz oder (in der negativen Zuspitzung) auch zu völligem Rückzug gegenüber dem Angebot professioneller Seelsorge führen.

Eckhard Frick weist darauf hin, dass die epidemiologischen Befunde zum Zusammenhang von religiöser Praxis und Gesundheit häufig, sowohl in Publikationen wie auch am Krankenbett, pseudoreligiös im Sinne des „positiven Denkens" verwendet werden. „Wenn du glaubst, wirst du gesund werden. Du kannst deine Krankheit als Chance nutzen und mehr noch, wirst das Wunder der Heilung erleben."[1184] Er vergleicht diese Haltung mit der Rolle der Freunde Hiobs. Der schwer auszuhaltenden Negativität der Krankheit werde die Größenphantasie der Unsterblichkeit bzw. der Leugnung des Todes gegenübergestellt, von der die christliche Verspottung des Todes (z. B. 1 Kor 15,55) als eines „In-Einklang-Gehens [...] mit dem eigenen Sterbenmüssen"[1185] zu unterscheiden sei. Er schreibt mit Recht: „Es wäre fatal, wenn ausgerechnet in der Suche nach Hoffnung und Sinn christliche Spiritualität auf eine scheinbar fromme Verleugnungsstrategie hereinfiele, anstatt ihr ureigenes kritisches Potenzial zu entfalten."[1186] Dem in der katholischen Kirche hochaktuellen Konzept der heilenden Seelsorge (Anselm Grün) gegenüber ist dementsprechend zu betonen, dass auch Jesus nicht alle geheilt hat.[1187]

1180 Schmacke, 1. Norbert Schmacke (Medizin), 26.
1181 Vgl. Nauer, Seelsorge. Sorge um die Seele, zweite, aktualisierte Auflage, 70-109.
1182 Vgl. dazu den Abschnitt „Psychoonkologie".
1183 Kriz, Spiritualität in der Psychotherapie, 15.
1184 Frick, Glauben ist keine Wunderdroge, 44.
1185 Ebd.
1186 Ebd.
1187 Eine Weiterentwicklung ist das Konzept der heilsamen Seelsorge des katholischen Theologen Wolfgang Reuter. Vgl. dazu die Literaturangaben bei Nauer, Seelsorge. Sorge um die Seele, zweite, aktualisierte Auflage, 313.

„Man darf doch aber immer Hoffnung haben?" ist eine häufige Frage von Patienten.[1188] Die Sehnsucht auf Ausstehendes zu wecken kann z. B. durch eine Entwicklung von Hoffnungskonzepten gemeinsam mit den Patienten geschehen. Patienten fragen sich nicht selten: Bewege ich mich mit meinem Denken (noch) auf christlichem Boden? Welche Gedanken „darf" ich haben?

Es kann hilfreich sein, mit Patienten darüber ins Gespräch zu kommen, dass Hoffnungsbilder sich auch theologiegeschichtlich wandeln und individuelle Vorstellungen deshalb ebenso einem Wandel unterliegen können, etwa so, wie diese Entwicklung bei Markus Buntfuß zusammengefasst ist: Die konkreten Hoffnungsbilder in der christlichen Religions- und Theologiegeschichte unterliegen einem ständigen Wandel. Auf die apokalyptischen Visionen eines neuen Himmels und einer neuen Erde in urchristlicher Zeit folgten die Vorstellungen über Himmel, Hölle und Fegefeuer im Mittelalter zur Verwirklichung des Reiches Gottes auf Erden im 19. Jahrhundert.[1189] Er stellt für die Entwicklung der religiösen Hoffnung in der gelebten Frömmigkeit fest:

> „Die religiösen Vorstellungen von einem universalen kosmischen Endgeschehen weichen in der Neuzeit zunehmend kleinformatigeren Bildern vom gelingenden Leben und einer Hoffnung, die nicht so sehr von fertigen Vorstellungen ausgeht, sondern sich den Wechselfällen des Lebens anpasst. Vor diesem Hintergrund ergibt sich auch die Bedeutung der Hoffnung als affektiver religiöser Grundgesinnung in Krankheitssituationen und Heilungsprozessen. Heilung und Hoffnung hängen sowohl sprachlich-metaphorisch als auch sachlich-medizinisch oftmals eng zusammen."[1190]

Es kann hilfreich sein, ängstigenden apokalyptischen Vorstellungen gegenüberzustellen, dass das Reich Gottes nach Off 21,4 als Ende allen Schmerzes vorgestellt wird.[1191]

9.2 Bilanz: Was bedeutet wachstumsorientierte Seelsorge in der Palliativsituation?

Wolfram Kurz beschreibt verschiedene Aspekte wachstumsorientierter Seelsorge, endet aber bei der „Seelsorge angesichts der Schwierigkeit alt und älter zu werden"[1192]. Seine Überlegungen sollen hier weitergeführt werden für die spe-

---

1188 Vgl. dazu auch den Abschnitt „Keine Hoffnung mehr?".
1189 Vgl. MARKUS BUNTFUSS, 2. Markus Buntfuß (Theologie), Theologie der Hoffnung aus Prinzip?, in: Frank Erbguth/Markus Buntfuß, Hoffnung, in: Praktische Theologie, Zeitschrift für Praxis in Kirche, Gesellschaft und Kultur, 46 (1), Gütersloh, Gütersloher Verlagshaus, 2011, 21-25, hier 23-25, 24.
1190 A. a. O., 24-25.
1191 Vgl. LACHMANN, 2. Mareike Lachmann (Theologie), 19.
1192 KURZ, Existentielle, wachstumsorientierte, schicksalsorientierte, berufsorientierte Seelsorge – Ein Seelsorgemodell, 419.

zifischen Aufgaben sinnorientierter Seelsorge in der Palliativsituation. Wolfram Kurz stellt richtig fest: „Der Mensch kann sterben, sofern er wirklich gelebt hat."[1193] Die Auffassung, dass in der Palliativsituation nichts mehr veränderbar ist, sich die Beschäftigung mit dem Patienten „nicht mehr lohnt" ist zumindest für die Palliativmedizin wie auch für manche Bereiche der Psychotherapie (vgl. die Arbeiten von William Breitbart) überholt. Da auch das Sterben selbst ein Prozess ist, ist es Aufgabe der Seelsorge, in der Palliativsituation daran mitzuwirken, dass Patienten, möglicherweise zum ersten Mal in ihrem Leben, gelingendes Leben erfahren und gestalten können.

Seelsorge bedeutet hier zunächst: Die Menschen nicht allein zu lassen. Weder die Patienten, noch die Angehörigen und Nahestehenden (existenzielle, schicksalsorientierte, wachstumsorientierte Seelsorge), noch die, die als Behandelnde mit dem kranken Menschen zu tun haben (berufsorientierte Seelsorge). Das gefürchtete und leider auch verbreitete „Warten auf den Tod" ist nicht alternativlos. In der Palliativsituation geht es zunächst um existenzielle wie auch um schicksalsorientierte Seelsorge. Die Patienten leiden einerseits (in der Terminologie von Wolfram Kurz) in individuell unterschiedlicher Gewichtung an den existenziellen Grundbefindlichkeiten des Menschseins: Angst, Schuld, dem Bewusstsein der eigenen Sterblichkeit, dem Zweifel am Sinn des Lebens, Entfremdung, Unvollkommenheit, und sie leiden an ihrem spezifischen Erkrankungsschicksal.[1194] Individuell unterschiedlich wird dieses als kontingent oder auch als (teilweise) selbst verursacht erlebt. Zur Krankheitssituation hinzu treten häufig noch weitere Aspekte: Trauer, Umgang mit Behinderung, Sucht, Suizidgefährdung, Arbeitslosigkeit, problematische Wohnverhältnisse, Probleme im Zusammenhang mit Migration, spezifische Beziehungsprobleme, schwierige familiäre Konstellationen.[1195]

Wesentlich sind die Haltung und Ausstrahlung der Begleitenden: Empfinde ich selbst das Leben, die Situation des Patienten als hoffnungslos oder kann ich mich darauf einlassen, in der Begegnung mit dem Kranken Überraschungen zu erleben? Bereits die unter den Bedingungen des Gesundheitssystems fast einmalige Möglichkeit der Seelsorgenden, in wirklicher Absichtslosigkeit ein Krankenzimmer betreten zu können, kann atmosphärisch viel verändern. Schwer kranke Menschen spüren oft sehr feinfühlig, mit wem sie es zu tun haben. Wir wissen aus der neurobiologischen Forschung: Die Ausstrahlung der Seelsorgeperson kann den Patienten „anstecken", jene Resonanz in ihm erzeugen, die Voraussetzung des Verstehens ist. Seelsorgende haben die Aufgabe, nicht nur zu verstehen, was der Patient sagen bzw. zeigen kann, sondern besonders auch zu spüren, was nicht gesagt werden kann. Entscheidend ist, ob es bei der Seelsorgeperson eine emotionale Resonanz gibt, ob sie eine „Vision" des Patienten hat, denn diese hat eine dynamische Kraft, die sich wiederum auf die Selbstwahrnehmung des Patienten auswirkt.

1193 Ebd.
1194 Vgl. a. a. O., 416.
1195 Vgl. a. a. O., 420.

Niemand kann ganz begreifen, was terminale Krankheit für einen Patienten subjektiv bedeutet.[1196] Wachstumsorientierte Seelsorge in der Palliativsituation kann heißen, noch einmal gemeinsam zurückzublicken mit dem Ziel, letztlich vor allem das Gute, das gewesen ist, (erstmals) deutlich in den Blick zu nehmen. Meist gelingt dies auf dem Weg, das noch einmal anzuschauen, was als nicht gelungen erlebt wurde, d. h. auch der Klage und der Trauer Raum zu geben, wirkliche von gefühlter Schuld unterscheiden zu helfen: Was wollte ich in meinem Leben? Habe ich mir überhaupt darüber Gedanken gemacht? Habe ich nur funktioniert? Bedaure ich im Rückblick die Ziele, die ich verfolgt habe? Stelle ich fest, dass ich vielleicht äußerlich viel erreicht, aber mich selbst verloren habe? Welches waren die Momente, in denen ich mich frei und lebendig gefühlt habe? Kann ich mich überhaupt spontan an solche Momente erinnern? An welche Bilder erinnere ich mich? Habe ich im Nachhinein das Gefühl, nur den Glücksversprechungen der Werbeindustrie aufgesessen zu sein? Letztlich: Konnte ich mich als der Mensch entfalten, als der ich eigentlich gemeint war? Habe ich getan, wozu ich gemeint war? Wo war das möglich? Wo habe ich es versucht, aber die Widerstände waren zu stark? Wer oder was hat mich daran gehindert? Wo ist jemand an mir schuldig geworden und hat gelingendes Leben verhindert? Wo kann ich jetzt erkennen, dass ich andere daran gehindert habe? Worüber möchte ich noch einmal sprechen, mit denen, die mir nahe sind? Welche Unterstützung brauche ich möglicherweise dazu? Kann ich die Endlichkeit meiner Existenz bejahen?[1197]

Im Idealfall ereignet sich hier eine wirkliche Begegnung zweier Menschen, die beide verändert. Für die Patienten ist es stärkend zu erleben, dass sie selbst in großer Schwäche etwas bewirken können, sowohl für sich selbst, als auch für ihr Gegenüber. Entscheidend ist, dass die Seelsorgeperson den Mut aufbringt, mit der anderen Person über die Tiefen des Lebens, über die Grundfragen der Existenz ins Gespräch zu kommen und bereit ist, sich auch selbst in der Seele berühren zu lassen.

Oft zeigt sich, dass auch in schwerer Krankheit noch erstaunliche Veränderungen und Wachstumsprozesse möglich sind in der Haltung und Einstellung zur Krankheit, zu Angehörigen, zu Gott. Oft ist es, als hätten die Patienten nur darauf gewartet, endlich einmal aussprechen zu dürfen, was sie im Innersten beschäftigt und bewegt, was sie betrauern und von welchen Besonderheiten sie möchten, dass ihre Familie sich daran erinnert, was sie ihren Lieben weitergeben möchten für ein gelingendes Leben in der Zukunft. Das Bewusstsein der Endlichkeit, der Schmerz über die Endlichkeit des Daseins, den fast alle Patienten empfinden, worunter sie leiden, worüber sie aber manchmal (noch) nicht sprechen können, kann enorme Kräfte frei setzen. Es kann z. B. Aufgabe der Seelsorgeperson sein, bewusst zu machen, dass „der Kopf", der Geist ganz klar, die Denkfähigkeit ganz ungetrübt ist, trotz des körperlichen Verfalls, unter dem der Patient häufig sehr leidet. Oft kommen Patienten auch noch einmal für eine

---

1196 Vgl. ROSER, Lebenssättigung als Programm, 401.
1197 Vgl. dazu auch den Abschnitt „Der Wandel der Lebenswelten".

kürzere Zeit körperlich wieder mehr zu Kräften, wenn sie spüren können, dass es sich lohnt, in der verbleibenden Lebenszeit „ganz da" zu sein, wenn sie erleben, wie sich Beziehungen erneuern und vertiefen können, gerade im ausgesprochenen Bewusstsein der Endlichkeit, im Schmerz darüber, oder/und im gemeinsamen Getragensein der Erwartung der Auferstehung. Seelsorge hat spezifisch die Aufgabe, geistliches Wachstum zu befördern, das als „Verlebendigungsprinzip"[1198] an allen Wachstumsdimensionen Anteil hat im Sinne einer spirituellen Dimension. Rituale können einen wesentlichen Anteil daran haben, dieses geistliche Wachstum zu ermöglichen. Segen, Gebet und Salbung spielen hier inzwischen eine wesentliche Rolle, während das einst zentrale Krankenabendmahl nur noch selten gefeiert wird.[1199] Seelsorgende können hier Veränderungen bewirken, wenn sie sich selbst und den Patienten, denen sie begegnen, bewusst machen, dass das Abendmahl ein Geschehen ist, das an der Grenze zwischen Tod und Leben Lebensgewissheit vermittelt und die Gegenwart Gottes im Leiden vergegenwärtigt.[1200]

1198 KURZ, Existentielle, wachstumsorientierte, schicksalsorientierte, berufsorientierte Seelsorge – Ein Seelsorgemodell, 420.
1199 Vgl. auch ROSER, Traugott: Lebenssättigung als Programm, 411.
1200 Vgl. a. a. O., 413.

10   Quintessenz dieser Arbeit

1. Gerade an den Grenzen des Lebens, in existenziellen Schwellensituationen, erwarten und hoffen Menschen, ohne Vorleistung und Bedingung angehört und verstanden zu werden und suchen nach Antworten auf Lebensfragen.
2. Der rasche Wandel im Gesundheitswesen wirkt sich deutlich auf die Gesprächsbedingungen der Arbeit in der Klinikseelsorge aus. Sie steht zunehmend unter der Erwartung, punktgenaue Krisenintervention leisten zu sollen.
3. Die Schulmedizin kann aufgrund ihres pathogenetisch dominierten Denkens die Frage nach dem Sinn der Krankheit nicht beantworten. Die Frage nach dem Sinn stellt sich nicht nur für die Patienten, sondern auch für professionell oder ehrenamtlich Helfende, Angehörige oder Nahestehende oft in großer Intensität. Sie kann zur Frage nach Gott werden.
4. Insbesondere in der Palliativsituation leidet die große Mehrheit der Patienten an Schmerzen, Atemnot und anderen körperlichen Symptomen. Die Behandlung physischer Schmerzen nimmt in der Therapie onkologischer Patienten einen breiten Raum ein, insbesondere beim Fortschreiten der Erkrankung. Dies ist insofern eine sehr positive Entwicklung, als die individuellen Schmerzempfindungen der Patienten damit ernstgenommen werden. Noch wenig im Blick ist Schmerz als multidimensionales Geschehen, das den ganzen Menschen betrifft, gerade auch in seiner religiösen oder spirituellen Existenz.
5. Das Sterben ist ein weitgehend unerforschtes Gebiet. Sterben und Tod sind mit großen Emotionen besetzt. Die in diesem Bereich gemachten Erfahrungen schlagen sich in starken Bildern nieder, derer sich noch Jahrzehnte später detailliert erinnert wird.

    Angst spielt (wenn auch häufig uneingestanden und unausgesprochen) nicht allein bei Sterbenden und ihren Angehörigen, sondern auch bei den professionell in diesem Bereich Tätigen eine zentrale Rolle und wirkt sich entscheidend auf den Umgang mit jenen Situationen aus, die sich aus der Diagnose einer lebensbegrenzenden Erkrankung und ihren Folgen ergeben.

    Der Schmerz über die Endlichkeit des Lebens ist das übersehene, teilweise bewusste, teilweise unbewusste innerste Motiv des Leidens, das der Angst eigentlich und zutiefst zu Grunde liegt. Er ist die eigentliche Ursache für einen immer noch häufig anzutreffenden „sinnlosen" Aktionismus im Umgang mit Palliativpatienten.

    „Nicht der Tod macht krank, sondern die Illusion, ihn ausschalten zu können"[1201] (Franz Schmatz). Eine gesellschaftliche Festlegung der Behandler auf eine Rolle als Kämpfer für das Leben und die Strukturen des gegenwärtigen Gesundheitssystems befördern die Gefahr des Burn-out unter den Helfenden und machen es Patienten schwer, auf die Rahmenbedingungen des eigenen Sterbens Einfluss nehmen zu können.

6. Die Erfahrung von Krankheit, insbesondere von lebensbedrohlicher Erkrankung, kann sich massiv auf die Einstellungen und Werte von Menschen auswirken. Viele Menschen haben die Empfindung, dass Leiden, Not, Sterben und Tod dem Leben den Sinn nehmen, und erleben eine Ambivalenz von Sinn und Demoralisierung. Das Leiden unter Gefühlen der Sinnlosigkeit, des spirituellen Schmerzes und ungelöster religiöser Fragen bleibt in der Praxis trotz des palliativmedizinischen „total pain"-Konzepts auch in der Arbeit der Klinikseelsorgenden unbeachtet. Religiöse Erfahrung im Leiden ist zunächst Verlusterfahrung, in der Lebenssinn verloren geht. Es ist wesentlich, dass dieser Verlust zur Sprache gebracht werden kann.

7. Dass die Frage nach dem Sinn zur Frage nach Gott führt, ist möglich. Damit wirkliche Begegnung mit objektiver Religion erreichbar ist, muss sich der Mensch selbst in der Tiefe seiner Existenz begegnet sein. In Gestalt der Sinnfrage, als Frage nach dem Gelingen der je eigenen Existenz, kommt Gott in jedem Menschenleben vor.

Die Thematisierung der Sinnfrage ist ein geeigneter Ansatzpunkt in der Seelsorge, da sie die Möglichkeit bietet, die Individualität des Einzelnen zu würdigen. Dieser Aspekt gewinnt in einer allgemein sehr individualisierten Gesellschaft und unter Rahmenbedingungen, die für Individualität andererseits so wenig Raum lassen wie ein Akutkrankenhaus, besondere Bedeutung.

Frankls Gedanke, dass die Vergänglichkeit unseres Daseins das Leben gerade nicht sinnlos, sondern vielmehr das Leben kostbar macht, ist für viele Patienten im Rückblick auf ihr Dasein tröstlich und stärkend. Er trägt bei zu einer Vergewisserung darüber, dass im eigenen Leben Gutes verwirklicht werden konnte und unverlierbar in die Welt gekommen ist. Er kann Ausgangspunkt für Gespräche über den Glauben an die Auferstehung Jesu Christi werden und darüber, dass das neue Leben in Christus und die Zugehörigkeit zur Gemeinschaft der Heiligen mit dem biologischen Tod nicht zu Ende sind. Er kann Raum schaffen dafür, die Begrenztheit und Endlichkeit des Lebens im Vertrauen auf Gott annehmen zu können.

Im Schmerz ist neben der Trauer um Verlorenes auch die Sehnsucht auf Ausstehendes so präsent und klar wie sonst kaum im Leben. Seelsorge kann zunächst den Schmerz im Zusammenhang mit dem ganzen Leben und den Beziehungen des Patienten zur Sprache bringen und dadurch

---

1201 SCHMATZ, Die Bedeutsamkeit der Logotherapie für den seelsorglichen Sterbebeistand, 173.

Raum schaffen für Gottvertrauen und Hoffnung im Hier und Jetzt wie für das Leben nach dem Tod.

8. In welcher Weise Begleitung von Sterbenden und deren vertrauter Personen geschieht, ist nicht nur kurzfristig von hoher Bedeutung, sondern wirkt oft über Jahrzehnte und häufig auch über Generationen hinweg weiter, beeinflusst den körperlichen und seelischen Gesundheitszustand und prägt darüber hinaus auch entscheidend Glauben, Kirchen- und Gottesbild.

   Das Bewusstsein der Endlichkeit, das in der Begleitung von Sterbenden intensiv erfahren wird, kann von denen, die zurückbleiben, als Motivator zur Verwirklichung von Aufgaben im eigenen Leben weitergeführt werden. Vertrauen in die Seelsorgeperson kann Vertrauen auf Gott eröffnen.

   Rituale haben auch für die medizinische Praxis Bedeutung. In ihnen wird etwas vom Sinnhorizont menschlichen Lebens erahnt. Es wird in der Seelsorge zunehmend wichtig werden, für diejenigen Menschen, die die rituellen Antworten des christlichen Glaubens nicht mehr entziffern können, performative, frei gestaltete Rituale zu entwickeln, die deren individuelle Bilderwelt aufnehmen, und diese durch Symbole und Rituale zu gestalten.

   Es gilt wieder ins Bewusstsein zu heben, dass das Abendmahl ein Geschehen ist, das an der Grenze zwischen Tod und Leben Lebensgewissheit vermittelt und die Gegenwart Gottes im Leiden vergegenwärtigt.[1202]

9. Das Thema „Spiritual Care" kommt aus dem Gesundheitswesen selbst. Medizin und Psychologie haben die Bedeutung der Spiritualität mit den ihnen eigenen Instrumentarien erkannt – auch als wichtige Ebene im Arzt-Patienten-Kontakt und im Kontakt zwischen Pflegenden und Patienten.

   Was in Medizin und Psychologie als „Religiosität" und „Spiritualität" gemessen wird, ist ein Konstrukt. Theologie ist gefordert, die Frage nach der Spiritualität als interdisziplinären Anknüpfungspunkt aufzugreifen und die spirituelle Suche insbesondere im Bereich von Krankheit und Therapie als einen auch für christliche Theologie und Seelsorge wichtigen Ort des Dialogs anzusehen.

10. „Der Mensch kann sterben, sofern er wirklich gelebt hat"[1203] (Wolfram Kurz). Viele Patienten empfinden am Ende ihres Lebens ein hohes Maß an gefühlter oder auch tatsächlicher Leere („existenzielles Vakuum" in der Sprache Frankls), ein sie im Rückblick auf ihr Leben sehr erschreckendes Gefühl, „dass da nichts ist", die „Scheunen" vermeintlich oder auch tatsächlich „leer" sind.

   In der Not der Krankheitssituation ist immer die Chance großer und rascher Reifungsprozesse gegeben, die durch sinnorientierte Seelsorge entscheidend unterstützt und befördert werden können. Diese Intervention am Lebensende kann aber die Bedeutung einer sinn- und wertorientierten

---

1202 Vgl. ROSER, Lebenssättigung als Programm, 413.
1203 KURZ, Existentielle, wachstumsorientierte, schicksalsorientierte, berufsorientierte Seelsorge – Ein Seelsorgemodell, 419.

Erziehung von Kindern und Jugendlichen nicht ersetzen. Diese zu fördern ist die entscheidende religionspädagogische Aufgabe der Zukunft. Feste Zugehörigkeiten zu einer Konfession verlieren ihre Selbstverständlichkeit. Es wird darum gehen, Kindern zu ermöglichen, an einem als sinnvoll erfahrenen Leben in umfassendem Sinn aktiv teilzunehmen und passiv teilzuhaben.[1204] Es wird darum gehen, ihnen zu ermöglichen, in eine Vertrautheit mit Inhalten und Formensprache liturgischer Vollzüge hineinzuwachsen,[1205] im Glauben einen umfassenden Sinnhorizont entwickeln zu können, der über einen bloß individuell vom Einzelnen definierten Sinn hinausgeht, im Sinne einer Individualität auf der Basis von Zentriertheit.

Es wird außerdem darauf ankommen, dass es sowohl in den Kirchengemeinden wie auch in den Bildungsinstitutionen gelingt, den Themen Krankheit, Tod und der christlichen Hoffnung über den Tod hinaus angemessenen Raum zu schaffen und den Arbeitsbereich der sinnorientierten Seelsorge weiter zu entwickeln. Diese Aufgabe ist eine große Herausforderung in einer Welt, in der immer unklarer ist, welche Werte gelten sollen, und erfordert für die Tätigkeit in diesem Feld hervorragend qualifizierte Persönlichkeiten.

1204 Vgl. ROSER, Lebenssättigung als Programm, 409.
1205 Vgl. a. a. O., 409-410.

Literaturverzeichnis

Bücher, Zeitschriften

Albisser, Rudolf, Loretan, Adrian (Hrsg.): Spitalseelsorge im Wandel, Wien, Zürich, Berlin, Lit, 2007

Albrecht, Christian: Ethische Aspekte des Schmerzes, Expertenwissen und Subjektivität, in: Wege zum Menschen, 63, Göttingen, Vandenhoeck & Ruprecht, 2011, 69-82

Albrecht, Harro: Falsche Solidarität? in: Die Zeit, Nr. 4, 20.01.2011, 15

Antonovsky, Aaron (Dt. erw. Hrsg. Franke, Alexa, Deutsche Gesellschaft für Verhaltenstherapie Tübingen. Aus dem Amerikan. Übers. Von Alexa Franke und Nicola Schulte): Salutogenese. Zur Entmystifizierung der Gesundheit, Forum für Verhaltenstherapie und psychosoziale Praxis, Bd. 36, Tübingen, Dgvt-Verlag, 1997

Anzenberger, Hans: Der Mensch im Horizont von Sein und Sinn: Die Anthropologie Paul Tillichs im Dialog mit Humanwissenschaften (Rupert Riedl, Erich Fromm, und Viktor E. Frankl), (Münchener theologische Studien: 2, Systematische Abteilung; 54), (zugl. München, Univ., Diss., 1995/96), St. Ottilien, EOS-Verlag, 1998

Baier, Karl (Hrsg.): Handbuch Spiritualität. Zugänge, Traditionen, interreligiöse Prozesse, Darmstadt, Wissenschaftliche Buchgesellschaft, 2006

Batthyany, Alexander: Gottsuche und Sinnfrage. Über dieses Buch, in: Frankl, Viktor, Lapide, Pinchas: Gottsuche und Sinnfrage, Gütersloh, Gütersloher Verlagshaus, 2005, 33-45

Bauer, Joachim: Warum ich fühle, was du fühlst – Intuitive Kommunikation und das Geheimnis der Spiegelneurone, München, Heyne Verlag, 2006

Bauer, Joachim: Schmerzgrenze – Vom Ursprung alltäglicher und globaler Gewalt, 1. Auflage, München, Blessing Verlag, 2011

Bausewein, Claudia (Hrsg.): Leitfaden palliative care – Palliativmedizin und Hospizbetreuung, 4. Auflage, München, Elsevier, Urban & Fischer, 2010

Bausewein, Claudia, Voltz, Raymond, Simon, Steffen: S3-Leitlinie Palliativmedizin für krebskranke Patienten, in: Zeitschrift für Palliativmedizin, 13 (1), Stuttgart, New York, Georg Thieme Verlag, 2012, 10-11

Becker, H.: Die Bedeutung der subjektiven Krankheitstheorie des Patienten für die Arzt-Patient-Beziehung, in: Psychotherapie Psychosomatik medizinische Psychologie, 34, 1984, 313-321

Becker, P.: Die Bedeutung von Vertrauen für die seelische und körperliche Gesundheit, in: Logotherapie und Existenzanalyse, Zeitschrift der Deutschen Gesellschaft für Logotherapie und Existenzanalyse, Sonderheft, Titisee-Neustadt, DGLE-Telehaus, 1993, 52-69

Beleites, Eggert: Sterbebegleitung, Wegweiser für ärztliches Handeln, in: Bundesärztekammer (Arbeitsgemeinschaft der deutschen Ärztekammern) und Kassenärztliche Bundesvereinigung (Hrsg.): Deutsches Ärzteblatt, 95 (39), Köln, Deutscher Ärzte-Verlag, 1998, A-2365-2367

Biller, Karlheinz, Stiegeler, Maria de Lourdes: Wörterbuch der Logotherapie und Existenzanalyse von Viktor E. Frankl, Wien; Köln; Weimar, Böhlau Verlag, 2008

Böschemeyer, Uwe: Die Sinnfrage in Psychotherapie und Theologie: Die Existenzanalyse und Logotherapie Viktor E. Frankls aus theologischer Sicht, Berlin, New York, de Gruyter-Verlag, 1977, zugl. Hamburg, Univ., Diss., Die Sinnfrage in der Existenzanalyse und Logotherapie Viktor E. Frankl. Eine Darstellung aus theologischer Sicht, 1974

Böschemeyer, Uwe: Existenzanalytische Logotherapie nach dem Hamburger Modell. Eine erste Bilanz in acht Abschnitten, Zeitschrift des Hamburger Instituts für Existenzanalyse und Logotherapie 9, 1998

Böschemeyer, Uwe: Gottesleuchten. Begegnungen mit dem unbewussten Gott in unserer Seele, München, Kösel-Verlag, 2007

Borasio, Gian Domenico: Über das Sterben: was wir wissen, was wir tun können, wie wir uns darauf einstellen, München, Verlag C.H.Beck, 2011

Borasio, Gian Domenico, Christophersen, Alf: Leben im Angesicht des Todes, in: Praktische Theologie, Zeitschrift für Praxis in Kirche, Gesellschaft und Kultur, 46 (1), Gütersloh, Gütersloher Verlagshaus, 2011, 29-33

Brandstätter, Monika, Hofmann, Sonja: Dokumentation, Qualitätssicherung und Abrechnung psychologischer Leistungen in der Palliativversorgung, in: Fegg, Martin, Gramm, Jan, Pestinger, Martina (Hrsg.): Psychologie und Palliative Care. Aufgaben, Konzepte und Interventionen in der Begleitung von Patienten und Angehörigen, Münchner Reihe Palliative Care, Band 10, 1. Auflage, Stuttgart, Kohlhammer, 2012, 229-232

Browning, Don S.: A Fundamental Practical Theology: Descriptive and Strategic Proposals, Minneapolis, Fortress Press, 1991

Bucher, Anton A.: Empirische Psychologie der Spiritualität. Skizzen zum aktuellen Forschungsstand, in: Praktische Theologie, Zeitschrift für Praxis in Kirche, Gesellschaft und Kultur, 46 (4), Gütersloh, Gütersloher Verlagshaus, 2011, 203-208

Bucher, Anton A.: Psychologie der Spiritualität. Handbuch, 1. Auflage, Weinheim, Basel, Beltz Verlag, 2007, Lizenzausgabe für die Wissenschaftliche Buchgesellschaft, 2011

Bürgi, Dorothee: Spiritualität in der Pflege – ein existenzieller Zugang, in: Internationale Gesellschaft für Gesundheit und Spiritualität e. V. (IGGS) (Hrsg.): Spiritual Care, Zeitschrift für Spiritualität in den Gesundheitsberufen, 1. Jahrgang, Stuttgart, Kohlhammer, 1/2012, 10-23

Bundesärztekammer (Arbeitsgemeinschaft der deutschen Ärztekammern) und Kassenärztliche Bundesvereinigung (Hrsg.): Grundsätze der Bundesärztekammer zur ärztlichen Sterbebegleitung, in: Deutsches Ärzteblatt, 95 (39), Köln, Deutscher Ärzte-Verlag, 1998, A-2366-2367

Bundesärztekammer (Arbeitsgemeinschaft der deutschen Ärztekammern) und Kassenärztliche Bundesvereinigung (Hrsg.): Bundesärztekammer, Bekanntmachungen, Grundsätze der Bundesärztekammer zur ärztlichen Sterbebegleitung, Deutsches Ärzteblatt, 108 (7), Köln, Deutscher Ärzte-Verlag, 2011, C 278-280

Buntfuß, Markus: 2. Markus Buntfuß (Theologie), Theologie der Hoffnung aus Prinzip?, in: Erbguth, Frank, Buntfuß, Markus: Hoffnung, in: Praktische Theologie, Zeitschrift für Praxis in Kirche, Gesellschaft und Kultur, 46 (1), Gütersloh, Gütersloher Verlagshaus, 2011, 23-25

Burbach, Christiane: Editorial, in: Wege zum Menschen, 62, Göttingen, Vandenhoeck & Ruprecht, 2010, 535-36

Charbonnier, Ralph: Behandlungsentscheidungen als Kasus der Krankenhausseelsorge. Überlegungen zur ethischen Dimension seelsorglichen Handelns und zu Konsequenzen für die Aus- und Weiterbildung, in: Wege zum Menschen, 59, Göttingen, Vandenhoeck & Ruprecht, 2007, 520-532

Chochinov, Harvey Max: Dignity therapy: final words for final days, Oxford, New York, Auckland, Cape Town, Dar es Salaam, Hong Kong, Karachi, Kuala Lumpur, Madrid, Melbourne, Mexico City, Nairobi, New Delhi, Shanghai, Taipei, Toronto, Oxford University Press, 2012

Christophersen, Alf: 2. Alf Christophersen (Theologie), in: Borasio, Gian Domenico, Christophersen, Alf: Leben im Angesicht des Todes, in: Praktische Theologie, Zeitschrift für Praxis in Kirche, Gesellschaft und Kultur, 46 (1), Gütersloh, Gütersloher Verlagshaus, 2011, 31-33

Cerny, Thomas: Vorwort, in: Renz, Monika: Grenzerfahrung Gott. Spirituelle Erfahrungen in Leid und Krankheit, 3. Auflage, Freiburg im Breisgau, Herder Verlag, 2003, 11-13

Deckart, Renate: Logotherapie als Psychotherapie, in: Riedel, Christoph, Deckart, Renate, Noyon, Alexander: Existenzanalyse und Logotherapie: ein Handbuch für Studium und Praxis, 2., durchgesehene Auflage, Darmstadt, Wissenschaftliche Buchgesellschaft, 2008, 231-374

Deckart, Renate: Existenzanalytische Logotherapie (Hamburger Modell) nach U. Böschemeyer, in: Riedel, Christoph, Deckart, Renate, Noyon, Alexander: Existenzanalyse und Logotherapie: ein Handbuch für Studium und Praxis, 2., durchgesehene Auflage, Darmstadt, Wissenschaftliche Buchgesellschaft, 2008, 380-382

Deutsche Bibelgesellschaft (Hrsg.): Die Bibel, nach der Übersetzung Martin Luthers, Stuttgart, 1987

Dieterich, Anja: Arzt-Patient-Beziehung im Wandel. Eigenverantwortlich, informiert, anspruchsvoll, in: Bundesärztekammer (Arbeitsgemeinschaft der deutschen Ärztekammern) und Kassenärztliche Bundesvereinigung (Hrsg.): Deutsches Ärzteblatt, 104 (37), Köln, Deutscher Ärzte-Verlag, 2007, A 2489-2491 und A2

Dörner, Klaus: Helfende Berufe im Markt-Doping. Wie sich Bürger- und Profi-Helfer nur gemeinsam aus der Gesundheitsfalle befreien, Neumünster, Paranus, 2008

Dörries, Andrea: Ethikberatung im Krankenhaus. Aufgaben, Modelle und Implementierung, in: Wege zum Menschen, 59, Göttingen, Vandenhoeck & Ruprecht, 2007, 511-519

Domenig, D., Stauffer, Y., Georg, J.: Transkulturelle Pflegeanamnese, in: Domenig, D. (Hrsg.): Transkulturelle Kompetenz. Lehrbuch für Pflege- Gesundheits- und Sozialberufe, Bern, Verlag Hans Huber, 2007, 301-310

Drechsel, Wolfgang: Der bittere Geschmack des Unendlichen. Annäherung an eine Seelsorge im Bedeutungshorizont des Themas Krebs, in: Wege zum Menschen, 67, Göttingen, Vandenhoeck & Ruprecht, 2005, 459-481

Dudeck, Manuela: Einteilung von psychiatrischen Not- und Behandlungsfällen, in: Paul, B., Peters, M., Ekkernkamp, A. (Hrsg.): Kompendium der medizinischen Begutachtung – digital: effektiv und rechtssicher [Elektronische Ressource], Balingen, Spitta, Stand August 2010, II/8.2, 1-11

Echteld, Michael A., van Zuylen, Lia, Bannink, Marjolein, Witkamp, Erica, van der Rijt, Carin C. D.: Changes in and correlates of individual quality of life in advanced cancer patients admitted to an academic unit for palliative care, in: Journal of Palliative Medicine, Mary Ann Liebert, Inc., publishers, New Rochelle, New York, 21 (3), 2007, 199-205

Eggenberger, E., Pleschberger, S.: Sterben Erkennen. Analyse deutschsprachiger medizinischer Lehrbücher zu Palliative Care und palliativmedizinischen Inhalten, in: Zeitschrift für Palliativmedizin, 13 (1), Stuttgart, New York, Georg Thieme Verlag, 2012, (DOI http://dx.doi.org/10.1055/s-0031-1292816), 28-35

Elsdörfer, Ulrike: Die gläubigen Männer und die gläubigen Frauen sind untereinander Freunde. Islamische Seelsorge und seelsorgerliche Begegnung mit Muslimen, in: Wege zum Menschen, 59, Göttingen, Vandenhoeck & Ruprecht, 2007, 342-353

Elsdörfer, Ulrike: Blick über den Tellerrand. Die transkulturelle und positive Psychotherapie Nossrat Peseschkians, in: Wege zum Menschen, 61, Göttingen, Vandenhoeck & Ruprecht, 2009, 432-440

Engelhardt, Karlheinz: Verlorene Patienten? Für mehr Menschlichkeit in der Medizin, Darmstadt, WGB (Wissenschaftliche Buchgesellschaft), 2011

Enzner-Probst, Brigitte: Rituelle Seelsorge. Zur Bedeutung der rituellen Dimension für die seelsorgerliche Begleitung, in: Pastoraltheologie, Monatsschrift für Wissenschaft und Praxis in Kirche und Gesellschaft, 98, Göttingen, Vandenhoeck & Ruprecht, 2009, 187-209

Enzner-Probst, Brigitte: 2. Brigitte Enzner-Probst (Theologie), Kranksein als Schwellenzeit, in: Schmacke, Norbert, Enzner-Probst, Brigitte: Rituale, in: Praktische Theologie,

Zeitschrift für Praxis in Kirche, Gesellschaft und Kultur, 46 (1), Gütersloh, Gütersloher Verlagshaus, 2011, 27-29

Erbguth, Frank, Buntfuß, Markus: Hoffnung, in: Praktische Theologie, Zeitschrift für Praxis in Kirche, Gesellschaft und Kultur, 46 (1), Gütersloh, Gütersloher Verlagshaus, 2011, 21-25

Erbguth, Frank: 1. Frank Erbguth (Medizin), in: Erbguth, Frank, Buntfuß, Markus: Hoffnung, in: Praktische Theologie, Zeitschrift für Praxis in Kirche, Gesellschaft und Kultur, 46 (1), Gütersloh, Gütersloher Verlagshaus, 2011, 21-23

Erikson, E. H.: Childhood and Society, [New York], W. W. Norton & Company, 1993

Evangelischer Oberkirchenrat in Stuttgart (Hrsg.): Vertrag des Landes Baden-Württemberg mit der Evangelischen Landeskirche in Baden und mit der Evangelischen Landeskirche in Württemberg (Evangelischer Kirchenvertrag Baden-Württemberg – EvKiVBW) vom 17. Oktober 2007, Art. 15 und 16 in: Amtsblatt der Evangelischen Landeskirche in Württemberg, Bd. 62, Nr. 24, 31.12.2007, 620

Evangelische Landeskirche in Württemberg (Hrsg.): Evangelisches Gesangbuch. Antwort finden in alten und neuen Liedern, in Texten und Bildern, Ausgabe für die Evangelische Landeskirche in Württemberg, 1. Auflage, Stuttgart, Gesangbuchverlag Stuttgart, 1996

F20-F29, Schizophrenie, schizotype und wahnhafte Störungen, in: Weltgesundheitsorganisation (Hrsg.): Internationale Klassifikation psychischer Störungen, ICD-10 Kapitel V (F), Klinisch-diagnostische Leitlinien, übersetzt und herausgegeben von H. Dilling (Lübeck), W. Mombour (München), M. H. Schmidt (Mannheim) unter Mitarbeit von E. Schulte-Markwort, 5., durchgesehene und ergänzte Auflage unter Berücksichtigung der Änderungen entsprechend ICD-10-GM 2004/2005, Bern, Göttingen, Toronto, Seattle, Verlag Hans Huber, Hogrefe AG, 2005, 103-127

Faller, Heike, Winz, Justin (Fotos): Das Ende der Schweigepflicht, in: Zeit Magazin, Nr. 21, 16.05.2012, 12-20

Fangerau, Heiner, Polianski, Igor: Die Wahrheit am Krankenbett. Das Gespenst des „therapeutischen Privilegs", in: Landesärztekammer und Kassenärztliche Vereinigung (Hrsg.): Ärzteblatt Baden-Württemberg, Stuttgart, Gentner Verlag, 65 (9), 2010, 370-374

Fegg, M., Frick, E.: Nach der Abkehr vom Konzept der Krebspersönlichkeit: Die therapeutische Anerkennung des verletzten Selbst, in: Sellschopp, A., Fegg, M., Frick, E., Gruber, U., Pouget-Schors, D., Theml, H., Vodermaier, A., Vollmer, T.: (Hrsg.): Manual Psychoonkologie, Tumorzentrum München und München, Wien, New York, W. Zuckschwerdt Verlag, 2002, 18-22

Fegg, M., Mehl, U.: Interventionen, in: Sellschopp, A., Fegg, M., Frick, E., Gruber, U., Pouget-Schors, D., Theml, H., Vodermaier, A., Vollmer, T.: (Hrsg.): Manual Psychoonkologie, Tumorzentrum München und München, Wien, New York, W. Zuckschwerdt Verlag, 2009, 191-239

Fegg, M., Riedner, C.: Psychoonkologie in der Palliativmedizin, in: Sellschopp, A., Fegg, M., Frick, E., Gruber, U., Pouget-Schors, D., Theml, H., Vodermaier, A., Vollmer, T.: (Hrsg.): Manual Psychoonkologie, Tumorzentrum München und München, Wien, New York, W. Zuckschwerdt Verlag, 2009, 240-242

Fegg, Martin, Gramm, Jan, Pestinger, Martina (Hrsg.): Psychologie und Palliative Care. Aufgaben, Konzepte und Interventionen in der Begleitung von Patienten und Angehörigen, Münchner Reihe Palliative Care, Band 10, 1. Auflage, Stuttgart, Kohlhammer, 2012

Fegg, Martin, Borasio, Gian Domenico: Stand der Forschung, in: Fegg, Martin, Gramm, Jan, Pestinger, Martina (Hrsg.): Psychologie und Palliative Care. Aufgaben, Konzepte und Interventionen in der Begleitung von Patienten und Angehörigen, Münchner Reihe Palliative Care, Band 10, 1. Auflage, Stuttgart, Kohlhammer, 2012, 246-255

Firus, Ch.: Der Sinnbegriff der Logotherapie und Existenzanalyse und seine Bedeutung für die Medizin, Dissertation, Universität Freiburg i. Br. 1992, Pfaffenweiler, Centaurus-Verlagsgesellschaft, 1993

Fischinger, Esther: Interventionen bei Kindern und Jugendlichen, in: Fegg, Martin, Gramm, Jan, Pestinger, Martina (Hrsg.): Psychologie und Palliative Care. Aufgaben, Konzepte und Interventionen in der Begleitung von Patienten und Angehörigen, Münchner Reihe Palliative Care, Band 10, 1. Auflage, Stuttgart, Kohlhammer, 2012, 149-156

Frankl, Viktor: Homo patiens. Versuch einer Pathodizee, Wien, Verlag Franz Deuticke, 1950

Frankl, Viktor E.: Die Sinnfrage in der Psychotherapie, München, Piper-Verlag, 1981

Frankl, Viktor E.: Logotherapie und Existenzanalyse. Texte aus sechs Jahrzehnten, neue, erweiterte Ausgabe, Berlin, München, Verlag Quintessenz, 1994, [erstm. 1985]

Frankl, Viktor E.: Psychotherapie in der Praxis. Eine kasuistische Einführung für Ärzte, (erstm. 1947), ungekürzte Taschenbuchausgabe nach der 4., erweiterten und bearbeiteten Auflage 1982, 1. Auflage Juni 1986, 4. Auflage, Oktober 1997, Wien, Verlag Franz Deuticke, 1997

Frankl, Viktor E.: Der Wille zum Sinn, ausgewählte Vorträge über Logotherapie, 4. Auflage, München, Piper Verlag, 1997, [erstm. 1972]

Frankl, Viktor E.: Der unbewusste Gott. Psychotherapie und Religion, 7. Auflage, München, Deutscher Taschenbuch Verlag, 2004, [erstm. 1948, als philosophische Dissertation 1949 angenommen]

Frankl, Viktor E.: Ärztliche Seelsorge: Grundlagen der Logotherapie und Existenzanalyse: Zehn Thesen über die Person, 11., überarbeitete Neuauflage, herausgegeben von Alexander Batthyany, Wien, Deuticke im Paul Zsolnay Verlag, 2005, [erstm. 1946, als Habilitationsschrift 1948 anerkannt]

Frankl, Viktor E.: Der leidende Mensch. Anthropologische Grundlagen der Psychotherapie, 3., unveränderte Auflage der erweiterten Auflage 1984 von «Anthropologische Grundlagen der Psychotherapie», Bern, Verlag Hans Huber, 2005

Frankl, Viktor, Lapide, Pinchas: Gottsuche und Sinnfrage, Gütersloh, Gütersloher Verlagshaus, 2005

Frankl, Viktor E.: ... trotzdem Ja zum Leben sagen. Ein Psychologe erlebt das Konzentrationslager, ungekürzte Ausgabe September 1982, 27. Auflage, München, Deutscher Taschenbuch Verlag, 2006, [erstm. 1946 unter dem Titel „Ein Psycholog erlebt das Konzentrationslager"]

Frankl, Viktor E.: Theorie und Therapie der Neurosen: Einführung in Logotherapie und Existenzanalyse, 9. Auflage, München, Ernst Reinhardt Verlag, 2007, [erstm. 1956]

Frankl, Viktor E.: Der Mensch vor der Frage nach dem Sinn. Eine Auswahl aus dem Gesamtwerk. Vorwort von Konrad Lorenz. Serie Piper 289, München, 2011

Frick, Eckhard: Glauben ist keine Wunderdroge. Hilft Spiritualität bei der Bewältigung schwerer Krankheit?, in: Herder Korrespondenz, Monatshefte für Gesellschaft und Religion, 56 (1), 2002, 41-46

Frick, Eckhard, Roser, Traugott (Hrsg.): Spiritualität und Medizin. Gemeinsame Sorge für den kranken Menschen, Münchner Reihe Palliative Care, Band 4, 1. Auflage, Stuttgart, Kohlhammer, 2009

Frick, Eckhard: Wie arbeitet Spiritual Care?, Zwölf Thesen für den aktuellen interdisziplinären Diskurs, in: Internationale Gesellschaft für Gesundheit und Spiritualität e. V. (IGGS) (Hrsg.): Spiritual Care, Zeitschrift für Spiritualität in den Gesundheitsberufen, 1. Jahrgang, Stuttgart, Kohlhammer, 3/2012, 68-73

Frischenschlager, O.: Medizinische Psychologie. Ein Leitfaden für Studium und Praxis mit Prüfungsfragen, Wien, Facultas Universität Verlag, 2002

Gadamer, Hans-Georg: Gesammelte Werke, Band 1, Hermeneutik: Wahrheitund Methode, 7. Auflage (durchges.), Tübingen, Mohr Siebeck, 2010

Gadamer, Hans-Georg: Über die Verborgenheit der Gesundheit: Aufsätze und Vorträge, MedizinHuman, Band 10, 1. Auflage, Berlin, Suhrkamp Verlag, 2010

Gerkan, Roland: Euthanasie, in: Das monistische Jahrhundert 2, 1913

Geißler, Jan: Informierte Einwilligung bei klinischen Studien. Eine Patientenperspektive, in: Forum. Das offizielle Magazin der Deutschen Krebsgesellschaft e. V., Band 25, Ausgabe 3, Heidelberg, Springer Medizin Verlag, 2010, 56-59

271

Giesler, Jürgen M., Weis, Joachim: Psycho-Onkologie. Gegenstand, Entwicklungen und aktueller Forschungsstand, in: Wege zum Menschen, 57, Göttingen, Vandenhoeck & Ruprecht, 2005, 482-495

Goffman, Erving: Asylums: Essays on the Social Situation of Mental Patients and Other Inmates, New York, Doubleday, 1961

Goffman, Erving: Asyle. Über die soziale Situation psychiatrischer Patienten und anderer Insassen, (Titel der Originalausgabe: Asylums. Essays on the Social Situation of Mental Patients an Other Inmates (1961). Aus dem Amerikanischen von Nils Lindquist), 1. Auflage, Frankfurt am Main, Suhrkamp Verlag, 1973

Grawe, Klaus, Donati, Ruth, Bernauer, Friederike: Psychotherapie im Wandel. Von der Konfession zur Profession, 3. Auflage, Göttingen, Bern, Toronto, Seattle, Hogrefe-Verlag, 1994

Grom, Bernhard: Spiritualität – die Karriere eines Begriffs: Eine religionspsychologische Perspektive, in: Frick, Eckhard, Roser, Traugott (Hrsg.): Spiritualität und Medizin. Gemeinsame Sorge für den kranken Menschen, Münchner Reihe Palliative Care, Band 4, 1. Auflage, Stuttgart, Kohlhammer, 2009, 12-17

Grossarth-Maticek, Ronald: Soziales Verhalten und Krebserkrankung: empir. Studien, Differentialdiagnostik, experimentelle Therapieforschung, Weinheim, Basel, Beltz Verlag, 1979

Grossarth-Maticek, Ronald, Vetter, Hermann: Gottesbeziehung, Gesamtüberleben und Lebensqualität bei Krebspatienten im multifaktoriellen Zusammenhang. Ergebnisse einer prospektiven Interventionsstudie, in: Wege zum Menschen, 63, Göttingen, Vandenhoeck & Ruprecht, 2011, 577-593

Grübler, Beate: Therapiebegrenzung bei infauster Prognose: Wann soll das Leben zu Ende gehen?, in: Bundesärztekammer (Arbeitsgemeinschaft der deutschen Ärztekammern) und Kassenärztliche Bundesvereinigung (Hrsg.): Deutsches Ärzteblatt, 108 (26), Köln, Deutscher Ärzte-Verlag, 2011, C 1239-1241

Gutmann, Hans-Martin: Wenn Medizin und Theologie existenziell werden, in: Praktische Theologie, Zeitschrift für Praxis in Kirche, Gesellschaft und Kultur, 46 (1), Gütersloh, Gütersloher Verlagshaus, 2011, 5-8

Haart, Dorothee: Seelsorge im Wirtschaftsunternehmen Krankenhaus, Studien zur Theologie und Praxis der Seelsorge, 68, Würzburg, Echter-Verlag, 2007

Haberland, Birgit, Lachmann, Mareike: Leiden und Schmerz, in: Praktische Theologie, Zeitschrift für Praxis in Kirche, Gesellschaft und Kultur, 46 (1), Gütersloh, Gütersloher Verlagshaus, 2011, 17-21

Haberland, Birgit: 1. Birgit Haberland (Medizin), in: Haberland, Birgit, Lachmann, Mareike: Leiden und Schmerz, in: Praktische Theologie, Zeitschrift für Praxis in Kirche, Gesellschaft und Kultur, 46 (1), Gütersloh, Gütersloher Verlagshaus, 2011, 17-19

Hadinger, Boglarka (Hrsg.): Mut in Zeiten der Resignation. Betrachtungen zur Bestimmung des Menschen. Bericht über die Jubiläumstagung und Festschrift zum 60. Geburtstag von Prof. Dr. Wolfram Kurz, Institut für Logotherapie und Existenzanalyse Tübingen/Wien, Verlag Lebenskunst, 2004

Hadinger, Boglarka: Psychologie der Lebenskunst – Persönlichkeitsbildung im Horizont von Herausforderung und Antwort –, in: Kurz, Wolfram (Hrsg.): Die Kunst, sinnvoll zu leben. Vorlesungsreihe an der Universität Gießen zum Universitätsjubiläum, 400 Jahre Universität Giessen 1607-2007, Institut für Logotherapie und Existenzanalyse Tübingen Wien, Verlag Lebenskunst, Tübingen, 2008, 39-71

Hadinger Boglarka: Woher die Kraft? Wohin, in welche Richtung? Und was kann gelingen?, in: Kulturverein Schloss Goldegg (Hrsg.): Wofür und wovon wir leben [Tagungsband], 30. Goldegger Dialoge, 1. Auflage, Goldegg, Kulturverein Schloss Goldegg, 2011, 56-76

Haeberlin, Carl: Vom Beruf des Arztes, Frankfurt, 1919

Harrer, M.: Krankheitsverarbeitung (Coping), in: Frischenschlager, O., Hexel, M., Kantner-Rumplmair, W. Ringler, M., Söllner, W. & Wisiak, U. (Hrsg.): Lehrbuch der Psychosozialen Medizin: Grundlagen der Medizinischen Psychologie, Psychosomatik, Psychotherapie und medizinischen Psychologie, Wien, New York, Springer, 1995, 409-426

Hauschildt, Eberhard, Ucar, Bülent: Islamische Seelsorge in Deutschland im Aufbruch, in: Pastoraltheologie, Monatsschrift für Wissenschaft und Praxis in Kirche und Gesellschaft, 99, Göttingen, Vandenhoeck & Ruprecht, 2010, 256-263

Hefti, René, Fischer, Franz, Teschner, Maria: Quantitative Erhebung von Religiosität und Spiritualität im klinischen Alltag, Anwendungsverfahren, Ergebnisse, Perspektiven, in: Internationale Gesellschaft für Gesundheit und Spiritualität e. V. (IGGS) (Hrsg.): Spiritual Care, Zeitschrift für Spiritualität in den Gesundheitsberufen, 1. Jahrgang, Stuttgart, Kohlhammer, 3/2012, 51-67

Heimbrock, Hans-Günter: Das Unbegreifliche begreifen – Das Heilige in theologischer Perspektive, in: Hadinger, Boglarka (Hrsg.): Mut in Zeiten der Resignation. Betrachtungen zur Bestimmung des Menschen. Bericht über die Jubiläumstagung und Festschrift zum 60. Geburtstag von Prof. Dr. Wolfram Kurz, Institut für Logotherapie und Existenzanalyse Tübingen/Wien, Verlag Lebenskunst, 2004, 208-233

Heinemann, Stefan Martin: Interkulturalität. Überlegungen zu einer aktuellen Herausforderung kirchlichen und diakonischen Handelns, Inauguraldissertation zur Erlangung der Würde eines Doktors der Theologie der Rheinischen Friedrich-Wilhelms-Universität Bonn, ohne Verlagsangabe, 2011

Heisenberg, Werner: Das Naturbild der heutigen Physik, rowohlts deutsche enzyklopädie, 8, Hamburg, Rowohlt, 1955

Hempel, Ulrike: Abschiedsraum für verwaiste Eltern: Würdevoller Ort für die Trauer, in: Bundesärztekammer (Arbeitsgemeinschaft der deutschen Ärztekammern) und Kassenärztliche Bundesvereinigung (Hrsg.): Deutsches Ärzteblatt, 107 (21), Köln, Deutscher Ärzte-Verlag, 2010, C 925-C 926

Herrmann, Beate: Vom Rat zur Tat: Konzept und Praxis der Klinischen Ethikberatung, in: Landesärztekammer und Kassenärztliche Vereinigung (Hrsg.): Ärzteblatt Baden-Württemberg, Stuttgart, Gentner Verlag, 66 (1), 2011, 23-27

Herschbach, Peter: Das „Zufriedenheitsparadox" in der Lebensqualitätforschung. Wovon hängt unser Wohlbefinden ab?, in: Psychotherapie Psychosomatik Medizinische Psychologie 52, 2002, 141-150

Hoffstetter, Helmuth, Schiller, Christian: Der freie Wille im Patientenverfügungsgesetz, in: Zeitschrift für Palliativmedizin, 13 (1), Stuttgart, New York, Georg Thieme Verlag, 2012, 18

Hoof, Matthias, Schnell, Tatjana: Sinn-volles Engagement. Zur Sinnfindung im Kontext der Freiwilligenarbeit, in: Wege zum Menschen, 61, Göttingen, Vandenhoeck & Ruprecht, 2009, 405-422

Hoppe, Jörg-Dietrich: Vorwort zu den Grundsätzen der Bundesärztekammer zur ärztlichen Sterbebegleitung, in: Bundesärztekammer (Arbeitsgemeinschaft der deutschen Ärztekammern) und Kassenärztliche Bundesvereinigung (Hrsg.): Bundesärztekammer, Bekanntmachungen, Grundsätze der Bundesärztekammer zur ärztlichen Sterbebegleitung, Deutsches Ärzteblatt, 108 (7), Köln, Deutscher Ärzte-Verlag, 2011, C 278-280, C 278

Hüther, Gerald: Bedienungsanleitung für ein menschliches Gehirn, Göttingen, Vandenhoek & Ruprecht, 2001

Hüther, Gerald: Die Macht der inneren Bilder, Göttingen, Vandenhoek & Ruprecht, 2004

Hurst, S. A., Perrier, A., Pegoraro, R., Reiter-Theil, S., Forde, R., Slowther, A.-M., Garrett-Mayer, E., Danis, M.: Ethical difficulties in clinical practice: experiences of European doctors, in: Journal of Medical Ethics, 33 (1), 2007, 51-57

Husebø, S.: Ethik, in: Husebø, S.; Klaschik, E.: Palliativmedizin: Grundlagen und Praxis; Schmerztherapie, Gesprächsführung, Ethik; mit Beiträgen von K. E. Clemens et al.; bearbeitet von B. Jaspers, mit 27 Abbildungen und 43 Tabellen, 4., aktualisierte Auflage, Heidelberg, Springer Medizin Verlag, 2006, 43-141

Husebø, S.: Psychosoziale Fragen, 5.9 Seelsorge, in: Husebø, S.; Klaschik, E.: Palliativmedizin: Grundlagen und Praxis; Schmerztherapie, Gesprächsführung, Ethik; mit Beiträ-

273

gen von K. E. Clemens et al.; bearbeitet von B. Jaspers, mit 27 Abbildungen und 43 Tabellen, 4., aktualisierte Auflage, Heidelberg, Springer Medizin Verlag, 2006, 360-365

Husebø, S.; Klaschik, E.: Palliativmedizin: Grundlagen und Praxis; Schmerztherapie, Gesprächsführung, Ethik; mit Beiträgen von K. E. Clemens et al.; bearbeitet von B. Jaspers, mit 27 Abbildungen und 43 Tabellen, 4., aktualisierte Auflage, Heidelberg, Springer Medizin Verlag, 2006

Inauen, Marlene: Standards für Krankenhausseelsorge in Europa, in: Albisser, Rudolf, Adrian Loretan (Hrsg.): Spitalseelsorge im Wandel, Wien, Zürich, Berlin, Lit, 2007, 121-124

Jaspers, Karl: Die Idee des Arztes, in: Philosophie und Welt. Reden und Aufsätze, München, Piper Verlag, 1958

Josuttis, Manfred: Der Sinn der Krankheit. Ergebung oder Protest?, in: Josuttis, Manfred: Praxis des Evangeliums zwischen Politik und Religion. Grundprobleme der Praktischen Theologie, 4. Auflage, München, Chr. Kaiser, 1988, 117-141

Kappauf, Herbert: Medizin zwischen Heilskultur und Heilkunst, in: Praktische Theologie, Zeitschrift für Praxis in Kirche, Gesellschaft und Kultur, 46 (1), Gütersloh, Gütersloher Verlagshaus, 2011, 13-16

Karle, Isolde: Perspektiven der Krankenhausseelsorge. Eine Auseinandersetzung mit dem Konzept des *Spiritual Care*, in: Wege zum Menschen, 62, Göttingen, Vandenhoeck & Ruprecht, 2010, 537-555

Katscher, Liselotte: Krankenpflege, in: Müller, Gerhard (Hrsg.) in Gemeinschaft mit Balz, Horst Robert, Cameron, James K., Härle, Wilfried, Hall, Stuart G., Hebblethwaite, Brian L., Hentschke, Richard, Janke, Wolfgang, Klimkeit, Hans-Joachim, Mehlhausen, Joachim, Schäferdiek, Knut, Schröer, Henning, Seebaß, Gottfried, Thoma, Clemens: Theologische Realenzyklopädie, Studienausgabe, Teil II, Band XIX, Kirchenrechtsquellen – Kreuz, Berlin, New York, de Gruyter – Evangelisches Verlagswerk, 2000, 659-664

Kayser, Anke: Die transkulturelle Pflegeanamnese in der Palliative Care, in: Beilage in der Zeitschrift für Palliativmedizin, 12 (6), Ausgabe 13, Stuttgart, New York, Georg Thieme Verlag, 2011, [1-4, Seitenzahlen ergänzt durch die Verfasserin dieser Arbeit]

Keller, Martina: Der Preis des Lebens, in: Die Zeit, Nr. 4, 20.01.2011, 13-15

Kießling, Klaus: Je religiöser, desto depressiver – oder desto gesünder? Über den Zusammenhang von psychischer Gesundheit und Religiosität, in: Wege zum Menschen, 60, Göttingen, Vandenhoeck & Ruprecht, 2008, 282-299

Klaschik, E.: Palliativmedizin, in: Husebø, S.; Klaschik, E.: Palliativmedizin: Grundlagen und Praxis; Schmerztherapie, Gesprächsführung, Ethik; mit Beiträgen von K. E. Clemens et al.; bearbeitet von B. Jaspers, mit 27 Abbildungen und 43 Tabellen, 4., aktualisierte Auflage, Heidelberg, Springer Medizin Verlag, 2006, 1-41

Klein, Constantin, Streib, Heinz: Religionspsychologie im deutschsprachigen Raum. Ein Überblick, in: Praktische Theologie, Zeitschrift für Praxis in Kirche, Gesellschaft und Kultur, 46 (4), Gütersloh, Gütersloher Verlagshaus, 2011, 197-203

Klein, Friederike: Die ärztlich verantwortete Entscheidung ist weiter gefragt, in: Zeitschrift für Palliativmedizin, 13 (1), Stuttgart, New York, Georg Thieme Verlag, 2012, 20

Klessmann, Michael: Qualitätsmerkmale in der Seelsorge oder: Was wirkt in der Seelsorge? in: Wege zum Menschen, 54, Göttingen, Vandenhoeck & Ruprecht, 2002, 144-154

Klessmann, Michael (Hrsg.): Handbuch der Krankenhausseelsorge, 3., überarbeitete und erweiterte Auflage, Göttingen, Vandenhoeck & Ruprecht, 2008

Klessmann, Michael: Einleitung: Seelsorge in der Institution „Krankenhaus", in: Klessmann, Michael (Hrsg.): Handbuch der Krankenhausseelsorge, 3., überarbeitete und erweiterte Auflage, Göttingen, Vandenhoeck & Ruprecht, 2008, 13-27

Klinkhammer, Gisela: Interview mit Prof. Dr. med. Gian Domenico Borasio: „Ohne Dialog gibt es keine guten Entscheidungen". Der Münchener Palliativmediziner fordert Rechtssicherheit und plädiert für die Einführung des Fürsorgeaspektes bei Patientenverfügungen, in: Bundesärztekammer (Arbeitsgemeinschaft der deutschen Ärztekammern) und Kassenärztliche Bundesvereinigung (Hrsg.): Deutsches Ärzteblatt, 104 (5), Köln, Deutscher Ärzte-Verlag, 2007, A 224-A 226

Koch, Uwe, Willich, Stefan N.: Körper, Psyche, Spiritualität in: Bundesgesundheitsblatt – Gesundheitsforschung – Gesundheitsschutz, Volume 49, Number 8, Heidelberg, Springer Medizin Verlag, 2006, 719-721

Kraft, Gerhard, Petri, Dieter, Rupp, Hartmut, Schmidt, Heinz, Thierfelder, Jörg (Hrsg.): Das Kursbuch Religion 3, Stuttgart, Calwer Verlag Bücher und Medien und Braunschweig, Bildungshaus Schulbuchverlage Westermann Schroedel Diesterweg, Schöningh Winklers, © 2007, 3. Auflage 2009

Kreitmeir, Christoph: Sinnvolle Seelsorge: der existenzanalytisch-logotherapeutische Entwurf Viktor E. Frankls, sein psychologischer Standort und seine Bedeutung für die kirchlich-praktische Seelsorge. Mit einer gutachterlichen Stellungnahme von Viktor E. Frankl, St. Ottilien, EOS-Verlag, 1995

Kreuzer, Franz: Vorwort, in: Frankl, Viktor E.: Die Sinnfrage in der Psychotherapie, München, Piper-Verlag, 1981, 9-19

Kriz, Jürgen: Spiritualität in der Psychotherapie, in: Vorstand der Deutschen Gesellschaft für Logotherapie und Existenzanalyse e. V. (Hrsg.): Existenz und Logos – Zeitschrift für sinnzentrierte Therapie Beratung Bildung, Titisee-Neustadt, DGLE-Telehaus, 2011, 8-17

Krug, Henriette: Ärztliche Sicht auf die klinische Seelsorge. Zum Miteinander von ärztlicher Tätigkeit und klinischer Seelsorge, in: Wege zum Menschen, 59, Göttingen, Vandenhoeck & Ruprecht, 2007, 551-559

Kuckert, Andrea: „Türkische Patienten haben immer viel Besuch und sind sehr wehleidig!" Die Vermittlung von Kulturkenntnis als Lösungsstrategie zur Überbrückung der Probleme zwischen Pflegenden und ausländischen Patienten. Eine kritische Analyse, in: Curare, Zeitschrift für Ethnomedizin und Transkulturelle Psychiatrie, 24 (1+2), Teil 2: Transkulturelle Psychiatrie, Ausblicke, Berlin, Verlag für Wissenschaft und Bildung, 2001, 97-109

Kübler-Ross, Elisabeth: Interviews mit Sterbenden, Freiburg i. Br., Kreuz-Verlag, (1. Auflage 1971), 2009

Küchler, Frank: Frau S. und ihr Apfelbaum, in: Wege zum Menschen, 57, Göttingen, Vandenhoeck & Ruprecht, 2005, 503-515

Kühnle-Hahn, Gertraude: Auftrag und Identität der Krankenhausseelsorge im Zusammenspiel mit den Mitarbeitenden, in: Wege zum Menschen, 62, Göttingen, Vandenhoeck & Ruprecht, 2010, 556-569

Kuhlmann, Ellen: Ärztliche Aufklärungspraxis im Spannungsfeld zwischen Patienteninteressen und Budget, in: Jahrbuch für kritische Medizin, Nr.33, Hamburg, 2000, 37-52

Kurz, Wolfram: Ethische Erziehung als religionspädagogische Aufgabe: historische und systematische Zusammenhänge unter besonderer Berücksichtigung der Sinnkategorie und der Logotherapie V. E. Frankls, Tübingen, Univ., Habil.-Schr., 1984

Kurz, Wolfram K.: Ethische Erziehung als religionspädagogische Aufgabe: Strukturen einer sinnorientierten Konzeption religiöser Erziehung unter besonderer Berücksichtigung der Sinn-Kategorie und der Logotherapie V. E. Frankls, Arbeiten zur Religionspädagogik, Band 3, zugl. Teildruck von: Tübingen, Univ., Habil.-Schr., 1984, Göttingen, Vandenhoeck & Ruprecht, 1987

Kurz, Wolfram: Seel-Sorge als Sinn-Sorge: Zur Analogie von kirchlicher Seelsorge und Logotherapie: Viktor E. Frankl zum 80. Geburtstag, in: Wege zum Menschen, 37, Göttingen, Vandenhoek & Ruprecht, 1988, 225-237

Kurz, Wolfram K.: Seel-Sorge als Sinn-Sorge – Zur Analogie von kirchlicher Seelsorge und Logotherapie, in: Suche nach Sinn. Seelsorgerliche, logotherapeutische, pädagogische Perspektiven. Ausgewählte Aufsätze. (Studien zur Theologie; Herausgegeben von Gottfried Adam. Universität Würzburg, Rainer Lachmann. Universität Bamberg, Band 5), Würzburg, Stephans-Buchhandlung Wolfgang Mittelstädt, 1991, 9-25

Kurz, Wolfram K.: Suche nach Sinn. Seelsorgerliche, logotherapeutische, pädagogische Perspektiven. Ausgewählte Aufsätze. (Studien zur Theologie; Herausgegeben von Gottfried Adam. Universität Würzburg, Rainer Lachmann. Universität Bamberg, Band 5), Würzburg, Stephans-Buchhandlung Wolfgang Mittelstädt, 1991

Kurz, Wolfram: Philosophie für helfende Berufe, 1. Auflage, Tübingen, Verlag Institut für Logotherapie und Existenzanalyse Tübingen/Wien, Verlag Lebenskunst, 2005

Kurz, Wolfram, Klosinski, Gunther (Hrsg.): Sinn in Zeiten der Resignation. Zum 100. Geburtstag von Viktor Frankl. Die Sinnfrage in Psychotherapie, Psychiatrie und Persönlichkeitsbildung, Institut für Logotherapie und Existenzanalyse Tübingen/Wien, Verlag Lebenskunst, 2006

Kurz, Wolfram (Hrsg.): Die Kunst, sinnvoll zu leben. Vorlesungsreihe an der Universität Gießen zum Universitätsjubiläum, 400 Jahre Universität Giessen 1607-2007, Institut für Logotherapie und Existenzanalyse Tübingen Wien, Verlag Lebenskunst, Tübingen, 2008

Kurz, Wolfram (Hrsg.): Logotherapeutische Methodenreihe, Bd. 2, Hadinger, Boglarka, Kurz, Wolfram, Mrusek, Renate, Methoden zum Inneren Team, Institut für Logotherapie und Existenzanalyse GmbH, Verlag Lebenskunst, Tübingen, 2008

Kurz, Wolfram: Suche nach Sinn durch Bewältigung intrapsychischer Wertkonflikte. Die existenzanalytisch-teamorientierte Methode, in: Kurz, Wolfram (Hrsg.): Logotherapeutische Methodenreihe, Bd. 2, Hadinger, Boglarka, Kurz, Wolfram, Mrusek, Renate, Methoden zum Inneren Team, Institut für Logotherapie und Existenzanalyse GmbH, Verlag Lebenskunst, Tübingen, 2008, 7-40

Lachmann, Mareike: 2. Mareike Lachmann (Theologie), in: Haberland, Birgit, Lachmann, Mareike: Leiden und Schmerz, in: Praktische Theologie, Zeitschrift für Praxis in Kirche, Gesellschaft und Kultur, 46 (1), Gütersloh, Gütersloher Verlagshaus, 2011, 19-21

Längle, Alfried (Hrsg.): Entscheidung zum Sein, München, Piper Verlag, 1988

Längle, Alfried: Spiritualität in der Psychotherapie? Zum Verhältnis von Immanenz und Transzendenz am Beispiel der Existenzanalyse, in: Wege zum Menschen, 58, Göttingen, Vandenhoeck & Ruprecht, 2006, 135-148

Längle, Alfried: Im Bann der Angst. Das versteckte Wirkprinzip der Paradoxen Intention von V. Frankl, in: Wege zum Menschen, 59, Göttingen, Vandenhoeck & Ruprecht, 2007, 266-280

Längle, Alfried: Sinnvoll leben – eine praktische Anleitung der Logotherapie, St. Pölten, Residenz Verlag, 2007

LeShan, Lawrence: He, ich habe beschlossen, um mein Leben zu kämpfen!, in: Psychologie Heute, Weinheim, Beltz Verlag, 6/1992, 34-39

LeShan, Lawrence: Der Krebs, Stuttgart, Klett-Cotta Verlag, 1993

LeShan, Lawrence: Diagnose Krebs. Wendepunkt und Neubeginn, Stuttgart, Klett-Cotta Verlag, 1995

Leitner-Schweighofer, Theresia-Maria: Frankls moralischer Imperativ. Die ethische Dimension in Viktor Frankls psychotherapeutischem/philosophischem Menschenbild, (Europäische Hochschulschriften: Reihe 20, Philosophie, Bd. 723) (zugl. Wien, Univ., Diss., 2006), Frankfurt am Main, Berlin, Bern, Bruxelles, New York NY, Oxford, Wien, Verlag Peter Lang, 2009

Leslie, R. C.: Logotherapy, in: Hunter, Rodney J. (General Editor); Malony, H. Newton; Mills, Liston O.; Patton, John (Associate Editors): Dictionary of pastoral care and counselling, Nashville, Abingdon Press, 1990, 661-663

Lublewski-Zienau, Anke, Kittel, Jörg, Karoff, Marthin: Religiosität, Klinikseelsorge und Krankheitsbewältigung: Wie wird Seelsorge von kardiologischen Rehabilitanden angenommen?, in: Wege zum Menschen, 57, Göttingen, Vandenhoeck & Ruprecht, 2005, 283-295

Lütz, Manfred: Lebenslust. Wider die Diät-Sadisten, den Gesundheitswahn und den Fitness-Kult, München, Pattloch Verlag, 2002

Lukas, Elisabeth: Lehrbuch der Logotherapie. Menschenbild und Methoden, erweiterte Neuausgabe, München, Profil Verlag, 2002

Lukas, Elisabeth: Der Schlüssel zu einem sinnvollen Leben. Die Höhenpsychologie Viktor E. Frankls, München, Kösel Verlag, 2011

Lukas, Elisabeth: Aus Krisen gestärkt hervorgehen, Kevelaer, Butzon & Bercker Verlag, 2013

Lukas, Elisabeth: Die Kunst der Wertschätzung. Kinder ins Leben begleiten, 1. Auflage, München, Zürich, Wien, Verlag Neue Stadt, 2013

Luther, Henning: Schmerz und Sehnsucht. Praktische Theologie in der Mehrdeutigkeit des Alltags, in: ders.: Religion und Alltag. Bausteine zu einer praktischen Theologie des Subjekts, Stuttgart, Radius-Verlag, 1992

Maio, Giovanni: Ärztliche Hilfe als Geschäftsmodell? Eine Kritik der ökonomischen Überformung der Medizin, in: Bundesärztekammer (Arbeitsgemeinschaft der deutschen Ärztekammern) und Kassenärztliche Bundesvereinigung (Hrsg.): Deutsches Ärzteblatt, 109 (16), Köln, Deutscher Ärzte-Verlag, 2012, A 804-807

Marckmann, G., Mayer, F.: Ethische Fallbesprechungen in der Onkologie. Grundlagen einer prinzipienorientierten Falldiskussion, in: Der Onkologe, Heidelberg, Springer Medizin Verlag, 2009, (DOI 10.1007/s00761-009-1695-z), 1-6

Mayer, Caroline: Neue Professur für Spiritual Care an der Medizinischen Fakultät der LMU, Interview mit Prof. Dr. med. Eckhard Frick SJ und Prof. Dr. theol. Traugott Roser, Münchner ärztliche Anzeigen, Ausgabe 20, 10/2010, 3-4

McClain, Colleen, S., Rosenfeld, Barry, Breitbart, William: Effect of spiritual well-being on end-of-life despair in terminally-ill cancer patients, in: The Lancet, 361 (9369), May 10, Elsevier, 2003, 1603-1607

McClain-Jacobson, Colleen, Rosenfeld, Barry, Kosinski, Anne, Pessin, Hayley, Cimino, James E., Breitbart, William: Belief in an afterlife, spiritual well-being and end-of-life despair in patients with advanced cancer, in: General Hospital Psychiatry. Psychiatry, Medicine and Primary Care, 26 (6), Elsevier, 2004, 484-486

McCullough, Michael E., Larson, David B.: Religion and depression: a review of the literature, in: Twin Research: the official journal of the International Society for Twin Studies, Australian Academic Press, 2 (2), 1999, 126-136

Moltmann, Jürgen: Der gekreuzigte Gott. Das Kreuz Christi als Grund und Kritik christlicher Theologie, München (1972), 7. Auflage (in neuer Ausstattung), Gütersloh, Kaiser, Gütersloher Verlagshaus, 2002

Mrusek, Renate: Logotherapeutische Praxis. Das Innere Team dargestellt und in Bewegung gebracht durch Holzfiguren, in: Kurz, Wolfram (Hrsg.): Logotherapeutische Methodenreihe, Bd. 2, Hadinger, Boglarka, Kurz, Wolfram, Mrusek, Renate, Methoden zum Inneren Team, Institut für Logotherapie und Existenzanalyse GmbH, Verlag Lebenskunst, Tübingen, 2008, 43-85

Nassehi, Armin, Weber, Georg: Tod, Modernität, Gesellschaft: Entwurf einer Theorie der Todesverdrängung, Opladen, Westdeutscher Verlag, 1989

Nauer, Doris: Seelsorge. Sorge um die Seele, Stuttgart, Kohlhammer, 2007

Nauer, Doris: Seelsorge. Sorge um die Seele, zweite, aktualisierte Auflage, Stuttgart, Verlag W. Kohlhammer, 2010

Naurath, Elisabeth, Pohl-Patalong, Uta: Psychologische Blicke auf Religiosität, Editorial, in: Praktische Theologie, Zeitschrift für Praxis in Kirche, Gesellschaft und Kultur, 46 (4), Gütersloh, Gütersloher Verlagshaus, 2011, 195-196

Ninnemann-Ohligschläger, Barbara: Somatopsychische Symptome, in: Fegg, Martin, Gramm, Jan, Pestinger, Martina (Hrsg.): Psychologie und Palliative Care. Aufgaben, Konzepte und Interventionen in der Begleitung von Patienten und Angehörigen, Münchner Reihe Palliative Care, Band 10, 1. Auflage, Stuttgart, Kohlhammer, 2012, 204-213

Nolte, Karen: Wege zu einer „Patientengeschichte" des Sterbens im 19. Jahrhundert – Paths to a 'patient's history' of dying in the nineteenth century, in: BIOS, Zeitschrift für Biographieforschung, Oral History und Lebenslaufanalysen, 19 (1), 2006, 36-50

Nüssler, Natascha C., Schmidt-Schönthal, Christiane, Nüssler, Andreas K., Langrehr, Jan M., Kaiser, Ulrich, Neuhaus, Peter, Lohmann, Rüdiger: Mehr Wiederaufnahmen nach Krankenhausentlassung am Freitag, in Bundesärztekammer (Arbeitsgemeinschaft der deutschen Ärztekammern) und Kassenärztliche Bundesvereinigung (Hrsg.): Deutsches Ärzteblatt, 103 (14), Köln, Deutscher Ärzte-Verlag, 2006, C 761-C 764

277

O'Boyle, C. A., McGee, H. M., Hickey, A., Joyce, C. R. B., Browne, J., O'Malley, K., Hiltbrunner, B.: The Schedule for the Evaluation of Individual Quality of Life (SEI-QoL): Administration Manual, Dublin, © Department of Psychology, Royal College of Surgeons in Ireland, 1993

Ochsmann, Randolph: Zur psycho-sozialen Situation von Sterbenden: Ergebnisse empirischer Forschungen mit logotherapeutischen Schwerpunkten, in: Kurz, Wolfram, Klosinski Gunther (Hrsg.): Sinn in Zeiten der Resignation. Zum 100. Geburtstag von Viktor Frankl. Die Sinnfrage in Psychotherapie, Psychiatrie und Persönlichkeitsbildung, Institut für Logotherapie und Existenzanalyse Tübingen/Wien, Verlag Lebenskunst, 2006, 225-241

Oechsle, Ulrich: Wozu Krisen uns herausfordern und was wir aus ihnen lernen können, in: Vorstand der Deutschen Gesellschaft für Logotherapie und Existenzanalyse e. V. (Hrsg.): Existenz und Logos – Zeitschrift für sinnzentrierte Therapie Beratung Bildung, Titisee-Neustadt, DGLE-Telehaus, 2011, 18-31

Oerter, Rolf: Geleitwort, in: Bucher, Anton A.: Psychologie der Spiritualität. Handbuch, 1. Auflage, Weinheim, Basel, Beltz Verlag, 2007, Lizenzausgabe für die Wissenschaftliche Buchgesellschaft, 2011, 1-2

Ohly, Lukas: Einstellung lebenserhaltender Maßnahmen und der gemutmaßte Wille von Koma-Patienten in: Wege zum Menschen, 58, Göttingen, Vandenhoeck & Ruprecht, 2006, 122-134

Paal, Piret: Ist „Kultur" in Palliative Care von Belang? Überlegungen aus anthropologischer Sicht, in: Zeitschrift für Palliativmedizin, 13 (1), Stuttgart, New York, Georg Thieme Verlag, 2012, 24-27

Pastrana, T., Jünger, S., Ostgathe, C., Elsner, F., Radbruch, L.: A matter of definition – key elements identified in a discours analysis of definitions of palliative care, in: Journal of Palliative Medicine, 22 (3), Mary Ann Liebert, Inc., publishers, New Rochelle, New York, 2008, 222-232

Peek, Stephan: Suizid und Seelsorge: Die Bedeutung der anthropologischen Ansätze V. E. Frankls und P. Tillichs für Theorie und Praxis der Seelsorge an suizidgefährdeten Menschen, Stuttgart, Calwer Verlag, 1991

Persson, C., Östlund, U., Wennman-Larsen, A., Wengström, Y., Gustavsson, P.: Health related quality of life in significant others of patients dying from lung cancer, in: Journal of Palliative Medicine, 22 (3), Mary Ann Liebert, Inc., publishers, New Rochelle, New York, 2008, 239-247

Peseschkian, Nossrat: Der Kaufmann und der Papagei. Orientalische Geschichten in der Positiven Psychotherapie, 27. Auflage, Frankfurt a. M., Fischer-Verlag, 2003

Peseschkian, Nossrat: Auf der Suche nach Sinn. Psychotherapie der kleinen Schritte, Frankfurt a. M., Fischer-Verlag, 2006

Pfeifer, Hans Rudolf: Personzentrierte und sinnorientierte existentielle Psychotherapie. Eine vergleichende Studie über Leben und Werk von Paul Tournier (Médecine de la Personne) und Viktor E. Frankl (Logotherapie und Existenzanalyse). Dissertation, Medizinische Fakultät der Universität Basel, 1994

Piper, Hans-Christoph und Piper, Ida: Religiöse Erfahrung in einer säkularen Institution, in: Klessmann, Michael (Hrsg.): Handbuch der Krankenhausseelsorge, 3., überarbeitete und erweiterte Auflage, Göttingen, Vandenhoeck & Ruprecht, 2008, 197-208

Pockrandt, Bruno: Zwischen Befunden und Befinden. Krankenhauswelten im Fragment, Frankfurt am Main, Hansisches Druck- und Verlagshaus, edition chrismon, 2008

Pommer, Peter: Palliative Schmerztherapie – State of the Art, in: Pharma Fokus Schmerztherapie, Stuttgart, New York, Georg Thieme Verlag, 2 (1), 2011, 5-10

Prince-Gibson, Eetta, Schwartz, Shalom H., The Hebrew University of Jerusalem: Value priorities and gender, in: Social Psychology Quarterly, American Sociological Association, 61 (1), 1998, Article stable URL: http://www.jstor.org./stable/2787057, Zugriff vom 01.06.2012, 49-67

Puchalski, Christina, Romer, Anna L.: Taking a spiritual history allows clinicians to understand patients more fully, in: Journal of Palliative Medicine, Mary Ann Liebert, Inc., publishers, New Rochelle, New York, 3 (1), 2000, 129-137

Putz, Wolfgang, Steldinger, Beate: Patientenrechte am Ende des Lebens: Vorsorgevollmacht, Patientenverfügung, selbstbestimmtes Sterben, München, Deutscher Taschenbuch-Verlag, Beck-Rechtsberater, 4. Auflage, 2012

Radbruch, L., Payne, S.: White Paper on Standards and Norms for Hospice and Palliative Care in Europe: Part 1. Recommendations of the European Association for Palliative Care, übersetzt von Buche, D., Schmidlin, E. Jünger, S.: Standards und Richtlinien für Hospiz- und Palliativversorgung in Europa: Teil 1, Weißbuch zu Empfehlungen der Europäischen Gesellschaft für Palliative Care (EAPC), in: Zeitschrift für Palliativmedizin, 12 (5), Stuttgart, New York, Georg Thieme Verlag, 2011, (DOI http://dx.doi.org/10.1055/s-0031-1276909), 116-227

Raskob, Hedwig: Die Logotherapie und Existenzanalyse Viktor Frankls, Wien, New York, Springer Verlag, 2005, zugl. Tübingen, Univ., Diss., Die Logotherapie Viktor E. Frankls: eine systematische und kritische Darstellung mit einer Skizze zu einem alternativen Religionsverständnis, urn:nbn:de:bsz:21-opus-7979, 2003

Rau, Harald, Pauli, Paul: Medizinische Psychologie, Medizinische Soziologie systematisch, 2. Auflage, Bremen, London, Boston, UNI-MED Verlag, 2004

Remschmidt, Helmut: Schneller pflegen, schneller reden, in: Bundesärztekammer (Arbeitsgemeinschaft der deutschen Ärztekammern) und Kassenärztliche Bundesvereinigung (Hrsg.): Deutsches Ärzteblatt, 108 (11), Köln, Deutscher Ärzte-Verlag, 2011, A 570

Renz, Monika: Grenzerfahrung Gott. Spirituelle Erfahrungen in Leid und Krankheit, 3. Auflage, Freiburg im Breisgau, Herder Verlag, 2003

Richter-Kuhlmann, Eva, Jachertz, Norbert: Gedenksymposium der Bundesärztekammer, Palliativmedizin heißt zuhören, in: Bundesärztekammer (Arbeitsgemeinschaft der deutschen Ärztekammern) und Kassenärztliche Bundesvereinigung (Hrsg.): Deutsches Ärzteblatt, 109 (27-28), Köln, Deutscher Ärzte-Verlag, 2012, C 1200-1201

Riebeling, Konrad: Seelsorge in der Strahlenklinik. Beispiel einer konzeptionellen Einbindung der Seelsorge in die onkologische Behandlung, in: Wege zum Menschen, 57, Göttingen, Vandenhoeck & Ruprecht, 2005, 516-535

Riedel, Christoph, Deckart, Renate, Noyon, Alexander: Existenzanalyse und Logotherapie: ein Handbuch für Studium und Praxis, 2., durchgesehene Auflage, Darmstadt, Wissenschaftliche Buchgesellschaft, 2008

Riedel, Christoph: Existenzanalyse und Logotherapie – die Stimme des Personalen in der Psychotherapie, in: Riedel, Christoph, Deckart, Renate, Noyon, Alexander: Existenzanalyse und Logotherapie: ein Handbuch für Studium und Praxis, 2., durchgesehene Auflage, Darmstadt, Wissenschaftliche Buchgesellschaft, 2008, 19-46

Riemeyer, Jörg: Die Logotherapie Viktor Frankls und ihre Weiterentwicklungen. Eine Einführung in die sinnorientierte Psychotherapie, (zugl. Bremen, Univ., Diss., 2003) Bern, Verlag Hans Huber, 2007

Rinn-Maurer, Angela: Seelsorge an Herzpatienten: zum interdisziplinären Gespräch zwischen Medizin und Theologie (Arbeiten zur Theologie, Band 81), Stuttgart, Calwer Verlag, 1995, zugl. Univ. Dissertation, Frankfurt am Main, 1993

Röhlin, Karl-Heinz: Sinnorientierte Seelsorge: Die Existenzanalyse und Logotherapie V. E. Frankls im Vergleich mit den neueren evangelischen Seelsorgekonzeptionen und als Impuls für die kirchliche Seelsorge, 3., durchges. Aufl. / mit einem Geleitwort von Gunther Wenz, Münchner theologische Beiträge; Bd. 9, München, Herbert Utz Verlag, 2004

Rössler, Dietrich: Der Arzt zwischen Technik und Humanität: religiöse und ethische Aspekte der Krise im Gesundheitswesen, München, Piper Verlag, 1977

Roser, Traugott: Spiritual Care: Ethische, organisationale und spirituelle Aspekte der Krankenhausseelsorge; ein praktisch-theologischer Zugang; mit einem Geleitwort von Eberhard Schockenhoff, Münchner Reihe Palliative Care, Band 3, 1. Auflage, Stuttgart, Kohlhammer, 2007

Roser, Traugott, Wasner, Maria: Multiperspektivisch denken und lehren. Die Beteiligung der Seelsorge an der Ausbildung ethischer Kompetenz an einem Universitätsklinikum – ein Erfahrungsbericht, in: Wege zum Menschen, 59, Göttingen, Vandenhoeck & Ruprecht, 2007, 533-550

Roser, Traugott, Borasio, Gian Domenico: Der Tod als Rahmenbedingung. Spiritual Care in der Palliativmedizin, in: Praktische Theologie. Zeitschrift für Praxis in Kirche, Gesellschaft und Kultur, 43 (1), Gütersloh, Gütersloher Verlagshaus, 2008, 43-51

Roser, Traugott: Innovation *Spiritual Care*: Eine praktisch-theologische Perspektive, in: Frick, Eckhard, Roser, Traugott (Hrsg.): Spiritualität und Medizin. Gemeinsame Sorge für den kranken Menschen, Münchner Reihe Palliative Care, Band 4, 1. Auflage, Stuttgart, Kohlhammer, 2009, 45-55

Roser, Traugott: Anforderungen zur Feldkompetenz in verschiedenen Seelsorge-Bereichen, in: Seelsorge – Muttersprache der Kirche, Dokumentation eines Workshops der Evangelischen Kirche in Deutschland (Hannover, 16. November 2009), epd-Dokumentation 10/2010, 13-20

Roser, Traugott: Perspektiven. Editorial, in: Zeitschrift für Palliativmedizin, 13 (1), Stuttgart, New York, Georg Thieme Verlag, 2012, 24

Roser, Traugott: Elektronische Nachricht an die Mitglieder der Sektion Seelsorge der DGP vom 16.05.2012

Roser, Traugott, Frick, Eckhard: Editorial, in: Internationale Gesellschaft für Gesundheit und Spiritualität e. V. (IGGS) (Hrsg.): Spiritual Care, Zeitschrift für Spiritualität in den Gesundheitsberufen, 1. Jahrgang, Stuttgart, Kohlhammer, 1/2012, 3-6

Roser, Traugott: Lebenssättigung als Programm. Praktisch-theologische Überlegungen zu Seelsorge und Liturgie an der Grenze, in: Zeitschrift für Theologie und Kirche, 109 (3), Tübingen, Mohr Siebeck, 2012, 397-414

Saunders, Cicely: The Management of Terminal Illness, London, Hospital Medicine Publications Limited, 1967

Scharffenorth, Gerta, Müller, A. M. Klaus (Hrsg.): Patienten-Orientierung als Aufgabe. Kritische Analyse der Krankenhaussituation und notwendige Neuorientierungen, Texte und Materialien der Forschungsstätte der Evangelischen Studiengemeinschaft, Reihe A, Nr. 31, Heidelberg, Heidelberger Reprographie A. Grosch, 1990

Schmacke, Norbert, Enzner-Probst, Brigitte: Rituale, in: Praktische Theologie, Zeitschrift für Praxis in Kirche, Gesellschaft und Kultur, 46 (1), Gütersloh, Gütersloher Verlagshaus, 2011, 26-29

Schmacke, Norbert: 1. Norbert Schmacke (Medizin), in: Schmacke, Norbert, Enzner-Probst, Brigitte: Rituale, in: Praktische Theologie, Zeitschrift für Praxis in Kirche, Gesellschaft und Kultur, 46 (1), Gütersloh, Gütersloher Verlagshaus, 2011, 26-27

Schmatz, Franz: Die Bedeutsamkeit der Logotherapie für den seelsorglichen Sterbebeistand, in: Längle, Alfried (Hrsg.): Entscheidung zum Sein, München, Piper Verlag, 1988, 165-176

Schmidt-Rost, Reinhard: Sterben, Tod, Trauer. Vom Umgang mit der Grenze des Lebens in der modernen Gesellschaft, Evangelische Zentralstelle für Weltanschauungsfragen, EZW-Information Nr. 127, Berlin, VII/1995 – Nachauflage I/2000

Schmidt-Rost, Reinhard: Massenmedium Evangelium: Das „andere" Programm, 1. Aufl., Hannover, Vereinigte Evangelisch-Lutherische Kirche Deutschlands, 2011

Schnitzler, Arthur: Sterben, in: Schnitzler, Arthur: Gesammelte Werke, Die erzählenden Schriften, Band 1, Frankfurt a. M., S. Fischer, 1961,(orig. 1892), 98-175

Schulz von Thun, Friedemann: Miteinander reden: 3, Das «Innere Team» und situationsgerechte Kommunikation, Rowolt Taschenbuch Verlag, Reinbek bei Hamburg, 1998

Schumacher, Andrea: Psychologische Unterstützung von Krebspatienten, in: Wege zum Menschen, 57, Göttingen, Vandenhoeck & Ruprecht, 2005, 496-502

Schwartz, Shalom H., Melech, Gila, Lehmann, Arielle, Burgess, Steven, Harris, Mari, Owens, Vicki: Extending the cross-cultural validity of the theory of basic human values with a different method of measurement in: Journal of Cross-Cultural Psychology, 32, 2001, 519–542

Schwartz, S.: Means and standard deviations for the representative German sample, Email communication with M. Fegg, Munich, May 26, 2004

Schwarzkopf, D., Meissner, W. Wedding, U., Riedemann, N. C., Pfeifer, R., Fritzenwanger, M., Günther, A., Egerland, K., Henkel, M., Skupin, H., Muecke, M., Hartog, C. S.: Kommunikation im Team und Burnout. Eine Befragung von intensiv- und palliativmedizinischen Pflegekräften und Ärzten zu Therapiebeschränkungen am Lebensende, in: Zeitschrift für Palliativmedizin, 13 (6), Stuttgart, New York, Georg Thieme Verlag, 2012, 293-300

Schwarzkopf, Wolfgang: Logotherapie im seelsorglichen Kontext. Die Existenzanalyse und die Logotherapie Viktor E. Frankls als methodische Hilfe für die begleitende Seelsorge? (Geist und Wort, Schriftenreihe der Professur für Christliche Spiritualität und Homiletik, Hrsg. Prof. Dr. Erwin Möde, Katholische Universität Eichstätt), Hamburg, Verlag Dr. Kova , 2000

Schweitzer, Albert: Zwei religiöse Vorträge, in: Günzler, C., Luz, U., Zürcher, J. (Hrsg.): Schweitzer, Albert: Vorträge, Vorlesungen, Aufsätze, Werke aus dem Nachlaß, München, Beck, 2003

Seiler, Dieter: Religion, gesund oder krank?, in: Wege zum Menschen, 58, Göttingen, Vandenhoeck & Ruprecht, 2006, 441-455

Sekretariat der Deutschen Bischofskonferenz (Hrsg.): Die deutschen Bischöfe: Die Sorge der Kirche um die Kranken. Seelsorge im Krankenhaus. Pastorale Handreichung. Zu einigen aktuellen Fragen des Sakraments der Krankensalbung, 1998

Sontag, Susan: Illness as metaphor, in: New York Review of Books, New York NY, Farrar, Straus and Giroux, 1978

Sontag, Susan: Krankheit als Metapher. Aids und seine Metaphern, 2. Auflage, Frankfurt a. M., Fischer-Taschenbuch-Verlag, 2005

Spiegel, D. Bloom, J. R., Kraemer, H., Gottheil, E.: Psychological support for cancer patients, in: The Lancet, 2 (8677), December 16, Elsevier, 1989, 1447

Spilka, Bernard, Hood, Ralph, Gorsuch, Richard: The Psychology of Religion. An empirical approach, New York, Guilford Press, [4]2009

Stähli, Andreas: Palliative Care im Kontext kulturell-religiöser Vielfalt, in: Zeitschrift für Palliativmedizin, Stuttgart, New York, Georg Thieme Verlag, 12 (6), 2011, 256-259

Stiller, Harald: Seelsorge mit KrebspatientInnen, in: Klessmann, Michael (Hrsg.): Handbuch der Krankenhausseelsorge, 3., überarbeitete und erweiterte Auflage, Göttingen, Vandenhoeck & Ruprecht, 2008, 90-102

Stolberg, Michael: Die Geschichte der Palliativmedizin. Medizinische Sterbebegleitung von 1500 bis heute, Prisma Verlagsdruckerei Saarbrücken, Mabuse-Verlag Frankfurt am Main, 2011

Strassmann, Burkhard: Im Überleben alleingelassen, in: Die Zeit, Nr. 5, 26.01.2012, 29-30

Strohal, Walther: Es ist Zeit für einen Neubeginn … Kritische Fragen an die Krankenhausseelsorge, in: Wege zum Menschen, 53, Göttingen, Vandenhoeck & Ruprecht, 2001, 410-414

Tellenbach, Hubertus: Psychiatrie als geistige Medizin, München, Verlag für angewandte Wissenschaften, 1987

Thöne, Andrea: Das Lebensende gestalten mit Erfahrung, Herz und Evidenz, in: Zeitschrift für Palliativmedizin, Stuttgart, New York, Georg Thieme Verlag, 13 (1), 2012, 12-13

Tillich, Paul: Systematische Theologie Band III, Das Leben und der Geist. Die Geschichte und das Reich Gottes, Stuttgart, Evangelisches Verlagswerk, 1966

Tirier, Ursula: Schuld – Vergebung – Hoffnung, in: Logotherapie und Existenzanalyse, Zeitschrift der Deutschen Gesellschaft für Logotherapie und Existenzanalyse, Titisee-Neustadt, DGLE-Telehaus, 1997, 209-217

Tirier, Ursula: Ja zum Leben auch angesichts seiner Endlichkeit?, Logotherapeutische Aspekte in der Betreuung onkologischer Patienten, in: Existenz und Logos, Zeitschrift der Deutschen Gesellschaft für Logotherapie und Existenzanalyse, Titisee-Neustadt, DGLE-Telehaus, 2000, 1998-2007

Tirier, Ursula: Den letzten Weg ein Stück gemeinsam gehen, Medizinische und psychotherapeutische Betreuung onkologischer Patienten in der Endphase ihres Lebens, in: Existenz und Logos, Zeitschrift der Deutschen Gesellschaft für Logotherapie und Existenzanalyse, Titisee-Neustadt, DGLE-Telehaus, 2001, 211-215

Tirier, Ursula: Wenn alles sinnlos erscheint. Logotherapie in der Begleitung lebensbedroh-lich erkrankter Menschen, Gütersloh, Gütersloher Verlagshaus, 2003

Tirier, Ursula: Die Bedeutung der Logotherapie für Psychoonkologie und Palliativmedizin, in: Noos, Sonderheft zum Internationalen Logotherapie-Kongress in Wien, Wels, ABILE, Heft 07/2005-03, 28-33, zitiert nach dem Manuskript der Autorin, 1-12

Tirier, Ursula: Die Bedeutung der Logotherapie in der Palliativmedizin, in: Zeitschrift für Palliativmedizin, Stuttgart, New York, Georg Thieme Verlag, 7 (4), 2006, 118-121

Troschke, Jürgen von: Wie viel Gesundheit braucht der Mensch?, in: Hadinger, Boglarka (Hrsg.): Mut in Zeiten der Resignation. Betrachtungen zur Bestimmung des Menschen. Bericht über die Jubiläumstagung und Festschrift zum 60. Geburtstag von Prof. Dr. Wolfram Kurz, Institut für Logotherapie und Existenzanalyse Tübingen/Wien, Verlag Lebenskunst, 2004, 137- 152

Troschke, Jürgen von: Sinnvoll leben trotz Krankheit, in: Kurz, Wolfram, Klosinski Gun-ther (Hrsg.): Sinn in Zeiten der Resignation. Zum 100. Geburtstag von Viktor Frankl. Die Sinnfrage in Psychotherapie, Psychiatrie und Persönlichkeitsbildung, Institut für Logotherapie und Existenzanalyse Tübingen/Wien, Verlag Lebenskunst, 2006, 155-184

Utsch, Michael: Religiöse Fragen in der Psychotherapie: psychologische Zugänge zu Reli-giosität und Spiritualität, Stuttgart, Kohlhammer, 2005

Vachon, Mélanie, Filion, Lise, Achille, Marie: A Conceptual Analysis of Spirituality at the End of Life, in: Journal of Palliative Medicine, Mary Ann Liebert, Inc., publishers, New Rochelle, New York, 12 (1), 2009, doi:10.1089/jpm.2008.0189, 53-59

Vardidze, Vaja: Theologische Relevanz der Existenzanalyse und Logotherapie Viktor E. Frankls, Inaugural-Dissertation zur Erlangung der theologischen Doktorwürde am Fachbereich Katholische Theologie der Westfälischen Wilhelm-Universität Münster in Westfalen, ohne Verlagsangabe, 2003

Waldosch, Kurt: Der Umgang mit Leid in der Logotherapie und Existenzanalyse Viktor E. Frankls und in der mystischen Theologie. Dissertation, Katholisch-Theologische Fakultät, Eberhard-Karls-Universität Tübingen, 1997

Waltner, Eva Maria: Religiöse und kulturelle Muster im Alltag muslimischer Migranten, Ärzteblatt Baden Württemberg 61 (7), 2006, 317-325

Wasner, Elke: Sterben als Entwicklungsprozess und Aufgabe bei V. E. Frankl, in: Vor-stand der Deutschen Gesellschaft für Logotherapie und Existenzanalyse e. V. (Hrsg.): Existenz und Logos – Zeitschrift für sinnzentrierte Therapie Beratung Bildung, Ster-ben, Tod und Trauer. Logotherapeutische, ethische und klinische Aspekte (Dokumen-tation zum Kongress der Deutschen Gesellschaft für Logotherapie und Existenzanalyse e. V. vom 30.03.-10.04.2001 in Mainz), Titisee-Neustadt, DGLE-Telehaus, 2001, 254-271

Wasner, Maria, Roser, Traugott, Fittkau-Tönnesmann, Bernadette, Borasio, Gian Dome-nico: Palliativmedizin im Studium. Spiritualität und psychosoziale Begleitung als wich-tige Lehrinhalte, in: Bundesärztekammer (Arbeitsgemeinschaft der deutschen Ärzte-kammern) und Kassenärztliche Bundesvereinigung (Hrsg.): Deutsches Ärzteblatt, 105 (13), Köln, Deutscher Ärzte-Verlag, 2008, A 674-676

Wasner, Maria: Lebensqualität, in: Fegg, Martin, Gramm, Jan, Pestinger, Martina (Hrsg.): Psychologie und Palliative Care. Aufgaben, Konzepte und Interventionen in der Begleitung von Patienten und Angehörigen, Münchner Reihe Palliative Care, Band 10, 1. Auflage, Stuttgart, Kohlhammer, 2012, 64-70

Wegwarth, Odette, Gigerenzer, Gerd: Nutzen und Risiken richtig verstehen, in: Bundes-ärztekammer (Arbeitsgemeinschaft der deutschen Ärztekammern) und Kassenärztliche Bundesvereinigung (Hrsg.): Deutsches Ärzteblatt, 108 (11), Köln, Deutscher Ärzte-Verlag, 2011, A 568-570

Weiher, Erhard: Spiritualität in der Sterbebegleitung kommunizieren. Wie geht das kon-kret? in: Vorstand der Deutschen Gesellschaft für Logotherapie und Existenzanalyse e. V. (Hrsg.): Existenz und Logos – Zeitschrift für sinnzentrierte Therapie Beratung Bil-dung, Sterben, Tod und Trauer. Logotherapeutische, ethische und klinische Aspekte (Dokumentation zum Kongress der Deutschen Gesellschaft für Logotherapie und Existenzanalyse e. V. vom 30.03.-10.04.2001 in Mainz), Titisee-Neustadt, DGLE-Telehaus, 2001, 173-180

Weiher, Erhard: Das Geheimnis des Lebens berühren – Spiritualität bei Krankheit, Sterben, Tod. Eine Grammatik für Helfende, 3., erweiterte und aktualisierte Auflage, Stuttgart, Verlag W. Kohlhammer, 2011

Werdes, Alexandra: Die Edupunks kommen! Noch sind es Außenseiter, die vernetzt lernen und neue Inhalte suchen. Organisationsforscher Ayad al-Ani über die Zukunft des Studierens, Gespräch mit Ayad al-Ani, in: Die Zeit, Nr. 25, 14.06.2012, 69

Wernstedt, Thela: Kritik aus Sicht der Palliativmedizin, in: Seelsorge – Muttersprache der Kirche, Dokumentation eines Workshops der Evangelischen Kirche in Deutschland (Hannover, 16. November 2009), epd-Dokumentation 10/2010, 28-30

Winkler, Eva C., Marckmann, Georg: Eine ethische Orientierungshilfe. Therapieverzicht gegen den Patientenwillen?, in: Landesärztekammer und Kassenärztliche Vereinigung (Hrsg.): Ärzteblatt Baden-Württemberg, Stuttgart, Gentner Verlag, 67 (4), 2012, 140-144

Winter-Pfändler, Urs, Morgenthaler, Christoph: Wie zufrieden sind Patientinnen und Patienten mit der Krankenhausseelsorge? Entwicklung eines Fragebogens und erste Resultate einer Untersuchung in der Deutschschweiz, in: Wege zum Menschen, 62, Göttingen, Vandenhoeck & Ruprecht, 2010, 570-584

Winter-Pfändler, Urs, Morgenthaler, Christoph: Rolle und Aufgaben der Krankenhausseelsorge in den Augen von Stationsleitungen. Eine Untersuchung in der Deutschschweiz, in: Wege zum Menschen, 62, Göttingen, Vandenhoeck & Ruprecht, 2010, 585-597

Wright, Michael: Chaplaincy in Hospice and Hospital: Findings from a Survey in England and Wales, in: Journal of Palliative Medicine, Mary Ann Liebert, Inc., publishers, New Rochelle, New York, 15 (3), 2001, 229-242

Zaiser, Reinhard: Karl Rahners Begriff des „übernatürlichen Existentials" im Lichte von Viktor E. Frankls These vom „unbewussten Gott", (zugl. Bochum, Univ., Diss., 2003), Hamburg, Verlag Dr. Kova , 2004

Ziemer, Jürgen: Weltlichkeit und Spiritualität. Seelsorge unter den Bedingungen der Säkularität, in: Wege zum Menschen, 56, Göttingen, Vandenhoeck & Ruprecht, 2004, 21-37

Zimmerling, Peter: Evangelische Spiritualität. Wurzeln und Zugänge, Göttingen, Vandenhoeck & Ruprecht, 2003

Zink, Jörg: Jesus – Funke aus dem Feuer, Freiburg im Breisgau, Kreuz-Verlag, 2001

Zsok, Otto (Hrsg.): Logotherapie in Aktion. Praxisfelder und Wirkungsweisen, München, Kösel Verlag, 2002

Zsok, Otto: Sinn im Sein gegründet. Der Sinnbegriff Viktor E. Frankls und dessen personal-ontologisches Fundament. Philosophische Fakultät S. J., Hochschule für Philosophie, München, 1988

Zwingmann, Christian: Spiritualität/Religiosität und das Konzept der gesundheitsbezogenen Lebensqualität. Definitionsansätze, empirische Evidenz, Operationalisierungen, in: Zwingmann, Christian, Moosbrugger, Helfried (Hrsg.): Religiosität: Messverfahren und Studien zu Gesundheit und Lebensbewältigung. Neue Beiträge zur Religionspsychologie, Waxmann-Verlag, Münster, New York, München, Berlin, 2004

Internetseiten/Onlineveröffentlichungen

Aaronson, Neil K., Ahmedzai, Sam, Bergman, Bengt, Bullinger, Monika, Cull, Ann, Duez, Nicole J., Filiberti, Antonia, Flechtner, Henning, Fleishman, Steward B., de Haes, Johanna C. J. M., Kaasa, Stein, Klee, Marianne, Osoba, David, Razavi, Darius, Rofe, Peter B., Schraub, Simon, Sneeuw, Kommer, Sullivan, Marianne, Takeda, Fumikazu: The European Organization for Research and Treatment of Cancer QLQ-C30: A Quality-of-Life Instrument for Use in International Clinical Trials in Oncology, in:

283

Journal of the National Cancer Institute, Oxford Journals, 85 (5), 1993, 365-376, Abstract: http://jnci.oxfordjournals.org/content/85/5/365.abstract, Zugriff vom 20.09. 2012, 1-7

ACBS, Association For Contextual Behavioural Science, Acceptance & Commitment Therapy (ACT), http://contextualpsychology.org/act, Zugriff vom 10.01.2012

aerzteblatt.de (ohne Verfasserangabe): Kommunikation in der Onkologie: 5 Fragen an Friedrich Overkamp, http://www.aerzteblatt.de/nachrichten/45107, 16.03.2001, Zugriff vom 18.03.2011, 1-2

AK Patientenverfügungen am Klinikum der Universität München (Leitung: Prof. Dr. G. D. Borasio, Peter Jacobs, RD Jürgen Weber) unter wissenschaftlicher Mitarbeit von Dr. Dr. Ralf Jox und Dr. Eva Winkler (Hrsg.): Leitlinie zur Frage der Therapiezieländerung bei schwerstkranken Patienten und zum Umgang mit Patientenverfügungen, Langfassung, 2., überarbeitete Version (2010), http://www.klinikum.uni-muenchen.de, Zugriff vom 30.01.2011, 1-17

Allensbacher Archiv, IfD Umfrage 5265, August 2009, in: Simon, Alfred: Einstellung der Ärzte zur Suizidbeihilfe: Ausbau der Palliativmedizin gefordert, in: Bundesärztekammer (Arbeitsgemeinschaft der deutschen Ärztekammern) und Kassenärztliche Bundesvereinigung (Hrsg.): Deutsches Ärzteblatt, 107 (28-29), Köln, Deutscher Ärzte-Verlag, 2010, A-1383 / B-1223 / C-1203, http://www.aerzteblatt.de/archiv/77636, Zugriff vom 29.07.2012, 1-2

Alscher, Mark Dominik, Büscher, Andreas, Dielmann, Gerd, Hopfeld, Manfred, Igl, Gerhard, Höppner, Heidi, Kuhlmey, Adelheid, Matzke, Ursula: Memorandum Kooperation der Gesundheitsberufe. Qualität und Sicherung der Gesundheitsversorgung von morgen, Robert-Bosch-Stiftung, 2010, http://www.bosch-stiftung.de/content/language1. html/31490.asp, Zugriff vom 13.02.2011, 1-4

Applebaum, A. J., Lichtenthal, W. G., Pessin, H. A., Radomski, J. N., Gökbayrak, Simay N., Katz, A. M., Rosenfeld, B., Breitbart, W.: Factors associated with attrition from a randomized controlled trial of meaning-centered group psychotherapy for patients with advanced cancer, in: Psycho-oncology, Journal of the Psychological, Social and Behavioral Dimensions of Cancer, Article first published online 12 Jul 2011, [ohne Seitenangabe], doi: 10.1002/pon.2013, Abstract, http://www.ncbi.nlm.nih.gov/pubmed/ 21751295, Zugriff vom 15.05.2012

Bauer, Joachim: Seelische und Krebserkrankungen. Psychosomatische Einflüsse auf Entstehung und Verlauf von Krebserkrankungen durch depressive Erkrankungen, http:// www.psychotherapie-prof-bauer.de/navigation.html, Zugriff vom 30.07.2012

Bertram, Peter, Kneißl, Siegfried, Hagen, Thomas: Krankenhausseelsorge – Qualität im Kontext von „spiritual care", krankenhausseelsorge.pdf, http://www.krankenhausseel¬ sorge-muenchen.de/krankenpastoral/dokumente/, Zugriff vom 15.06.2010, 1-10

Biller, Karlheinz: Der Begriff »Übersinn« , in: Kurz, W./Sedlak, F.: Kompendium der Logotherapie und Existenzanalyse. Bewährte Grundlagen, neue Perspektiven, Tübingen, Verlag Lebenskunst, 1995, http://www.logotherapie.net/texte.html, Zugriff vom 19.05.2010, Kapitel 9, 158-166

Böschemeyer, Uwe: Existenzanalytische Gesprächsführung, in: Kurz, W./Sedlak, F.: Kompendium der Logotherapie und Existenzanalyse. Bewährte Grundlagen, neue Perspektiven, Tübingen, Verlag Lebenskunst, 1995, http://www.logotherapie.net/texte.html, Zugriff vom 19.05.2010, Kapitel 23, 339-346

Böschemeyer, Uwe: Existenzanalytische Beratung bei unabänderlichem Schicksal, in: Kurz, W./Sedlak, F.: Kompendium der Logotherapie und Existenzanalyse. Bewährte Grundlagen, neue Perspektiven, Tübingen, Verlag Lebenskunst, 1995, http://www. logotherapie.net/texte.html, Zugriff vom 19.05.2010, Kapitel 24, 347-355

Brady, Marianne J., Peterman, Amy H., Fitchett, George, Mo, May, Cella, David: A case for including spirituality in quality of life measurement in oncology, in: Psycho-Oncology, Journal of the Psychological, Social and Behavioral Dimensions of Cancer, 8 (5), 1999, (DOI: 10.1002/SIC)1099-1611(199909/10)8:5<417::AID-PON398>3.0.CO;2- 4), 417-428, Abstract, http://www.ncbi.nlm.nih.gov/pubmed/10559801, Zugriff vom 10.12.2011

Breitbart, W.: Spirituality and meaning in supportive care: spirituality – and meaning-centered group psychotherapy interventions in advanced cancer, in: Supportive care in cancer: official journal of the Multinational Association off Supportive Care in Cancer, 10 (4), May 2002, 272-280, published online 28 Aug, Abstract, http://www.ncbi.nlm.nih.gov/pubmed/12029426, Zugriff vom 15.05.2012

Breitbart, William, Heller, Karen S.: Reframing hope: Meaning-centered care for patients near the end of life. An interview with William Breitbart, in: *Innovations in End-of-Life Care*, 4 (6), 2002, http://www.edc.org/lastacts, Zugriff vom 24.03.2012, 1-12

Breitbart, William, Gibson, Christopher, Poppito, Shannon R., Berg, Amy: Psychotherapeutic Interventions at the End of Life: A Focus on Meaning and Spirituality, in: The Canadian Journal of Psychiatry, 49 (6), 2004, http://ww1.cpa-apc.org:8080/Publica¬tions/Archives/CJP/2004/june/breitbart.asp, Zugriff vom 08.12.2011, 366-372

Breitbart, William: Balancing life and death: Hope and despair, in: Palliative & Supportive Care, Volume 3, Issue 01, Cambridge University Press, 2005, (DOI: 10.1017/S1478951505050108), http://journals.cambridge.org.pdf, Zugriff vom 21.02.2012, 57-58

Breitbart, William, Rosenfeld, Barry, Gibson, Christopher, Pessin, Hayley, Poppito, Shannon, Nelson, Christian, Tomarken, Alexis, Kosinski Timm, Anne, Berg, Amy, Jacobson, Colleen, Sorger, Brooke, Abbey, Jennifer, Olden, Megan: Meaning-centered group psychotherapy for patients with advanced cancer: a pilot randomised controlled trial, in: Psycho-Oncology, Journal of the Psychological, Social and Behavioral Dimensions of Cancer, 19 (1), 2010, 21-28, published online 9 March 2009 in Wiley InterScience, http://www.onlinelibrary.wiley.com/doi/10.1002/pon.1556/pdf, Zugriff vom 17.12.2011, 21-28

Breitbart, William, Poppito, Shannon, Rosenfeld, Barry, Vickers, Andrew J., Li, Yuelin, Abbey, Jennifer, Olden, Megan, Pessin, Hayley, Lichtenthal, Wendy, Sjoberg, Daniel, Cassileth, Barrie R.: Pilot Randomized Controlled Trial of Individual Meaning-Centered Psychotherapy for Patients With Advanced Cancer, in: Journal of Clinical Oncology. Official Journal of the American Society of Clinical Oncology, Elsevier, Published online before print February 27, 2012, doi: 10.1200/JCO.2011.36.2517, Abstract, http://jco.ascopubs.org/content/early/2012/03/21/JCO.2011.36.2517.abstract, Zugriff vom 29.03.2012, 1-2

Billings, J. Andrew, Krakauer, Eric L.: On Patient Autonomy and Physician Responsibility in End-of-Life Care, in: Archives of internal medicine, 171 (9), 2011, ©American Medical Association, All rights reserved, www.archinternmed.com, https://www.scme¬dical.org/uploads/files/On Patient Autonomy and Physician Responsibility in End-of-Life Care.pdf, Zugriff vom 17.01.2012, 849-853

Büssing, A., Ostermann, T., Koenig, H. G.: Relevance of religion and spirituality in German patients with chronic diseases, in: The International Journal of Psychiatry in Medicine, 37 (1), Baywood Publishing Company, 2007, Abstract, http://www.ncbi.nlm.nih.gov/pubmed/17645197, Zugriff vom 18.10.2011, 39-57

Bundesärztekammer (Hrsg.): Bundesärztekammer, Bekanntmachungen: Empfehlungen der Bundesärztekammer und der Zentralen Ethikkommission bei der Bundesärztekammer zum Umgang mit Vorsorgevollmachtund Patientenverfügung in der ärztlichen Praxis, Deutsches Ärzteblatt, 107 (18), Köln, Deutscher Ärzte-Verlag, 2011, A 877-882, http://www.aerzteblatt.de/archiv/74652/, Zugriff vom 10.10.2011, 1-9

Bundesgerichtshof, Urteil vom 25. Juni 2010, 2 StR 454/09, http://juris.bundesgerichts¬hof.de/cgi-bin/rechtsprechung/list.py?Gericht=bgh&Art=en&nr52999&pos==&anz=1, Zugriff vom 27.10.2011, 1-22

Bundesministerium für (BMG) und Fachbereiche Patienteninformation und Patientenbeteiligung im Deutschen Netzwerk evidenzbasierte Medizin (DnebM) (Hrsg.): Förderschwerpunkt „Patient als Partner im medizinischen Entscheidungsprozess", Fünfter gemeinsamer Newsletter, 11.7.2007, www.patient-als-partner.de/files/newsletter/News¬letter5gem.pdf, Zugriff vom 26.07.2010, 1-5

Cain, E. N., Kohorn, E. I., Quinlan, D. M., Latimer, K.: Psychosocial benefits of a cancer support group, in: Cancer, 57 (1), 1986, 183-189, published online 29 Jun 2006,

285

Wiley Online Library, http://dx.doi.org/10.1002/1097-0142(19860101)57:1<183:: AID-CNCR2820570135>3.0.CO;2-3, Zugriff vom 01.05.2012

Chochinov, H. M., Hack, T., Hassard, T., Kristjanson, L. J., McClement, S., Harlos, M.: Dignity therapy: a novel psychotherapeutic intervention for patients near the end of life, in: Journal of Clinical Oncology. Official Journal of the American Society of Clinical Oncology, 23 (24), 2005, 5520-5525, Abstract, http://www.ncbi.nlm.nih.gov/pubmed/16110012, Zugriff vom 10.01.2012

Chochinov, H. M., Kristjanson, L. J., Breitbart, W., McClement, S., Hack, T. F., Hassard, T., Harlos, M.: Effect of dignity therapy on distress and end-of-life experience in terminally ill patients: a randomised controlled trial, in: The Lancet Oncology, 12 (8), Elsevier, 2011, 753-62, Abstract, http://www.ncbi.nlm.nih.gov/pubmed/21741309, Zugriff vom 10.01.2012, 1-2

Csef, Herbert: Die Frage nach dem Sinn in der Palliativsituation von Krebskranken, in: Gesellschaft für Logotherapie und Existenzanalyse-International (Hrsg.): Zeitschrift Existenzanalyse, (Themenschwerpunkte: Palliativarbeit – Sinn und Glück), 26. Jahrgang, 1/2009, Wien, GLE, http://www4.existential-analysis.org/uploads/media/EA_2009-1.pdf, Zugriff vom 22.11.2010, 12-19

Department of Health, Universities of Hull, Staffordshire and Aberdeen (Hrsg.): Holloway, Margret, Adamson, Sue, McSherry, Wilf, Swinton, John: Spiritual Care at the end of life: a systematic review of the literature, published 26 January 2011, 1-108, http://www.dh.gov.uk/en/Publicationsandstatistics/Publications/PublicationsPolicy¬AndGuidance/DH_123812, Zugriff vom 12.06.2012

Deutsche Gesellschaft für Palliativmedizin: Spirituelle Begleitung in der Palliativversorgung, Konzept des Arbeitskreises Spirituelle Begleitung der Deutschen Gesellschaft für Palliativmedizin, http://www.dgpalliativmedizin.de/arbeitskreise/ak-spirituelle-beglei¬tung.html, 10. Mai 2007, Zugriff vom 25.10.2011, [1-3, Seitenzahlen ergänzt durch die Verfasserin dieser Arbeit]

Deutsche Gesellschaft für Palliativmedizin: http://www.dgpalliativmedizin.de/allgemein/herzlich-willkommen.html, Zugriff vom 25.10.2011

Deutsche Gesellschaft für Palliativmedizin: Stellungnahme der Deutschen Gesellschaft für Palliativmedizin zur Relevanz des seelsorgerischen Beitrags zur palliativmedizinischen Komplexbehandlung (OPS 8-982 und 8-98e), Berlin, 09.05.2012, http://www.dgpal¬liativmedizin.de/diverses/stellungnahmen-der-dgp.html, Zugriff vom 30.08.2012

Deutsche Gesellschaft für Palliativmedizin: http://www.dgpalliativmedizin.de/category/3-pba-dokumentationshilfen/, Zugriff vom 19.09.2012, 1-2

Deutsche Gesellschaft für Palliativmedizin: http://www.dgpalliativmedizin.de/wissen¬schaftliche-arbeitstage.html, Zugriff vom 05.02.2013

Deutsche Gesellschaft zum Studium des Schmerzes/Schmerzfragebogen, copyright 2010, http://www.dgss.org/index.php?id=695, Zugriff vom 17.10.2011, 1-15

Diakonisches Werk der EKD e. V. (Hrsg.): Seelsorge in Palliative Care. Situationsanzeige und Empfehlungen zu kirchlich-diakonischem Handeln, Diakonie Texte, Positionspapier, 12.2009, http://www.diakonie.de/diakonie-texte-1519-5705.htm, Zugriff vom 02.09.2010, 1-39

www.dr-med-schlicht.de/pdf/Krebsvorsorge.pdf, Zugriff vom 24.10.2011

Dieterich, Anja: Eigenverantwortlich, informiert und anspruchsvoll ... Der Diskurs um den mündigen Patienten aus ärztlicher Sicht, http://skylla.wz-berlin.de/pdf/2006/i06-310.pdf, Zugriff vom 26.07.2010, 1-69

Dufour, Philippe: Dessins DUF, Edition DUF: Qualité de vie, Congrès de la SFAP 2011, http://congres.sfap.org/category/galeries-dimages/galerie-generale/dessins-duf-congres-2011, Zugriff vom 01.06.2012

Eisenberger, Naomi I., Lieberman, Matthew D., Williams, Kipling D.: Does Rejection Hurt? An fMRI Study of Social Exclusion, in: Science, 302 (5643), October 10, 2003, 290-292, DOI: 10.1126/science. 1089134, Abstract, http://sciencemag.org/content/302/5643/290.abstract, Zugriff vom 31.07.2012

European Association for Palliative Care: Definition of palliative care (English), 1998, http://www.eapcnet.eu/Corporate/AbouttheEAPC/Definitionandaims.aspx, Zugriff vom 08.11.2011

Evangelische Frauen in Deutschland e. V., Männerarbeit der Evangelischen Kirche Deutschland (Hrsg.): Geschlechtergerechte Zukunft der häuslichen Pflege, Positionspapier von EFiD und Männerarbeit der EKD im Evangelischen Zentrum Frauen und Männer, Hannover, Mai 2011, http://www.evangelischefrauen-deutschland.de/gesell¬ schaftspolitik/frauen-gestalten-alter/446, Zugriff vom 15.08.2012

Evangelische Frauen in Deutschland e. V. (Hrsg): Frauen gestalten ALTER, EFiD-Schwerpunktprojekt 2008-2011, http://www.evangelischefrauen-deutschland.de/gesellschafts¬ politik/frauen-gestalten-alter, Zugriff vom 13.09.2012

Evangelische Kirche in Deutschland (Hrsg.): Die Kraft zum Menschsein stärken. Leitlinien für die evangelische Krankenhausseelsorge. Eine Orientierungshilfe, 2004, http://www. ekd.de/download/leitlinien_krankenhausseelsorge_ekd_2004.pdf, Zugriff vom 08.07. 2010

Evangelische Kirche in Deutschland (Hrsg.): BESCHLUSS der 11. Synode der Evangelischen Kirche in Deutschland auf ihrer 2. Tagung zum Kirchengesetz zum Schutz des Seelsorgegeheimnisses (Seelsorgegeheimnisgesetz – SeelGG) Vom 28. Oktober 2009, http://www.ekd.de/download/008_beschluss_seelsorgegesetz_endfassung.pdf, Zugriff vom 31.10.2012

Fawzy, I., Fawzy, Nancy W., Hyun, Christine S., Elashoff, Robert, Guthrie, Donald, Fahey, John L., Morton, Donald L.: Malignant Melanoma. Effects of an Early Structured Psychiatric Intervention, Coping, and Affective State on Recurrence and Survival 6 Years Later, in: Archives of General Psychiatry, 50, 1993, 681-689, doi: 10.1001/ archpsyc.1993.01820210015002, Abstract, http://archpsyc.jamanetwork.com/article. aspx?articleid=496313, Zugriff vom 23.11.2012

Fegg, Martin: Krankheitsbewältigung bei malignen Lymphomen. Evalution und Verlauf von Bewältigungsstrategien, Kausal- und Kontrollattributionen vor und 6 Monate nach Hochdosischemotherapie mit autologer Blutstammzelltransplantation, Dissertation zum Erwerb des Doktorgrades der Humanbiologie an der Medizinischen Fakultät der Ludwig-Maximilians-Universität zu München, 2004, edoc.ub.uni-muenchen.de/ 1766/1/Fegg_Martin.pdf, Zugriff vom 20.01.2012

Fegg, Martin J., Wasner, Maria, Neudert, Christian, Borasio, Gian Domenico: Personal Values and Individual Quality of Life in Palliative Care Patients, in: Portenoy, Russell K. (Editor): Journal of Pain and Symptom Management, 30 (2), Amsterdam, Elsevier Inc., 2005, 154-159, http://palliativmedizin.klinikum.uni-muenchen.de/pu/pu_04.html, Zugriff vom 30.09.2010, und www.jpsmjournal.com/article/S0885-3924(05)00252-6/ fulltext, Zugriff vom 20.12.2011, 1-6

Fegg, Martin Johannes: Strategic Therapy in Palliative Care, in: European Psychotherapy: Scientific journal for psychotherapeutic research and practice, 6 (1), München, Cip-Medien, 2006, http://palliativmedizin.klinikum.uni-muenchen.de/pu/pu_04.html, Zugriff vom 30.09.2010, 203-240

Fegg, Martin J., Kramer, Mechtild, Bausewein, Claudia, Borasio, Gian D.: Meaning in Life in the Federal Republic of Germany: results of a representative survey with the Schedule for Meaning in Life Evaluation (SMiLE). Health and Quality of Life Outcomes, 2007, doi: 10.1186/1477-7525-5-59, http://www.hqlo.com/content/5/1/59, Zugriff vom 18.06.2012, 1-9

Fegg, Martin J., Kramer, Mechtild, L'hoste, Sibylle, Borasio, Gian Domenico: The Schedule for Meaning in Life Evaluation (SMiLE): Validation of a New Instrument for Meaning-in-Life Research, in: Portenoy, Russell K. (Editor): Journal of Pain and Symptom Management, 35 (4), Amsterdam, Elsevier Inc., 2008, 356-364, http:// www.jpsmjournal.com/article/S0885-3924(07)00735-X/fulltext, Zugriff vom 20.12. 2011, 1-8

Firus, Ch.: Der Sinnbegriff der Logotherapie und Existenzanalyse und seine Bedeutung für die Medizin, eine Zusammenfassung über dasselbe Thema, in: Bulletin der Gesellschaft für Logotherapie und Existenzanalyse Nr. 10, 1994, http://www4.existential-analysis.org/uploads/media/EA_1994-2_01.pdf, Zugriff vom 09.09.2010, 21-22

Fishman, Scott M.: Recognizing Pain Management as a Human Right: A First Step, in: Anesthesia & Analgesia. The Gold Standard in Anesthesiology, International Anesthesia Society, Vol. 105 No. 1, July 2007, doi: 10.1213/01.ane.0000267526.37663.41, http://www.anesthesia-analgesia.org/content/105/1/8.full.pdf+html, Zugriff vom 17.10.2011, 8-9

Folkman, Susan, Greer, Steven: Promoting psychological well-being in the face of serious illness: when theory, research and practice inform each other, in: Psycho-Oncology, Journal of the Psychological, Social and Behavioral Dimensions of Cancer, 9 (1), 2000, http://onlinelibrary.wiley.com/doi/10.1002/%28SICI%291099-1611%28200001/02%299:1%3C11::AID-PON424%3E3.0.CO;2-Z/abstract, Zugriff vom 20.01.2012, 11-19

Frick, Eckhard: Spiritual Care und Analytische Psychologie, in: Müller, Lutz (Hrsg.): Jung-Journal, Forum für Analytische Psychologie und Lebenskultur, 12 (Heft 22), Stuttgart, Verlag opus magnum, 2009, http://www.hfph.mwn.de/lehrkoerper/lehrende/frick/frick09_scap.pdf, Zugriff vom 29.12.2011, 61-64

Gemeinsame Qualitätsstandards des Konvents der Krankenhausseelsorge der Evangelischen Landeskirche in Württemberg und der Arbeitsgemeinschaft katholische Krankenhausseelsorge der Diözese Rottenburg-Stuttgart, Juli 2004, http://www.kranken¬hausseelsorge-wuerttemberg.de, Zugriff vom 08.07.2010

Gerdes, Nikolaus: Der Sturz aus der normalen Wirklichkeit und die Suche nach Sinn, in: Schmidt, W. (Hrsg.): Jenseits der Normalität, München, Chr. Kaiser, 1986, 10-34, zugänglich unter Gerdes, Nikolaus: Der Sturz aus der normalen Wirklichkeit und die Suche nach Sinn. Ein wissenssoziologischer Beitrag zu Fragen der Krankheitsverarbeitung bei Krebspatienten, Referat auf der 2. Jahrestagung der „Deutschen Arbeitsgemeinschaft für Psychoonkologie e. V." in Bad Herrenalb (ohne Jahresangabe), http://www.dapo-ev.de/fileadmin/templates/pdf/gerdes_sturz.pdf, Zugriff vom 27.12.2011, 1-24

http://www.gesetze-im-internet.de/stgb/__216.html, Zugriff vom 27.10.2011

Greenstein, M., Breitbart, W.: Cancer and the experience of meaning: a group psychotherapy program for people with cancer, in: American Journal of Psychotherapy. Official Journal of the Association for the Advancement of Psychotherapy, 54 (4), New York, 2000, 486-500, Abstract, http://www.ncbi.nlm.nih.gov/pubmed/11109133, Zugriff vom 15.05.2012

Grundgesetz der Bundesrepublik Deutschland, http://www.gesetze-im-internet.de/gg/BJNR000010949.html, Zugriff vom 26.10.2010

Hadinger, Boglarka: Das Zusammenspiel von Immunsystem und Psyche, http://www.logotherapie.net/Immunsystem%20kurz.pdf, Zugriff vom 09.09.2010, 1-9

Hayes, Steven C., Villatte, Matthieu, Levin, Michael, Hildebrandt, Mikaela: Open, Aware, and Active: Contextual Approaches as an Emerging Trend in the Behavioral and Cognitive Therapies, in: Annual Review of Clinical Psychology, Vol. 7, 2011, 141-168, Abstract, http://www.annualreviews.org/doi/full/101146/annurev-clinpsy-032210-104449, Zugriff vom 07.02.2012

Holt-Lunstad, Julianne, Smith, Timothy B., Layton, J. Bradley: Social Relationships and Mortality Risk: A Meta-analytic Review, in: PLoS Medicine, 7 (7), published June 17, 2010, doi: 10.1371/journal.pmed.10000316, http://www.plosmedicine.org/article/info%3Adoi%2F10.1371%2Fjournal.pmed.1000316, Zugriff vom 31.07.2012, 1-34

Hosaka, Takashi, Aoki, Takayuki: Depression among cancer patients, in: Psychiatry and Clinical Neurosciences, 50 (6), 1996, 309-312, (doi:10.1111/j.1440-1819.1996.tb00570.x), Abstract, http://onlinelibrary.wiley.com/doi/10.1111/j.1440-1819.1996.tb00570.x/abstract, Zugriff vom 30.07.2012

Hospiz- und Palliativerfassung HOPE, http://www.hope-clara.de, HOPE ©2009 Spiritualität, Zugriff vom 19.09.2012, 1-2

Hurst, S. A., Perrier, A. Pegoraro, R., Reiter-Theil, S. Forde, R., Slowther, A.-M., Garrett-Mayer, E., Danis, M.: Ethical difficulties in clinical practice: experiences of European doctors, in: Journal of Medical Ethics, 33 (1), 2007, 51-57, doi: 10.1136/jme.2005.014266, Abstract, http://jme.bmj.com/content/33/1/51.abstract, Zugriff vom 07.02.2011

International Association for the Study of Pain/IASP Taxinomy, http://www.iasp-pain.org/Content/NavigationMenu/GeneralResourceLinks/PainDefinitions/default.htm, Last Updated: 22 May 2012, Zugriff vom 24.05.2012

Internationale Gesellschaft der logotherapeutischen/existenzanalytischen Ausbildungs- und Forschungsinstitute, http://www.logotherapie-inter-ges.com/lth9.html, Zugriff vom 23.08.2009

Jaspers, Birgit, Schindler, Thomas: Gutachten. Stand der Palliativmedizin und Hospizarbeit in Deutschland und im Vergleich zu ausgewählten Staaten (Belgien, Frankreich, Großbritannien, Niederlande, Norwegen, Österreich, Polen, Schweden, Schweiz, Spanien), Auftraggeber: Enquete-Kommission des Bundestages „Ethik und Recht der modernen Medizin", Berlin, 2005, http://www.lönsapo.de/~pag-nds/dokument/gut¬achten-palliativ-brd.pdf, Zugriff vom 07.11.2011

Kammertöns, Hanns-Bruno, Lebert, Stephan: Transplantationsmedizin: Ich hasse den Tod, Interview mit Prof. Bruno Reichart, in: Die Zeit, Nr. 24, 07.06.2007, ZEIT ONLINE, http://www.zeit.de/2007/24/Bruno-Reichart/komplettansicht, Zugriff vom 07.11.2011, [1-16, Seitenzahlen ergänzt durch die Verfasserin dieser Arbeit]

http://www.klinikseelsorge-lmu.de, Zugriff vom 15.06.2010

Knekt, Paul, Raitasalo, Raimo, Heliövaara, Markku, Lehtinen, Ville, Pukkala, Eero, Teppo, Lyly, Maatela, Jouni, Aromaa, Arpo: Elevated Lung Cancer Risk among Persons with Depressed Mood, in: American Journal of Epidemiology, Oxford University Press, 144 (12), 1996, 1096-1103, http://aje.oxfordjournals.org/content/144/12/1096.abstract, Zugriff vom 30.07.2012

Kramer, Mechtild: Schedule for Meaning in Life Evaluation (SMiLE): Validierung eines neuen Messinstruments zur Erfassung von Lebenssinn, Dissertation, Ludwig-Maximilians-Universität München, Medizinische Fakultät, urn:nbn:de:bvb:19-19-102953, 2009

http://www.krankenhausseelsorge-muenchen.de, Zugriff vom 15.06.2010

http://www.krankenhausseelsorge-wuerttemberg.de, Zugriff vom 08.07.2010

www.krebsgesellschaft.de/wub_zertifizierte_zentren_uebersicht,77511.html, fab-erhebungsbogen_brust-c1_090119.doc, Stand 05.01.2009, eb_darm-b1_12.03.2009.doc, Stand 12.03.2009, Zugriff vom 12.06.2010

Kriz, Jürgen: www.jkriz.de, Zugriff vom 29.11.2011

Künzler, Alfred, Znoj, Hansjörg, Bargetzi, Mario: Krebspatienten sind anders. Was häufig auffällt und manchmal schwierig ist, in: Schweizerisches Medizin-Forum, Muttenz, EMH Schweizerischer Ärzte Verlag AG, 10 (19-20), 2010, 344-347, http://www.me¬dicalforum.ch/docs/smf/archiv/de/2010/2010-19/2010-19-154.PDF, Zugriff vom 23.12.2011

Kunz, Ralph: «Heile heile säge» Beten und Segnen als heilsame [sic!] Ritual, München, 2011, http://www.klinikum.uni-muenchen.de/Interdisziplinaeres-Zentrum-fuer-Pallia¬tivmedizin/download/de/professur-fuer-spiritual-Care/iggs/gruendungssymposion/KUNZ_Limmud.pdf, Zugriff vom 17.06.2012, Folien 1-31

Kurz, W./Sedlak, F. (Hrsg.): Kompendium der Logotherapie und Existenzanalyse. Bewährte Grundlagen, neue Perspektiven, Tübingen, Verlag Lebenskunst, 1995, http://www.logotherapie.net/texte.html, Zugriff vom 19.05.2010

Kurz, Wolfram: Der Mensch auf dem Weg zu sich selbst, in: Kurz, W./Sedlak, F: Kompendium der Logotherapie und Existenzanalyse. Bewährte Grundlagen, neue Perspektiven, Tübingen, Verlag Lebenskunst, 1995, http://www.logotherapie.net/texte.html Zugriff vom 19.05.2010, Kapitel 2, 39-68

Kurz, Wolfram: Das Verhältnis von Seelsorge und Psychotherapie, in: Kurz, W./Sedlak, F. (Hrsg.): Kompendium der Logotherapie und Existenzanalyse. Bewährte Grundlagen, neue Perspektiven, Tübingen, Verlag Lebenskunst, 1995, http://www.logotherapie.net/texte.html, Zugriff vom 19.05.2010, Kapitel 30, 399-415

289

Kurz, Wolfram: Existentielle, wachstumsorientierte, schicksalsorientierte, berufsorientierte Seelsorge – Ein Seelsorgemodell, in: Kurz, W./Sedlak, F. (Hrsg.): Kompendium der Logotherapie und Existenzanalyse. Bewährte Grundlagen, neue Perspektiven, Tübingen, Verlag Lebenskunst, 1995, http://www.logotherapie.net/texte.html, Zugriff vom 19.05.2010, Kapitel 31, 416-428

Kurz, Wolfram: Seelsorge in der Phase der Adoleszenz – Der junge Mensch auf der Suche nach Sinn, in: Kurz, W./Sedlak, F. (Hrsg.): Kompendium der Logotherapie und Existenzanalyse. Bewährte Grundlagen, neue Perspektiven, Tübingen, Verlag Lebenskunst, 1995, http://www.logotherapie.net/texte.html, Zugriff vom 19.05.2010, Kapitel 32, 429-444

Kurz, Wolfram: Die Wechselseitigkeit von Sinnfrage und Schuldfrage im Kontext des Beichtgesprächs, in: Kurz, W./Sedlak, F. (Hrsg.): Kompendium der Logotherapie und Existenzanalyse. Bewährte Grundlagen, neue Perspektiven, Tübingen, Verlag Lebenskunst, 1995, http://www.logotherapie.net/texte.html, Zugriff vom 19.05.2010, Kapitel 33, 446-469

Kurz, Wolfram: Die Bedeutung religiöser Erziehung für die Entwicklung psychischer unter besonderer Berücksichtigung logotherapeutischer Aspekte, in: Kurz, W./Sedlak, F. (Hrsg.): Kompendium der Logotherapie und Existenzanalyse. Bewährte Grundlagen, neue Perspektiven, Tübingen, Verlag Lebenskunst, 1995, http://www.logotherapie.net/texte.html, Zugriff vom 19.05.2010, Kapitel 39, 528-553

Kurz, Wolfram: Die sinnorientierte Konzeption religiöser Erziehung, in: Kurz, W./Sedlak, F. (Hrsg.): Kompendium der Logotherapie und Existenzanalyse. Bewährte Grundlagen, neue Perspektiven, Tübingen, Verlag Lebenskunst, 1995, http://www.logotherapie.net/texte.html, Zugriff vom 19.05.2010, Kapitel 40, 554-567

Kurz, Wolfram: Die Sinnfrage im Kontext der Erlebnisgesellschaft, in: Kurz, W./Sedlak, F. (Hrsg.): Kompendium der Logotherapie und Existenzanalyse. Bewährte Grundlagen, neue Perspektiven, Tübingen, Verlag Lebenskunst, 1995, http://www.logotherapie.net/texte.html, Zugriff vom 19.05.2010, Kapitel 42, 627-660

Kurz, Wolfram: Logotherapie als Psychotherapie, http://www.logotherapie.net/lth1.html, Zugriff vom 30.06.2010

Kurz, Wolfram: Logotherapie und Seelsorge, http://www.logotherapie.net/lth9.html, Zugriff vom 09.06.2011

Kutscher, Patric P.: Arzt-Patienten-Beziehung: Auf die Sprache achten, in: Bundesärztekammer (Arbeitsgemeinschaft der deutschen Ärztekammern) und Kassenärztliche Bundesvereinigung (Hrsg.): Deutsches Ärzteblatt, 105 (42), Köln, Deutscher Ärzte-Verlag, 2008, http://www.aerzteblatt.de/archiv/61989/, Zugriff vom 24.02.2009, A-2239 /B-1915 / C-1863

Logotherapy Research Platform/Forschungsplattform Logotherapie, http://logotherapy.proboards46.com/index.cgi, Zugriff vom 24.08.2009

Marckmann, G.: Gesundheit und Gerechtigkeit, in: Bundesgesundheitsblatt – Gesundheitsforschung – Gesundheitsschutz, 51 (8), 2008, DOI: 10.1007/s00103-008-0610-x, Online publiziert: 7. August 2008, Springer Medizin Verlag 2008, 887-894

Mattingly, Cheryl: Reading Minds and Telling Tales in a Cultural Borderland, in: Ethos, Society for Psychological Anthropology, American Anthropological Association, Washington, D. C.: Society for Psychological Anthropology, Berkeley, Calif.: University of California Press Malden, MA: Published by Wiley-Blackwell for the American Anthropological Association, Volume 36, Issue 1, 2008, (DOI: 10.1111/j.1548-1352.2008.00008.x, http://www.ncbi.nlm.nih.gov/pmc/articles/PMC2919771/, Zugriff vom 19.01.2012), 136-154

McClain, Colleen, S., Rosenfeld, Barry, Breitbart, William: Effect of spiritual well-being on end-of-life despair in terminally-ill cancer patients, in: The Lancet, 361 (9369), May 10, Elsevier, 2003, 1603-1607, Abstract, http://www.ncbi.nlm.nih.gov/pubmed/12747880, Zugriff vom 15.05.2012

McCullough, Michael E., Larson, David B: Religion and depression: a review of the literature, in: Twin Research: the official journal of the International Society for Twin

Studies, Australian Academic Press, 2 (2), 1999, 126-136, Abstract: http://www.ncbi.
nlm.nih.gov/pubmed/10480747, Zugriff vom 12.12.2011

Memorial Sloan-Kettering Cancer Center, William S. Breitbart – Physician Profile, http://
www.mskcc.org/cancer-care/doctor/william-breitbart, Zugriff vom 22.05.2012, 1-2

Ministerium für , Soziales, Frauen und Familie des Landes Nordrhein-Westfalen (Hrsg.):
Rahmenprogramm zur flächendeckenden Umsetzung der ambulanten palliativmedizinischen und palliativpflegerischen Versorgung in NRW, Kooperatives integriertes Versorgungskonzept, 2005, http://www.mags.nrw.de/08_PDF/002/konzept-palliativ.pdf,
Zugriff vom 07.11.2011

Mountain, L. A., Campbell, S. E., Seymour, D. G., Primrose, W. R., Whyte, M. I.: Assessment of individual quality of life using the SEIQoL-DW in older medical patients, in:
QJM: monthly journal of the Association of Physicians, Oxford University Press, 97
(8), 2004, © 2012 Association of Physicians of Great Britain and Ireland, doi:
10.1093/qimed/hch081, qjmed.oxfordjournals.org.content/97/8/519.long, Zugriff vom
20.01.2012, 519-524

National Cancer Institute at the National Institutes of Health, Defining Cancer, Origins
of Cancer, Updated: 07/29/2011, http://www.cancer.gov/cancertopics/cancerlibrary/
what-is-cancer, Zugriff vom 27.12.2011, 1-2

National Cancer Institute at the National Institutes of Health, Types of Cancer, http://
www.cancer.gov/cancertopics, Zugriff vom 27.12.2011

National Cancer Institute at the National Institutes of Health, Spirituality in Cancer Care
(PDQ®), Health Professional Version, Last Modified: 06/30/2011, Definitions, http://
cancer.gov/cancertopics/pdq/supportivecare/spirituality/HealthProfessionalVersion,
Zugriff vom 13.12.2011, 1-3

National Cancer Institute at the National Institutes of Health, Spirituality in Cancer Care
(PDQ®), Health Professional Version, Last Modified: 06/30/2011, Modes of Interven-
tion, http://cancer.gov/cancertopics/pdq/supportivecare/spirituality/HealthProfessional-
Version, Zugriff vom 22.12.2011, 1-3

National Cancer Institute at the National Institutes of Health, Spirituality in Cancer Care
(PDQ®), Health Professional Version, Last Modified: 06/30/2011, Screening and
Assessment of Spiritual Concerns, http://www.cancer.gov/cancertopics/pdq/supporti¬
vecare/spirituality/HealthProfessionalVersion, Zugriff vom 22.12.2011, 1-3

National Cancer Institute at the National Institutes of Health, Spirituality in Cancer Care
(PDQ®), Health Professional Version, Updated: 06/30/2011, Screening and Assess-
ment of Spiritual Concerns, Table 1. Assessment of Religion and Spirituality in Cancer
Patients, http://www.cancer.gov/cancertopics/pdq/supportivecare/spirituality/Health-
ProfessionalVersion, Zugriff vom 22.12.2011, 1-3

Nelson, Christian, J., Rosenfeld, Barry, J., Breitbart, William, Galietta, Michele: Spirituality, Religion and Depression in the Terminally Ill, in: Psychosomatics, 43 (3), May-
Jun, The Academy of Psychosomatic Medicine, 2002, 213-220, http://psy.psychia¬
tryonline.org/cgi/content/full/43/3/213 , Zugriff vom 19.07.2012, 1-8

Nelson, Christian J., Jacobson, Colleen M., Weinberger, Mark I., Bhaskaran, Vidhya,
Rosenfeld, Barry, Breitbart, William, Roth, Andrew: The role of spirituality in the relationship between religiosity and depression in prostate cancer patients, in: Annuals
of behavioural medicine: a publication of the Society of Behavioral Medicine, Oct, 38
(2), 2009, 105-114, http://www.ncbi.nlm.nih.gov/pmc/articles/PMC2877207/?tool=-
pubmed, NIH Public Access, Author Manuscript, Zugriff vom 19.07.2012, 1-7

Nohl, Ludwig (Hrsg.): Mozarts Briefe. Nach den Originalen herausgegeben von Ludwig
Nohl, Salzburg, 1865, Sechste Abteilung, 243, Wien, 4. April 1787, 437-439, http://
www.zeno.org./nid/20007766181, Zugriff vom 19.12.2011

Nüchtern, Michael: Die Sehnsucht nach Heilung. Über Medizin, Therapie und Weltanschauung, Evangelische Zentralstelle für Weltanschauungsfragen, EZW-Information
Nr. 116, Stuttgart XI/1991, http://www.ekd.de/download/EZWINF116.pdf, Zugriff
vom 09.02.2012

O'Boyle, C. A., McGee, H., Hickey, A., O'Malley, K., Joyce, C. R. B.: Individual quality
of life in patients undergoing hip replacement, in: The Lancet, 339 (8801), (Originally

291

published as Volume 1, Issue 8801) Elsevier, 1992, 1088-1091, Abstract, http://www.ncbi.nlm.nih.gov/pubmed/1349111, Zugriff vom 20.12.2011

O'Boyle, Ciarán A., Browne, John, Hickey, Anne, McGee, Hannah M., Joyce, C. R. B.: The Schedule for the Evaluation of Individual Quality of Life (SEIQoL): a Direct Weighting procedure for Quality of Life Domains (SEIQoL-DW), Administration Manual, Dublin, © Department of Psychology, Royal College of Surgeons in Ireland, 1993, epubs.rcsi.ie/cgi/viewcontent.cgi?article=1042%context=psycholrep&sei-redir=1&referer=htt%3A%2F%2Fwww.goo...lbmvQ-gGIBTAS9I3dvB0HMxcg#search=22-schedule%20evaluation%20individual%20quality%20life%%20%28seiquol%29%22, Zugriff vom 21.01.2012, 1-13

Pastrana, T., Jünger, S. Ostgathe, C., Elsner, F., Radbruch, L.: A matter of definition – key elements identified in a discours analysis of definitions of palliative care, in: Journal of Palliative Medicine, Mary Ann Liebert, Inc., publishers, New Rochelle, New York, 22 (3) 2008, 222-232, Abstract: doi: 10.1177/0269216308089803, Abstract, http://pmj.sagepub.com/content/22/3/222.abstract, Zugriff vom 07.11.2011

Patientenverfügungsgesetz, BGBl. IS. 2286, www.bgbl.de, 2009, Nr. 48

Payne, D. K., Lundberg, J. C., Brennan, M. F., Holland, J. C.: A Psychosocial Intervention for Patients with Soft Tissue Sarcoma, in: Psycho-Oncology, Journal of the Psychological, Social and Behavioral Dimensions of Cancer, 6 (1), 1997, 65-71, DOI:10.1002/(SICI)1099-1611(199703)6:1<65::AID-PON236>3.0.CO;2-2, http://onlinelibrary.wiley.com/doi/10.1002/%28SICI%291099-1611%28199703%296:1%3C65::AID-PON236%3E3.0.CO;2-2/abstract, Zugriff vom 01.05.2012

Pessin, H., Galietta, M., Nelson C. J., Brescia, R., Rosenfeld, B., Breitbart, W.: Burden and benefit of psychosocial research at the end of life, in: Journal of Palliative Medicine, Mary Ann Liebert, Inc., publishers, New Rochelle, New York, 11 (4), 2008, 627-632, Abstract, http://www.ncbi.nlm.nih.gov/pubmed/18454616, Zugriff vom 15.05.2012

Plamper, Evelyn: Die Einführung von DRGs in Deutschland, Institut für Gesundheitsökonomie und Klinische Epidemiologie der Universität zu Köln, http://www.sg.ch/home/gesundheit/.../07_DRG_Einfuehrung.pdf, Folien 1-46, Zugriff vom 11.06.2010

Pompey, Heinrich: Religiosität: Ein Element der Lebens- und Leidbewältigung bei Tumorpatienten. Empirische Befunde und ihre Bedeutung für die psychosoziale Patientenbegleitung, urn:nbn:de:bsz:25-opus-38289, http://www.freidok.uni-freiburg.de/volltexte/3828/, Originalbeitrag erschienen in: Cammilianum 9 (1998), 227-252, Publikationsdatum: 14.12.2007, Zugriff vom 30.09.2010

Powell, Lynda H., Shahabi, Leila, Thoresen, Carl E.: Religion and spirituality: Linkages to physical health, in: American Psychologist, Vol 58 (1) Jan 2003, 36-52, Abstract, ©2012 American Psychological Association, doi: 10.1037/0003-066X.58.1.36, http://psycnet.apa.org/journals/amp/58/1/36/, Zugriff vom 10.01.2012

Probst, L. R., Ostrom, R., Watkins, P., Dean, T., Mashburn, D.: Comparative efficacy of religious and nonreligious cognitive-behavior therapy for the treatment of clinical depression in religious individuals, in: Journal of Consulting and Clinical Psychology, 60 (1), Feb 1992, 94-103, Abstract: http://www.ncbi.nlm.nih.gov/pubmed/1556292, Zugriff vom 26.09.2012

http://www.procumcert.de/pCC-inkl-KTQ.143.0.html, Zugriff vom 24.03.2011

Ripamonti, Carla: Article Of The Month, Aug 2002, Breitbart, William: Spirituality and meaning in supportive care: spirituality – and meaning-centered group psychotherapy interventions in advanced cancer, in: International Association for Hospice and Palliative Care, Abstract, http://www.hospicecare.com/AOM/2002/aug2002article.htm, Zugriff vom 21.05.2012, 1-2

Rittweger, Jutta: Hoffnung als existenzielle Frage im seelsorgerlichen und psychotherapeutischen Handeln am Beispiel onkologischer Patienten in der Strahlentherapie, Dissertation, Halle/W., 2004, urn:nbn:de:gbv:3-000007813, Zugriff vom 21.09.2010

Rutz, Stefan: Die Einführung von Diagnosis Related Groups in Deutschland: Interessen-Anreize-Erste Ergebnisse; Kurzfassung einer Dissertationsschrift zum Dr. oec., 2006, www.mydrg.de/dload/Resuemee_Dissertation_Mydrg.pdf, Zugriff vom 11.06.2010, 1-5

Sachs, E., Kolva, E., Pessin, H., Rosenfeld, B., Breitbart, W.: On Sinking and Swimming. The Dialectic of Hope, Hopelessness, and Acceptance in Terminal Cancer, in: American Journal of Hospice and Palliative Medicine, Published online before print May 2, 2012, [ohne Seitenangabe], doi: 10.1177/1049909112445371, Abstract, http://www.ncbi.nlm.nih.gov/pubmed/22556280, Zugriff vom 15.05.2012

Schedlowski, Manfred: Psychoneuroimmunologie: Wie Gehirn und Immunsystem miteinander kommunizieren, Zürich, Verlag Bildarchiv der ETH-Bibliothek Prod., 2005, doi:10.3929/ethz-a-004897025, http://e-collection.library.ethz.ch/view/eth:27627, Zugriff vom 29.12.2011

Schedlowski, M., Goebel, M. U., Tewes, U., Schmoll, H. J.: Psychoneuroimmunologie, in: Kompendium Internistische Onkologie, Springer, 15.7, 2006, DOI: 10.1007/3-540-31303-6_47, http://www.springerlink.com./content/r3h4h5485575540x/ Zugriff vom 29.12.2011, 759-765

Schmidt-Rost, Reinhard: Tod und Sterben in der modernen Gesellschaft. Humanwissenschaftliche und theologische Überlegungen zur Deutung des Todes und zur Sterbebegleitung, Evangelische Zentralstelle für Weltanschauungsfragen, EZW-Information Nr. 99, Stuttgart, XI/1986, http://www.ekd.de/download/EZWINF99.pdf, Zugriff vom 09.02.2012

Schmidt-Rost, Reinhard: Lebens-Wert. Eine pastoraltheologische Orientierung, in: Pastoraltheologische Informationen, 30, 2010-2, Internetpublikation, urn:nbn:de:hbz:6-75419607003, http://miami.uni-muenster.de/servlets/DerivateServlet/Derivate-5987/2010_2_s53-58_schmidt-rost.pdf, Zugriff vom 09.02.2012, 53-58

Sloan, Richard P., Bagiella, E., Powell, T.: Religion, spirituality and medicine, in: The Lancet, 353 (9153), Elsevier, 1999, doi: 10.1016/S0140-6736(98)07376-0, http://www.thelancet.com/journals/lancet/article/PIIS0140-6736(98)07376-0, Zugriff vom 12.12.2011, 664-667

Sloan, Richard P., Bagiella, Emilia, VandeCreek, Larry, Hover, Margot, Casalone, Carlo, Hirsch, Trudi Jinpu , Hasan, Yusuf, Kreger, Ralph, Poulos, Peter: Should Physicians Prescribe Religious Activities?, in: New England Journal of Medicine, 342, 2000, DOI: 10.1056/NEJM200006223422513, http://www.nejm.org/doi/full/10.1056/NEJM200006223422513, Zugriff vom 22.12.2011, 1913-1916

Simon, Alfred: Einstellung der Ärzte zur Suizidbeihilfe: Ausbau der Palliativmedizin gefordert, in: Bundesärztekammer (Arbeitsgemeinschaft der deutschen Ärztekammern) und Kassenärztliche Bundesvereinigung (Hrsg.): Deutsches Ärzteblatt, 107 (28-29), Köln, Deutscher Ärzte-Verlag, 2010, A-1383 / B-1223 / C-1203, http://www.aerzteblatt.de/archiv/77636, Zugriff vom 29.07.2012, 1-2

Sinclair, S., Pereira, J., Raffin, S.: A thematic review of the spirituality literature within palliative care, in: Journal of Palliative Medicine, Mary Ann Liebert, Inc., publishers, New Rochelle, New York, 9 (2), 2006, 464-479, Abstract, http://www.ncbi.nlm.nih.gov/pubmed/16629575, Zugriff vom 29.12.2011

Sozialgesetzbuch, http://www.sozialgesetzbuch-sgb.de/, Zugriff vom 26.10.2010

Steven C. Hayes, in: Wikipedia®, http://en.wikipedia.org/wiki/Steven_C._Hayes, last modified on 25 June 2012, Zugriff vom 15.09.2012, 1-2

http://www.stmug.bayern.de/gesundheit/krankenhaus/palliativstationen/pall_fachp.htm, Zugriff vom 23.10.2011

Temel, Jennifer S., Greer, Joseph A., Muzikansky, Alona, Gallagher, Emily R., Admane, Sonal, Jackson, Vicki A., Dahlin, Constance M., Blinderman, Craig D., Jacobsen, Juliet, Pirl, William F., Billings, J. Andrew, Lynch, Thomas J.: Early Palliative Care for Patients with Metastatic Non-Small-Cell Lung Cancer, in: New England Journal of Medicine, 363, 2010, 733-742, All rights reserved, http://www.nejm.org/doi/pdf/10.1056/NEJMoa1000678, Zugriff vom 08.11.2011, 1-18

The Writing Group for the SUPPORT Investigators, Connors, Alfred F. et al., (Verfasserangabe entsprechend: Correction in Authorship, in: JAMA, 275 (16), 1996, 1232): A controlled trial to improve care for seriously ill hospitalized patients. The study to

293

understand prognoses and preferences for outcomes and risks for treatments (SUP-PORT), in: Journal of the American Medical Association, 274 (20), 1995, 1591-1598, http://jama.jamanetwork.com/, Zugriff vom 15.05.2012

University of Manitoba, Alumni Association, Distinguished Graduates, Artikel „Dr. Harvey Max Chochinov OM", © University of Manitoba 2005, http://umanitoba.ca/honours/index.php?s=gg&pg=ppl&det=99, Zugriff vom 15.09.2012

VandeCreek, Larry, Burton, Laurel (Editors): Professional Chaplaincy: Its Role and Importance in Healthcare, in: The Journal of Pastoral Care, 55 (1), Spring 2001, 81-97, http://www.healthcarechaplaincy.org/userimages/professional-chaplaincy-its-role-and-importance-in-healthcare.pdf, Zugriff vom 18.03.2011

Waldron, D., O'Boyle, C. A., Kearney, M., Moriartym M., Carney, D.: Quality-of-life measurement in advanced cancer: assessing the individual, in: Journal of Clinical Oncology. Official Journal of the American Society of Clinical Oncology, 17 (11), Elsevier, 1999, 3603-11, Abstract, http://www.ncbi.nlm.nih.gov/pubmed/10550160, Zugriff vom 20.12.2011

Watson, M., Haviland, J. S., Greer, S., Davidson, J., Bliss, J. M.: Influence of psychological response on survival in breast cancer: a population-based cohort study, in: The Lancet 354 (9187), October 16, Elsevier, 1999, 1331-1336, hier 1331, (doi:10.1016/S0140-6736(98)11392-2), Abstract, http://www.thelancet.com/journals/lancet/article/PIIS0140-6736%2898%2911392-2/abstract, Zugriff vom 30.07.2012

Weis, Joachim, Keller, Monika, Singer, Susanne, Wickert, Martin, Werner, Andreas, Schwarz, Reinhold: Diagnoseübergreifende Leitlinien psychoonkologischer Beratung und Behandlung erwachsener Krebspatienten, in: Deutsche Krebsgesellschaft, Kurzgefasste interdisziplinäre Leitlinien, A5, 2008, http://www.krebsgesellschaft.de/wub_ll-kurz_2008,78263.html, Zugriff vom 28.03.2011, 10-16

Westerman, Marjan J., Hak, Tony, Echteld, Michael A., Goen, Harry J. M., van der Wal, Gerrit: Change in what matters to palliative patients: eliciting information about adaptation with SEIQoL-DW, in: Journal of Palliative Medicine, Mary Ann Liebert, Inc., publishers, New Rochelle, New York, 21 (7), 2007, DOI: 10.1177/0269216307081938, http://pmj.sagepub.com/cgi/content/abstract/21/7/581, Zugriff vom 21.02.2012, 581-586

William Breitbart, in: Wikipedia®, http://en.wikipedia.org/wiki/William_Breitbart, last modified on 20 December 2011, Zugriff vom 26.02.2012, 1-18

Winkler, E. C., Reiter-Theil, S., Lange-Riess, D., Schmahl-Menges, N., Hidemann, W.: Patient Involvement in Decisions to Limit Treatment: The Crucial Role of Agreement Between Physician and Patient, in: Journal of Clinical Oncology. Official Journal of the American Society of Clinical Oncology, 27 (13), Elsevier, 2009, 2225-30, Epub 2009 Mar 23, Abstract, http://www.ncbi.nlm.nih.gov/pubmed/19307508?dopt=Abstract, Zugriff vom 10.10.2011

World Health Organization, WHO definition of Health, Preamble to the Constitution of the World Health Organization as adopted by the International Health Conference, New York, 19-22 June, 1946; signed on 22 July 1946 by the representatives of 61 States (Official Records of the World Health Organization, no. 2, p. 100) and entered into force on 7 April 1948, http://www.who.int/about/definition/en/print.html, Zugriff vom 31.05.2010

http://www.who.int/cancer/palliative/definition/en/, Zugriff vom 31.05.2010

World Health Organization, Regional Office for Europe, Cancer, http://www.euro.who.int/en/what-we-do/health-topics/noncommunicable-diseases/cancer, Zugriff vom 28.03.2011

World Health Organization, Regional Office for Europe, Cancer, http://www.euro.who.int/en/what-we-do/health-topics/noncommunicable-diseases/cancer/facts-and-figures, Zugriff vom 28.03.2011

Zenz, Michael (Hrsg. im Auftrag des Präsidiums der Deutschen Gesellschaft zum Studium des Schmerzes e. V. (DGSS)): Ethik-Charta der Deutschen Gesellschaft zum Studium des Schmerzes e. V. (DGSS), Köln, Deutscher Schmerzverlag, 2007, http://www.kompetenznetz-parkinson.de/montag_1100_3_Ethik-Charta.lang_01.pdf, Zugriff vom 17. 10.2011

Zubieta, Jon-Kar, Bueller, Joshua A., Jackson, Lisa R., Scott, David J., Xu, Yanjun, Koeppe, Robert A., Nichols, Thomas E., Stohler, Christian S.: Placebo Effects Mediated by Endogenous Opioid Activity on -Opioid Receptors, in: The Journal of Neuroscience: The Official Journal of the Society for Neuroscience, 25 (34), August 24, 2005, 7754-7762, doi: 10.1523/JNEUROCSI.0439-05.2005, http://www.jneurosci. org/content/25/34/7754.long, Zugriff vom 31.07.2012, 1-15

Manuskripte und Arbeitspapiere

[Ad hoc Commitee on Thanatology (Hrsg.):] Osler Library, McGill University, Montreal, Royal Victoria Hospital Montreal, Palliative care service/Service de soins palliatifs, Pilot project/Projet pilot, Jan. 1975-Jan. 1977, Montreal 1976 (masch.schr.), zitiert nach Stolberg, Michael: Die Geschichte der Palliativmedizin. Medizinische Sterbebegleitung von 1500 bis heute, Prisma Verlagsdruckerei Saarbrücken, Mabuse-Verlag Frankfurt am Main, 2011, 242

Aksu, Fuat: Krankheit und Sterben aus der Sicht der islamischen Spiritualität, Vortrag beim Qualifizierungskurs Palliative Care für Seelsorgende, Ludwig-Maximilians-Universität München, Klinikum der Universität München, Interdisziplinäres Zentrum für Palliativmedizin, Christophorus Akademie, 13.03.2012, Folien 1-45

Bausewein, Claudia: Was ist Palliative Care? Mitschnitt des Vortrags auf dem Seelsorgetag des Forum-Seelsorge in Verbindung mit dem Interdisziplinären Zentrums [sic!] für Palliativmedizin der Universität München in Großhadern am 21.09.2004, forum-seelsorge.de/downloads/Vortrag_Bausewein-4.pdf, Zugriff vom 07.06.2012, 1-12

Fangerau, Heiner: Informed Consent – Shared Decision Making, Wie tragfähig sind die Konzepte?, Vortrag bei der Medizinethischen Aufbauwerkwoche Bad Boll, 26.01. 2011, Folien 1-24

Fegg, Martin: "[sic!] Dem Sinn des Lebens auf der Spur ...", Vortrag beim Qualifizierungskurs Palliative Care für Seelsorgende, Ludwig-Maximilians-Universität München, Klinikum der Universität München, Interdisziplinäres Zentrum für Palliativmedizin, Christophorus Akademie, 16.11.2011, Folien 1-80

Hadinger, Boglarka: Das Immunsystem des Menschen: seine physiologischen und psychologischen Modifikationsmöglichkeiten, Dissertation, Universität Wien, (Manuskript der Autorin), 1998

Hauschildt, Eberhard: Spiritualität, Religion und Seelsorge – eine begriffliche Klärung und theologische Einordnung. Vortrag auf dem Jahreskonvent der Krankenhausseelsorge, 4. Okt. 2011, Evangelische Akademie Bad Boll, Thesen zum Vortrag

Hirsch, Godefroy: Réflexion à propos du risque de dépénalisation de l'euthanasie. Pratiques soignantes et dépénalisation de l'euthanasie, in: 18ème congrès de la sfap, Sommaire, Strasbourg, 28-30 juin 2012, 112-113

Klessmann, Michael: Die Rolle der Seelsorge im System Krankenhaus, http://www.ekir. de/krankenhausseelsorge/Downloads/anhang_b.pdf, ohne Jahresangabe im Titel (2002), Zugriff vom 03.03.2011, [1-13, Seitenzahlen ergänzt durch die Verfasserin dieser Arbeit]

Kunz, Ralph: Rituelle Seelsorge – seelsorgliche Rituale. Überblick zu den Themen und Theorien im Schnittfeld von Ritual und Seelsorge, Vortrag beim Qualifizierungskurs Palliative Care für Seelsorgende, Ludwig-Maximilians-Universität München, Klinikum der Universität München, Interdisziplinäres Zentrum für Palliativmedizin, Christophorus Akademie, 14.03.2012, Folien 1-76

Medicus, Elisabeth: Lebensqualität in der Palliative Care, www.hospiz-tirol.at/datei/156/ lebensqualit_t_in_der_palliative_care.html [sic!], Zugriff vom 15.10.2010, 1-10

Nauck, Friedemann: De l'autre côté de la frontière: état de la médecine palliative en Allemagne, Vortragsmitschrift der Verfasserin beim 18. Kongress der *Société Française D'Accompagnement Et De Soins Palliatifs, Strasbourg, 29.06.2012*

Pelluchon, Corinne: La vulnérabilité en fin de vie, in: 18ème congrès de la sfap, Sommaire, Strasbourg, 28-30 juin 2012, 111

Roser, Traugott, Hagen, Thomas, Forster, Christina, Borasio, Gian Domenico: Empirical Insights into Spiritual Care for the Dying, Posterpräsentation beim Kogress der Deutschen Gesellschaft für Palliativmedizin, 2008

Roser, Traugott, Hagen, Thomas: Spiritual Care. Das Verhältnis von Seelsorge und spiritueller Begleitung, Vortrag beim Qualifizierungskurs Palliative Care für Seelsorgende, Ludwig-Maximilians-Universität München, Klinikum der Universität München, Interdisziplinäres Zentrum für Palliativmedizin, Christophorus Akademie, 12.03.2012, Folien 1-74

Wirz, S., Schenk, M., Ahrens, P., Gastmeier, K., Hesse, C., Itting, G., Lentz, T., Matenaer, B., Schulz, S., Siems, R., Sittig, B., Wagner, T., Wartenberg, H. C., Zimmermann, M., Arbeitskreis Tumorschmerz der DGSS (Deutsche Gesellschaft zum Studium des Schmerzes): Curriculum Tumorschmerz. Ein Datensatz zur Fortbildung, Mai 2008, http://www.careum-explorer.ch, Zugriff vom 07.11.2011

Wyatt, John: Soins palliatifs pour les nouveau-nés porteurs de malformations léthales, in: 18ème congrès de la sfap, Sommaire, Strasbourg, 28-30 juin 2012, 61

Sachwortverzeichnis

Personenverzeichnis